全国高级卫生专业技术资格考试习题集丛书

口腔内科学习题集

主　编　凌均棨

副主编　闫福华　程　斌　邹　静　台保军

人民卫生出版社
·北　京·

图书在版编目（CIP）数据

口腔内科学习题集 / 凌均棨主编 . —北京：人民卫生出版社，2021.6（2025.5重印）
（全国高级卫生专业技术资格考试习题集丛书）
ISBN 978-7-117-29765-3

Ⅰ.①口… Ⅱ.①凌… Ⅲ.①口腔内科学－资格考试－习题集 Ⅳ.①R781-44

中国版本图书馆 CIP 数据核字（2021）第 099062 号

全国高级卫生专业技术资格考试习题集丛书
口腔内科学习题集
Quanguo Gaoji Weisheng Zhuanye Jishu Zige Kaoshi Xitiji Congshu
Kouqiang Neikexue Xitiji

主　　编：凌均棨
出版发行：人民卫生出版社（中继线 010-59780011）
地　　址：北京市朝阳区潘家园南里 19 号
邮　　编：100021
E - mail：pmph @ pmph.com
购书热线：010-59787592　010-59787584　010-65264830
印　　刷：北京盛通数码印刷有限公司
经　　销：新华书店
开　　本：787 × 1092　1/16　　**印张：**28
字　　数：629 千字
版　　次：2021 年 6 月第 1 版
印　　次：2025 年 5 月第 3 次印刷
标准书号：ISBN 978-7-117-29765-3
定　　价：149.00 元
打击盗版举报电话：010-59787491　E-mail：WQ @ pmph.com
质量问题联系电话：010-59787234　E-mail：zhiliang @ pmph.com

编　　委

（以姓氏笔画为序）

王小竞　空军军医大学口腔医学院
韦　曦　中山大学光华口腔医学院
付　云　中山大学光华口腔医学院
冯希平　上海交通大学医学院附属第九人民医院
台保军　武汉大学口腔医学院
闫福华　南京大学医学院附属口腔医院
孙　正　首都医科大学口腔医学院
麦　穗　中山大学光华口腔医学院
吴亚菲　四川大学华西口腔医学院
吴补领　南方医科大学口腔医学院
邹　静　四川大学华西口腔医学院
宋光泰　武汉大学口腔医学院
林正梅　中山大学光华口腔医学院
林焕彩　中山大学光华口腔医学院
周　刚　武汉大学口腔医学院
周红梅　四川大学华西口腔医学院
赵玉鸣　北京大学口腔医学院
荣文笙　北京大学口腔医学院
夏文薇　上海交通大学医学院附属第九人民医院
凌均棨　中山大学光华口腔医学院
梁　敏　中山大学光华口腔医学院
程　斌　中山大学光华口腔医学院

编写秘书　张月娇　中山大学光华口腔医学院

出版说明

根据中共中央组织部、人事部、卫生部印发的《关于深化卫生事业单位人事制度改革的实施意见》(人发〔2000〕31号)、《关于加强卫生专业技术职务评聘工作的通知》(人发〔2000〕114号),全国高级专业技术资格采取考试和评审结合的办法取得,国家卫生健康委人才交流服务中心组织开展高级卫生专业技术资格考试。目前高级卫生专业技术资格考试开考专业共计114个,全国每年参加考试的人数近30万,并有逐年增长的趋势。

为进一步指导高级卫生人才评价工作,满足对医学创新理念、高精技术总结的需求,国家卫生健康委人才交流服务中心《中国卫生人才》杂志社与人民卫生出版社共同组织全国的权威专家,编写出版了全国高级卫生专业技术资格考试指导和习题集丛书。

"考试指导"在介绍基本理论知识和常用诊疗技术的基础上更注重常见病防治新方法、疑难病例综合分析、国内外学科前沿进展;不仅能指导拟晋升高级职称的应试者进行考前复习,还可以帮助医务工作者提高临床综合服务能力。

"习题集"的内容紧扣考试大纲,题型与真实考试保持一致,包括单选题、多选题和案例分析题。同时附有两套模拟试卷,以帮助考生熟悉考试形式,掌握题型特点。

全国高级卫生专业技术资格考试指导和习题集丛书由各专业知名专家编写,确保了内容的权威性、先进性、实用性和系统性。内容密切结合临床,既能满足考生备考的需求,又能指导广大医务工作者提高临床思维能力和处理疑难病症的能力,以高质量的医疗服务助力健康中国建设。

考生在使用本套丛书时如有任何问题和建议,欢迎将反馈意见发送至邮箱 zcks@pmph.com。

题型介绍

国家卫生健康委人才交流服务中心为各省、自治区、直辖市提供高级卫生专业技术资格考试服务。考试多以计算机形式进行。副高级专业技术资格考试题型包括单选题、多选题、共用题干单选题和案例分析题4种；正高级专业技术资格考试题型包括多选题和案例分析题2种。

每个专业的具体考试题型和各题型所占比例在每次考试中会略有不同。考生在答题前应仔细阅读答题说明，以便在考试时能顺利作答。每个常见题型的格式相对固定，现简介如下。

一、单选题

单选题简称“A型题”。每道考题题干下面有5个备选答案。备选答案中只有1个正确答案，选对得分，选错不得分。

【机考示例】

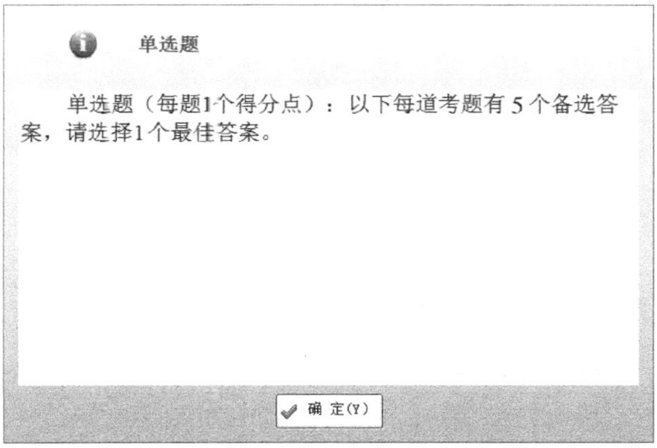

单选题
单选题（每题1个得分点）：以下每道考题有5个备选答案，请选择1个最佳答案。
确 定(Y)

（一）A1型题（单句型最佳选择题）

每道考题由1个题干和5个备选答案组成。备选答案中只有1个正确答案，其余4个均为干扰选项。干扰选项可以完全不正确或部分正确。

1. 与膀胱癌预后关系最密切的是

A. 肿瘤的大小　　B. 肿瘤的复发时间和频率

C. 肿瘤的数目　　D. 肿瘤的部位

E. 肿瘤的病理分级和分期

【答案】E

【解析】膀胱癌的预后主要与肿瘤分级分期、肿瘤的大小、肿瘤复发时间和频率、肿瘤数目，以及是否存在原位癌等因素密切相关。其中肿瘤的病理分级和分期是影响预后的重要因素。

(二) A2 型题(病历摘要型最佳选择题)

每道考题由 1 个简要题干、1 个引导性提问和 5 个备选答案组成。备选答案中只有 1 个正确答案，其余 4 个均为干扰选项。干扰选项可以完全不正确或部分正确。

2. 患者男，50 岁。突然畏寒、发热，咳嗽，咳脓性痰，痰黏稠带血。血白细胞 18×10^9/L。X 线片示右上肺大片实变影，叶间裂下坠。经青霉素治疗无效。诊断可能为

A. 肺炎球菌性肺炎　　B. 肺炎克雷伯菌肺炎

C. 葡萄球菌肺炎　　D. 肺结核

E. 渗出性胸膜炎

【答案】B

【解析】肺炎克雷伯菌肺炎的临床特点是起病急，高热、咳嗽、咳痰、胸痛，痰量较多，呈黏稠脓性，可带血，黄绿色或砖红色胶冻样。X 线片表现多样，为大叶实变，多见于右肺上叶，有多发性蜂窝状脓肿，叶间裂下坠。对庆大霉素及第三代头孢菌素敏感。

二、多选题

多选题简称“X 型题”。每道考题题干下面有 5 个备选答案。备选答案中至少有 2 个正确答案，选对得分，多选、少选、漏选均不得分。

【机考示例】

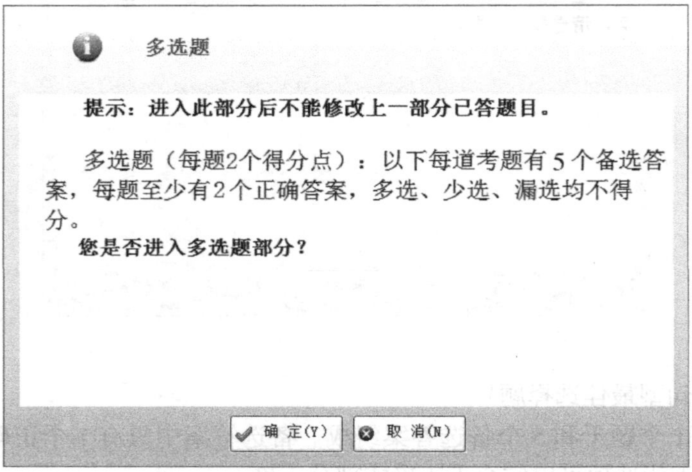

多选题
提示：进入此部分后不能修改上一部分已答题目。
多选题（每题2个得分点）：以下每道考题有 5 个备选答案，每题至少有2个正确答案，多选、少选、漏选均不得分。
您是否进入多选题部分？
确 定(Y)
取 消(N)

3. 关于单纯疱疹病毒性脑炎发病和病理变化的描述，正确的是

A. 病变累及颞叶、岛叶、扣带回

B. 大脑凸面、枕叶后部也可受累，基底节正常

C. 双侧发生，但也可不对称

D. 豆状核常受累

E. 病程缓慢

【答案】ABC

【解析】单纯疱疹病毒性脑炎多数由Ⅰ型单纯疱疹病毒感染引起。临床常急性起病，伴发热、意识障碍、癫痫发作、弥漫性脑功能损害，通常有前驱期，多有上呼吸道感染的症状。病灶常位于双侧颞叶、岛叶及扣带回，呈对称或非对称性分布，以累及皮层灰质多见，亦可累及枕叶后部、脑干、小脑、丘脑，豆状核常不受累，岛叶病变与豆状核间有清楚的界限，凸面向外，如刀切样，是本病较具特征性的表现。

三、共用题干单选题

每组考题以 1 个叙述专业实践活动情景的题干作为共用题干，供下列多道考题使用。每道考题就共用题干进行提问，提问下面有 5 个备选答案。备选答案中只有 1 个正确答案，选对得分，选错不得分。其余 4 个均为干扰选项。干扰选项可以完全不正确或部分正确。

【机考示例】

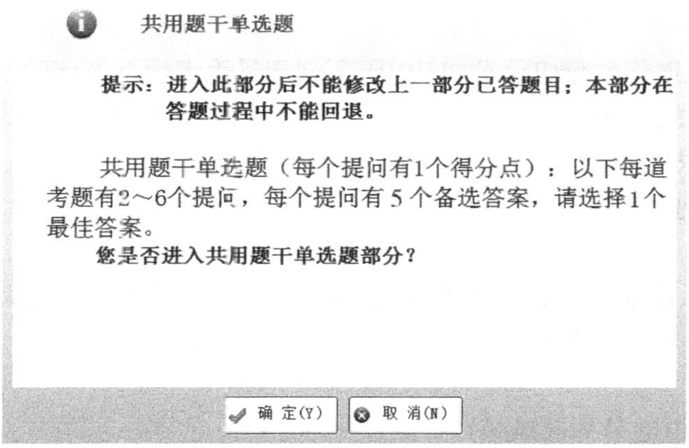
共用题干单选题
提示：进入此部分后不能修改上一部分已答题目；本部分在答题过程中不能回退。
共用题干单选题（每个提问有1个得分点）：以下每道考题有2～6个提问，每个提问有 5 个备选答案，请选择1个最佳答案。
您是否进入共用题干单选题部分？
确 定(Y)
取 消(N)

（一）A3 型题（病历组型最佳选择题）

每组考题的共用题干后面分别有 2~3 个提问，每个提问考查的要点之间相互独立。

（4~6 题共用题干）

患者男，72 岁。排尿困难 5 年，近 2 个月加重伴食欲缺乏。直肠指检前列腺明显增大，为 5cm × 6cm；叩诊示膀胱已达脐下 3 横指。血 BUN 36mmol/L，Cr 340μmol/L。B 超示双肾中度积水。

4. 下列治疗措施最为合理的是

A. 经尿道前列腺切除术

B. 经尿道前列腺热疗

C. 耻骨上经膀胱前列腺切除术

D. 留置导尿管或耻骨上膀胱穿刺造瘘

E. 服用 α 受体拮抗剂和 5α- 还原酶抑制剂

【答案】D

【解析】该患者患有严重的前列腺增生症，并出现并发症，即慢性尿潴留、双肾积水和肾功能不全。此时应立即行留置导尿管或耻骨上膀胱穿刺造瘘引流膀胱，缓解肾功能不全，待肾功能不全缓解后再行进一步处理。目前行外科手术治疗危险性大，不宜进行。此患者已经出现了严重的并发症，仅用药物治疗难以有效，药物治疗应在膀胱引流的基础上作为辅助治疗方法。

5. 良性前列腺增生（BPH）患者不宜行手术治疗的情况是

A. 伴有长期的、反复的下尿路感染　　B. 伴有反复肉眼及镜下血尿

C. 合并腹股沟斜疝　　D. 有急性尿潴留病史

E. 伴有尿道括约肌功能障碍

【答案】E

【解析】尿道括约肌功能障碍是手术的禁忌证，而其他选项均为前列腺增生症的手术适应证。前列腺增生症的手术适应证可分为 3 类：①症状明显，严重影响生活质量并且药物治疗效果不佳；②最大尿流率小于 10ml/s 和 / 或残余尿大于 60ml；③伴有并发症，如急、慢性尿潴留，膀胱结石，尿路感染及肾功能不全等。

6. BPH 行经尿道前列腺切除术（TURP），下列不是手术后并发症的是

A. 膀胱颈瘢痕挛缩　　B. 尿道括约肌损伤

C. 短暂的尿失禁现象　　D. 尿路感染

E. 术后高钠血症

【答案】E

【解析】TURP 手术的并发症包括 A、B、C、D 选项。手术时采用大量的非离子液体灌注冲洗，患者术后会出现稀释性低钠血症，而不是高钠血症。

（二）A4 型题（病历串型最佳选择题）

每组考题的共用题干后面分别有 4~6 个相互独立的提问，每个提问可随情景的发展逐步增加部分新信息，以考查考生综合思考和应用的能力。

（7~10 题共用题干）

患者男，25 岁，农民。面色苍白、疲乏无力 1 年。血常规：RBC 2.0×10^{12}/L，Hb 60g/L，WBC 7.6×10^{9}/L，N 0.50，L 0.26，E 0.14；SF 10μg/L；血涂片中成熟红细胞中央淡染区扩大。拟诊为缺铁性贫血。

7. 给患者口服硫酸亚铁，0.3g/ 次，3 次 /d，治疗 1 个月效果不佳，其原因为

A. 诊断不正确　　B. 病因未去除

C. 所给铁剂剂量不够　　D. 未合并应用维生素 C

E. 未使用注射铁剂

【答案】B

【解析】患者有面色苍白、疲乏无力表现，Hb 60g/L，SF 10μg/L，血涂片中成熟红细胞中央淡染区扩大，支持缺铁性贫血诊断。经口服补铁治疗无效，其原因为病因未去除。

8. 该患者可能的病因为

A. 营养不良
B. 吸收障碍
C. 消化性溃疡
D. 肠道钩虫病
E. 胃肠道肿瘤

【答案】D

【解析】患者为男性，农民，嗜酸性粒细胞明显增高，提示该患者可能的病因为肠道寄生虫病。

9. 假设患者为女性，病史方面应补充的内容是

A. 现病史
B. 个人营养史
C. 月经生育史
D. 婚姻史
E. 家族史

【答案】C

【解析】对于女性缺铁性贫血患者，病史方面应补充月经生育史，以了解是否存在慢性失血。

10. 假设此患者查出有胃肠道肿瘤，需手术治疗。手术前拟行铁剂注射，若患者体重50kg，其需铁剂总量约为

A. 990mg
B. 1 150mg
C. 1 320mg
D. 1 485mg
E. 1 650mg

【答案】D

【解析】注射铁剂的总需要量(mg)=(需达到的血红蛋白浓度－患者的血红蛋白浓度)×患者体重(kg)×0.33。此患者注射铁剂的总量＝(150−60)×50×0.33=1 485mg。

四、案例分析题

每个案例分析题以1个叙述专业实践活动的情景为题干，后面至少有3个提问，每个提问有6~12个备选答案，其中正确答案有1个或几个。在所有备选答案中又分为正确选项、关键选项、无关选项和错误选项。每选择1个正确选项得1个得分点，每选择1个关键选项得2个得分点，每选择1个错误选项扣1个得分点，选择无关选项不得分也不扣分，直至扣至本提问得分点为0，即每个提问无得负分的情况。

【机考示例】副高级考试从11个案例中任选8个案例作答；正高级考试从15个案例中任选12个案例作答。

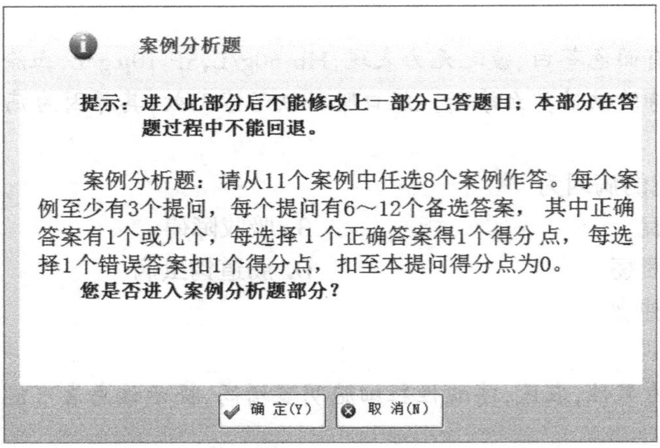
案例分析题
提示：进入此部分后不能修改上一部分已答题目；本部分在答题过程中不能回退。
案例分析题：请从11个案例中任选8个案例作答。每个案例至少有3个提问，每个提问有6～12个备选答案，其中正确答案有1个或几个，每选择1个正确答案得1个得分点，每选择1个错误答案扣1个得分点，扣至本提问得分点为0。
您是否进入案例分析题部分？
确 定(Y)
取 消(N)

【案例1】患者女，14岁。偶然发现腹部包块。既往有急性胰腺炎病史。腹部超声发现胰尾部低回声包块，建议进一步检查。

第1问：患者下一步应进行的检查是

A. 腹部X线平片
B. 腹部CT
C. 腹部增强CT
D. 腹部MRI
E. 腹部增强MRI
F. 超声内镜
G. 立位腹部X线平片

【答案】C

【解析】患者超声检查发现低回声包块，说明有实性成分，应行腹部增强CT检查，发现病变及其强化方式，以判断病变性质。MRI为进一步的影像学检查。

［提示］患者行腹部增强CT检查发现，胰腺尾部有4cm×4cm的囊实性肿块，边界较清，病变实性成分和囊性成分分界清，实性成分增强可见强化。

第2问：该患者首先考虑的疾病是

A. 胰腺假性囊肿
B. 胰腺黏液性囊腺瘤
C. 胰腺实性假乳头状瘤
D. 胰腺浆液性囊腺瘤
E. 胰腺神经内分泌肿瘤
F. 胰腺转移瘤

【答案】C

【解析】根据患者发病年龄及影像学表现，考虑为胰腺实性假乳头状瘤。

第3问：关于胰腺实性假乳头状瘤的描述，正确的是

A. 良性病变
B. 好发于年轻女性
C. 好发于胰体
D. 病变实性成分表现为明显强化
E. 可以有局部浸润，但远处转移极少发生
F. 同时具有实性和假乳头两种组织学特点

G. 多见胰管扩张

H. 出血较常见

【答案】BEFH

【解析】胰腺实性假乳头状瘤好发于年轻女性，为低度恶性肿瘤。病变实性成分多表现为渐进性强化，可见局部浸润，但远处转移少见。胰腺实性假乳头状瘤同时具有实性和假乳头两种组织学特点，而实际上乳头状结构是由于肿瘤细胞的退行性变及细胞的黏着力下降和囊腔所形成的假乳头。病变引起胰管和胆管扩张少见，出血较常见。

第4问：最终患者确诊为胰腺实性假乳头状瘤，下一步应采取的治疗有

A. 定期随诊
B. 手术治疗
C. 放疗
D. 化疗
E. 放化疗
F. 放弃治疗
G. 手术＋术后放化疗
H. 先放化疗后手术治疗

【答案】B

【解析】胰腺实性假乳头状瘤为低度恶性肿瘤，会发生恶变，手术是其首选的治疗手段。该患者现病变较大，需及时行手术治疗。

温馨提示

多数考试机构在进行人机对话考试设计时，设置了“进入下一个题型模块后不能再修改上一部分已经提交的试题选项”的限定。希望考生考试时分配好各个模块的考试时间。

有些题型因为考试内容和目的决定了“没有机会反悔”，从而设置了“同一组试题内答题过程不可逆”的限定。请考生认真阅读每个模块中的提示。

前　言

随着我国医疗体制改革的不断深入，卫生系列高级专业技术资格评审现采用考评相结合的方式，对晋升副主任医师、主任医师资格的医疗从业人员在全国范围内进行统一理论考试，以此种方式对口腔内科高级医师进行全面评估。

为了配合口腔内科专业高级技术资格全国统一理论考试，使临床医师更好地掌握卫生系列高级专业技术资格所要求的知识与技能，更加安全、有效地从事医疗、预防和保健工作。国家卫生健康委人才交流服务中心与人民卫生出版社合作，组织全国多家院校临床一线的知名专家集体编写出版了全国高级卫生专业技术资格考试指导和配套习题集。

《口腔内科学》作为考试指导，内容包括牙体牙髓、牙周、口腔黏膜病、儿童口腔医学以及口腔预防医学五个部分。编写过程中，我们根据国家对高级卫生专业技术资格人员专业素质的要求，严格按照考试大纲，参考国内外相关教材、文献和反映本学科发展的国际规范指南，系统介绍口腔内科学的理论基础、临床治疗实践及国内外研究进展的前沿动态，全面地反映本学科的基本现状。本书不仅涵盖考试大纲要求掌握的知识点，而且力求提高医务人员临床诊疗、综合分析疑难病例及开展医疗先进技术的能力。此次编写同时也重点对医学新进展、新理念、新技术、新成果进行了梳理和总结，以使考生更好地把握学习深度和范围。

《口腔内科学习题集》是高级卫生专业技术资格考试用书《口腔内科学》的配套教材，本书根据《口腔内科学》的内容编写而成。全国高级卫生专业技术资格考试全部采用客观选择题形式，为更好地模拟真实考试，每个章节配有单选题、多选题、共用题干单选题和案例分析题等模拟题，希望通过这些习题巩固和加深医师对《口腔内科学》一书内容的理解，以达到灵活运用、融会贯通的目的；书末附两套模拟试卷，一套正高级考试模拟试卷，一套副高级考试模拟试卷，更好地帮助考生应试。

参与编写的编委均为口腔内科领域的知名专家及学科带头人，各位参编专家、教授群策群力，在繁忙的医疗、教学、科研工作之余，高质量、高效率地完成了本书的编写工作，在此对他们的辛勤工作以及严谨认真的工作态度表示衷心的感谢。希望本书能为广大考生提供帮助。

在编写过程中难免还会存在认识差异或不妥之处，恳请读者不吝赐教。请将反馈意见发送至邮箱 kqnkxgjjc@163.com，以便再版时进一步完善。

2021 年 5 月

目　　录

第一篇　牙体牙髓

第二篇　牙　周

第三篇 口腔黏膜病

第四篇 儿童口腔医学

第五篇 口腔预防医学

第一篇　牙体牙髓

第一章　绪　　论

一、单选题

1. 关于去龋的指导原则，以下描述**不正确**的是
   A. 保留矿化不良和可再矿化的组织
   B. 最大程度延长修复体寿命，尽量去除软化牙本质，使修复体具有足够的体积和强度
   C. 保留牙髓活力，避免去除近髓牙本质以防止牙髓暴露
   D. 修复材料与侧壁正常牙本质和洞缘正常釉质粘接，获得良好的封闭
   E. 避免不适、疼痛和牙科恐惧症，应采取不会引起或减轻焦虑疼痛的方法

【解析】对于矿化不良的组织，在去龋过程中应去除，保留未矿化和可再矿化的组织。

2. 根据国际龋病共识协作组（ICCC）的共识，龋坏牙本质的分类**不包括**
   A. 软化牙本质
   B. 皮革化牙本质
   C. 韧化牙本质
   D. 硬化牙本质
   E. 再矿化牙本质

【解析】ICCC基于目前已有的临床证据，将剩余牙本质的硬度作为评价去龋深度和范围的标准。根据硬度，龋坏牙本质分为：软化牙本质、皮革化牙本质、韧化牙本质和硬化牙本质。

3. 关于微创牙髓治疗的理念，以下描述**不正确**的是
   A. 从准确诊断到活髓保存治疗计划的确定，包括不治疗的决策
   B. 强调以粘接修复为导向的牙髓治疗后冠部良好封闭
   C. 根据牙体解剖结构有目的性地尽可能保留颈周牙本质
   D. 远期效果优于常规牙髓治疗
   E. 根管扩大和成形过程中尽可能少地去除牙体组织并尽量减少根管冲洗消毒药物对牙本质的伤害

【解析】微创牙髓治疗学理念寻求在完善的牙髓治疗与保存更多牙体组织结构间达

答案： 1. A　2. E　3. D

到一个最佳的平衡点，但其远期效果有待进一步的长期追踪研究。

二、多选题

1. 根据 ICCC 的共识，去除牙本质龋损的推荐方法是
   A. 窝洞侧壁和髓壁采用不同的去龋标准
   B. 对于浅龋和中龋，推荐采用选择性去龋至韧化牙本质
   C. 对于深龋，选择性去龋至软化牙本质或分步去龋法
   D. 选择性去龋至软化牙本质指髓壁保留进髓处软化牙本质，避免漏髓，保留牙髓活力，侧壁牙本质去龋至硬化牙本质，确保永久修复体的严密封闭
   E. 分步去龋法第一次治疗时，保留近髓软化牙本质，侧壁去龋至硬化牙本质，保证完全和持久的窝洞封闭，窝洞暂封 3 个月，最长封闭时间为 6 个月

【解析】分步去龋法：将去龋分两步进行。第一次治疗时，保留近髓软化牙本质，侧壁去龋至硬化牙本质，保证完全和持久的窝洞封闭。窝洞暂封 6 个月，最长封闭时间为 12 个月。

2. 牙体牙髓病学新进展包括
   A. 龋病病因学理论进展
   B. 龋损管理龋坏组织去除的新理念
   C. 现代根管治疗
   D. 显微根管治疗和根管外科
   E. 无痛技术

【解析】牙体牙髓病学新进展包括：龋病病因学理论进展、龋损管理龋坏组织去除的新理念、现代根管治疗、显微根管治疗和根管外科、无痛技术。

答案： 1. ABCD 2. ABCDE

第二章　龋　　病

一、单选题

1. 平滑面菌斑中，丝状微生物排列呈栅栏状出现于菌斑结构中的是
   A. 菌斑-牙界面　B. 稠密微生物层
   C. 表膜下层　D. 菌斑体部
   E. 菌斑表层

【解析】菌斑包括菌斑-牙界面、中间层和菌斑表面三层，中间层包括稠密微生物层和菌斑体部，菌斑体部由不同微生物构成，通常呈丛状，有时丝状微生物排列成栅栏状，垂直于牙表面。

2. 下列具有促进细菌附着至牙面及细菌间选择性黏附的功能的是
   A. 水溶性葡聚糖　B. 杂多糖
   C. 果聚糖　D. 肽聚糖
   E. 胞内糖原

【解析】水溶性葡聚糖可作为菌斑代谢的碳水化合物储库，同时具有促进细菌附着至牙面及细菌间选择性黏附的功能。

3. 菌斑中的IgG主要来源于
   A. 细菌　B. 龈沟液
   C. 唾液　D. 血液
   E. 食物

【解析】菌斑中的蛋白质来源于细菌、唾液、龈沟液等，其中IgM、IgA和IgG主要来源于龈沟液。

4. 最早在牙面定居的细菌是
   A. 变异链球菌　B. 血链球菌
   C. 轻链球菌　D. 乳杆菌
   E. 放线菌

【解析】血链球菌是最早定居在牙面的细菌之一，该菌能利用蔗糖合成水溶性与水不溶性细胞外多糖，这些多糖对牙菌斑形成和细菌在硬组织上聚集具有重要作用。

5. 下列是变异链球菌的毒力因素之一的是
   A. 葡聚糖　B. 杂多糖
   C. 胞内多糖　D. 肽聚糖
   E. 果聚糖

【解析】胞内多糖是变异链球菌的毒力因素之一，缺乏胞内多糖的变异链球菌突变株在定菌鼠的沟裂及平滑面的致龋力明显减弱。在口腔链球菌饥饿状态下，即外源性能源缺乏时，糖原对维持细胞生存具有重要作用。

6. 下列具有限制变异链球菌生长特性的是
   A. 蔗糖　B. 膳食纤维
   C. 木糖醇　D. 山梨醇
   E. 赤藓糖醇

【解析】蔗糖是变异链球菌的主要能量来源，其他碳水化合物如乳糖、果糖、膳食纤维、木糖醇、山梨醇等能被细菌利用合成细菌胞外多糖、胞内多糖及有机酸等，促进细菌生长。赤藓糖醇可以限制变异链球菌生长，是一种可以减少龋病的食用糖醇。

答案： 1. D　2. A　3. B　4. B　5. C　6. E

7. 口腔中的主要致龋菌为
A. 血链球菌 B. 变异链球菌
C. 乳杆菌 D. 放线菌
E. 轻链球菌
【解析】变异链球菌是公认的的主要致龋菌,其致龋性主要取决于产酸性和耐酸性。

8. 下列蛋白可导致细菌凝聚,使细菌从口腔中清除的是
A. 唾液黏蛋白 1 B. 唾液黏蛋白 2
C. sIgA D. 溶菌酶
E. 清蛋白
【解析】唾液黏蛋白 2 能在溶液中与链球菌相互作用导致凝集,有助于细菌清除。

9. 下列釉质表面的有机沉积物为胚胎来源的是
A. 食物碎片 B. 牙菌斑
C. 获得性膜 D. Nasmyth 膜
E. 牙结石

10. 菌斑中氟化物浓度为
A. 0.01~0.05ppm
B. 0~1ppm
C. 1~5ppm
D. 5~10ppm
E. 14~20ppm
【解析】菌斑中氟化物浓度为 14~20ppm,高于唾液中氟化物浓度(0.01~0.05ppm)和饮用水中浓度(0~1ppm)。

11. 影响变异链球菌与牙面黏附的最主要蛋白是
A. α-淀粉酶 B. 腮腺液凝集素
C. 富脯蛋白 D. 黏蛋白
E. 免疫球蛋白
【解析】细菌的黏附和凝聚的过程受到某些唾液蛋白的影响。这些与黏附和凝集相关的蛋白主要有腮腺凝集素,腮腺凝集素中的高分子量糖蛋白在腮腺唾液中浓度达到 0.001% 时即具有很强的凝集作用,0.1μg 的凝集素可凝集 10^8~10^9 个细菌。

12. 人类唾液中变异链球菌可检测出的浓度平均为
A. 10^3 CFU/ml B. 10^4 CFU/ml
C. 10^5 CFU/ml D. 10^6 CFU/ml
E. 10^7 CFU/ml

13. 龋病时,牙体硬组织病理改变涉及
A. 牙釉质
B. 牙本质
C. 牙骨质
D. 牙釉质和牙本质
E. 牙釉质、牙本质和牙骨质

14. 下面对“湿性龋”的描述正确的是
A. 多见于儿童或青年人,进展快,病变组织颜色浅、质软
B. 多见于儿童或青年人,进展慢,病变组织颜色深、质硬
C. 多见于老年人,进展快,病变组织颜色浅、质软
D. 多见于老年人,进展慢,病变组织颜色深、质硬
E. 多见于体质较弱者,进展快,病变颜色深、质硬
【解析】湿性龋多见于儿童或青年人,病变进展快,病变组织颜色浅、呈浅棕色,质地软且湿润,很容易用挖器剔除。

15. 早期龋损的改变,下述<u>错误</u>的是
A. 硬组织发生脱矿

答案: 7. B 8. B 9. D 10. E 11. B 12. C 13. E 14. A 15. B

B. 出现龋洞
C. 硬组织结构发生改变
D. 呈白垩色
E. 牙齿透明度下降

【解析】早期龋损用探针检查时有粗糙感或能勾住探针尖端，但是并无龋洞形成。

16. 与继发龋的发生无关的是
A. 洞型制备不规范
B. 腐质未去净
C. 操作不当
D. 未用窝洞消毒剂
E. 材料调制不当

【解析】备洞时未去净龋坏组织，致使充填后龋损继续发展，导致继发龋。洞型制备不规范(洞壁有无基釉、洞的边缘在滞留区内或在深的窝洞处等)或操作不当、材料调制不当导致充填材料与洞壁界面间存在微渗漏，在洞缘留下缝隙，利于菌斑沉积，导致继发龋。近期研究表明，未作窝洞消毒处理的牙体修复并未产生继发龋。

17. 继发龋不易查出时，可用下列方法帮助诊断的有
A. 探针　　B. X线
C. 温度测试　　D. 叩诊
E. 咬诊

【解析】X线是继发龋重要的辅助检查手段。

18. 釉质龋损害进展的前沿是
A. 透明带
B. 暗带
C. 损害体部
D. 釉质表面层
E. 细菌侵入和破坏区

【解析】釉质龋分为四个区：透明带、暗带、病损体部和釉质表层，透明带是病损进展的前沿。

19. 釉质龋脱矿的最早表现是
A. 表层下出现透明带
B. 牙表面龋洞形成
C. 芮氏线、釉质横纹明显
D. 棕色龋斑出现
E. 病损发生潜行性破坏

20. 牙骨质龋常发生于
A. 牙龈严重退缩，根面自洁作用较差处
B. 牙颈部
C. 根尖部
D. 根分叉处
E. 釉牙本质界

【解析】临床上牙骨质龋呈浅碟形，常发生于牙龈严重退缩，根面自洁作用较差的部位。

21. 不影响龋病发生的因素是
A. 牙的解剖外形
B. 牙在牙弓中的位置
C. 口腔卫生
D. 含氟牙膏的使用
E. 牙的数目

【解析】影响龋病发生发展的因素包括：牙的形态、结构、排列和成分，口腔卫生措施的实施、含氟牙膏的使用等，牙的数目与龋病发生无关。

22. 急性龋又称作
A. 湿性龋　　B. 继发龋
C. 浅龋　　D. 隐匿性龋
E. 静止龋

答案： 16. D　17. B　18. A　19. A　20. A　21. E　22. A

【解析】急性龋又称湿性龋，多见于儿童或青年人，病变进展快，病变组织颜色浅、呈浅棕色，质地软且湿润，很容易用挖器剔除。

23. 按发病情况和进展速度分类的是
A. 殆面(窝沟)龋和平滑面龋
B. 根面龋
C. 线形釉质龋
D. 隐匿性龋
E. 猖獗龋

【解析】按发病情况和进展速度分类，龋病分为慢性龋、急性龋(包含猖獗龋)和继发龋。

24. 患者，男，50岁。半年前右上后牙龋病做了充填治疗后一直食物嵌塞，近1周来出现持续性自发性钝痛并有牙龈出血，最可能的原因是
A. 充填时未垫底
B. 备洞时产热过多
C. 深龋使用刺激性较强的消毒药物
D. 充填时接触点恢复不良
E. 备洞时意外穿髓

【解析】该患者做了充填治疗后一直食物嵌塞，并出现疼痛和牙龈出血首先考虑充填体与邻牙接触点恢复不良，在牙齿之间形成缝隙，或接触点位置不对，这样造成的垂直嵌塞，食物嵌塞压迫刺激牙龈。

25. 患者，33岁。前牙冠折穿髓，最合适的治疗方法是
A. 拔除后正畸治疗
B. 根管治疗后冠修复
C. 拔除后种植义齿修复
D. 活髓切断术后冠修复
E. 活髓切断术后树脂修复

【解析】对于牙根发育完成的患牙，一旦冠折穿髓，存在保留价值的患牙最佳的处理方案为根管治疗后冠修复。

二、多选题

1. 牙本质龋病损中为常见菌的是
A. 放线菌　　B. 变异链球菌
C. 乳杆菌　　D. 普氏菌
E. 双歧杆菌

【解析】放线菌主要存在于根面龋和龈下菌群中，与根面龋和牙周组织破坏密切相关。

2. 影响唾液的缓冲能力的因素有
A. 性别　　B. 流速
C. 激素水平　　D. 健康状况
E. 新陈代谢

3. 龋病病因学的四联因素包括
A. 微生物　　B. 宿主
C. 时间　　D. 免疫
E. 食物

【解析】龋病是一种多因素性疾病，龋病病因为四联因素理论，包括微生物、宿主、食物和时间。

4. 四联因素之外，其他影响龋病发生和发展的因素还有
A. 年龄　　B. 性别
C. 地理因素　　D. 种族
E. 遗传

5. 龋病病因学说中内源性理论包括
A. 体液学说
B. 化学(酸)学说
C. 寄生腐败学说

答案： 23. E　24. D　25. B
1. BCDE　2. ACDE　3. ABCE　4. ABCDE　5. AE

D. 蛋白溶解学说
E. 活体学说

6. 关于龋病进程中微生物组成的变化,正确的是
A. 光滑表面成熟菌斑内变异链球菌所占比例很小
B. 变异链球菌在最初定植的链球菌所占比例很小
C. 牙本质龋病损中变异链球菌大约占整个菌群的30%
D. 牙本质龋病损中普氏菌和双歧杆菌较常见
E. 白垩色病损中变形链球菌为主要微生物

【解析】光滑表面成熟菌斑中丝状菌如放线菌是主要的群体,球菌位于丝状菌、杆菌之间,形成典型的"玉米棒"状,变异链球菌所占的比例很小。最初定植的链球菌主要为血链球菌,变异链球菌所占的比例很小。牙本质龋病损中普氏菌和双歧杆菌较常见,变异链球菌大约占整个菌群的30%。白垩色病损中主要微生物为非变异链球菌。

7. 牙本质龋的坏死区结构包括
A. 混合性口腔菌群
B. 牙本质小管
C. 无结构基质
D. 修复性牙本质
E. 成牙本质细胞

【解析】在牙本质活动性龋病损害时,坏死区由结构遭破坏的牙本质小管、混合性口腔菌群以及被降解的无结构基质所构成。

8. 脱矿过程包括
A. 唾液蛋白质形成获得性膜
B. 细菌吸附形成牙菌斑
C. 钙、磷酸盐沉积
D. 菌斑中的致龋菌产生有机酸
E. 氢离子与釉质反应

【解析】釉质表面有唾液蛋白形成获得性膜,细菌吸附至获得性膜上形成牙菌斑。在适宜的碳水化合物如蔗糖存在的条件下,菌斑中的致龋菌产生有机酸,包括乳酸、乙酸、丙酸等,导致氢离子和未解离的酸扩散至油脂表面,氢离子迅速与釉质反应,产生钙、磷酸盐并进一步促进溶解。

9. <u>不促进</u>再矿化的因素有
A. 盐水含漱
B. 增加糖摄入频率
C. 仔细刷牙
D. 含氟牙膏的使用
E. 饮用水加氟

【解析】再矿化指钙、磷和其他矿物离子沉积于正常或部分脱矿的釉质中或釉质表面的过程,其影响因素包括:除去致龋底物(如使用非致龋甜料添加剂、减少碳水化合物的摄入频率等);仔细刷牙使牙面不形成厚的牙菌斑,仅维持一层保持性薄膜,在菌斑液体 - 获得性膜 - 釉质界面维持钙与磷酸盐的一定浓度;在牙发育和再矿化期间,结合氟离子,形成更具抗龋能力的釉质。此题目中盐水含漱和摄入糖不能促进再矿化过程。

10. 隐匿性龋好发部位为
A. 磨牙沟裂下方
B. 前牙舌面
C. 邻面
D. 磨牙咬合面
E. 前磨牙颊侧

【解析】由于釉质脱矿常从其表面下层开始,因此有时可能在看似完整的釉质下

答案: 6. ABCD 7. ABC 8. ABDE 9. AB 10. AC

方形成龋洞，具有隐匿性，临床检查常易漏诊。隐匿性龋好发部位包括磨牙沟裂下方和邻面。

三、共用题干单选题

(1~3题共用题干)

患者，男，15岁。右上后牙冷水敏感1周就诊。检查：16近中邻面变色，探针勾入感，及牙本质中层，冷测敏感。X线片显示16近中低密度影距离髓腔较远，根尖周无异常。

1. 该患者诊断为
   A. 深龋
   B. 牙本质过敏
   C. 可复性牙髓炎
   D. 中龋
   E. 慢性根尖周炎

【解析】龋坏深及牙本质中层，冷测敏感，X线片显示16近中低密度影距离髓腔较远，根尖周无异常，符合中龋诊断。

2. 首选的治疗方案是
   A. 直接盖髓术　B. 间接盖髓术
   C. 根管治疗术　D. 全冠修复术
   E. 树脂充填术

3. 龋病正确的诊断顺序为
   A. 探诊龋损、叩诊牙面、温度刺激试验、X线检查
   B. 视诊牙面、探诊龋损、温度刺激试验、X线检查
   C. 视诊牙面、触诊牙面、叩诊牙面、温度刺激试验
   D. 视诊牙面、探诊龋损、叩诊牙面、X线检查
   E. 视诊牙面、触诊牙面、温度刺激试验、X线检查

(4~6题共用题干)

患者，女，16岁。2周来右上后牙遇冷热过敏，检查发现右上6近中深龋，探之未穿髓，病变组织颜色较浅，易剔除。

4. 这种龋齿称为
   A. 慢性龋　B. 干性龋
   C. 静止龋　D. 继发龋
   E. 急性龋

5. 作诊断时应与之鉴别的主要疾病是
   A. 急性牙髓炎
   B. 牙本质过敏
   C. 可复性牙髓炎
   D. 慢性溃疡性牙髓炎
   E. 慢性根尖周炎

【解析】深龋患牙对温度刺激敏感，但只有当冷、热刺激进入龋洞内才会引起疼痛反应，且刺激去除后疼痛症状消失。而可复性牙髓炎对温度刺激，特别是冷刺激表现出一过性敏感，且反应迅速，当刺激去除后，症状持续数秒即缓解。

6. 作鉴别诊断时，比较有价值的检查方法是
   A. X线检查
   B. 冷水入洞测试
   C. 探诊
   D. 咬诊
   E. 叩诊

【解析】深龋牙面冷测无不适，但冷测入洞试验患牙出现一过性敏感，可复性牙髓炎牙面冷测出现疼痛不适，但刺激去除后疼痛立即消失。

(7~9题共用题干)

患者，女，50岁。右上后牙进食冷热饮食时不适2个月，加重1周。近2个月来，

答案：1. D　2. E　3. B　4. E　5. C　6. B

右上后牙刷牙、进食、饮冷热水时酸痛，近1周进食冷热饮食时疼痛明显增加，无自发痛和夜间痛。口腔检查：左上第一磨牙远中邻面牙体少许变色。

7. 第一次就诊确定诊断前不考虑进行的检查是
   A. 进行牙髓温度测验
   B. X线检查
   C. 探诊确定是否有深龋洞
   D. 去除无基釉质后再进行探诊
   E. 牙髓电活力测验

【解析】龋病诊断时需要进行探诊（利用尖头探针探测龋损部位有无粗糙、勾拉或插入的感觉）、牙髓温度测验（当龋洞深达牙本质时，患者即可能述说对冷、热或酸、甜刺激发生敏感甚至难忍的酸痛，医生可用冷热等刺激进行检查）、X线检查（龋病在X线片上显示透射影像。也可借助于X线检查龋洞的深度及其与牙髓腔的关系）和备洞实验等。

8. 去除右上第一磨牙远中面无基釉质后可见深龋洞，探诊龋洞洞底和温度刺激试验假如疼痛明显，刺激消除后疼痛即刻消失。X线片示龋洞透射影像未达髓腔。初步诊断右上第一磨牙主要考虑患有的牙体疾病是
   A. 深龋　　B. 慢性牙髓炎
   C. 急性牙髓炎　　D. 慢性牙周炎
   E. 急性根尖周炎

【解析】患牙深龋洞，温度刺激试验疼痛明显，但刺激消除后疼痛即刻消失，X线片示龋洞透射影像未达髓腔，符合深龋临床表现。深龋和慢性牙髓炎的鉴别诊断关键点在于刺激消除后疼痛是否立即消失。

9. 鉴别诊断时的关键点是
   A. 冷刺激敏感
   B. 探诊敏感
   C. 电测牙髓有活力
   D. 冷测入洞一过性敏感
   E. 叩诊无不适

【解析】深龋与可复性牙髓炎鉴别诊断的关键点在深龋患牙当冷测入洞时出现一过性敏感症状，刺激消除后疼痛消失，而可复性牙髓炎在冷刺激接触牙面时即可出现一过性敏感。

（10~13题共用题干）

患者主诉：一侧后牙嵌塞食物已半年。查：36近中龋，探敏，无叩痛，冷测正常牙面同对照牙，进入龋洞时引起疼痛，去除刺激立即消失。

10. 诊断最可能是
    A. 中龋　　B. 深龋
    C. 慢性牙髓炎　　D. 牙本质敏感症
    E. 急性牙髓炎

11. 若患牙延误就诊，出现探敏，无叩痛，冷测正常牙面一过性敏感症状，但刺激去除后疼痛立即消失，则诊断最可能的是
    A. 可复性牙髓炎
    B. 深龋
    C. 慢性牙髓炎
    D. 牙本质敏感症
    E. 急性牙髓炎

12. 若患牙进行临床检查，以下描述**错误**的是
    A. 邻面龋洞可能洞口很小而进展很深
    B. 需要结合患者主观症状探查
    C. 必要时需先去除无基釉
    D. X线辅助检查时可能出现根尖周阴影
    E. 食物嵌塞时疼痛明显

答案： 7. E　8. A　9. D　10. B　11. A　12. D

【解析】深龋患牙在进行X线辅助检查时常常发现冠方低密度影，近髓，但根尖周尚无异常表现。

13. 若患牙龋洞内食物嵌入，其表现为
  A. 食物嵌塞时疼痛明显，去除嵌塞食物后疼痛持续数分钟后缓解
  B. 患者无主观疼痛症状
  C. 食物嵌塞时疼痛明显，去除嵌塞食物后疼痛持续较长时间
  D. 无论食物嵌塞与否，患牙均有疼痛症状
  E. 食物嵌塞时疼痛明显，去除嵌塞食物后疼痛缓解

【解析】深龋患牙当食物嵌入龋洞时，龋洞内压力增加，患牙出线疼痛症状，但当嵌塞食物去除后，洞内压力随即降低，患者疼痛症状缓解。

（14~17题共用题干）

患者，女，35岁。3天来右下后牙吃甜食疼痛，冷热刺激疼痛不持续，半年前有过类似疼痛，未做处理。检查：46牙面龋洞，探痛，冷测正常，冷水入窝洞疼痛，X线片显示46冠部低密度影近髓，根尖周无异常。

14. 患牙最可能的诊断是
  A. 急性根尖周炎
  B. 慢性牙髓炎
  C. 可复性牙髓炎
  D. 深龋
  E. 冠周炎

15. 若患牙进行临床处理，治疗方案应是
  A. 牙髓塑化治疗
  B. 干髓术
  C. 垫底充填术
  D. 直接盖髓术
  E. 根管治疗

【解析】患牙诊断为深龋，因X线片显示46冠部低密度影近髓，提示龋坏组织近髓，治疗方案首选垫底安抚牙神经，而后进行充填修复。

16. 如果临床检查还发现右上后牙有深而穿髓的龋洞，探诊也发生剧痛，进一步判断疼痛的牙来自上颌还是下颌的方法是
  A. 冷、热测验
  B. 牙髓电活力测验
  C. X线检查
  D. 局部麻醉法
  E. 根据患者自诉为下牙痛

【解析】当其他诊断方法对两颗可疑患牙不能作出最后鉴别，且两颗牙分别位于上、下颌或该两颗牙均在上颌但不相邻时，采用选择性麻醉可确诊患牙。如果两颗牙分别位于上、下颌，可先对上颌牙进行有效的局麻，若疼痛消失，则该上颌牙为痛源牙；若疼痛仍存在，则下颌牙为痛源牙。

17. 若患牙进行充填修复，在窝洞预备过程中，以下<u>不是</u>其基本原则的是
  A. 去净龋坏组织
  B. 保护牙髓组织
  C. 尽量保留健康牙体组织
  D. 预备抗力形和固位形
  E. 完善的窝洞消毒

（18~21题共用题干）

患者，女，15岁。右上后牙冷热刺激痛2周，无自发痛史。检查见𬌗面龋，达牙本质中层，大量软化牙本质，呈浅棕色，质软且湿润，易挖除，去龋过程中极其敏感。近髓时仍有少许软化牙本质未去尽。

答案：13. E　14. D　15. C　16. D　17. E

18. 患牙诊断为
A. 牙本质过敏症
B. 中龋
C. 深龋
D. 不可复性牙髓炎
E. 急性牙髓炎

19. 患牙首次去腐时保留少许近髓处的软化牙本质，此时治疗的最佳方法是
A. 直接用氧化锌丁香油粘固粉封洞
B. 洞底盖氢氧化钙制剂，双层封洞
C. 去净软龋，穿髓后，封失活剂
D. 局麻下去净软龋，做活髓切断术
E. 脱敏治疗

【解析】洞底深近髓，去腐过程中患者极其敏感，为缓解治疗过程中对牙髓的刺激，使操作中所造成的牙髓的病理性变化得以恢复，可保留部分近髓处的软化牙本质，行安抚治疗(间接盖髓)后双层封洞，进一步观察牙髓状态。

20. 若患牙采取安抚治疗，第二次就诊的时间是
A. 术后 48 小时以内
B. 术后 1 周
C. 术后 2~3 周
D. 术后 1~3 个月
E. 术后 4~6 个月

【解析】1~3 个月后，患者自觉无不适，牙髓活力正常，去除大部分暂封材料，行永久充填。

21. 患牙采取氢氧化钙安抚 + 双层封洞治疗，两次就诊间，牙髓组织学变化主要是
A. 组织中血管扩张
B. 形成修复性牙本质
C. 组织恢复正常
D. 组织中有牙本质桥形成
E. 坏死、分解

四、案例分析题

【案例一】患者，男，25 岁。因右上后牙甜刺激酸痛 1 周就诊。检查：16 咬合面透黑，探诊无不适，叩诊无不适，牙龈正常。

第 1 问：为明确诊断，应增加的检查项目是
A. X 线检查
B. 牙髓冷热活力测试
C. 牙髓电活力测验
D. 咬诊
E. 染色检查
F. 备洞试验

【解析】根据病例提供的信息，怀疑右上第一磨牙龋坏，为进一步确诊可拍摄 X 线片检查，另外右上后牙甜刺激酸痛 1 周可通过冷热活力测试来检查牙髓的活力。备洞试验是最有效的检查牙髓活力的方法，但因其要破坏牙体组织，通常在其他方法均不能作出判断时使用。咬诊及染色试验均为怀疑牙隐裂时的检查方法。

第 2 问：若 16 X 线片显示低密度影近髓，冷测敏感，则可能的诊断为
A. 可复性牙髓炎
B. 急性牙髓炎
C. 慢性根尖周炎
D. 牙髓坏死
E. 深龋
F. 慢性牙髓炎

【解析】患牙 X 线片显示低密度影近髓，冷测敏感，符合深龋临床表现。患牙若可复性牙髓炎，冷刺激引起一过性疼痛症状，但

答案：18. C 19. B 20. D 21. B
【案例一】1. AB 2. E

刺激去除后疼痛立即消失。若患牙为急性牙髓炎，冷刺激引起剧烈疼痛症状，且刺激去除后疼痛仍持续数分钟。牙髓坏死时，冷刺激无反应。慢性根尖周炎冷刺激无反应，且X线片显示根尖周出现低密度影像。

第3问：若16备洞过程中极其敏感，但无自发痛。患牙最佳的治疗方法为

A. 直接盖髓术　B. 根管治疗术
C. 牙髓切断术　D. 安抚治疗
E. 垫底充填　F. 间接盖髓术

【解析】患牙为深龋，备洞过程极其敏感，但无自发痛，应采取二次去腐法，去腐后先行安抚治疗，使牙髓充血恢复正常，消除临床症状，待1~3个月后，患牙无症状，牙髓活力正常时再行永久充填。

第4问：患牙操作中应注意

A. 操作中应在局麻无痛条件下进行
B. 可保留少量近髓软龋
C. 注意冷却
D. 避免高压气枪强力吹干窝洞
E. 暂时性修复避免微渗漏
F. 橡皮障隔湿下进行

【解析】深龋治疗时，操作应在无痛、去除感染组织、保护牙髓、减少对牙髓的刺激下进行，建议使用橡皮障进行隔离。

【案例二】患者，男，20岁。2个月前因进食冷热食物感左上后牙疼痛来医院就诊，不进食时无不适感，检查27近中邻面深龋，探诊酸痛，及大量软化牙本质，无叩痛，无松动，冷诊一过性疼痛。

第1问：该牙在龋病治疗的操作过程中应注意的问题有

A. 用高速涡轮机持续操作，争取一次去净腐质
B. 使用低速涡轮机间断切割
C. 不用水冷却，避免对牙髓造成冷刺激
D. 清洁和干燥窝洞直接用气枪喷吹
E. 洞侧壁的软化牙本质应彻底去净，髓壁或轴壁处的软化牙本质可保留少许
F. 用探针探查有无穿髓孔时，应沿洞底轻轻滑动，勿施加压力
G. 充填前应对窝洞进行盖髓垫底以保护牙髓

【解析】在窝洞制备过程中应尽量保护牙髓组织，提倡间断操作，使用锋利器械并用水冷却，深龋情况下不要直接用气枪喷吹，而应随时用温热水冲洗窝洞，棉球拭干，避免刺激牙神经，引起不可复性牙髓炎。

第2问：该牙去尽腐质后，未穿髓，但患牙敏感，拟行间接盖髓，可选用的材料有

A. 磷酸锌水门汀
B. 氧化锌丁香油水门汀
C. 玻璃离子水门汀
D. EDTA
E. 氢氧化钙
F. 碘仿糊剂
G. 聚羧酸锌水门汀

【解析】间接盖髓术是指将盖髓剂覆盖在接近牙髓的牙本质上，以保存牙髓活力的方法，主要用于治疗无牙髓病或根尖周病变的深龋治疗。氢氧化钙等盖髓剂作为一种温和刺激物或诱导剂，维持局部的碱性环境，有利于成牙本质细胞样细胞的分化，形成修复性牙本质。磷酸锌水门汀刺激性太强；EDTA是钙螯合剂，主要用于根管的化学预备；碘仿糊剂主要是用作根管充填时的封闭剂。

第3问：患牙若采用树脂充填，可用作窝洞消毒的药物是

A. 碘附　B. FC

答案： 3. D　4. ABCDEF　【案例二】1. BEFG　2. BCEG　3. C

C. 75%乙醇　　D. TA
E. 碘酊　　F. 樟脑酚
G. 丁香油酚　　H. 木榴油
I. 抗生素

【解析】对窝洞消毒药物的理想要求是：①消毒力强，足以杀灭细菌；②刺激性小，不损伤深层牙髓活力；③渗透力小，不向深沉组织侵袭；④不使牙体组织变色。常用乙醇或酚类药物。当采用复合树脂充填时，不宜采用酚类消毒剂，以免影响树脂聚合。

第4问：患牙若采用树脂充填，窝洞预备的主要抗力形是

A. 洞深
B. 盒状洞型
C. 鸠尾
D. 阶梯的预备
E. 窝洞的外形
F. 去除无基釉
G. 薄壁弱尖的处理
H. 窝洞消毒
I. 窝洞封闭

【解析】采用树脂充填修复时，窝洞的主要抗力形和其基本特征为：洞深、盒状洞型、阶梯的预备、窝洞的外形、去除无基釉和薄壁弱尖的处理。

答案：4. ABDEFG

第三章　牙体硬组织非龋性疾病

一、单选题

1. 生活在高氟区可造成氟牙症，一般发生于
   A. 0~7岁　B. 8~15岁
   C. 16~22岁　D. 23~30岁
   E. 31岁以后

【解析】氟主要损害牙釉质发育期牙胚的成釉细胞，因此，过多的氟只有在牙发育矿化期进入机体，才能发生氟牙症。若在6~7岁之前，长期居住在饮用水含氟量高的流行区，即使日后迁往他处，也不能避免以后萌出的恒牙受累，反之，如7岁以后才迁入高氟区者，则不出现氟牙症。

2. X线片所示的牙中牙是指
   A. 上前牙舌隆突异常隆起
   B. 上前牙舌窝严重内陷
   C. 上前牙舌侧裂沟很深，几乎将牙一分为二
   D. 上前牙的融合
   E. 上前牙错位

【解析】牙中牙是牙内陷最严重的一种，可表现为：舌侧内陷几乎一直延伸到根尖部，X线片示其深入凹陷部好似包含在牙中的一个小牙。

3. 特纳牙是指
   A. 乳牙釉质发育不全
   B. 恒牙釉质发育不全
   C. 个别继承牙釉质发育不全
   D. 恒牙斑釉
   E. 个别恒牙畸形

【解析】特纳牙是指由于乳牙根尖周严重感染导致继承恒牙釉质发育不全，往往见于个别牙，以前磨牙居多。

4. 关于乳光牙，叙述**错误**的是
   A. 常染色体显性遗传病
   B. 男女发病率均等
   C. 乳牙和恒牙均可受累
   D. 乳光牙可与骨发育不全并存
   E. 常染色体隐性遗传病

【解析】遗传性乳光牙本质又称遗传性牙本质发育不全，或遗传性乳光牙，因具有家族遗传性且牙齿呈半透明的乳光色外观而得名。本病为常染色体显性遗传，男女发病率均等，乳恒牙均可受累。

5. 由局部因素造成的先天性牙发育异常的疾病为
   A. 先天性梅毒牙　B. 釉质发育不全
   C. 斑釉牙　D. 四环素牙
   E. 特纳牙

6. 对于外伤牙，一般**不宜**做牙髓活力测验的时限是
   A. 2周内　B. 3周内

答案： 1. A　2. B　3. C　4. E　5. E　6. E

C. 3个月内　D. 6个月内
E. 6周内

【解析】牙折后，牙髓活力测验一般待6~8周后可出现反应。

7. 外伤脱位牙再植后获得牙周膜再建，疗效的主要影响因素是
A. 离体时间　B. 治疗方法
C. 转送方式　D. 外伤牙位
E. 外力强度

【解析】即刻再植、及早就诊尽可能早地将脱位牙植入牙槽窝，重建牙周膜细胞的生理环境，可以大大提高牙周膜细胞的存活率，牙再植距离外伤的时间越短，成功率越高。

8. 隐裂牙多发生于
A. 上前磨牙　B. 下前磨牙
C. 上颌第一磨牙　D. 上颌第二磨牙
E. 下颌磨牙

【解析】隐裂牙又称不全牙裂或牙微裂，指牙冠表面的非生理性细小裂纹，常不易被发现。隐裂牙发生于上颌磨牙最多，其次是下颌磨牙和上颌前磨牙。

9. 完全脱位牙再植，效果最好的是在脱位后
A. 30分钟内
B. 90分钟内
C. 24小时内
D. 72小时内
E. 与再植时间无关

【解析】及时再植，半小时内最好。在半小时内再植，90%的患牙可避免牙根吸收。

10. 牙内陷通常**不包括**
A. 畸形舌侧沟　B. 畸形根面沟
C. 畸形舌侧尖　D. 牙中牙
E. 锥形牙

【解析】根据牙内陷的深浅程度及其形态变异，临床上可分为：畸形舌侧沟、畸形根面沟、畸形舌侧尖、牙中牙。

11. 下列**不是**牙隐裂的产生原因的是
A. 牙齿结构缺陷
B. 高陡牙尖
C. 咬合创伤
D. 酸的作用
E. 磨损

【解析】牙隐裂的原因有内因和外因。牙齿结构缺陷、高陡牙尖、磨损均为内因，咬合创伤是外因。酸不会引起牙隐裂。

12. 下列关于酸蚀症的说法**不正确**的是
A. 长期接触酸或酸酐造成的牙硬组织损害
B. 其脱矿过程与酸的关系明确
C. 脱矿与细菌有关
D. 外环境中的酸破坏前牙唇面
E. 胃部的酸破坏牙齿的舌、腭面

【解析】酸蚀症脱矿过程与酸的关系明确，与细菌无关。

13. 下列**不属于**牙隐裂的临床表现的是
A. 多见于上颌磨牙
B. 裂较浅时温度测试正常
C. 裂与窝沟重叠
D. 裂不越过边缘嵴
E. 有定点性咀嚼疼痛

【解析】牙隐裂的裂沟一般与某些窝沟的位置重叠并向一侧或两侧边缘嵴延伸。

14. 患者，男，52岁。因“右上后牙进食冷、热食物和咬硬物时疼痛1个月余”来诊。口腔检查：探诊牙体未见明显龋损，冷、

答案：7. A　8. C　9. A　10. E　11. D　12. C　13. D　14. C

热测试酸痛，刺激去除后即刻消失，叩诊有疼痛，无松动。牙周检查(–)。近中腭沟似有裂纹。X线片显示根尖无异常。为确诊还应做的检查是

A. 透照法
B. 牙髓电活力测验
C. 染色剂染色
D. 薄蜡片咬诊
E. 牙髓温度测试

【解析】牙隐裂常有咀嚼不适或咬合痛症状，多发生于前磨牙和磨牙，以上颌第一磨牙最多见。隐裂很难用肉眼发现，可利用深色溶液(如碘酊或龙胆紫等)的浸染可使裂纹变得清晰。

15. 患儿，女，12岁。半年前上前牙受外伤，冠折露髓，未做处理。现因前牙唇侧牙龈脓包就诊，医师应做的最重要的检查项目是

A. 叩诊　B. 松动度
C. 温度测试　D. X线检查
E. 牙髓活力测试

【解析】唇侧脓包出现，可能是前牙外伤后未处理引起慢性根尖周炎。首先应做X线检查。

16. 患儿，男，10岁。口腔检查时发现左下第一前磨牙尖而长的畸形中央尖，无不适症状。对该牙的处理是

A. 不处理
B. 少量多次调磨畸形中央尖
C. 局麻下活髓切断术
D. 局麻下根管治疗术
E. 局麻下根尖诱导成形术

【解析】对尖而长的畸形中央尖应少量多次调磨，或一次磨除，制备洞型盖髓处理。

二、多选题

1. 梅毒牙临床多表现为

A. 哈钦森牙　B. 桑葚状磨牙
C. 特纳牙　D. 蕾状磨牙
E. 畸形中央尖

【解析】先天性梅毒牙可表现为：半月形切牙、桑葚状磨牙、蕾状磨牙。

2. 根据我国地域广阔特点，水含氟浓度标准适宜的有

A. 0.3mg/L　B. 0.5mg/L
C. 0.8mg/L　D. 1.0mg/L
E. 1.5mg/L

【解析】我国现行的水质标准氟浓度为0.5~1ppm。

3. 牙脱位后可发生的并发症有

A. 牙髓变性、牙髓坏死
B. 牙根外吸收
C. 边缘性龈炎
D. 边缘性牙槽突吸收
E. 根折

【解析】牙脱位后，可发生各种并发症：牙髓坏死、牙髓腔变窄或消失、牙根外吸收、边缘性牙槽突吸收。

4. 脱位牙再植后可出现的情况有

A. 牙周膜愈合　B. 骨性粘连
C. 牙根外吸收　D. 根管内吸收
E. 牙髓炎

【解析】脱位牙再植后愈合方式包括：牙周膜愈合、骨性粘连和炎症性吸收。

5. 关于根折的处理，叙述正确的有

A. 调𬌗

答案：15. D　16. B
1. ABD　2. BCD　3. ABD　4. ABCD　5. ABC

B. 根中 1/3 折断可用夹板固定
C. 牙颈部折断可试用正畸牵引术
D. 根尖 1/3 折断需先做根管治疗
E. 牙髓电活力测验反应

【解析】对根尖 1/3 折断,在许多情况下只上夹板固定,无须牙髓治疗,就可能出现修复并维持牙髓活力。对根中 1/3 折断可用夹板固定。颈侧 1/3 折断并与龈沟相交通时,将不会出现自行修复。如牙根长度足以进行桩冠修复时,可用切龈术,或用正畸牵引法或牙槽内牙根移位术,将牙根断端牵出暴露于龈上以便修复。

6. 引起牙髓感染的常见原因有
A. 楔状缺损　B. 隐裂
C. 创伤　D. 龋病
E. 磨损

【解析】引起牙髓病的原因主要有细菌感染、物理和化学刺激以及免疫反应等,其中细菌感染是主要因素。以上原因均有可能导致细菌侵入牙髓,导致牙髓感染。

7. 属于牙齿慢性损伤的是
A. 牙震荡　B. 牙脱位
C. 楔状缺损　D. 冠折
E. 隐裂

【解析】牙齿慢性损伤包括:磨损、磨耗、楔状缺损、酸蚀症、牙隐裂及牙根纵裂。

8. 牙磨损的原因有
A. 刷牙不当　B. 不良咬合习惯
C. 医源性损伤　D. 磨牙症
E. 食物过硬

【解析】牙磨损的原因有刷牙不当、不良咬合习惯、医源性损伤等,还有磨牙症、牙齿硬度差、食物过硬。

9. 关于牙磨损的临床表现,说法正确的有
A. 后牙磨损重于前牙
B. 牙冠明显变短
C. 牙本质外露
D. 形成薄壁弱尖
E. 邻面接触变成面接触

10. 关于楔状缺损的治疗,说法正确的有
A. 组织缺损少,症状不明显者无需做特殊处理
B. 有牙本质过敏者,应用脱敏疗法
C. 缺损较大者可充填修复
D. 有牙髓或根尖周病史,可行根管治疗术
E. 若缺损已导致牙齿横折,需要拔除患牙

【解析】楔状缺损若缺损已导致牙齿横折,可在根管治疗术后做桩核冠修复。

三、共用题干单选题

(1~2 题共用题干)

患者,男,20 岁。因"外伤致上前牙脱落 20 分钟"就诊。口腔检查:左上 1 完全脱位,牙槽窝空虚。

1. 该牙的处理措施是
A. 立即再植固定,定期观察
B. 立即行根管治疗后,再行复位再植固定
C. 复位固定 4 周后,再行根管治疗
D. 伤口愈合后隐形义齿修复
E. 伤口愈合后种植修复

【解析】根尖发育完成的脱位牙,就诊及时者,固定术后 3~4 周再行根管治疗。

2. 该牙的最常见的愈合方式为
A. 瘢痕愈合　B. 牙周膜愈合

答案: 6. ABCDE　7. CE　8. ABCDE　9. ABCDE　10. ABCD
1. C　2. D

C. 二期愈合　　D. 骨性粘连
E. 炎症性吸收

【解析】牙再植后的愈合方式包括:①牙周膜愈合(最理想):即牙与牙槽骨之间形成正常的牙周膜愈合。这种机会极少,仅限于牙脱位离体时间较短,牙周膜尚存活,而又无感染者。②骨性粘连(最常见):牙根的牙骨质和牙本质被吸收并由骨质所代替,发生置换性吸收,从而使牙根和牙槽骨紧密相连。③炎症性吸收:在被吸收的牙根面与牙槽骨之间有炎性肉芽组织。再植前牙干燥或者坏死牙髓的存在,都是炎症性吸收的原因。

(3~4 题共用题干)

患者,男,45 岁。因"右下后牙疼痛"来诊。口腔检查:右下第一磨牙冷测试敏感,叩诊有疼痛,舌尖高陡。X 线片显示近中根纵折,根周阴影,远中根尖周未见明显阴影。

3. 可能的原因是
A. 外伤　　B. 咬合创伤
C. 咬硬物　　D. 不良刷牙习惯
E. 酸蚀症

【解析】该患牙为活髓牙,检查发现舌尖高陡,可能的原因是咬合创伤。

4. 最佳治疗方法是
A. 牙半切除术　　B. 分根术
C. 断根术　　D. 拔除患牙
E. 根尖切除术

【解析】牙根纵裂多见于根管治疗后的牙齿,也与外伤、患牙的解剖结构位置及饮食习惯有关。预后很差,通常采用完全或部分拔除的治疗方法。多若是多根牙,牙周情况良好,牙齿稳固,可考虑半切术。

(5~6 题共用题干)

患者,男,35 岁,因"左下后牙夜间痛 2 天"来诊。口腔检查:左下 6 𬌗面磨损,牙本质外露,叩诊无不适,冷诊敏感。左下 7 牙体无缺损,左上 6 腭沟处可见裂纹,黄褐色着色,叩诊无不适。左侧下齿槽利多卡因麻醉 30 分钟后患者仍感觉有自发痛。左上 6 颊侧局部浸润麻醉后,无自发痛,无激发痛。

5. 患者的最后诊断是
A. 左下 6 急性牙髓炎
B. 左下 6 深龋
C. 左上 6 深龋
D. 左上 6 隐裂致牙髓炎
E. 左上 6 根尖周炎

【解析】根据麻醉结果,左上 6 可诊断为牙髓炎。因左上 6 腭沟可见陈旧性裂纹,黄褐色着色,很可能的原因是左上 6 隐裂致牙髓炎。

6. 应采取的治疗方案是
A. 根管治疗
B. 垫底治疗
C. 冠修复
D. 临时冠修复或粘接带环后根管治疗,然后全冠修复
E. 拔除患牙

【解析】牙隐裂早期局限在釉质,常无明显症状。随着裂纹加深,可出现冷热刺激敏感,咬合不适或各种牙痛,疼痛程度与裂缝的深度有关。如隐裂已累及牙髓,则需进行彻底的根管治疗。治疗期间可做带环粘接,治疗结束后,应行全冠修复,预防牙折。

(7~10 题共用题干)

患者,女。因"左上中切牙外伤 1 小时"来诊。

答案: 3. B　4. A　5. D　6. D

7. 若该患者 10 岁,冠折露髓。首选治疗是

A. 直接盖髓术　　B. 活髓切断术

C. 拔髓术　　D. 根管治疗术

E. 塑化疗法

【解析】对牙根未发育完成的年轻恒牙,应视牙髓暴露的多少和污染程度做活髓切断术。

8. 若该患者 10 岁,冠折未露髓。首选治疗是

A. 脱敏治疗后复合树脂修复

B. 活髓切断术

C. 拔髓术

D. 不处理

E. 直接烤瓷冠修复

【解析】牙本质暴露少、未露髓者应脱敏治疗后复合树脂修复。

9. 若该患者 20 岁,冠折露髓。首选治疗是

A. 直接盖髓术　　B. 活髓切断术

C. 拔髓术　　D. 根管治疗术

E. 塑化疗法

【解析】对牙根发育完成的露髓患牙应做根管治疗。

10. 若该患者 20 岁,21 唇侧折断线位于龈上,舌侧部分折断线在龈下 3mm,牙周情况良好,<u>不恰当</u>的治疗方法是

A. 切龈术

B. 正畸牵引术

C. 牙冠延长术

D. 牙槽窝内牙根移位术

E. 拔除

【解析】对于牙根长、牙周情况良好的年轻患者,折断线在龈下 1~4mm,均可以各种技术延长牙根保留患牙。

四、案例分析题

【案例一】患者,男,52 岁。因"右侧后牙咬合不适半年,疼痛 2 天"要求治疗。患者一直感右侧后牙咬合不适,未予治疗。2 天前右侧后牙突发疼痛,夜间加剧。曾行右上第一磨牙根管治疗史。检查:17、27、37、47 重度磨损,可探及敏感点,冷热测敏感。16 牙冠修复,叩痛(+),无松动,牙龈无肿胀。46 殆面深裂纹,越过远中边缘嵴,探诊不敏感,叩痛(+),冷热刺激疼痛,牙龈无肿胀。

第 1 问:该患者还需要做的检查有

A. 碘染色检查　　B. X 线检查

C. 咬诊检查　　D. 龈沟液检查

E. 牙周袋检查　　F. 牙髓活力测验

G. 血常规　　H. 咬合力检查

【解析】46 殆深裂纹,越过远中边缘嵴,根据病史,可能为 46 牙隐裂引起牙髓炎。16 牙有叩痛,曾行根管治疗,应予以 X 线检查。

第 2 问:患者的诊断为

A. 牙本质过敏　　B. 急性牙髓炎

C. 急性根尖周炎　　D. 牙隐裂

E. 牙劈裂　　F. 牙周炎

【解析】46 牙隐裂引起牙髓炎,多个后牙冷热敏感及探诊敏感,诊断为牙本质过敏。

第 3 问:对 46 牙的处理方法是

A. 定期观察

B. 调殆治疗

C. 活髓保存

D. 根管治疗后全冠修复

E. 备洞充填

F. 拔除

【解析】46 牙隐裂引起牙髓炎,首先予以调殆,再予以根管治疗后全冠修复。

答案: 7. B　8. A　9. D　10. E

【案例一】 1. ABCF　2. ABD　3. BD

第4问:对其他后牙的处理方法是

A. 不治疗　B. 脱敏治疗

C. 调𬌗脱敏　D. 备洞充填

E. 牙髓治疗　F. 冠修复

【解析】其他后牙的牙本质过敏予以调𬌗脱敏治疗。

第5问:若16牙X检查发现根管充填质量完好,但近中根根管下段明显增宽,根尖孔喇叭状可采取的治疗有

A. 拔除　B. 截根术

C. 根管再治疗　D. 调𬌗

E. 重新冠修复　F. 不处理

【解析】根据X线检查,16牙可能为牙根纵裂,可予以拔除或近中根截根术。

【案例二】患者,男,10岁。1小时前玩耍时摔倒,无晕厥史。检查见上唇皮肤及黏膜可见擦伤,略肿胀。口内见41牙冠1/2缺失,近中舌侧缺损至龈下约2mm,可探及露髓点,松动Ⅰ度,叩痛(+)。31牙冠完整,松动Ⅰ度,叩痛(+)。11缺失(患儿家长置于矿泉水中,牙体完整,根部粘有部分泥沙)。21无松动,叩痛(+),音调高,龈缘少量渗血。12仅少量釉质缺损,牙本质未暴露,无松动,叩诊无不适。X线片示41根尖发育完成,12~22牙根发育未完成,21根周膜影像消失。

第1问:相关诊断有

A. 41复杂冠根折

B. 12釉质缺损

C. 31牙震荡

D. 21牙嵌入

E. 11牙全脱位

F. 上唇擦伤

【解析】41近中舌侧缺损至龈下,牙冠1/2缺失,诊断为41复杂冠根折。12为简单冠折,不能诊断为釉质缺损。

第2问:脱位牙的保存,下列做法正确的是

A. 置于矿泉水中

B. 置于生理盐水中

C. 置于牛奶中

D. 置于家长口中

E. 置于血液中

F. 干燥保存

【解析】对于全脱位牙的保存,应保存在渗透压相同的液体中,切不可干藏。

第3问:对于11牙的描述,正确的是

A. 将患牙尽可能快地去髓后,充入氢氧化钙制剂,然后植入牙槽窝

B. 复查时若患牙仍有松动延长固定时间2~3周

C. 清洁后的牙齿在抗生素液内浸泡1小时

D. 清洁患牙,并将根部附着的泥沙刮去

E. 患牙植入时一定要尽量用力完全复位

F. 再植后的固定时间一般在2~3周

【解析】对于全脱位的年轻恒牙,及时就诊在2小时内,牙髓常能继续生存,不要贸然拔髓。固定时间不可延长。清洁后不应浸泡在抗生素液。应尽早植入。植入不是尽量用力,会损伤根尖部的干细胞,应轻柔复位后固定,固定时间在2~3周。

第4问:对于21牙的描述,正确的是

A. 复位后观察牙髓情况

B. 复位后2周行根管治疗

C. 正畸牵引术

D. 强行拉出复位会造成更大损伤,诱发牙根吸收

E. 任其自然萌出

F. 一般半年内患牙能萌出到原来的位置

【解析】年轻恒牙不应拉出复位,对症处理,任其自然萌出是最可取的治疗方法。

答案: 4. C　5. AB　【案例二】1. ACDEF　2. BCDE　3. F　4. DEF

第 5 问:11 的处理方法为

A. 不治疗
B. 义齿修复
C. 种植修复
D. 再植后根管治疗
E. 根管治疗后再植
F. 复位
G. 固定
H. 调𬌗
I. 3 周后根管治疗
J. 即刻根管治疗
K. 定期观察

【解析】11 为根尖未发育完全的全脱位牙,保存失当,根部粘有泥沙,应在体外完成根管治疗、搔刮根面后再植入。

答案: 5. EFGHJK

第四章　牙髓病和根尖周病

一、单选题

1. 与牙髓炎疼痛相关的纤维是
   A. A 纤维　　B. C 纤维
   C. Aδ 纤维　　D. Cδ 纤维
   E. Aβ 纤维

【解析】C 纤维是无髓鞘神经纤维，末梢遍布整个牙髓，刺激阈值较高，疼痛特征为烧灼样跳痛，剧烈、难以忍受。C 纤维的兴奋与牙髓炎疼痛关系密切。

2. 成年患者的牙齿中，正在形成的牙本质<u>不可能</u>是
   A. 前期牙本质　　B. 原发性牙本质
   C. 修复性牙本质　　D. 继发性牙本质
   E. 硬化性牙本质

【解析】原发性牙本质是指牙齿发育过程中所形成的牙本质，成人患者的牙齿不可能正在形成原发性牙本质。

3. 牙髓组织内主要细胞成分是
   A. 成牙本质细胞
   B. 未分化间充质细胞
   C. 组织细胞
   D. 淋巴细胞
   E. 成纤维细胞

【解析】成纤维细胞是牙髓中的主体细胞，又称为牙髓细胞，分布于整个牙髓，特别密布于多细胞层。

4. 以下关于牙髓电活力测验的描述，<u>错误</u>的是
   A. 牙髓电活力测验是通过牙髓电活力测验仪来检测牙髓神经成分对电刺激的反应，主要用于判断牙髓"生"或"死"的状态
   B. 牙髓电活力测验的反应值越低，表明牙髓活力越高
   C. 测验前应隔湿待测验牙，吹干牙面
   D. 探头应放在牙面的适当位置，一般认为探头应放在牙唇(颊)面的中 1/3 处
   E. 患者事先用过镇痛剂、麻醉剂或酒精饮料可导致牙髓电活力测验假阴性结果

【解析】牙髓电活力测验主要用于判断牙髓是死髓还是活髓，且不能作为诊断的唯一依据。

5. 下列有关牙内吸收的表述，<u>不正确</u>的是
   A. 正常牙髓组织变为肉芽组织
   B. X 线片见髓腔内局限性不规则膨大透射影
   C. 牙冠可呈粉红色
   D. 牙髓温度测验可正常
   E. 叩诊疼痛明显

【解析】牙内吸收叩诊呈不适感或同正常对照牙。

6. 牙髓充血与急性浆液性牙髓炎的鉴别要点是
   A. 有无温度刺激痛

答案： 1. B　2. B　3. E　4. B　5. E　6. B

B. 有无自发性痛
C. 有无探痛
D. 有无叩痛
E. 有无化学刺激痛

【解析】自发痛、夜间痛等是不可复性牙髓炎的特征性表现，而牙髓充血即可复性牙髓炎没有自发痛出现。

7. 下列引起牙髓病和根尖周病的物理因素中，不正确的是
A. 酸蚀剂
B. 磨牙症
C. 创伤性咬合
D. 急性创伤
E. 相邻两牙使用了不同的金属修复体

【解析】酸蚀剂属于化学因素。

8. 患者，男，30岁。诉右下后牙自发性尖锐疼痛2天，伴夜间痛，冷刺激加剧，疼痛不能准确指出哪个牙齿，视诊牙面见深龋洞，探痛明显。最可能的诊断是
A. 可复性牙髓炎　B. 慢性牙髓炎
C. 急性牙髓炎　D. 慢性根尖周炎
E. 急性根尖周炎

【解析】典型的急性牙髓炎症状：自发性、阵发性疼痛，夜间痛，温度刺激加剧，疼痛不能定位。探诊引起剧烈疼痛，有时可探及穿髓点。

9. 患者，女，40岁。诉左上后牙咬物不适2个月，无冷热刺激不适。检查：26近中龋洞，探诊无不适，叩诊(+)，未松动，牙髓电活力测验无反应，X线片示26根尖区低密度影。正确的诊断是
A. 急性牙髓炎　B. 慢性牙髓炎
C. 急性根尖周炎　D. 慢性根尖周炎
E. 牙髓坏死

【解析】慢性根尖周炎的特点：临床上患牙无明显不适或有咀嚼不适感，或者牙龈出现窦道。检查中患牙可发现龋坏，牙髓活力检测无反应，叩诊不适或(+)。X线片可见根尖区透射影。此病例中患牙牙髓电活力测验无反应，排除了牙髓炎的可能。急性根尖周炎常叩痛明显，根尖部位扪诊常有不适疼痛或波动感，X线检查无明显异常，此病例可排除急性根尖周炎可能。

10. 患者因右下后牙龋坏就诊，一次银汞充填完成治疗，治疗后咬物疼痛，无自发痛。检查：远中𬌗面充填体完好，边缘密合，表面有亮点，无叩痛，龈正常，温度检测无异常。该牙应做的处理是
A. 去除原充填体，重新充填
B. 去除原充填体，氧化锌丁香油糊剂安抚
C. 脱敏治疗
D. 开髓治疗
E. 磨除高点，调𬌗观察

【解析】龋坏充填后出现咬合痛，充填体表面有亮点，无牙髓症状，应先考虑咬合创伤，处理为调𬌗观察。

11. 患者，女，25岁。右上后牙自发痛伴冷热刺激痛1周，近几日疼痛加剧，放散至右侧头面部，夜间疼痛剧烈，不能入睡。检查：右上6深龋洞，探及穿髓孔，探痛(+)，叩痛(+)，无松动，龈正常，热诊持续性痛半分钟；X线片示右上6近中大面积低密度阴影，近髓，根尖周及牙周皆未见明显异常。最可能的诊断是
A. 16深龋
B. 16牙髓坏死
C. 三叉神经痛

答案：7. A　8. C　9. D　10. E　11. D

D. 16 急性牙髓炎
E. 16 可复性牙髓炎

12. 患者，男，32 岁。诉右下后牙自发性钝痛 2 个月。检查：右下 6 近中邻面深龋洞，探痛(+)，叩痛(+)，无松动，温度刺激比对照牙迟钝。最可能的诊断是
A. 46 急性牙髓炎
B. 46 慢性牙髓炎
C. 46 牙髓坏死
D. 46 急性根尖周炎
E. 46 慢性根尖周炎

【解析】慢性牙髓炎的特点：一般不发生剧烈的自发性疼痛，可有阵发性隐痛或者钝痛，病史长波及根尖区牙周膜者表现有咬合不适。温度刺激比对照牙迟钝。

13. 患者，男，72 岁。右下后牙自发痛伴搏动性跳痛 4 天。检查：右下 7 远中邻面深龋洞，叩痛(+++)，无松动，冷测及电测均无反应。X 线片示根尖周透射影。诊断：右下 7 慢性根尖周炎急性发作。给予开髓引流后开放处理。治疗后疼痛未明显缓解，出现面部肿胀，体温升高。以下<u>不是</u>引起上述反应原因的是
A. 开髓孔过小
B. 根尖孔未穿通
C. 未服用抗生素
D. 患者体质差，抗感染力弱
E. 反复使用器械扩大根尖孔

【解析】急性根尖周炎的应急处理是在局麻下开通髓腔，穿通根尖孔，使根尖渗出物及脓液通过根管得到引流。应急处理时应注意初步清理扩大根管。开髓孔过小、反复使用器械扩大根尖孔、根尖孔未穿通、患者体质差、抗感染力弱等均可能导致疼痛加重。抗生素仅是辅助治疗，在患者伴有全身症状时可服用。

二、多选题

1. 下面变化符合牙髓增龄性变化的有
A. 根尖孔变窄
B. 牙髓基质变黏稠
C. 髓腔钙化
D. 胶原纤维减少
E. 神经、血管减少

【解析】牙髓的增龄性变化包括体积变化：髓腔变小、根管变细、根尖孔变窄；结构变化：胶原纤维堆积，神经血管减少，牙髓基质变黏稠，牙髓钙化。

2. 备洞和充填过程中，保护牙髓的措施有
A. 高压力钻磨
B. 去腐时应保持窝洞干燥
C. 高速手机须有降温措施
D. 深窝洞充填时需垫底
E. 切削牙体组织应采用间断磨除法

【解析】牙体预备产热会导致牙髓炎症。因此，牙体预备过程中，对牙髓最安全的方式是高速、水冷却系统、低压力、间歇性钻磨。充填材料作为化学因素也有可能对牙髓产生刺激，应采取垫底等保护措施隔绝刺激。去腐时保持窝洞干燥并没有保护牙髓的作用。

3. 下列关于引起牙髓病和根尖周病的物理因素的说法，正确的是
A. 低压力钻磨有利于保护牙髓
B. 磨牙症、修复体过高都可引起慢性的咬合创伤
C. 拔牙时误伤邻牙属于急性牙外伤

答案： 12. B 13. C
1. ABCE 2. CDE 3. ABC

D. 对颌牙上用了两种不同的烤瓷修复体,咬合时会产生电流

E. Nd 激光对牙髓的破坏性在各种激光中最强

【解析】对领牙上用了两种不同的金属修复体,咬合时会产生电流。红宝石激光对牙髓的破坏性在各种激光中最强。

4. 牙髓疾病的病因是

A. 细菌感染

B. 物理因素刺激:创伤、温度刺激等

C. 化学因素

D. 免疫因素

E. 遗传因素

【解析】细菌感染、物理因素、化学因素、免疫因素等都可以导致牙髓疾病。

5. 引起牙髓电活力测验假阳性反应的原因可包括

A. 牙髓液化性坏死

B. 患者过度紧张

C. 刚受过外伤的患牙

D. 未充分隔湿或干燥被测牙

E. 根尖尚未发育完全的新萌出牙

【解析】引起牙髓电活力测验假阳性的原因包括:探头或电极接触了大面积的金属修复体或牙龈、未充分隔湿或干燥被测牙、牙髓液化性坏死、患者过度紧张或焦虑。

6. X 线检查作为牙髓病和根尖周病基本的检查手段,已经被广泛使用,它可给医师提供以下信息

A. 在根管充填后可用于评价根管充填质量

B. 测定根管的工作长度,确认主尖是否合适

C. 准确反映根尖骨质破坏的量,病变位置、范围、程度及与周围组织的关系

D. 辅助了解牙冠情况,发现视诊不易检查到的龋坏的部位和范围

E. 了解牙根情况,发现牙根内吸收、髓石、根管钙化以及牙内吸收等

【解析】X 线检查不能准确反映根尖骨质破坏量。临床实际的病变程度比 X 线片上显示的更严重。

7. 对于牙髓病和根尖周病的应急处理正确的是

A. 冰敷　　B. 开髓引流

C. 切开排脓　　D. 调𬌗

E. 消炎止痛

【解析】急性牙髓炎和急性根尖周炎都可以通过开髓建立引流通道并排出脓液从而缓解髓腔和根尖部的压力,解除疼痛。当根尖区炎症处于黏膜下或骨膜下,波动感明显时,可局麻下切开排脓。降低咬合可使根尖区组织得到休息,并预防牙折的发生。此外,还可以采用口服或注射的途径给予抗生素类药物或止痛药物。

8. 下列情况可以做根管治疗的是

A. 近 5 个月患有心肌梗死的患者

B. 糖尿病患者

C. 牙科焦虑症患者

D. 艾滋病患者

E. 妊娠中期的孕妇

【解析】严重的心血管疾病患者的牙髓病急诊,应与心血管专家会诊后处理。近 6 个月内患有心肌梗死的患者不适于做牙髓治疗。

9. 下列关于牙内吸收的描述,正确的是

A. 多发生于恒牙

答案: 4. ABCD　5. ABD　6. ABDE　7. BCDE　8. BCDE　9. BDE

B. 一般无自觉症状
C. 叩诊常出现明显叩痛
D. 机制可能与局部的前期牙本质破坏或形成受阻有关
E. 可发生于受过外伤的牙、再植牙及做过活髓切断术或盖髓术的牙

【解析】牙内吸收可能与局部的前期牙本质破坏或形成受阻相关。多发生于乳牙，恒牙偶有发生，见于受过外伤的牙、再植牙及做过活髓切断术或盖髓术的牙。一般无自觉症状，多于X线检查时偶然发现。叩诊检查同正常对照牙或出现不适感。

10. 下列属于急性化脓性根尖周炎的排脓方式的有
A. 从皮肤排出
B. 从鼻腔黏膜排出
C. 从缺损牙冠方排出
D. 从龈沟排出
E. 从牙周袋排出

【解析】急性化脓性根尖周炎的排脓方式主要有通过骨髓腔突破骨膜、黏膜或皮肤向外排脓(穿通骨壁突破黏膜、穿通骨壁突破皮肤、突破上颌窦壁、突破鼻底黏膜)，通过根尖孔经根管从冠部缺损处排脓，通过牙周膜从龈沟或牙周袋排脓。

三、共用题干单选题

(1~3 题共用题干)

患者，女，45 岁。因右上 7 慢性牙髓炎进行根管治疗。X线片示患牙髓腔有散在不规则高密度影，呈圆形或椭圆形，根管细且影像模糊。

1. 以下不是牙髓的特点的有
A. 由细胞、基质和细胞间液组成
B. 基质富含纤维且富有黏性
C. 缺乏丰富的侧支循环
D. 借根尖孔与根尖周组织相连
E. 对刺激仅表现为痛觉

【解析】牙髓组织由细胞、细胞间成分构成，其中细胞间成分包括胶原纤维、不定性基质和细胞间组织液。

2. 以下非牙髓的功能的是
A. 形成牙本质 B. 形成牙骨质
C. 产生痛觉 D. 炎症反应
E. 防御修复

【解析】牙髓的功能包括形成牙本质、营养功能、感觉功能、防御修复功能。牙骨质由牙囊形成。

3. 接诊医师开髓过程中发现患牙髓室内存在髓石，与髓石形成无关的是
A. 牙髓中神经的减少
B. 牙髓中血管的减少
C. 钙盐沉积
D. 根尖孔变窄
E. 细菌感染

【解析】当牙髓血管神经减少，导致血运循环障碍时，会造成牙髓组织营养不良，出现细胞变性、钙盐沉积，较大的钙化物沉积形成髓石。细菌感染不会引起髓石形成。

(4~6 题共用题干)

患者，女，36 岁。左上后牙咬物不适伴冷热刺激痛 1 年，2 天前出现自发性剧烈痛、夜间痛，影响睡眠，并向同侧头部放射，且疼痛无法定位。检查左侧上、下第一磨牙咬合面均有大面积龋损，无叩痛，无松动，牙龈正常。

4. 根据患者的病情，患牙最可能诊断为
A. 急性牙髓炎

答案： 10. ABCDE
1. A 2. B 3. E 4. C

B. 急性根尖周炎
C. 慢性牙髓炎急性发作
D. 急性冠周炎
E. 三叉神经痛

【解析】根据患者的慢性疼痛病史以及疼痛的性质，近期内出现的自发剧烈痛、夜间痛和放射痛，且疼痛无法定位等症状，可初步诊断为慢性牙髓炎急性发作。

5. 为明确诊断应进行的检查是
A. 叩诊　B. 咬诊
C. 扪诊　D. 温度测试
E. 牙周探诊

【解析】为进一步明确诊断，应进行的检查为温度测试，该测试对判断牙髓的状态和定位患牙有重要的参考价值，当表现为无反应时提示牙髓已坏死；出现短暂的轻度或中度的不适或疼痛，表示牙髓正常；产生疼痛但刺激原去除后疼痛即刻消失，表示可复性牙髓炎；疼痛反应在去除刺激原后仍持续一定时间，表示牙髓存在不可复性炎症。

6. 对患牙首选的应急处理为
A. 拔牙　B. 开髓引流
C. 消炎止痛　D. 降低咬合
E. 安抚治疗

【解析】针对患牙的诊断，首选的应急处理应为开髓引流，释放炎症渗出物，解除髓腔高压，缓解剧痛。

(7~9 题共用题干)

患者，女，47 岁。诉右上后牙自发性钝痛 1 个月，2 天前疼痛加重，较剧烈，出现夜间痛，冷热刺激加剧。视诊见 17 深龋洞，探诊(++)。

7. 患者应先行的检查是
A. 咬诊
B. X 线检查
C. 牙髓温度测验
D. 牙髓电活力测验
E. 诊断性麻醉

【解析】结合患者症状，怀疑慢性牙髓炎急性发作，鉴别首选牙髓温度测验。牙髓炎受温度刺激疼痛加剧，表现出持续性疼痛。

8. 牙髓温度测试示剧烈持续的疼痛，最可能的诊断是
A. 可复性牙髓炎
B. 慢性牙髓炎
C. 慢性牙髓炎急性发作
D. 慢性根尖周炎
E. 急性根尖周炎

【解析】患者右上后牙自发性钝痛 1 个月，2 天前疼痛加重，属于慢性病程急性发作。牙髓炎受温度刺激疼痛加剧，表现出较持续的疼痛，而根尖周炎牙髓温度测验无反应。

9. 患牙最佳的处理方案是
A. 盖髓术　B. 塑化治疗
C. 活髓切断术　D. 根管治疗术
E. 干髓术

【解析】一旦诊断为牙髓炎或者根尖周炎，最佳的处理方案均为根管治疗术。干髓术仅用于治疗炎症局限于冠髓的牙髓炎，不宜用于冠髓坏死、年轻恒牙、前牙，适应证窄，易导致治疗不彻底。牙髓塑化治疗适用于发育完全的患牙髓根尖周病的恒后牙，特别是根管系统复杂，根管细窄弯曲和有器械意外折断于根管不能取出的患牙，但塑化治疗可能出现塑化剂烧伤、残髓炎、化学性根尖周炎、急慢性根尖周炎等并发症。目前最理想的治疗仍为根管治疗。

答案： 5. D　6. B　7. C　8. C　9. D

（10~13 题共用题干）

患者，男，32 岁。2 周前发现左下后牙颊侧牙龈有小脓疱，无明显不适。检查：36 殆面龋损及牙本质浅层，无探痛，叩痛（±），36 近中根尖区颊侧见瘘管；35 牙冠完整，牙齿变色，叩痛（+）。X 线片示 35 根尖区透射影，边界不清，周围骨质较疏松呈云雾状，36 根尖区未见明显异常，38 近中阻生。

10. 引起牙龈脓疱的病源牙应是
   A. 34　　B. 35　　C. 36
   D. 37　　E. 38

11. 上述病源牙的诊断为
   A. 牙周脓肿
   B. 根尖肉芽肿
   C. 根尖周囊肿
   D. 慢性根尖周脓肿
   E. 根尖周致密性骨炎

【解析】X 线片示 35 根尖区透射影，边界不清，周围骨质较疏松呈云雾状，为根尖周脓肿影像学表现。根尖周囊肿表现为根尖区圆形透射区，边界清晰，有阻射的白线围绕。根尖肉芽肿表现为围绕患牙根尖部的圆形或椭圆形边界清晰的透射区。

12. 急性黏膜下脓肿首选应急处理为
   A. 局部封闭
   B. 切开引流
   C. 服用消炎、止痛药
   D. 开髓或扩大穿髓点
   E. 去除病髓后根管引流

【解析】急性黏膜下脓肿首选的应急处理应该是切开引流，解除脓腔压力，后续再行开髓或扩大穿髓点、根管治疗。

13. 下列<u>不是</u>急性根尖周炎骨膜下脓肿期表现的有
   A. 剧烈叩痛（+++）
   B. 全身发热，血象升高
   C. 咬合痛缓解
   D. 扪诊疼痛明显
   E. 根尖区牙龈广泛红肿

【解析】急性根尖周炎骨膜下脓肿期时，患牙出现自发痛、剧烈持续的跳痛，咬合时首先接触患牙而引起剧痛，患者因此不敢咬合。患牙叩痛明显，牙龈红肿，移行沟变平，有明显的压痛，扪诊深部有波动感，患者可有全身症状如发热等。

（14~18 题共用题干）

患者，女，16 岁。右下后牙进食时疼痛并伴有出血 2 个月余。检查：右下 6 残冠，见红色的肉芽组织充满整个龋洞并达咬合面，探诊出血，温度测试引起持续性疼痛，叩痛（±），无松动，右下 7 远中龋损，探诊有酸软感，右下 8 低位阻生，龈瓣中度充血。X 线片示右下 6 髓底完整。

14. 主诉牙的牙位及初步诊断为
   A. 右下第一磨牙牙髓息肉
   B. 右下第二磨牙深龋
   C. 右下第三磨牙冠周炎
   D. 右下第一磨牙牙龈息肉
   E. 右下第一磨牙牙周膜息肉

15. 对主诉牙适当的初步处理为
   A. 拔除患牙
   B. 调整咬合
   C. 局麻下去除冠髓，封“三聚甲醛”
   D. 服用消炎药及止痛药
   E. 局麻下拔髓后开放

【解析】对于牙髓息肉，合适的处理是局麻下挖去增生的牙髓，封“三聚甲醛”，2 周后行常规根管治疗。

答案：10. B　11. D　12. B　13. C　14. A　15. C

16. 如果要对患牙进行根管治疗，治疗结束后最好应进行
   A. 树脂充填
   B. 全冠修复
   C. 玻璃离子充填
   D. 桩核冠修复
   E. 拔除患牙

【解析】由于患牙缺损较大，建议完善根管治疗后行桩核冠修复。

17. 如果X线片显示右下6髓底穿孔，那么可能的诊断是
   A. 急性牙髓炎
   B. 牙周膜息肉
   C. 慢性溃疡性牙髓炎
   D. 慢性牙周炎
   E. 逆行性牙髓炎

【解析】牙周膜息肉是在多根牙的龋损穿通髓腔后进而破坏髓室底，根分叉处的牙周膜因外界的刺激而反应性增生，肉芽组织由髓室底穿孔处长入连通髓腔的龋损内，洞口外观极像牙髓息肉。

18. 关于牙髓息肉的鉴别诊断，**错误**的是
   A. 牙髓息肉需与牙龈息肉和牙周膜息肉鉴别
   B. 先通过X线片观察患牙根分叉区髓室底影像的连续性
   C. 用探针探查息肉的蒂部以判断息肉来源
   D. 当怀疑为牙龈息肉时，可自蒂部将息肉切除，根据出血点部位来鉴别
   E. 对牙周膜息肉和牙髓息肉鉴别时，无须探查髓室底的完整性

【解析】对牙周膜息肉和牙髓息肉鉴别时，除了X线片提示外，应仔细探查髓室底的完整性。

四、案例分析题

【案例一】患者，男，40岁。左下后牙咬物不适伴冷热刺激酸痛1年，加重2天，出现夜间痛，并向半侧头部放射，且疼痛不能定位。检查：26、36咬合面大面积龋洞，叩诊无不适，无松动，牙龈正常。

第1问：为明确诊断，应增加的检查项目是
   A. 牙髓温度测验
   B. 牙髓电活力测验
   C. 局部麻醉法
   D. 咬诊
   E. 牙周探诊
   F. X线检查

【解析】牙髓温度测验用于鉴别诊断疼痛的来源为牙髓来源还是根尖周来源，若牙髓温度测验疼痛加重则表明疼痛为牙髓来源。若牙髓电活力测验无反应则表明牙髓坏死，可排除疼痛来源于牙髓炎症。X线检查可鉴别诊断根尖周来源的病变还是牙周来源的病变。若X线片显示根尖区透射影但牙槽嵴无明显吸收，再结合症状、体征则可确诊。

第2问：有关牙髓温度测验，下列<u>不正确</u>的是
   A. 与正常对照牙对比后才有诊断价值
   B. 可判断牙髓状态
   C. 急性浆液性根尖周炎会出现“热痛冷缓解”反应
   D. 一过性敏感出现在可复性牙髓炎
   E. 可鉴别急慢性牙髓炎
   F. 激发痛是急性牙髓炎表现

【解析】急性化脓性根尖周炎会出现“热痛冷缓解”反应。温度测验只能辨别牙髓状态，不能辨别急慢性牙髓炎症。

答案： 16. D　17. B　18. E

【案例一】 1. ABCF　2. CE

[提示] 36 热活力测试剧烈持续疼痛

第 3 问:36 可能的诊断为

A. 急性根尖周炎
B. 急性牙髓炎
C. 慢性牙髓炎急性发作
D. 牙髓坏死
E. 急性冠周炎
F. 急性牙周脓肿

【解析】热活力测试呈剧烈持续疼痛,再结合长期咬物不适伴冷热刺激痛病史和夜间痛、放射痛的急性症状,可诊断为慢性牙髓炎急性发作。

第 4 问:对患牙首选的应急处理为

A. 拔牙　B. 切开排脓
C. 开髓引流　D. 消炎止痛
E. 降低咬合　F. 安抚治疗

【解析】针对患牙的诊断,首选的应急处理应为开髓引流,释放炎症渗出物,接触髓腔高压,缓解剧痛。

第 5 问:操作中使用了橡皮障,目的包括

A. 隔湿
B. 提供不受血液、唾液污染的操作空间
C. 保持术者视野清楚
D. 避免发生误吞误咽等意外事故
E. 保护牙龈、舌及口腔黏膜等软组织
F. 防止医源性交叉感染

【案例二】患者,男,35 岁。1 年前左下后牙因龋行树脂充填术,术后出现患牙自发钝痛伴冷热刺激痛,5 个月前症状消失。3 个月前出现左下后牙颊侧牙龈反复肿胀流脓。检查:36 牙冠呈浅褐色,近中邻面见树脂充填物,边缘探及腐质,无探痛,无明显松动。35 远中根尖部颊黏膜处见一瘘管,挤压见少量脓液流出。34 舌向倾斜,37 颊向倾斜,余未见异常。

第 1 问:主诉牙应是

A. 左下第一磨牙
B. 左下第二磨牙
C. 左下第一前磨牙
D. 左下第二前磨牙
E. A+B
F. B+C

【解析】患者 1 年前曾因龋行左下后牙树脂充填,术后出现自发痛伴冷热刺激痛,怀疑牙髓可能处于炎症状态。检查发现 36 近中邻面有树脂充填物,边缘有腐质。35 远中根尖部颊黏膜有瘘管,挤压见少量脓液流出,余牙未见异常。初步判断主诉牙是左下第一磨牙,可能是 36 慢性根尖周炎形成瘘管。

第 2 问:为明确诊断,应增加的检查项目是

A. 叩诊　B. 咬诊
C. 染色测验　D. 牙髓电活力测验
E. 温度测试　F. X 线检查

【解析】染色测验主要用于牙隐裂的检查,不适用于根尖周炎诊断。

第 3 问:牙髓电活力测验前的准备<u>不包含</u>

A. 测验前应先向患者说明测验的目的,取得患者的同意和配合
B. 嘱咐患者当出现"麻刺感"时,即抬手示意
C. 在测验患牙之前,先测验正常对照牙
D. 先拍摄 X 线片
E. 隔湿患牙,放置吸唾器,吹干牙面
F. 询问患者有无安装心脏起搏器

【解析】牙髓电活力测验前不需要拍摄 X 线片。

[提示] X 线片示主诉牙远中根尖可见 0.5cm×0.5cm 透射区,界限不清。

答案: 3. C　4. C　5. ABCDEF　【案例二】 1. A　2. ABDEF　3. D

第 4 问:主诉牙应诊断为

A. 继发龋　B. 急性牙髓炎
C. 慢性牙髓炎　D. 慢性牙周炎
E. 急性根尖周炎　F. 慢性根尖周炎

【解析】患者左下后牙颊侧牙龈反复肿胀流脓,35 远中根尖部颊黏膜有瘘管。结合影像学检查主诉牙远中根尖可见 0.5cm×0.5cm 透射区,界限不清。可诊断为慢性根尖周炎。

第 5 问:患牙最佳的治疗方法为

A. 直接盖髓术
B. 牙髓切断术
C. 根尖屏障术
D. 根管治疗术
E. 根尖诱导成形术
F. 牙髓血运重建术

【解析】35 岁患者牙根发育完全,一旦诊断为牙髓炎或者根尖周炎,最佳的处理方案为根管治疗术。

【案例三】患者,女,37 岁。右下后牙咬合不适 2 年,2 天前开始出现自发性持续剧烈跳痛,不能咬合,冷热刺激无影响。检查:患牙 47 近中面银汞充填体,悬突,继发龋,近中探及牙周袋,PD 3.5mm,BOP(+),叩痛(++),松动Ⅰ度。根尖区扪诊不适。

第 1 问:为进一步诊断与处理,应行的检查有

A. 咬诊法
B. 染色法
C. X 线检查
D. 选择性麻醉法
E. 牙髓电活力测验
F. 牙髓温度测验

【解析】牙髓温度测验和电活力测验用于判断牙髓状态,若牙髓温度测验无明显加重或缓解,而电活力测验无反应则表明牙髓坏死。X 线检查可鉴别诊断根尖区来源的病变和牙周来源的病变,若 X 线片显示根尖区透射影、牙槽嵴无明显吸收,进一步结合症状、体征可确诊。

第 2 问:若牙髓电活力测验无反应,X 线片示根尖区透射影,牙槽骨嵴无明显破坏,可能的诊断是

A. 慢性根尖周炎
B. 慢性根尖周炎急性发作
C. 急性牙周脓肿
D. 急性牙髓炎
E. 慢性牙髓炎
F. 逆行性牙髓炎

【解析】X 线表现可确定患牙有慢性根尖周炎病史,再结合临床症状和体征,可确诊为慢性根尖周炎急性发作。患牙虽然近中探及牙周袋,牙齿松动,但 X 线片示牙槽嵴无明显吸收,可排除急性牙周脓肿。近中探及的牙周袋可能为充填体不密合、有悬突造成。

第 3 问:以下为急性根尖周脓肿与急性牙周脓肿区别的有

A. 感染来源不同,前者来源于感染根管,后者来源于牙周袋
B. 牙髓活力不同,前者牙髓多无活力,后者牙髓多有活力
C. 牙周情况不同,前者无长期牙周病史,后者有,且牙周袋深,迂回曲折
D. 牙齿松动度不同,前者治愈后牙恢复稳固,后者松动度无明显改善
E. X 线表现不同,后者有明显牙槽骨嵴吸收
F. 牙体情况不同,前者常有龋坏等牙体疾病,后者可无明显牙体疾病

【解析】急性根尖周脓肿与急性牙周脓肿的鉴别要点包括感染来源,病史,牙体情况,

答案: 4. F　5. D　**【案例三】** 1. CEF　2. B　3. ABCDEF

牙髓电活力测验，牙周袋的情况，脓肿的部位和范围，疼痛的范围、程度，牙齿松动度，叩痛程度，X线表现以及病程的转归。除了上述选项提到的鉴别点外，急性根尖周脓肿的肿胀部位靠近根尖区，范围较弥散，疼痛和叩痛程度较重，病程相对较长，脓液自根尖向外排出约需5~6天。急性牙周脓肿的脓肿部位较靠近牙龈缘，局限于牙周袋壁，疼痛及叩痛程度较轻，病程相对较短，一般3~4天可自行破溃。

第4问：对牙髓温度测验的说法，错误的是

A. 牙髓温度测验是根据患牙对冷或者热刺激的反应来检查牙髓状态的一种方法

B. 低于10℃为冷刺激

C. 高于60℃为热刺激

D. 原理是突然、明显的温度变化可诱发牙髓一定程度的反应或疼痛

E. 正常牙髓对温度测验表现为无酸痛感

F. 在检测可疑患牙前，应先测验正常对照牙

【解析】正常牙髓在牙髓温度测验时出现短暂的轻中度不适或疼痛。产生疼痛但刺激去除后疼痛即刻消失，表明可复性牙髓炎的存在。疼痛反应在去除刺激后仍持续一定时间，表示牙髓存在不可复性炎症。

答案：4. E

第五章　口 腔 检 查

一、单选题

1. 以下牙位记录中正确的是
   A. 左下第三磨牙为 1
   B. 右上第三磨牙为 28
   C. 右上第一磨牙为 16
   D. 左上第二磨牙为 17
   E. 右下第一前磨牙为 34

【解析】常用的牙位记录方法有三种：符号法，通用法和国际牙科联合会系统（FDI）法。通用法的特点是：恒牙从右上第三磨牙起顺时针方向旋转至右下第三磨牙止，分别用阿拉伯数字 1~32 表示；乳牙从右上第二磨牙起顺时针方向旋转至右下第二磨牙止，分别用英文大写字母 A~T 表示。FDI 法的特点是：不论恒牙、乳牙，一律用两位阿拉伯数字表示，十位数表示象限，上右、上左、下左和下右四个象限，顺时针方向旋转，在恒牙分别用 1、2、3、4 表示；在乳牙表示为 5、6、7、8；个位数表示牙齿。1~8 依次表示恒牙的中切牙到第三磨牙；1~5 依次表示乳牙的中切牙到第二磨牙。

2. 牙齿松动Ⅱ度是指
   A. 仅有近远中向松动
   B. 仅有唇(颊)舌向松动
   C. 唇(颊)舌向及垂直向松动
   D. 唇(颊)舌向及近远中向松动
   E. 唇(颊)舌向及近远中向松动，伴垂直向松动

【解析】用镊子夹住牙冠或镊子闭合置于𬌗面中央后进行摇动可检查牙齿是否松动。而牙齿松动的程度，根据松动方向，分为 3 级：仅有唇(颊)舌向为松动Ⅰ度，唇(颊)舌向及近远中向松动为松动Ⅱ度，唇(颊)舌向及近远中向松动，伴垂直向松动为松动Ⅲ度。

3. 咬诊法和染色法可用于帮助诊断的疾病是
   A. 牙隐裂　　B. 慢性牙髓炎
   C. 慢性根尖周炎　　D. 牙髓坏死
   E. 髓石

【解析】咬诊是检查牙齿有无咬合痛和有无早接触点的诊断方法。通过空咬或咬棉签、棉球等实物时出现疼痛的情况判断有无根尖周病、牙周病、牙隐裂和牙齿感觉过敏等。用棉签涂抹亚甲基蓝等深色染料在牙齿表面上时，染料将渗入裂纹区域显示裂纹位置，可辅助诊断牙隐裂。

4. 下列关于张口度的描述，正确的是
   A. 正常人张口度的大小相当于自身食、中、无名指及小指四指末节的宽度
   B. 轻度张口受限可置入三横指，约 4cm
   C. 中度张口受限可置入三横指，约 4cm
   D. 中度张口受限可置入两横指，约 3.5cm
   E. 重度张口受限可置入不足一横指，约小于 1cm

答案： 1. C　2. D　3. A　4. E

【解析】张口度的确定是以大张口时，上下中切牙切缘间能放入自己横指（通常是示指、中指和无名指）的数目为根据的，正常情况下人张口能置入三横指，轻度张口受限可置入两横指，中度张口受限可置入一横指，而重度张口受限可置入不足一横指。

5. 对牙髓温度测验的说法，<u>**错误**</u>的是
   A. 根据患牙对冷热刺激的反应来检查牙髓状态的一种方法
   B. 低于10℃为冷刺激
   C. 高于60℃为热刺激
   D. 原理是突然、明显的温度变化可诱发牙髓一定程度的反应或疼痛
   E. 正常牙髓对温度测验表现为无酸痛感

【解析】正常牙髓对温度测验表现为短暂的轻度感觉，如轻微刺痛，而非无酸痛感。

6. 患者，女，45岁。1天前右侧后牙自发性痛，夜间加重。检查见15深龋。确定患牙诊断的检查方法是
   A. 叩诊
   B. 探诊
   C. 温度测验
   D. 电活力测验
   E. X线检查

【解析】温度测验是通过观察牙齿对不同温度的反应以对牙髓状态进行判断的方法，可用于鉴别深龋和牙髓炎症。

二、多选题

1. 以下关于问诊的描述，正确的是
   A. 语言通俗易懂
   B. 尽量使用专业术语
   C. 使用暗示性语言帮助患者回忆
   D. 问诊是医生与患者或有关人员交谈以了解疾病的发生、发展和诊疗情况的过程
   E. 内容包括主诉、现病史、既往史、系统回顾和家族史

【解析】问诊是医生与患者或有关人员交谈以了解疾病的发生、发展和诊疗情况的过程。问诊内容包括主诉、现病史、既往史和系统回顾，怀疑有遗传倾向的疾病还应了解家族史。问诊语言应通俗易懂，避免使用专业术语，使用暗示性语言会干扰患者对病情的描述故不应使用。

2. 口腔一般检查包括
   A. 探诊
   B. 问诊
   C. 冷热诊
   D. 嗅诊
   E. 牙髓电活力测验法

【解析】牙髓电活力测验属于特殊检查而非一般检查。

三、共用题干单选题

（1~2题共用题干）

患者，男，41岁。左上后牙遇冷热痛半年，但无自发痛，近1月来，除冷热过敏外隐隐作痛。近1周出现自发痛，阵发加剧，夜间痛。检查发现26近中𬌗面龋深穿髓，探痛明显，叩诊轻度不适。

1. 对可疑患牙进行叩诊，下列说法中正确的是
   A. 先叩患牙，再叩健康牙，对比疼痛差异
   B. 先用较大的力度叩，产生疼痛则换小的力度

答案： 5. E 6. C

1. ADE 2. ABCD

1. C

C. 垂直向叩诊可检查根尖部有无炎症
D. 水平叩诊可检查根尖部有无炎症
E. 叩诊重度疼痛记录为(++)

【解析】叩诊应从健康牙开始，逐渐过渡到可疑牙。牙齿对叩诊的反应一般分为5级，记录为：(-)、(±)、(+)、(++)、(+++)，分别代表“无、可疑、轻度、中度、重度”叩痛；垂直叩诊主要是检查根尖部有无炎症，水平叩诊主要是检查牙齿周围组织有无炎症；以健康的同名牙或邻牙叩诊不痛的最大力度为上限。对于急性尖周炎的患牙叩诊力度更要小，以免增加患者的痛苦。

2. 如果患者左侧上下颌后牙均有患牙，患者不能对患牙定位。最能确定患牙位置的方法是
A. 探诊　B. 麻醉法　C. 叩诊
D. 咬诊　E. 扪诊

【解析】局部麻醉法是通过麻醉排查的方式从易混淆区域中确定疼痛部位的方法。如牙髓炎患者的疼痛牙齿分不清或检查结果和患者的叙述出现矛盾时，用局部麻醉药(2%普鲁卡因或利多卡因等)将三叉神经中的某一支麻醉后再行检查，有助于确定疼痛牙齿。局部麻醉法可较好地将上、下颌牙的疼痛区分开来，适用本病例。

(3~5题共用题干)

患者，女，51岁。1天前左侧后牙自发性痛，夜间加重。检查见26深龋洞。

3. 为确定患牙诊断应采取的最佳检查方法是
A. 咬诊
B. 探诊
C. X线检查
D. 冷热诊
E. 牙髓电活力测验

【解析】牙髓状态要通过牙髓活力测验来判断，常用的牙髓活力测验方法有温度测验(冷热测)和电活力测验，温度测验能细化地分辨牙髓的病理状态。

4. 牙髓温度测验(冷诊)最常用的温度范围是
A. <10℃　B. 15~20℃
C. 25~30℃　D. 35~40℃
E. 45~50℃

【解析】低于10℃的冷刺激会诱发牙髓一定程度的反应或疼痛，是冷诊的温度上限。

5. 牙髓活力测验的结果表示为
A. 10、20、30、60、80
B. 0°、1°、2°、3°、4°
C. 正常、敏感、迟钝、无反应
D. 0°、Ⅰ°、Ⅱ°、Ⅲ°
E. (-)(±)(+)(++)(+++)

【解析】牙髓活力测验的结果是被测牙与患者正常对照牙比较的结果，表示方法为：正常，敏感，迟钝，无反应。

(6~9题共用题干)

患者，男，25岁。左下后牙反复咬合痛1个月。检查：左下6牙冠变色，冷热测无反应，牙髓电活力测验提示为死髓牙，X线片显示根尖周阴影。

6. 主诉牙诊断为
A. 慢性根尖周炎
B. 慢性牙髓炎
C. 急性牙周脓肿
D. 牙髓钙化
E. 急性牙髓炎

【解析】根据主诉咬合痛1个月、冷热测和牙髓电活力测验结果及X线表现，主诉牙可初步诊断为慢性根尖周炎。

答案： 2. B　3. D　4. A　5. C　6. A

7. 正确的治疗方案是
   A. 全身用强效抗生素治疗
   B. 根管治疗
   C. 开放引流
   D. 甲醛甲酚牙髓切断术
   E. 根尖刮治术

8. 下列关于慢性根尖周炎的X线影像,错误的是
   A. X线片均提示骨质破坏
   B. 根尖周肉芽肿通常表现为根尖部投射圆影,范围较小,边界清晰,周围骨质正常或较致密
   C. 根尖区透射影边界不清,形状也不规则,周围骨质疏松呈云雾状,多提示为根尖周脓肿
   D. 根尖区见较大的圆形透影区,边界清晰并有一圈由致密骨组成的阻射白线围绕,考虑为根尖周囊肿
   E. 根尖部骨质呈局限性的致密阻射影像,周围骨质疏松呈云雾状,提示为根尖周致密性骨炎

【解析】慢性根尖周炎患者X线片显示不同程度的骨质破坏:①根尖部投射圆影,范围较小,直径小于1cm,边界清晰,周围骨质正常或较致密,多考虑为根尖周肉芽肿;②根尖区透射影边界不清,形状也不规则,周围骨质疏松呈云雾状,根尖周脓肿可能性大;③较小的根尖周囊肿根尖片的表现与根尖周肉芽肿难以鉴别,而如根尖区见较大的圆形透影区,边界清晰并有一圈由致密骨组成的阻射白线围绕,考虑为根尖周囊肿;④根尖部骨质呈局限性的致密阻射影像,无透射区,提示为根尖周致密性骨炎。

9. 对牙髓电活力测验临床意义的描述,正确的是
   A. 若患牙较正常对照牙的反应值增大,提示受试牙牙髓有不可复性病变
   B. 若患牙较正常牙髓反应值增大,提示受试牙牙髓充血
   C. 若患牙较正常牙髓反应值小,提示受试牙牙髓发炎
   D. 若患牙较正常牙髓反应值小,提示受试牙牙髓坏死
   E. 若受试牙无反应,提示牙髓坏死

【解析】牙髓电活力测验仪能告知受试牙有无活力,反应值的大小与牙髓具体状况的关系并不确定。

四、案例分析题

【案例一】患者,女,61岁。半月来出现牙龈肿痛,1年前曾有过肿痛,但未治疗。检查26颊侧牙龈肿胀,查及一窦道开口,颊侧中央及近中、远中、舌侧探及5~6mm的牙周袋。

第1问:该患牙可能的诊断是
   A. 急性牙髓炎
   B. 慢性牙髓炎
   C. 急性根尖周炎
   D. 慢性根尖周炎
   E. 根分叉病变
   F. 牙周-牙髓联合病变

【解析】患者一年前曾有过肿痛但未治疗,检查26颊侧牙龈肿胀,探及窦道,符合慢性根尖周炎的临床表现;患牙可探及深5~6mm的牙周袋,有牙周-牙髓联合病变的可能。

第2问:为明确诊断,应做的一项重要检查是
   A. 探诊

答案: 7. B 8. E 9. E
【案例一】1. DF 2. C

B. 牙齿松动度
C. 窦道口插入牙胶尖拍摄X线示踪片
D. 根分叉的探查
E. 探诊龈下牙石
F. 牙周袋插牙胶尖拍摄X线片

【解析】慢性根尖周炎的确诊应拍摄窦道口插牙胶尖的X线示踪片明确根尖骨质是否遭到破坏以及窦道是否源自根尖部。

第3问:对该患牙进行探诊,下列说法正确的是

A. 探诊检查的对象包括牙齿、牙周和窦道等
B. 探诊可准确区别活髓牙和死髓牙
C. 探诊可区分牙髓炎症处于某一阶段
D. 牙周探诊时探针与牙体长轴方向平行
E. 牙周探诊时对6个位点进行检查
F. 探诊时力度适中

【解析】探诊检查的对象包括牙齿、牙周和窦道等,牙周探诊时探针与牙体长轴方向平行,对6个位点进行检测;探诊无法鉴别牙髓活力,所以无法区分活髓牙和死髓牙,也不能区分牙髓炎症的阶段。

第4问:对患牙拟行牙髓电活力测验,下列说法**错误**的是

A. 用于判断该患牙牙髓是否有炎症
B. 用于判断该患牙牙髓是死髓还是活髓
C. 禁用于安装心脏起搏器的患者
D. 根管内过度钙化的牙齿可能无反应
E. 根尖未发育完全的牙齿可能无反应
F. 该测试可靠性强,不会出现假阴性结果

【解析】牙髓电活力测验只能判断牙髓是死髓还是活髓,不能鉴别牙髓炎症的阶段;牙髓电活力测验禁用于装有心脏起搏器的患者;该检验也有可能出现假阳性和假阴性结果。

答案: 3. ADEF 4. AF

第六章 术区隔离

一、单选题

1. 隔离上颌牙在橡皮布上打孔的位置应距布上缘

   A. 1.0cm　B. 2.5cm　C. 5.0cm

   D. 12.5cm　E. 10.0cm

【解析】打孔时上颌牙约在橡皮布上缘以下2.5cm，由正中按牙位向下向外略成弧形。

2. 多牙进行橡皮障隔离时橡皮布打孔的间距是

   A. 1mm　B. 2~3mm　C. 4~5mm

   D. >5mm　E. <1mm

【解析】孔间距离取决于牙间隙的宽窄，一般间隔约2~3mm为宜。

3. 隔离下颌牙在橡皮布上打孔的位置应距布下缘

   A. 10.0cm　B. 2.5cm　C. 12.5cm

   D. 5.0cm　E. 1.0cm

【解析】下颌牙约在橡皮布下缘以上5cm，由正中按牙位向上向外略成弧形。

4. 患者，女，15岁。左上后牙食物嵌塞痛数天。检查：左上7𬌗面深龋洞，探酸，冷测同正常对照牙，冷水滴入龋洞内一过性敏感。X线片示左上7龋损影近髓，根尖孔未完全闭合。诊断：左上7深龋。安放橡皮障后患者出现面部皮肤干痒，移除橡皮障1小时后消失。最可能的原因是

   A. 神经性皮炎

   B. 乳胶过敏

   C. 刺激性过敏性皮炎

   D. 过敏性接触性皮炎

   E. 荨麻疹

【解析】参考AAE（美国牙髓病学会）声明，最常见的是刺激性过敏性皮炎，不是真正意义的过敏，表现为局部红肿、干痒、烧灼感，可能由于接触乳胶材料中化学添加剂导致，刺激移除数小时后消失。过敏性接触性皮炎即延迟过敏反应，接触后24~48小时后出现，可持续数天，占乳胶过敏中的80%以上。乳胶过敏即刻过敏反应，接触数分钟后出现，乳胶中的蛋白质作为抗原，除了皮肤反应，可有呼吸系统表现如喘息、流涕、打喷嚏等，交叉过敏可能性高。

二、多选题

1. 橡皮障的优点包括

   A. 防止异物误吞

   B. 保护口腔黏膜

   C. 直接盖髓术中保护牙髓不受唾液污染

   D. 防止继发龋发生

   E. 防止医源性交叉感染

【解析】橡皮障优点包括提供不受唾液、血液和其他组织液污染的操作空间；保护牙

答案：1. B　2. B　3. D　4. C

1. ABCE

龈、舌及口腔黏膜软组织，避免手术过程中受到意外损伤；防止患者吸入或吞入器械、牙碎片、药物或冲洗液；保持术者视野清楚，提高工作效率；保护术者，避免因患者误吸或误咽发生差错或意外事故；防止医源性交叉感染。不包括防止继发龋发生。

2. 关于窝洞制备时隔湿的措施，正确的有
  A. 棉卷隔湿法
  B. 吸唾器
  C. 青光眼患者服用阿托品
  D. 排龈法
  E. 橡皮障隔湿

【解析】常用的隔湿方法有棉卷隔湿法、吸唾器、橡皮障隔湿、开口器、排龈法、使用药物如阿托品抑制唾液分泌等，但由于可使眼内压升高，青光眼患者禁用阿托品。

三、共用题干单选题

（1~3题共用题干）

患者，男，25岁。右下后牙冷刺激不适1个月，无自发痛、咬物痛。检查右下6殆面见中龋洞，探诊无不适，冷测同正常对照牙，冷水滴入龋洞内一过性敏感。X线片示右下6龋损影至牙本质深层。

1. 该患者的初步诊断为
  A. 右下6牙本质敏感症
  B. 右下6牙体缺损
  C. 右下6慢性牙髓炎
  D. 右下6深龋
  E. 右下6中龋

【解析】根据临床症状无自发痛，冷测同正常对照牙及X线片可诊断为深龋。

2. 若右下6可去净软龋，该患者目前合适的处理为
  A. 右下6去除大部分软龋，间接盖髓后垫底充填
  B. 右下6去净软龋、间接盖髓后垫底充填
  C. 右下6去净软龋后直接垫底充填
  D. 右下6完善根管治疗
  E. 右下6去除大部分软龋，间接盖髓后垫底充填

【解析】不论急慢性龋，可去净软龋且牙髓状况正常的最佳治疗方案应是去净软龋后垫底充填。

3. 关于右下6治疗过程中窝洞制备时常用的隔湿方法，**错误**的是
  A. 棉卷隔湿法　　B. 排龈法
  C. 橡皮障隔湿　　D. 吸唾器
  E. 开口器

【解析】该窝洞为Ⅰ类洞，无需排龈。

（4~8题共用题干）

患者，女，14岁。左下后牙疼痛数天，咬物后疼痛加剧，伴牙齿松动。检查左下5殆面见黑色环状改变，探诊无不适，叩痛(±)，松动Ⅰ度，牙髓电活力测验无反应。X线片示左下5根尖孔呈喇叭状，根尖暗影存。全口口腔卫生一般，PD=1~3mm。左下4牙体完整，X线片未见明显异常。

4. 具有确诊意义的检查为
  A. X线　　B. 视诊
  C. 叩诊　　D. 松动度检查
  E. 牙髓电活力测验

【解析】X线片所示的根尖暗影提示慢性根尖周感染，具有确诊意义。

5. 该患者的诊断为
  A. 左下5急性根尖周炎

答案：2. ABDE
1. D　2. C　3. B　4. A　5. C

B. 左下 5 牙周 - 牙髓联合病变
C. 左下 5 慢性根尖周炎
D. 左下 5 慢性牙髓炎
E. 左下 5 逆行性牙髓炎

【解析】根据临床症状、检查及 X 线片可诊断为慢性根尖周炎。

6. 牙髓感染坏死最可能的途径为
A. 深龋
B. 外伤
C. 牙周感染
D. 牙隐裂
E. 折断的畸形中央尖

【解析】左下 5 𬌗见黑色环状改变提示畸形中央尖的折断，由此造成根尖周感染。

7. 若该患者因上下牙列重度拥挤拟行减数拔牙的正畸治疗，那么左下 5 可能的治疗方案是
A. 根管治疗术
B. 冠髓切断术
C. 根尖诱导成形术
D. 牙拔除术
E. 牙髓塑化治疗

【解析】第一、二前磨牙是正畸减数拔牙的常见牙位，左下 5 存在病变而左下 4 正常，因此正畸减数拔牙首选左下 5。

8. 若在治疗数十分钟后患者出现不自觉张口度减小，可选用
A. 棉卷隔湿　　B. 开口器
C. 吸唾器　　D. 橡皮障
E. 服用阿托品

四、案例分析题

【案例一】患者，男，21 岁。左上后牙冷热刺激疼痛 10 日，无自发痛和夜间痛。检查：左上 6 远中颈部可探及深龋洞，冷诊有一过性疼痛，叩痛(±)，无松动，龈稍红，余牙体无明显龋病病损。

第 1 问：本例可能诊断为
A. 左上 6 慢性根尖周炎
B. 左上 6 急性牙髓炎
C. 左上 6 深龋
D. 左上 6 慢性牙髓炎
E. 左上 6 牙本质敏感症
F. 左上 6 急性根尖周炎

【解析】无自发痛病史；对冷测表现出敏感，去除刺激后症状不持续；可找到能引起牙髓病变的牙体病损或牙周组织病损等病因。

第 2 问：本例患者行树脂充填治疗后 5 天自觉患牙部位出现持续性自发性疼痛，颌面放射痛，夜间痛，冷测持续性激发痛，患者出现这种症状可能的原因有
A. 治疗后牙髓正常的反应
B. 医生治疗时未发现小穿髓孔
C. 充填物形成悬突
D. 术中器械伤及牙龈
E. 牙齿外形恢复不良，造成食物嵌塞
F. 充填物过高，咬𬌗时早接触

第 3 问：针对第 2 问的情况，左上 6 的治疗需要进行
A. 根管治疗术
B. 冠髓切断术
C. 直接盖髓术
D. 根尖诱导成形术
E. 牙髓塑化治疗
F. 活髓保存治疗

【解析】对于牙根发育完全的恒牙，出现急性牙髓炎症状，首选根管治疗术。

答案： 6. E　7. D　8. B
【案例一】 1. C　2. B　3. A

第 4 问:治疗过程中为防止根备过程中唾液的污染及冲洗液的误吞误吸,可选用橡皮障隔湿,橡皮障的优点有

A. 保护口腔黏膜、舌等口腔软组织
B. 使术野更加清晰,提高术者工作效率
C. 防止异物误吞误吸
D. 防止医源性交叉感染
E. 防止术区感染
F. 有利于显微根管治疗术的操作

【解析】橡皮障优点包括提供不受唾液、血液和其他组织液污染的操作空间;保护牙龈、舌及口腔黏膜软组织,避免手术过程中受到意外损伤;防止患者吸入或吞入器械、牙碎片、药物或冲洗液;保持术者视野清楚,提高工作效率;保护术者,避免因患者误吸或误咽发生差错或意外事故;防止医源性交叉感染。

答案: 4. ABCDEF

第七章　龋病的非手术治疗

一、单选题

1. 以下不是龋病药物治疗的适应证的为
   A. 恒牙釉质早期龋，尚未形成龋洞
   B. 乳前牙邻面浅龋，1年内将被恒牙替换
   C. 静止龋，如殆面点隙龋损，由于咬合磨耗，将点隙磨掉，呈一浅碟状，将使龋损环境消失
   D. 乳磨牙殆面广泛性浅龋，1年内将被恒牙替换
   E. 急性龋

【解析】药物治疗的适应证有：恒牙釉质早期龋，尚未形成龋洞者，特别是位于易清洁的平滑面，如颊、舌面龋；乳前牙邻面浅龋及乳磨牙殆面广泛性浅龋，1年内将被恒牙替换；静止龋，如殆面点隙龋损，由于咬合磨耗，将点隙磨掉，呈一浅碟状，将使龋损环境消失。而急性龋已经形成实质性损害，不宜用非手术治疗。

2. 光滑面早期釉质龋，呈白垩斑或褐斑，最适合用的治疗方法是
   A. 预防性树脂充填术
   B. 再矿化治疗
   C. 窝沟封闭
   D. 充填治疗
   E. 口腔卫生宣教

【解析】预防性树脂充填术适用于窝沟内的微小龋坏或者可疑龋；再矿化治疗适用于光滑面早期龋，白垩斑或褐斑；窝沟封闭主要应用于未发生龋坏的深点隙窝沟，作为预防点隙窝沟发生龋的手段；充填治疗适用于已有实质性龋坏牙齿。

3. 关于预防性树脂充填术说法错误的是
   A. 是窝沟龋的有效防治方法
   B. 该技术采用窝沟封闭剂
   C. 主要适用于未发生龋坏的深点隙窝沟
   D. 操作步骤包括去除龋坏组织、清洁牙面、隔湿、酸蚀、涂布及固化封闭剂
   E. 该技术是窝沟封闭技术衍生而成

【解析】预防性树脂充填术适用于已经发生或可疑龋坏的患牙。

4. 关于预防性树脂充填术正确的操作顺序为
   A. 去除龋坏组织 - 清洁牙面 - 酸蚀 - 隔湿 - 涂布封闭剂 - 固化封闭剂
   B. 去除龋坏组织 - 清洁牙面 - 隔湿 - 酸蚀 - 涂布封闭剂 - 固化封闭剂
   C. 去除龋坏组织 - 隔湿 - 清洁牙面 - 酸蚀 - 涂布封闭剂 - 固化封闭剂
   D. 去除龋坏组织 - 隔湿 - 清洁牙面 - 酸蚀 - 涂布封闭剂 - 固化封闭剂 - 预防性扩展备洞
   E. 去除龋坏组织 - 清洁牙面 - 隔湿 - 酸蚀 - 涂布封闭剂 - 固化封闭剂 - 预防性扩展备洞

答案： 1. E　2. B　3. C　4. B

5. 患者，女，20 岁。因牙齿变色前来就诊，无自发痛。口腔检查可见 16、26、33 的唇面有白色斑块样改变，探诊可有粗糙感，叩诊无不适，冷、热诊正常。患者诉有正畸治疗史，以下首选的治疗方法是
A. 药物脱敏
B. 预防性树脂充填术
C. 垫底充填
D. 树脂充填
E. 浸润治疗

【解析】浸润治疗适用于唇颊面釉质龋的微创治疗，如去除托槽后因龋齿造成的白斑。

6. 患者，男，18 岁。经临床诊断为 36、37 光滑面早期龋，临床采用再矿化治疗，则再矿化液的 pH 一般调至
A. 5　　B. 6　　C. 7
D. 8　　E. 9

7. 患者，女，49 岁。来口腔科体检，检查可见患者整体口腔卫生较好，36 殆面点隙龋损，轻度磨耗，点隙已经被磨掉，呈一浅碟状。以下首选的治疗方法是
A. 药物脱敏
B. 预防性树脂充填术
C. 复合树脂充填术
D. 局部用氟
E. 浸润治疗

【解析】对于静止龋，如殆面点隙龋损，由于咬合磨耗，将点隙磨掉，呈一浅碟状，致龋环境已消失的患者，可首选药物治疗，如氟化物，终止或消除病变。

8. 患者，男，48 岁。肿瘤科转诊口腔科，主诉近期要进行头部放疗，则在放疗前、中、后应进行的可预防放射性龋的治疗是
A. 药物治疗
B. 预防性树脂充填术
C. 复合树脂充填术
D. 再矿化治疗
E. 浸润治疗

【解析】如进行头颈部放疗的患者，在放疗前、中、后再矿化治疗，可预防放射龋。

二、多选题

1. 以下关于龋病的非手术治疗，常用的方法有
A. 预防性树脂充填术
B. 充填治疗
C. 再矿化治疗
D. 浸润治疗
E. 应用氟化物增加牙齿对酸的抵抗力

2. 预防性树脂充填术是窝沟龋的有效防治方法，该治疗技术采用窝沟封闭剂，窝沟封闭剂主要的组成有
A. 树脂　　B. 稀释剂
C. 引发剂　　D. 氟化物
E. 干燥剂（乙醇）

【解析】窝沟封闭剂主要由树脂、稀释剂、引发剂和一些辅助成分，如填料、氟化物、染料等组成，而干燥剂（乙醇）是浸润治疗用的试剂。

3. 龋病的非手术治疗是采用药物或再矿化等技术终止或消除龋病的治疗方法。其中药物治疗常选用氟化物，下面关于其作用机理正确的是
A. 局部使用氟化物后，氟离子可以进入釉质，与羟磷灰石作用，取代羟磷灰

答案：5. E　6. C　7. D　8. D
1. ACDE　2. ABCD　3. ABCD

石中的羟基形成氟磷灰石，氟磷灰石对酸的抗性大于羟磷灰石，增强了釉质的抗酸性
B. 牙面氟浓度的增加可以改变唾液 - 牙齿界面发生的脱矿与再矿化过程，促进早期龋再矿化
C. 釉质早期龋部位呈疏松多孔状态，局部摄取氟量较健康釉质多
D. 定期用氟化物处理早期龋损，使脱矿釉质沉积氟化物，促进再矿化，停止龋病早期病变
E. 氟化物与人体组织和细菌的蛋白结合形成沉淀，低浓度时有收敛、抑菌作用，高浓度时能杀灭细菌。

【解析】ABCD 均属于氟化物的作用机制，而 E 选项是硝酸银治疗龋损的作用机制。

4. 再矿化治疗是采用人工方法使脱矿釉质或牙骨质再次矿化，恢复其硬度，终止或消除早期龋损。以下关于再矿化液的组成，说法错误的是
A. 再矿化液主要为含不同比例的钙、磷和氟
B. 再矿化液中钙与磷的含量和比例对龋损再矿化程度和范围无影响
C. 钙磷之比为 3.16 时再矿化效果较好
D. 低浓度钙离子可渗透到龋损深层，有利于矿化，但其浓度不得低于 10mmol/L
E. 钠、氯可使矿化液不稳定，易发生沉淀，故在矿化液中一般不加氯化钠

【解析】再矿化液主要为含不同比例的钙、磷和氟；再矿化液中钙与磷的含量和比例对龋损再矿化程度和范围有明显影响；钙磷之比为 1.63 时再矿化效果较好；低浓度钙离子可渗透到龋损深层，有利于矿化，但其浓度不得低于 1mmol/L；钠、氯可使矿化液稳定，不发生沉淀，故常在矿化液中加入适量的氯化钠。

三、共用题干单选题

（1~3 题共用题干）

患者，男，18 岁。因牙齿酸痛前来医院就诊，口腔检查可见 36 近中邻面黑褐色改变，探诊可将探针勾住，叩诊无不适，X 线片可见透射影局限在牙本质外 1/3 层以内。46 近中邻面呈深褐色改变，探针可探入洞内，冷刺激进入洞内一过性敏感，X 线片显示低密度透射影达牙本质浅层。

1. 46 的临床诊断为
A. 釉质早期龋　B. 中龋
C. 深龋　D. 牙本质敏感
E. 釉质发育不全

【解析】根据 X 线片显示龋坏已达牙本质浅层，不难做出诊断。

2. 对于 46，首选的治疗方案应为
A. 药物治疗
B. 再矿化治疗
C. 预防性树脂充填
D. 浸润治疗
E. 充填治疗

【解析】ABCD 均为非手术治疗，而 46 已有实质性损害，只能采用手术治疗。

3. 对于 36，首选的治疗方法是
A. 药物治疗
B. 再矿化治疗
C. 预防性树脂充填
D. 浸润治疗
E. 充填治疗

答案： 4. BCDE
1. B　2. E　3. D

【解析】浸润治疗适用于X线片显示龋损深度局限在牙本质外1/3层以内的早期邻面龋。

（4~7题共用题干）

患儿，男，6岁。因牙齿变色前来就诊，口腔检查可见51和61有褐色改变，探诊有粗糙感，叩诊无不适，冷、热诊正常。

4. 以下首选的治疗方法是
   A. 脱敏治疗　　B. 药物治疗
   C. 窝沟封闭　　D. 充填治疗
   E. 自行修复

【解析】对于乳前牙邻面浅龋及乳磨骀牙面广泛性浅龋，1年内将被恒牙替换的乳牙龋首选非手术治疗中的药物治疗。

5. 若患儿在乳牙全被恒牙替换以后，由于乳牙时期经常易患龋，前来医院就诊，以采取措施进行预防，则以下首选的方法为
   A. 涂布氟化物
   B. 涂布10%的硝酸银
   C. 做全冠
   D. 预防性树脂充填术
   E. 浸润治疗

【解析】局部涂氟具有一定的预防龋病的作用。

6. 假设患儿采用适宜的方法治疗后，一段时间后又因龋病前来就诊，以下不是该患儿患病易感因素的是
   A. 乳牙釉质和牙本质薄
   B. 横向拉锯式刷牙
   C. 患儿牙列不齐，经常食物嵌塞
   D. 患儿好甜食
   E. 患儿有睡前进食的习惯

【解析】ACDE均可能造成患儿有龋齿，而横向拉锯式刷牙是楔状缺损的致病条件。

7. 若患儿后期萌出的恒牙，查见窝沟较深，则以下不是预防手段的是
   A. 氟化氨银可作为预防药物使用
   B. 家长参与龋病预防工作，定期口腔检查
   C. 窝沟封闭
   D. 坚持每天清洁口腔卫生
   E. 平衡饮食，减少糖摄入

【解析】氟化氨银具有一定的腐蚀性，也可造成牙齿变色，不建议选做预防龋病的药物。

四、案例分析题

【案例一】患者，女，20岁。正畸科转诊，口腔检查可见去除托槽的位置16、26、33均有白垩色改变，探诊有粗糙感，但未探及龋洞，叩诊无不适，X线片显示均未见低密度透射影，临床诊断为早期釉质龋，建议采用浸润治疗

第1问：组成用于浸润治疗试剂的有
   A. 干燥剂（乙醇）
   B. 染料
   C. 酸蚀剂（15%HCl）
   D. 含氟凝胶
   E. 氯化钠
   F. 浸润树脂

【解析】用于浸润治疗的试剂由酸蚀剂（15%HCl）、干燥剂（乙醇）和浸润树脂3部分组成，对于光滑面和邻面分别有不同的专用装置。

第2问：浸润治疗的适应证有
   A. 存在釉质缺陷
   B. X线片显示邻面龋损深度超过牙本质外1/3，达到牙本质中1/3或内1/3

答案： 4. B　5. A　6. B　7. A
【案例一】 1. ACF　2. DE

C. 对材料成分存在过敏或接触过敏者
D. 早期邻面龋,X线片显示龋损深度局限在牙本质外1/3层以内
E. 唇颊面釉质龋的微创治疗
F. 患牙存在冷热刺激敏感感

【解析】ABCF均为浸润治疗的禁忌证。

第3问:关于浸润治疗操作步骤,正确的是
A. 对于邻面早期龋的患牙,需用楔子将患牙和邻牙分离以利于操作
B. 用橡皮杯或小毛刷蘸适量摩擦剂或牙膏清洁患牙和邻牙
C. 需要涂布两次浸润树脂
D. 光固化至少40秒
E. 用探针仔细探查,必要时可用橡皮杯或邻面抛光条进行表面抛光
F. 酸蚀剂静置60秒

【解析】浸润治疗步骤为:清洁牙面:用橡皮杯或小毛刷蘸适量摩擦剂或牙膏清洁患牙和邻牙;术区隔湿:上橡皮障,隔离唾液,干燥患区牙面;患牙隔离:对于邻面早期龋的患牙,需用楔子将患牙和邻牙分离以利于操作;酸蚀:用专用装置在患龋牙面涂布酸蚀剂,静置120秒;冲洗和干燥:高压水冲洗30秒,用洁净空气吹干。涂布干燥剂30秒,再用洁净空气吹干。治疗前牙白垩斑时,若用干燥剂润湿牙面后仍呈白垩外观,需重复酸蚀1~2次;涂布浸润树脂:用专用装置涂布浸润树脂,等待3分钟。用棉卷或牙线去除表面多于材料;光固化至少40秒,注意邻面龋需从不同角度光照;再次涂布浸润树脂:用专用装置涂布浸润树脂,等待1分钟,去除表面多余材料;光固化至少40秒;检查和抛光:用探针仔细探查,必要时可用橡皮杯或邻面抛光条进行表面抛光。

第4问:酸蚀时,表面脱矿形成的白垩斑已有一段时间,如正畸患者去除托槽后的2个月内未及时治疗白斑,应进行____次酸蚀处理,如果在干燥剂涂布处理后白斑依旧可见,建议进行第____次酸蚀,酸蚀剂进行处理总计不得超过____次

A. 1 2 2　　B. 1 2 3
C. 2 3 3　　D. 2 3 4
E. 3 4 4　　F. 3 4 5

【解析】酸蚀时,表面脱矿形成的白垩斑已有一段时间,如正畸患者去除托槽后的2个月内未及时治疗白斑,应进行2次酸蚀处理,如果在干燥剂涂布处理后白斑依旧可见,建议进行第3次酸蚀,酸蚀剂进行处理总计不得超过3次。

答案: 3. ABCDE　4. C

第八章　牙体缺损的复合树脂直接修复术

一、单选题

1. 液体在固体表面的润湿程度，常以接触角 θ 大小来表示。当 0°<θ<90°时

A. 固体表面被液体完全浸湿

B. 固体表面能被液体润湿

C. 固体表面难以被液体润湿

D. 固体表面完全不被液体润湿

E. 角度越大，润湿性越好

【解析】当接触角 θ 在 0°和 90°之间，即 0<cosθ<1 时，液滴在固体表面上成为小于半球形的球冠，这种情况称为润湿；且角度越小，表示润湿性越好。

2. 粘接力通常<u>不包括</u>

A. 化学键力　　B. 分子间作用力

C. 表面张力　　D. 机械作用力

E. 静电吸引力

【解析】表面张力是液体表面分子固有的向内收缩的力，并不是粘接力。

3. 粘接作用产生的关键和必要条件是

A. 采用 30%~50% 磷酸处理

B. 粘接剂液体能充分湿润被粘物表面

C. 固体的表面能与液体的表面张力达到平衡

D. 粘接剂和被粘物之间产生化学键力

E. 粘接剂和被粘物之间产生电子迁移

【解析】只有粘接剂液体能充分湿润被粘物表面，两者之间的距离才能达到产生有效价键力的范围，这是产生粘接作用的关键和必要条件。

4. 进行牙釉质表面处理时，为达到理想效果，氟斑牙酸蚀时间是

A. 10 秒　　B. 30 秒　　C. 60 秒

D. 2 分钟　　E. 5 分钟

【解析】氟斑牙表面含氟化物多，酸蚀时间应适当延长，适宜时间为 2 分钟左右。

5. 有关复合树脂光固化<u>不正确</u>的是

A. 复合树脂常见的光固化光源是可见光

B. 光导面与照射面的夹角应尽可能大

C. 光导棒顶端距离照射面≥5mm 时应增加照射时间

D. 若长时间照射，应配合气枪降温

E. 对于舌侧充填体，光固化灯应置于舌侧

【解析】光导面与照射面的夹角应尽量小使得光导棒顶端覆盖需要光照的所有区域。

6. 自酸蚀粘接系统最主要的临床应用特点是

A. 免酸蚀

B. 免冲洗

C. 二步化操作

D. 分瓶包装

E. 界面需保持湿润

答案： 1. B　2. C　3. B　4. D　5. B　6. B

【解析】自酸蚀粘接系统无须进行单独的冲洗步骤，大大简化了临床的操作流程。

7. 临床常用的酸蚀剂是
   A. 10%~30% 枸橼酸
   B. 10%~15% 磷酸
   C. 30%~50% 磷酸
   D. 10%~15% 醋酸
   E. 30%~50% 醋酸

【解析】目前临床常用的酸蚀剂是 37% 正磷酸。

8. 复合树脂粘接修复的酸蚀机制是
   A. 螯合　　B. 化学键
   C. 范德华力　　D. 机械粘接
   E. 结合共聚

【解析】低粘度的粘接树脂通过毛细作用渗入酸蚀后形成的微孔中并发生聚合，形成树脂突。大量的微树脂突互相交联形成了一个网状结构，是产生微机械固位的主要因素。

9. 前牙复合树脂充填时洞缘斜面制备在
   A. 洞缘釉质处
   B. 洞壁牙本质处
   C. 洞缘的釉牙本质处
   D. 洞缘的牙骨质处
   E. 洞缘的咬合接触点处

【解析】预备釉质斜面的目的是使釉柱末端得以充分暴露，能获得有效的酸蚀，酸蚀面的增加使得树脂的粘接力更大。在前牙同时也能使过渡界面更自然美观。

10. 下列描述玻璃离子粘固剂修复术窝洞预备的特点，<u>不正确</u>的是
   A. 玻璃离子粘固剂与牙体组织有化学粘接，对固位形的要求可放宽
   B. 不必作倒凹、鸠尾等固位形
   C. 去除龋坏牙本质后，必须作预防性扩展
   D. 窝洞的点、线角圆钝
   E. 洞缘釉质不做斜面

【解析】在牙体预备时应提倡微创理念，尽可能保存牙体组织，且玻璃离子粘固剂能与牙体组织发生化学粘接，不须作预防性扩展。

11. 后牙复合树脂牙体修复的不足之处是
   A. 美观性能差
   B. 不导热
   C. 聚合收缩
   D. 牙体预备保守
   E. 与牙体组织有粘接作用

【解析】聚合收缩是指复合树脂在聚合过程中，由于单体分子的互相移动并形成长链而导致的材料体积缩小，是导致复合树脂修复失败的最主要因素。

12. Ⅱ类洞复合树脂充填时，楔子的作用<u>不包括</u>
   A. 有助于充填体邻面颈部的成形
   B. 防止形成悬突
   C. 稳固成形片
   D. 有助于恢复正常的邻接关系
   E. 有助于推开牙龈组织，辅助止血

【解析】楔子的作用是推开邻牙间牙龈组织，避免牙体预备时损伤橡皮障和牙龈组织，产生轻微分牙力，减少充填后与邻牙的间隙。

13. 深龋备洞无须做到
   A. 间断、慢速磨除
   B. 尽量保留健康牙体组织
   C. 底平壁直

答案： 7. C　8. D　9. A　10. C　11. C　12. E　13. C

D. 洞缘线圆钝
E. 去尽腐质

【解析】深龋时，洞底一般已达牙本质中、深层，洞底不要求平，而是通过垫底来达到。其他各条要求都是必须达到的。

14. 氢氧化钙盖髓剂作用**不包括**
A. 中和炎症产物的酸性
B. 抗菌作用
C. 强碱性
D. 安抚作用
E. 促进硬组织形成

15. 下列与继发龋的发生**无关**的是
A. 牙体组织折裂
B. 充填不密合
C. 充填体折裂
D. 龋坏组织未去尽
E. 未进行窝洞垫底

【解析】该题考查的知识点是继发龋产生的原因。龋病治疗后由于充填体边缘或窝洞周围牙体组织破裂，形成菌斑滞留区，或修复材料与牙体组织不密合，留有小的缝隙，这些都可能成为致病条件，产生继发龋。也可因治疗时未将病变组织除尽，以后再发展而来，这种继发龋比较隐蔽，不易被查出。窝洞是否垫底与充填后牙髓症状出现可能有关，与继发龋出现与否无因果关系。

16. 后牙复合树脂修复后出现食物嵌塞的最主要原因是
A. 邻牙有龋坏
B. 邻面接触点未恢复
C. 充填体悬突
D. 外展隙过小
E. 咬合面高度恢复不足

【解析】后牙复合树脂修复后出现食物嵌塞的原因有：𬌗面形态不良；有悬突；邻面外形不良，如外展隙过大等。但最常见的原因为邻面接触点未恢复。

17. 制备洞斜面的作用**不包括**
A. 增加粘接面积
B. 封闭釉柱末端，提高酸蚀效果
C. 获得更好的美观效果
D. 减少边缘微渗漏
E. 增加固位力和抗力

18. 下列关于牙釉质表面处理的描述，**不正确**的是
A. 一般采用30%~50%磷酸水溶液预处理牙釉质
B. 酸处理后釉质表面的羟基和氨基呈定向排列而使其表面呈极性
C. 只有涉及釉柱中心的溶解才会使牙釉质表面变粗糙
D. 牙釉质表面处理的目的是提高表面能，增强润湿效果
E. 牙釉质表面与粘接剂树脂突结合是釉质与粘接剂之间的最主要的结合力

【解析】釉柱中心溶解、釉柱周围溶解以及无固定形式的溶解均可使牙釉质表面变粗糙。

19. 下面**不能**增加牙体缺损修复中患牙抗力的是
A. 预防性扩展
B. 去除薄壁弱尖
C. 缺损大时可采用钉、桩固位
D. 尽量保留健康的牙体硬组织
E. 高嵌体

答案： 14. D　15. E　16. B　17. E　18. C　19. A

【解析】牙体缺损修复的牙体预备过程中进行预防性扩展，主要是为了自洁和防止继发龋的产生，而不是为了增加牙体抗力。

20. 患者因左上5远中殆面洞深龋，充填治疗两周后脱落。原因不包括
   A. 牙面未彻底清洁
   B. 垫底物太厚
   C. 继发龋发生
   D. 咬合应力集中
   E. 治疗过程未严格隔湿

【解析】龋病治疗后由于充填物边缘或窝洞周围牙体组织破裂，形成菌斑滞留区，或修复材料与牙体组织不密合，留有小的缝隙，这些都可能成为致病条件，在远期产生龋病，导致充填物脱落。

21. 患者3年前右上6因龋病进行充填治疗，现牙体折裂，最不可能的原因是
   A. 未降低咬合保护薄壁弱尖
   B. 点线角锐利出现应力集中
   C. 侧向运动受力过大
   D. 未去除无基釉
   E. 未制备釉质斜面增加粘结面积

【解析】龋病治疗后出现牙体折裂主要是由于剩余牙体抗力不足引起的。主要原因如：未降低咬合保护薄壁弱尖、点线角锐利出现应力集中、未去除无基釉、侧向运动受力过大、存在咬合高点、死髓牙误诊为活髓牙等。

22. 患者因多个牙楔状缺损复合树脂充填后冷热刺激疼痛，去除充填物后可缓解，其原因可能为
   A. 备洞过程中产热
   B. 充填材料对牙髓组织的化学刺激
   C. 继发龋
   D. 充填时牙面未干燥
   E. 酸蚀后牙面又污染

【解析】去除充填物后疼痛缓解表明刺激与充填材料有关。

二、多选题

1. 充填修复时不宜使用橡皮障的病例有
   A. 未完全萌出的年轻恒牙
   B. 未完全萌出第三磨牙
   C. 严重错位牙
   D. 相邻多个牙同时需要治疗
   E. 有鼻呼吸困难的患者

【解析】在出现下列情况下不宜使用橡皮障：未完全萌出的年轻恒牙，橡皮障夹无法固定；某些第三磨牙；某些严重错位牙；哮喘患者鼻呼吸有困难，不能耐受橡皮障。

2. 传统型预备在复合树脂修复时的适应证是
   A. 位于根面的缺损
   B. 小范围的缺损
   C. 牙尖缺损
   D. 中到大范围的Ⅰ类洞和Ⅱ类洞
   E. Ⅲ类洞和Ⅳ类洞

【解析】传统型预备在复合树脂修复时的适应证是位于根面的缺损、中到大范围的Ⅰ类洞和Ⅱ类洞。在根面区由于缺乏釉质，传统型预备的封闭效果较其他类型的好；中到大范围的Ⅰ类洞和Ⅱ类洞需要较大的抗力形，但预备时殆面颊舌向应尽量保守。

3. 复合树脂充填修复Ⅴ类洞的改良型预备适用于
   A. 替换已有的Ⅴ型洞银汞合金修复体
   B. 较大的根面龋损

答案：20. C　21. E　22. B
1. ABCE　2. AD　3. CE

C. 磨损或酸蚀症导致的颈部龋损

D. 龋损或缺损完全位于根面，而未累及釉质

E. 完全位于釉质内的小到中等的V类洞缺损

【解析】复合树脂充填修复V类洞的改良型预备适用于完全位于釉质内的小到中等的V类洞缺损、磨损或酸蚀症导致的颈部龋损。

4. 复合树脂修复临床评价采用的Ryge评价标准指标包括

A. 解剖外形、边缘完整性和边缘着色

B. 继发龋

C. 颜色匹配

D. 表面光滑

E. 牙髓活力

三、共用题干单选题

（1~2题共用题干）

患者主诉：一侧后牙冷热刺激痛半年，查：17远中龋洞，探敏感，无叩痛，冷测正常牙面反应同对照牙，进入龋洞时引起疼痛，去除刺激立即消失。

1. 诊断最可能是

A. 牙本质敏感症　B. 急性牙髓炎

C. 慢性牙髓炎　D. 中龋

E. 深龋

【解析】患者龋洞探敏感，且冷测进入龋洞有一过性痛，最有可能是深龋。

2. 应选择的治疗方案是

A. 树脂充填　B. 垫底，树脂充填

C. 磨除法　D. 药物治疗

E. 再矿化治疗

【解析】深龋若去净腐质，未穿髓，可行垫底充填。

（3~6题共用题干）

患者，男，25岁。1周前行左下后牙充填治疗，现因该牙不适就诊。

3. 若患牙表现为冷热刺激痛，**不可能**的原因为

A. 备洞过程中产热

B. 边缘微渗漏

C. 充填材料对牙髓的化学刺激

D. 继发龋发生

E. 存在隐裂纹

【解析】继发龋的发生需要时间，充填治疗1周后不可能产生继发龋。

4. 若患牙表现为对颌轻接触痛，可能的原因为银汞充填后

A. 与对颌银汞合金修复体的流电作用

B. 与对颌金属冠修复体的流电作用

C. 与对颌正常牙的流电作用

D. 与对颌树脂修复体的流电作用

E. 与对颌玻璃离子修复体的流电作用

【解析】当对颌相对应咬合位置的牙齿有不同金属修复体时，用银汞合金作为充填材料补牙后可出现对颌轻接触痛，这是因为唾液作为导电介质将两种不同电位的金属联系在一起形成电位差，产生电流刺激牙髓所致，此时应更换充填材料重新补牙。

5. 若患牙表现为持续性、可定位的自发痛，与温度刺激无关，可能的原因为

A. 继发龋发生

B. 充填治疗术中露髓

C. 术前牙髓状态判断失误

D. 食物嵌塞

E. 充填物过高

答案：　4. ABCDE

1. E　2. B　3. D　4. B　5. D

【解析】充填后牙周性自发痛的临床表现为持续性、可定位的自发性疼痛，与温度刺激无关，咀嚼可加重疼痛，常见的原因包括补牙术中损伤牙龈、充填物有悬突、邻接关系不良造成食物嵌塞等，这些因素可损伤、刺激或压迫牙龈，引起牙龈炎症而致牙周性自发性疼痛。

6. 经检查后发现患牙充填体邻接关系正常，但存在悬突，首先采取的治疗方法是
   A. 局部冲洗上药
   B. 成形片下重新充填
   C. 建议患者行嵌体或冠修复
   D. 去除原重填物，待牙龈恢复正常后重新充填
   E. 直接去除悬突

【解析】轻度牙龈炎者可行局部冲洗上药；有悬突者予去除悬突；邻接关系不良者重新充填，有需要时行嵌体或冠修复。

四、案例分析题

【案例一】患儿，男，10岁。因右下后牙冷、甜刺激酸痛1周就诊。检查右下第一前磨牙及第一磨牙萌出，右下第二乳磨牙无龋齿及松动，右下第一磨牙𬌗面变色，无叩痛，牙龈正常。

第1问：为明确诊断应检查的项目有
   A. X线检查
   B. 冷热活力测验
   C. 牙髓电活力测验
   D. 咬诊
   E. 染色试验
   F. 备洞实验

【解析】根据病例提供的信息，怀疑右下第一磨牙龋坏，为进一步确诊可拍摄X线片，另外患儿冷、甜刺激痛1周可通过冷热活力测验来检查牙髓的活力。备洞试验是最有效的检查牙髓活力的方法，但因其要破坏牙体组织，通常在其他方法均不能做出判断时使用。咬诊及染色试验均为怀疑牙隐裂时的检查方法。

第2问：右下第一磨牙热活力测验中一过性酸痛，其牙髓可能出现的状况是
   A. 牙髓坏死
   B. 牙髓变性
   C. 牙髓充血
   D. 可逆性牙髓炎
   E. 急性化脓性牙髓炎
   F. 慢性牙髓炎

【解析】热测一过性的酸痛，是可逆性牙髓炎的表现。牙髓坏死及牙髓变性，热测无反应。急性化脓性牙髓炎热测会有快速、剧烈、持续的疼痛。慢性牙髓炎热测表现为迟缓且不严重的疼痛。

第3问：X线片显示右下第一磨牙𬌗面潜掘性龋坏，近髓但未与髓腔穿通。右下第一磨牙可选择的治疗方法为
   A. 二次去腐法
   B. 间接盖髓术
   C. 活髓切断术
   D. 根管治疗术
   E. 牙髓摘除术
   F. 根尖诱导成形术

【解析】根据X线片及热测的反应可诊断为深龋且已近髓，患儿10岁，右下第一磨牙的牙根可能尚未发育完全，应尽可能保留全部生活牙髓。

［提示］根据患牙情况，决定采用二次去腐法治疗。

答案： 6. E

【案例一】 1. AB 2. CD 3. AB

第 4 问:操作中应注意

A. 操作应在麻醉无痛的状态下进行

B. 对即将露髓处保留少量软化牙本质

C. 避免用高压气枪强力吹干窝洞

D. 操作中注意冷却

E. 暂时性修复避免微渗漏

F. 在有橡皮障隔湿条件下进行

【解析】此题考查深龋的治疗原则,操作应在无痛、去除感染组织、保护牙髓、减少对牙髓的刺激下进行。

答案: 4. ABCDEF

第九章　牙体硬组织非龋性疾病的治疗

一、单选题

1. 四环素牙外脱色效果不佳的原因是
   A. 牙齿着色的部位
   B. 牙齿着色的方式
   C. 牙齿着色的面积
   D. 牙齿着色的程度
   E. 四环素族药物的种类

【解析】在牙的发育矿化期间，四环素分子进入牙体与羟磷灰石分子发生螯合，形成稳定的四环素正磷酸盐复合物，且主要位于牙本质。外脱色法可使釉质酸蚀脱矿，呈白垩色，随着唾液的再矿化修复，釉质透明度增高，不能掩盖牙本质内层的颜色，导致回色。

2. 下列方法主要用于诊断牙本质敏感症的是
   A. 叩诊
   B. 触诊
   C. 探诊
   D. X线检查
   E. 牙髓电活力测验

【解析】牙本质敏感症对机械刺激最敏感。主要用探诊来寻找牙本质暴露区的敏感点。

3. 轻度釉质发育不全是由于
   A. 造釉细胞被破坏
   B. 造釉器形态异常
   C. 造釉器分化异常
   D. 造釉细胞退变
   E. 釉质发育矿化不全

【解析】釉质发育不全指在牙发育期间，由于全身疾病，营养障碍或严重的乳牙根尖周感染导致釉质结构的异常。根据致病的性质不同，有釉质发育不全和釉质矿化不全两种类型。轻症的釉质发育不全釉质形态基本正常，仅有色泽和透明度的改变，这是由于矿化不良、折光率的改变而形成的，一般无自觉症状。

4. 12及22釉质发育不良(切缘受累)主要是
   A. 出生后1年内釉质发育障碍
   B. 胚胎时期釉质发育障碍
   C. 出生后第2年釉质发育障碍
   D. 乳恒牙交替期釉质发育障碍
   E. 青春期釉质发育障碍

【解析】因为12,22釉质和牙本质在出生后一年左右才开始沉积，所以12,22的切缘被累及时，可推断致病因素已延续到出生后的第2年。

5. 牙本质过敏的首选治疗方法是
   A. 药物脱敏　　B. 牙髓治疗
   C. 垫底充填　　D. 树脂充填
   E. 冠修复

【解析】牙本质敏感的治疗主要通过阻塞牙本质小管，抑制牙本质小管内液体的流

答案： 1. B　2. C　3. E　4. C　5. A

动，或通过降低牙本质感觉神经纤维的活动阻止痛觉传导至中枢神经。治疗牙本质敏感的关键首先应考虑去除危险因素，其次，使用个性化的治疗措施阻断牙本质敏感的病理生理学因素。牙本质敏感的治疗首选药物脱敏。

6. 下列药物可加入牙膏中治疗牙本质过敏症的是
   A. 氯化锶　　B. 碘化银
   C. 氨硝酸银　　D. 30% 草酸钾液
   E. 硫酸镁

【解析】氯化锶为中性盐，高度水溶性，毒性很低。放入牙膏内使用，方便安全。10% 氯化锶牙膏在国外应用较广泛，国内也有制品。局部涂擦用 75% 氯化锶甘油或 25% 氯化锶液。

7. 为防止四环素牙的发生，不宜使用四环素类药物的人是
   A. 妊娠期和哺乳期妇女
   B. 3 岁以下小儿
   C. 妊娠期、哺乳期妇女和 8 岁以下儿童
   D. 8 岁以上儿童
   E. 所有人

8. 患者，女。左侧后牙酸痛不适 2 月余。检查发现左下第一磨牙𬌗面磨损明显，牙本质外露，探酸，叩诊无不适。该牙最佳治疗是
   A. 调𬌗　　B. 牙髓治疗
   C. 全冠修复　　D. 脱敏治疗
   E. 充填治疗

【解析】根据检查中𬌗面磨损及牙本质外露，可诊断为牙本质过敏，予以脱敏治疗。

9. 患者，男，45 岁。左上后牙进食冷热饮食酸痛 1 周。无自发痛。口腔检查：左上 67 牙龈萎缩，牙颈部外露，探诊酸痛。温度刺激试验敏感，刺激去除后症状立即消失。首选的治疗措施是
   A. 牙髓治疗
   B. 药物脱敏
   C. 牙周洁治
   D. 银汞充填
   E. 复合树脂充填

【解析】根据病史，诊断为由牙龈萎缩导致的牙本质过敏，予以脱敏治疗。

10. 患者，女，20 岁。要求前牙美观治疗。检查发现上颌多个前牙不同程度的散在黄褐色斑块，部分牙有釉质缺损，探诊硬。适合该患者的治疗方法是
   A. 内脱色
   B. 外脱色
   C. 全瓷贴面修复
   D. 根管治疗后桩冠修复
   E. 渗透树脂治疗

【解析】患者前牙着色伴釉质缺损，最合适的治疗是全瓷贴面修复。

11. 釉质发育不全的牙齿，牙齿表面出现带状缺陷是由于
   A. 成釉细胞成组的破坏
   B. 同一时期釉质形成全面受到影响
   C. 摄入氟化物过少
   D. 早期使用四环素类药
   E. 乳牙有根尖周炎病史

【解析】在同一时期釉质形成全面遭受障碍时，可在牙面上形成带状缺陷。成釉细胞成组的破坏，可导致窝状缺陷。与氟化物、四环素无关。

答案： 6. A　7. C　8. D　9. B　10. C　11. B

二、多选题

1. 牙本质过敏的发病机制有

A. 流体动力学说

B. 神经学说

C. 四联因素学说

D. 牙本质纤维传导学说

E. 蛋白溶解 - 螯合学说

【解析】牙本质敏感的发生机制主要有神经学说、牙本质纤维传导学说、流体动力学说等理论，被广泛接受的是流体动力学说，即外界温度、机械性或化学因素刺激作用于暴露的牙本质小管面，导致牙本质小管中液体流动的速度或方向发生改变。

2. 关于釉质发育不全，下列说法正确的是

A. 牙发育过程中的釉质结构异常

B. 受全身和局部因素影响

C. 遗传因素

D. 特纳牙也属于釉质发育异常

E. 釉质肯定有实质缺损

【解析】釉质发育不全是在牙齿发育期间，由于全身疾患、营养障碍或严重的乳牙根尖周病导致的釉质结构异常，与遗传没有关系。特纳牙为乳牙根尖周感染影响继承恒牙，常见于个别牙，属于釉质发育异常。釉质发育不全可以没有实质缺损，也可以有实质缺损。

3. 常用的漂白剂有

A. 过氧化氢　　B. 过氧化脲

C. 过硼酸钠　　D. 次氯酸钠

E. 氯己定

【解析】常用的漂白剂是30%过氧化氢溶液；过氧化脲的作用是利用它逐渐分解生成过氧化氢来实现的；过硼酸钠溶于水后生成了过氧化氢和硼酸。由于过氧化氢的分子量与水相似，所以易被吸收进釉质，从而氧化牙齿中的色素。

4. 遗传性牙本质发育不全分为

A. 牙本质发育不全(DGI)Ⅰ型

B. 牙本质发育异常(DD)Ⅰ型

C. DGI-Ⅱ

D. DD-Ⅱ

E. DGI-Ⅲ

【解析】遗传性牙本质发育不全，Shields等(1973)将其不同的临床表现分成3种亚型：Ⅰ型(DGI-Ⅰ)：伴有全身骨骼发育不全。Ⅱ型(DGI-Ⅱ)：即遗传性乳光牙本质，无全身骨骼异常。Ⅲ型(DGI-Ⅲ)：被称为壳状牙。牙本质极薄，髓室和根管明显增大。

三、共用题干单选题

(1~3题共用题干)

患者，男，60岁。因“咀嚼时牙齿酸痛”来诊。口腔检查：双侧后牙牙釉质重度磨损，牙本质暴露。探诊敏感，叩诊无不适，无松动，冷测试无异常，牙石Ⅰ度。

1. 患牙的初步诊断为

A. 浅龋

B. 中龋

C. 牙本质过敏

D. 逆行性牙髓炎

E. 可复性牙髓炎

【解析】牙本质敏感表现为暴露的牙本质对外界刺激产生的短而尖锐的疼痛，这种疼痛不能归因为其他任何形式的牙齿缺陷或疾病，典型的刺激包括温度刺激、吹气刺激、机械性刺激、渗透压刺激和化学刺激。临床检查需要明确与牙本质敏感有关的临床体征，如牙齿磨耗、酸蚀症、牙龈退缩、牙颈部暴露等。

答案：1. ABD　2. ABD　3. ABC　4. ACE

1. C

2. 检查牙本质过敏症最常用的方法是
   A. 冷、热测试
   B. 化学测试
   C. 探诊
   D. 视诊、叩诊
   E. 牙髓电活力测验

【解析】临床检查一般采用探诊、冷空气喷吹、温度刺激等方法，还需根据患者在治疗前后对疼痛的感受作为辅助诊断依据。因牙本质过敏对机械刺激最敏感，最常用的方法是探诊。

3. 较为恰当的治疗方法是
   A. 安抚治疗　　B. 垫底充填
   C. 活髓切断　　D. 干髓治疗
   E. 药物治疗

【解析】牙本质敏感的治疗主要通过阻塞牙本质小管，抑制牙本质小管内液体的流动，或通过降低牙本质感觉神经纤维的活动阻止痛觉传导至中枢神经。牙本质敏感的治疗首选药物脱敏。

（4~5 题共用题干）

患者，男，30 岁。要求改善牙齿美观就诊。口腔检查：全口牙列均可见不同程度的散在黄褐色及白垩状斑。

4. 该患牙诊断为
   A. 特纳牙
   B. 氟牙症
   C. 四环素牙
   D. 浅龋
   E. 遗传性乳光牙本质

【解析】氟牙症的临床表现是在同一时期萌出的釉质上有白垩色到褐色的斑块，严重者还并发有釉质的实质缺损。临床上常按其轻、中、重度而分为白垩型（轻度）、变色型（中度）和缺损型（重度）三种类型。

5. 易患此类疾病的易感年龄段是
   A. 0~7 岁　　B. 8~15 岁
   C. 16~22 岁　　D. 23~20 岁
   E. 31 岁后

【解析】氟主要损害牙釉质发育期牙胚的成釉细胞，因此，过多的氟只有在牙发育矿化期进入机体，才能发生氟牙症。若在 6~7 岁之前，长期居住在饮用水含氟量高的流行区，即使日后迁往他处，也不能避免以后萌出的恒牙受累，反之，如 7 岁以后才迁入高氟区者，则不出现氟牙症。

（6~9 题共用题干）

患者，女，30 岁。因前牙牙齿美观问题就诊。

6. 若该患者表现为前牙灰黄色，且分布均匀，最合适的治疗方法是
   A. 磨除、酸蚀涂层法
   B. 复合树脂修复
   C. 烤瓷冠修复
   D. 漂白法
   E. 防龋治疗

【解析】对于轻至中度的四环素牙，最佳治疗方法为漂白法。

7. 若该患者表现为前牙白垩色到褐色的斑块，无实质缺损，有高氟区生活史，最合适的治疗方法是
   A. 磨除、酸蚀涂层法
   B. 复合树脂修复
   C. 烤瓷冠修复
   D. 漂白法
   E. 防龋治疗

【解析】对于无实质缺损的氟牙症的最佳治疗方法为磨除、酸蚀涂层法。

答案： 2. C　3. E　4. B　5. A　6. D　7. A

8. 若该患者表现为牙冠严重磨损，颜色呈微黄色半透明，光照下呈乳光，最合适的治疗方法是
   A. 磨除、酸蚀涂层法
   B. 复合树脂修复
   C. 全瓷冠修复
   D. 漂白法
   E. 防龋治疗

【解析】对于恒牙的前牙遗传性乳光牙本质的最佳治疗方法为全瓷冠修复。

9. 若该患者表现为釉质部分区域呈白垩色状，表面光滑，无缺损，最佳的治疗方法是
   A. 磨除、酸蚀涂层法
   B. 复合树脂修复
   C. 烤瓷冠修复
   D. 漂白法
   E. 防龋治疗

【解析】轻度釉质发育不全牙齿矿化差，容易磨耗后患龋，应注意防龋治疗。

四、案例分析题

【案例一】患者，男，27岁。因“全口牙齿发黄，前牙黄白相间”就诊。患者从小生长在河北任丘地区，自上小学替牙后开始不知何因牙齿逐渐发黄，颜色越来越深。曾在当地药水治疗，效果不理想。当地许多人牙齿都表现为黄色、褐色、暗棕色，年龄越大颜色越深。口腔检查：全口牙齿呈黄褐色，光泽较差，大小及外形正常，牙面有白色斑块模糊不清与黄褐色条纹相间杂；质地较硬，表明粗糙不光滑，无探痛；叩诊无不适；冷热测验及牙髓电活力测验结果正常；下颌殆面重度磨损，探诊敏感，冷热测验敏感，叩诊无不适；全口牙齿未见明显龋损。牙周组织检查：牙齿无松动，牙石(+)，牙龈乳头轻度水肿，无牙周袋

第1问：诊断为
   A. 四环素牙
   B. 氟斑牙
   C. 釉质发育不全
   D. 浅龋
   E. 遗传性乳光牙本质
   F. 牙本质过敏
   G. 牙周炎
   H. 牙龈炎

【解析】根据病史，检查发现牙体呈黄色、白色斑块，边界不清，有高氟区生长史，周围人有类似表现不难诊断出为氟牙症。下颌殆面重度磨损，探诊敏感，冷热测验(+)，可诊断为牙本质过敏，非龋病表现。牙龈乳头轻度水肿，无牙周袋，牙齿无松动，牙石(+)，可诊断为牙龈炎而非牙周炎。

第2问：为明确诊断需要进行的检查包括
   A. 探诊
   B. X线检查
   C. 松动度
   D. 龈沟液检查
   E. 牙周袋检查
   F. 牙髓活力测验
   G. 血常规
   H. 咬合力检查

【解析】探诊检查牙本质敏感部位。松动度、牙周袋、X线检查明确牙体、牙周组织周围情况。严重磨损的患牙予以牙髓活力测验，检查牙髓活力情况。血常规检查排除血液病导致的牙龈炎症。

第3问：诊断依据包括
   A. 替牙后全口牙齿逐渐发黄，颜色越来越深，呈花纹样
   B. 从小生长在河北省任丘地区

答案： 8. C 9. E

【案例一】 1. BFH 2. ABCEFG 3. ABDEFGHIJ

C. 药水治疗牙齿后,颜色稍有变浅,几年后又恢复
D. 当地许多人牙齿都表现为黄色、褐色、暗棕色,年龄越大颜色越深
E. 牙面有白色斑块模糊不清与黄褐色条纹相间杂
F. 探诊质地较硬,无探痛
G. 冷热测验及牙髓电活力测验结果正常
H. 下颌殆面重度磨损,探诊敏感,冷热测试(+),叩诊无不适
I. 全口牙齿未见明显龋损
J. 牙齿无松动,牙石(+),牙龈乳头轻度水肿,无牙周袋

【解析】ABDEFG 是氟牙症的诊断依据。HI 是牙本质敏感症的诊断依据,J 为牙龈炎诊断依据。

第 4 问:治疗的原则应包括
A. 牙齿美白　B. 咬合调整
C. 龈上洁治　D. 龈下刮治
E. 脱敏治疗　F. 色斑磨除
G. 牙面抛光

【解析】根据氟斑牙、牙本质过敏、牙龈炎的诊断,应予以牙齿美白、脱敏治疗、龈上洁治的治疗方案。故答案为 ACE。

答案: 4. ACE

第十章 活髓保存术、根尖诱导成形术、根尖屏障术与牙髓血运重建术

一、单选题

1. 下列根管充填材料中，具有诱导硬组织形成功能的是
   A. 氧化锌丁香油糊剂
   B. 根充糊剂
   C. 碘仿糊剂
   D. 氢氧化钙糊剂
   E. 牙胶尖

【解析】氢氧化钙糊剂具有抗菌抑菌作用，具有诱导硬组织形成的功能，能促进根尖钙化，封闭根尖孔。

2. 以下关于牙髓血运重建术的叙述，<u>错误</u>的是
   A. 干细胞主要来源于根管和根尖部幸存的牙髓及牙乳头细胞
   B. 操作时应通过机械化学预备根管，尽可能使根管内无菌
   C. 根管消毒常用环丙沙星、甲硝唑和氨苄西林三联抗菌糊剂
   D. 良好的血凝块是治疗成功的关键
   E. 治疗后患牙牙髓可恢复电活力

【解析】为尽可能的保留残留牙髓干细胞和根尖乳头干细胞，牙髓血运重建术应尽量避免机械预备根管。

3. 患儿，7 岁半。上前牙外伤两小时，临床检查发现 21 冠部露髓点 0.5mm，牙根无异常。下列最合适的治疗方式是
   A. 拔除后正畸治疗
   B. 根管治疗后冠修复
   C. 拔除后种植义齿修复
   D. 牙髓切断术后冠修复
   E. 牙髓切断术后树脂修复

【解析】对于牙根未发育完成的年轻恒牙主要根据牙髓暴露的多少和污染程度做牙髓切断术，保存根尖部的牙髓组织，以利于牙根的发育。

4. 患者，33 岁。前牙外伤冠折穿髓，最合适的治疗方法是
   A. 拔除后正畸治疗
   B. 根管治疗后冠修复
   C. 拔除后种植义齿修复
   D. 活髓切断术后冠修复
   E. 活髓切断术后树脂修复

【解析】对于牙根发育完成的患牙，一旦冠折穿髓，存在保留价值的患牙最佳的处理方案为根管治疗后冠修复。

答案： 1. D　2. B　3. E　4. B

二、多选题

1. 关于 MTA 的性能，下列叙述正确的是
   A. 强碱性和强抗菌性
   B. 良好的封闭性
   C. 良好的生物活性和生物相容性
   D. X 线阻射性
   E. 固化时间短

【解析】MTA 具有强碱性和抗菌性，良好的封闭性，良好的生物活性和生物相容性及 X 线阻射性。因 MTA 的抗菌性能主要依赖于其强碱性，主要对少数兼性厌氧菌有效，且固化时间较长。

2. 影响直接盖髓术预后和转归的因素包括
   A. 牙髓暴露的类型
   B. 牙髓暴露的范围
   C. 牙髓暴露的时间
   D. 牙髓暴露的位置
   E. 全身因素

【解析】盖髓术能否成功，与适应证的选择、操作时对牙髓的创伤及污染程度密切相关。牙髓暴露的类型、范围、时间、位置及患者的全身因素都会影响到直接盖髓术的预后和转归。

三、共用题干单选题

（1~3 题共用题干）

患儿，男，8 岁。1 小时前滑冰时不慎撞伤上前牙就诊。检查：11 近中切角缺损，断面中心有一小红点，直径约 1mm，探诊敏感，伴少量渗血。X 线片未显示根折及牙槽骨骨折，患牙根尖孔未发育完全。

1. 患牙首选的治疗方案是
   A. 直接盖髓术
   B. 间接盖髓术
   C. 根管治疗术
   D. 根尖诱导成形术
   E. 活髓切断术

【解析】对于牙根未发育完成的年轻恒牙，外伤性露髓的，根据牙髓暴露的多少和污染程度做牙髓切断术，保存根尖部的牙髓组织，以利于牙根的发育。

2. 关于活髓保存的叙述，下列**错误**的是
   A. 牙髓切断术是过渡性方法，待根尖发育完成后宜行根管治疗术
   B. 直接盖髓失败的年轻恒牙可改行活髓切断术
   C. 外伤露髓范围较小的患牙可行直接盖髓术
   D. 龋源性露髓的成熟恒牙首选直接盖髓术
   E. 牙髓钙化和内吸收是活髓保存治疗常见的并发症

【解析】在符合病例选择标准和患者充分知情的前提下，利用生物活性材料进行直接盖髓可作为成熟恒牙机械性或龋源性露髓的一种治疗方法，但其治疗疗效尚需大量、长期的临床实践以及研究进行验证。因此，龋源性露髓的成熟恒牙的首选治疗仍是根管治疗术。

3. 与活髓切断术的预后**无关**的因素是
   A. 患者年龄　　B. 盖髓剂
   C. 血凝块　　D. 修复体微渗漏
   E. 根尖周炎症

【解析】牙髓切断术的预后与患者的年龄、牙位及病变程度有关，牙髓炎症局限在冠髓的年轻恒牙，预后较好。盖髓剂主要用于隔绝外界理化因素对牙髓的刺激、保护健康牙髓、激发牙髓固有的修复功能，促进牙

答案： 1. BCD　2. ABCDE
1. E　2. D　3. E

髓组织愈合。血凝块妨碍盖髓剂与牙髓的有效接触、提供细菌生长底物、加剧氢氧化钙等盖髓剂的炎症反应，影响患牙预后。治疗操作对牙髓创面的影响、修复体微渗漏、机体全身状况如营养不良或系统性疾病等，均对预后有一定影响。

(4~7 题共用题干)

患儿，8 岁。运动致左上前牙外伤冠折，一周后到医院就诊。口腔检查发现，左上 1 近中切角缺损，髓角穿髓，探痛，叩痛(±)，吸冷风酸痛。

4. 为确定是否根折，还应做的检查最有效的是
   A. X 线检查
   B. 染色剂染色
   C. 显微镜检测
   D. 牙齿活力测试
   E. 检查牙齿的松动度

【解析】对于年轻患者，首先考虑外伤牙的牙根发育情况和患牙有无根折，拍 X 线片可辅助判断牙根是否发育完成、是否存在根折现象。

5. 若上述病例，仅有 0.3mm 的露髓孔，且牙根尚未发育完成，则该牙的首选处理为
   A. 塑化治疗后，牙冠缺损用复合树脂修复
   B. 间接盖髓术后，牙冠缺损用复合树脂修复
   C. 直接盖髓术后，牙冠缺损用复合树脂修复
   D. 活髓切断术后，牙冠缺损用复合树脂修复
   E. 根管治疗术后，牙冠缺损用复合树脂修复

【解析】外伤牙若无根折，且根尖孔未发育完成，应首先考虑行直接盖髓术保存活髓或者活髓切断术保存部分根髓促进牙根发育。因患牙折断露髓一周后就诊，冠髓感染的可能性大，故行活髓切断术，保存根髓，促进牙根发育是首选治疗方案。

6. 若上述病例，外伤年龄发生在 15 岁，则该牙的首选处理为
   A. 塑化治疗后，牙冠缺损用复合树脂修复
   B. 间接盖髓术后，牙冠缺损用复合树脂修复
   C. 直接盖髓术后，牙冠缺损用复合树脂修复
   D. 活髓切断术后，牙冠缺损用复合树脂修复
   E. 根管治疗术后，牙冠缺损用复合树脂修复

【解析】外伤牙无根折，15 岁时患牙牙根已发育完成，当外伤穿髓时，则行根管治疗术，然后牙冠缺损用复合树脂进行修复，预防牙髓坏死或牙髓炎的发生。

7. 若上述病例，外伤同时致右上 1 全脱位，则最佳的处理方案是
   A. 及时就医
   B. 立即用干净的纱布包裹患牙，及时就医
   C. 流水清洁牙齿，含在家长的舌下，及时就医
   D. 流水清洁牙齿，自行塞回牙槽窝内，及时就医
   E. 流水清洁牙齿，保存在牛奶或者矿泉水中，及时就医

【解析】外伤牙发生全脱位，最佳的处理方案是流水清洁牙齿，自行塞回牙槽窝内，及时就医。

答案： 4. A 5. D 6. E 7. D

四、案例分析题

【案例一】患者，男，18岁。因右下后牙甜刺激酸痛1周就诊。检查：46咬合面透黑，探诊无不适，叩诊无不适，牙龈正常。

第1问：为明确诊断，应增加的检查项目有

A. X线检查

B. 牙髓冷热活力测验

C. 牙髓电活力测验

D. 咬诊

E. 染色检查

F. 备洞试验

【解析】根据病例提供的信息，怀疑右下第一磨牙龋坏，为进一步确诊可拍摄X线片，另外右下后牙甜刺激酸痛1周可通过冷热活力测验来检查牙髓的活力。备洞试验是最有效的检查牙髓活力的方法，但因其要破坏牙体组织，通常在其他方法均不能做出判断时使用。咬诊及染色试验均为怀疑牙隐裂时的检查方法。

第2问：46热活力测验一过性疼痛，则可能的诊断为

A. 可复性牙髓炎　　B. 急性牙髓炎

C. 慢性牙髓炎　　D. 牙髓坏死

E. 深龋　　F. 中龋

【解析】患牙咬合面透黑，探诊(−)，叩诊无不适，牙龈正常，热活力测验一过性疼痛，符合可复性牙髓炎的临床表现。若患牙为急性牙髓炎，热刺激引起剧烈疼痛症状，且刺激去除后疼痛仍持续数分钟。慢性牙髓炎热刺激引起疼痛。牙髓坏死时，热刺激无反应。若患牙为深龋，热刺激敏感，刺激去除后敏感症状消失。

第3问：若X线片显示46牙根已发育完成，龋坏近髓，但未与髓腔相通，且腐质去除之后未探及明显穿髓孔。患牙最佳的治疗方法为

A. 直接盖髓术　　B. 间接盖髓术

C. 牙髓切断术　　D. 根尖诱导成形术

E. 根尖屏障术　　F. 牙髓血运重建术

【解析】患牙为深龋引起的可复性牙髓炎，X线片显示46牙根已发育完成，龋坏近髓，但未与髓腔相通，且腐质去除之后未探及明显穿髓孔，可采用间接盖髓术，促使牙髓组织恢复健康，保存牙髓活力。直接盖髓术是将具有保护治疗作用的药物覆盖于牙髓暴露处，防止或消除感染，保护已暴露牙髓组织并促进自身修复以保存活髓的方法。牙髓切断术是指切除局部的炎症牙髓组织，盖髓剂覆盖于牙髓断面，以保留正常根髓并维持其无炎症状态的方法。根尖诱导成形术、根尖屏障术和牙髓血运重建术均可用于根尖未发育完成的病例。

第4问：根据患牙情况，决定采取间接盖髓术，操作中应注意

A. 操作中应在局麻无痛条件下进行

B. 可保留少量近髓软龋

C. 注意冷却

D. 避免高压气枪强力吹干窝洞

E. 暂时性修复避免微渗漏

F. 橡皮障隔湿下进行

【解析】深龋治疗时，操作应在无痛、去除感染组织、保护牙髓、减少对牙髓的刺激下进行，建议使用橡皮障进行隔离。

【案例二】患者，女，22岁。因左下后牙咬合痛1个月就诊。检查：35畸形中央尖穿髓，探诊无不适，叩痛(+)，无松动，牙龈正常，X线片示35牙周膜增宽，硬骨板不连续，牙根未完全发育。

答案：【案例一】1. AB　2. A　3. B　4. ABCDEF

第1问:适合该患牙的治疗方案是

A. 根尖诱导成形术

B. 根尖屏障术

C. 牙髓血运重建术

D. 根管治疗术

E. 根尖外科手术

F. 牙髓切断术

【解析】牙根未完全形成之前而发生根尖周炎症的患牙,选择根尖诱导成形术、根尖屏障术及牙髓血运重建术等进行治疗,诱导根尖部的牙髓和/或根尖周组织形成硬组织,使牙根继续发育和根尖孔缩小或封闭。

第2问:根据患者情况,决定采取牙髓血运重建术,术中应注意

A. 重视根管的化学预备,尽量避免机械预备

B. 根管消毒3周左右

C. 用力刺伤根尖部,诱导出血

D. 根管内出血量要求达釉质牙骨质界下2~3mm

E. 血凝块上一般覆盖MTA封闭

F. 定期复诊

【解析】实施牙髓血运重建术时首先常规开髓,去除坏死牙髓,使用大量次氯酸钠溶液和/或过氧化氢溶液彻底冲洗根管,尽量避免机械预备根管。根管内封入三联抗生素糊剂进行消毒,观察3周。制备根管内血凝块时在口腔手术显微镜辅助下使用光滑髓针或扩大针轻柔刺穿牙髓及根尖周组织引导出血即可。根管内出血达釉质牙骨质界下2mm~3mm水平,等待15分钟至血凝块形成,在血凝块其表面依次覆盖MTA或其他生物活性材料、微湿棉球及玻璃离子水门汀。拍X线片明确根尖封闭情况。一周后复诊,去除湿棉球及玻璃离子水门汀,探诊确定封闭材料硬化,永久充填患牙。一般术后3、6、12个月以及之后5年每年追踪复查一次,随访追踪包括临床和影像学检查。

第3问:根据患者情况,患牙实施牙髓血运重建术后复查的时间是

A. 术后1月

B. 术后3月

C. 术后6月

D. 术后1年

E. 术后3年每年追踪复查一次

F. 术后5年每年追踪复查一次

【解析】中华口腔医学杂志专论《牙髓再生治疗的临床操作管理及疗效评价》指出在完成血运重建治疗后3、6、12个月以及之后5年每年追踪复查1次。

第4问:根尖诱导成形术主要依赖的干细胞为

A. 根尖部残留的生活牙髓

B. 根尖部的牙乳头

C. 根尖周组织的上皮根鞘

D. 根尖周成骨细胞

E. 根尖周骨细胞

F. 根尖周牙周膜细胞

答案:【案例二】 1. ABC 2. ABDEF 3. BCDF 4. ABC

第十一章　根管治疗术

一、单选题

1. 感染根管内的主要细菌是
   A. 专性厌氧菌
   B. 兼性厌氧菌
   C. 专性好氧菌
   D. 微需氧菌
   E. 耐氧菌

【解析】厌氧菌尤其是专性厌氧菌是感染根管内的主要细菌。较常见的优势菌有卟啉单胞菌、普氏菌、梭形杆菌、消化链球菌、放线菌、真杆菌、韦荣菌等。

2. 下颌磨牙开髓的正确位置是
   A. 中央窝偏颊侧约1mm处，近远中径中点
   B. 中央窝偏颊侧约1mm处，近远中径中点偏近中
   C. 中央窝偏舌侧约1mm处，近远中径中点偏近中
   D. 中央窝偏颊侧约1mm处，近远中径中点偏远中
   E. 中央窝偏舌侧约1mm处，近远中径中点偏远中

【解析】下颌磨牙开髓的正确位置应选择在中央窝偏颊侧约1mm处，就近远中径而言，应选择在近远中径中点偏近中，近中壁和远中壁均应斜向近中，洞形呈方形，基本在𬌗面的近中部分。

3. 目前最常用的根管冲洗剂是次氯酸钠，下列关于次氯酸钠的描述正确的是
   A. 广谱抗菌剂，有较强的杀菌抑菌作用
   B. 发泡作用有助于清除根管内渗出物及坏死组织
   C. 可与氯己定混合使用冲洗根管
   D. 使细菌细胞膜损伤、蛋白质变性、DNA损伤
   E. 有效地去除玷污层，增加根管牙本质的通透性

【解析】次氯酸钠是目前最常用的根管冲洗剂，其浓度越高，溶解组织的能力越强，但对组织的刺激性也越大。次氯酸钠和氯己定混合会生成致癌物对氯苯胺(PCA)。氯己定是广谱抗菌剂，有较强的杀菌抑菌作用。过氧化氢遇到组织中的过氧化氢酶时可释放出新生氧，其发泡作用有助于根管内渗出物及坏死组织的清除。EDTA可以有效地去除玷污层，增加根管牙本质的通透性，增强根管消毒药物的功效，获得有效的根管清理效果。

4. 以下属于生物陶瓷类根管封闭剂的特点的是
   A. 具有溶解性，与组织液接触后可以逐渐溶解，有一定的致炎性
   B. 与牙本质壁主要以化学结合方法紧密结合，聚合后结构致密
   C. 形成高度碱性环境，导致细菌细胞膜损伤、蛋白质变性和DNA损伤

答案： 1. A　2. B　3. D　4. E

D. 流动性能好，能将侧支根管、峡部等充盈，不需要加热设施

E. 良好的X线阻射性、生物相容性、封闭能力和生物活性、抗菌性

【解析】氧化锌丁香油类根管封闭剂缺点主要是有溶解性，与组织液接触后可以逐渐溶解，并释放出丁香油和氧化锌，有一定的致炎性。玻璃离子类根管封闭剂与牙本质壁主要以化学结合方法紧密结合；聚合后结构致密；体积变化小，溶解度低。氢氧化钙类根管封闭剂主要含氢氧化钙制剂，可在根管内缓慢释放，形成高度碱性环境，导致细菌细胞膜损伤、蛋白质变性和DNA损伤，同时还能中和残留在根管壁上的细菌毒性产物。硅树脂类根管封闭剂GuttaFlow的流动性能好，能将侧支根管、峡部等充盈；不需要加热设施，常温下即可进行，避免了因加热而产生的牙周膜损伤。生物陶瓷类根管封闭剂具有良好的X线阻射性、生物相容性、封闭能力和生物活性、抗菌性。

5. 患者，女，50岁。右上后牙疼痛加重1周。患者右上后牙进冷热食自觉疼痛半年，近一周疼痛加重，夜间有时被痛醒。最可能的疾病是

A. 急性牙髓炎

B. 慢性牙髓炎急性发作

C. 急性根尖周炎

D. 上颌窦炎

E. 急性中耳炎

【解析】患者有自发痛、夜间痛、冷热刺激痛症状，提示为急性牙髓炎，有半年的发作史，所以诊断为慢性牙髓炎急性发作。

6. 患者，女，25岁。右下后牙遇冷热、酸甜敏感约3个月。2天前无明显诱因出现尖锐剧痛，夜间痛，呈阵发性，自服镇痛药不能缓解。检查：46远中𬌗面龋坏，无叩痛，无松动，冷测激发痛，龈无异常。X线片显示46远中𬌗面透射影像近髓，根尖周未见异常。该牙的诊断和治疗方法是

A. 46深龋、间接盖髓术

B. 46深龋、直接盖髓术

C. 46可复性牙髓炎、直接盖髓术

D. 46慢性牙髓炎急性发作、活髓切断术

E. 46慢性牙髓炎急性发作、根管治疗术

【解析】患者右下后牙曾有冷热敏感约3个月，2天前出现自发痛，夜间痛，放射痛，自服镇痛药不能缓解，口腔检查深龋近髓，冷测激发痛，根据症状和体征，诊断为46慢性牙髓炎急性发作，目前常用的治疗是根管治疗术。

7. 患者，男，56岁。右上后牙咬物疼痛2个月。右上后牙曾有冷热刺激痛1年余，近1个月出现咬物疼痛，无夜间痛及冷热刺激痛。检查：16𬌗面深龋洞，可探及髓腔，无探痛，叩痛(+)，无松动，冷热诊无反应，龈无异常。X线片显示16𬌗面深龋及髓，根管较细，中下段影像不清，根尖周透射影2mm×3mm，边界不清。患牙诊断为16慢性根尖周炎，拟行16根管治疗，治疗过程中建议使用的化学预备药物是

A. 次氯酸钠+过氧化氢

B. 次氯酸钠+氯己定

C. 次氯酸钠+EDTA

D. 氯己定+EDTA

E. 过氧化氢+EDTA

【解析】X线片提示16根管钙化，临床常使用EDTA凝胶作为根管润滑剂，以利疏通钙化根管。用EDTA液与次氯酸钠冲洗根管，可将玷污层内的有机与无机成分有效去除。

答案： 5. B 6. E 7. C

8. 患者，男，42岁。左下后牙因深龋行复合树脂充填术后一周出现自发痛。检查：37远中殆面树脂充填物，叩痛(±)，无松动，冷诊激发痛，持续约30秒，龈无异常。X线片显示37远中殆面高密度影像达近髓牙本质层，近中根管呈S形弯曲。诊断为37急性牙髓炎，拟行37根管治疗，在近中根管预备过程中正确的做法是
   A. 预弯10# K锉建立根管通路并测量工作长度，根据此长度完成根管预备
   B. 采用小号镍钛手用器械建立根管通路
   C. 建立根管通路后，选择高弹性模量的镍钛机动器械进行预备
   D. 对根管冠部充分预敞后再进行根管中下段预备
   E. 重点预备弯曲部的内侧壁，以预防根管壁穿孔

【解析】弯曲根管预备过程中随着弯曲度的改变，工作长度会变短，故需多次测量确定工作长度。对于S形根管，宜采用小号不锈钢器械或者机动镍钛通路锉建立根管通路。应选择低弹性模量的镍钛机动器械进行预备。根管冠部预敞去除牙本质阻力，减少根管弯曲度，使器械易于进入根尖，从而有效减少弯曲根管预备的并发症。应控制根管弯曲内侧壁牙本质的切削，尽量预备弯曲部的外侧壁，才能达到预防带状穿孔的目的。

二、多选题

1. 髓腔通路预备的目的包括
   A. 去净龋坏组织
   B. 去除髓室内的牙髓组织
   C. 探查并明确根管口的位置和数量
   D. 建立器械进入根管的直线通路
   E. 开放髓腔

【解析】髓腔通路预备的目的包括：①去净龋坏组织，尽量保留健康的牙体硬组织；②彻底揭除髓室顶，去除髓室内的牙髓组织；③探查并明确根管口的位置和数量；④建立器械进入根管的直线通路。大部分情况下不推荐开放髓腔，防止髓腔及根管受外界细菌污染。

2. 根管清理和成形需达到的目标
   A. 清理主根管
   B. 形成自根尖孔至根管口的连续锥形的管状结构
   C. 预备后的根管应保持根管的原始大小
   D. 保持根尖狭窄区的原始位置
   E. 适应根管的自然弯曲，避免根尖堵塞和过度预备

【解析】根管清洁和预备成形需达到的五个目标：①完善清洁根管系统的所有部分。②形成自根尖孔至根管口的连续锥形的管状结构。③预备后的根管应保持根管的原始状态，而不是保持原始大小。④保持根尖狭窄区的原始位置。⑤适应根管的自然弯曲，避免根尖堵塞和过度预备。

3. 根管预备的基本原则
   A. 根尖区预备前要有准确的工作长度
   B. 根管预备时需保持根管湿润
   C. 根管锉不可跳号
   D. 对弯曲根管，根管锉应预弯
   E. 根尖至少应扩大为20号

【解析】根管预备的基本原则：①根尖区预备前一定要有准确的工作长度；②根管预备时需保持根管湿润；③预备过程中每退出或换用一次器械需用根管冲洗液冲洗根管，防止碎屑阻塞；④根管锉不可跳号；⑤对弯曲根管，根管锉应预弯；⑥为便于根管充填，

答案： 8. D
1. ABCD　2. BDE　3. ABCD

根尖最小扩大为25号，主尖锉一般比初尖锉大2~3号。

4. 以下是根管消毒药物的性能要求的有
 A. 广谱杀菌和中和毒素
 B. 渗透性强
 C. 持续的消毒作用，药效维持在4小时以上
 D. 对根尖周组织无明显的刺激和损害
 E. 不会造成牙齿变色

【解析】根管内消毒药物的性能要求：①有广谱且强有力的杀菌和中和毒素的作用；②渗透能力强，以便能达到杀菌和中和毒素的作用；③有持续的消毒作用，一般要求药效维持在24小时以上；④对根尖周组织没有明显的刺激和损害；⑤不会造成牙齿变色；⑥储存和使用方便。

5. 理想的冲洗药物应具有的性质包括
 A. 有抗菌、杀菌作用
 B. 可溶解坏死牙髓组织
 C. 润滑根管壁
 D. 对根尖周组织物无毒性
 E. 具有漂白作用

【解析】理想的冲洗药物应具有以下性质：①有抗菌、杀菌作用；②可溶解坏死牙髓组织；③有助于根管系统的清理；④对根尖周组织没有毒性。

6. 必须达到才可进行根管充填的条件是
 A. 已经过严格的根管预备和消毒
 B. 患牙无疼痛或其他不适
 C. 暂封材料完整
 D. 根管无异味、无明显渗出物
 E. 窦道消失

【解析】当患牙达到下列条件时可进行根管充填：①已经过严格的根管预备和消毒：根管被制备成良好的形态且根管内的感染物质已被彻底清理是根管充填的基本条件；②患牙无疼痛或其他不适：患牙有明显叩痛或其他不适，通常提示炎症或感染的存在。在炎症或感染未控制时进行充填，可导致术后症状加重，增加治疗失败的风险；③暂封材料完整：暂封材料的破损或移位常常意味着根管再次受到污染；④根管无异味、无明显渗出物：干燥的根管有利于根管充填材料与根管壁的紧密粘接。如果根管内存在渗出物，则提示根尖周组织处于急性炎症期或有根尖囊肿。根管内异味或恶臭提示根管或根尖周处于较严重的感染状态；⑤根管充填必须在严格隔湿条件下进行：严格隔湿对于成功的根管治疗非常重要，可以减少口腔微生物进入根管。

窦道的存在并不是根管充填的绝对禁忌证。在初诊时通过根管预备和消毒处理，大多数窦道可愈合，此时可以完成根管充填。但是当窦道仍未完全愈合时，只要符合上述条件，仍可进行根管充填。充填后窦道通常会愈合。

7. 理想的根管充填应该符合的标准有
 A. 充填物与根管壁紧密贴合，严密封闭整个根管系统
 B. 充填物内部致密，无空隙
 C. 充填物末端到达牙骨质-牙本质界
 D. 根管封闭剂要足量
 E. X线牙片上表现为充填物到达根尖，无明显的超填和欠填。

【解析】理想的根管充填应该符合下列标准：①充填物与根管壁紧密贴合，严密封闭整个根管系统；②充填物内部致密，无空隙；③充填物末端到达牙骨质-牙本质界；④最小限度地使用根管封闭剂；⑤X线牙片上表现为充填物到达牙骨质-牙本质界，没有明显的超填和欠填。

答案： 4. ABDE 5. ABD 6. ABCD 7. ABC

8. 根尖周病变的愈合形式包括
   A. 由新生牙本质或骨样组织使根尖孔封闭
   B. 根尖孔处有瘢痕组织形成
   C. 由健康的纤维结缔组织或骨髓状的疏松结缔组织充满根尖区
   D. 根管超填者,有骨组织形成硬骨板样结构包围
   E. 牙槽骨增生与根尖部相连而成骨性愈合

【解析】根尖周病变的愈合有5种基本形式:①由新生牙骨质或骨样组织使根尖孔封闭:X线检查,可见到根尖周稀疏区消失,牙周膜腔和硬骨板恢复正常;②根尖孔处有瘢痕组织形成:X线检查,可见到根尖周稀疏区已缩小,而牙周膜较宽,硬骨板也不完整;③由健康的纤维结缔组织或骨髓状的疏松结缔组织充满根尖区;④根管超填者,有纤维组织囊包围;⑤牙槽骨增生与根尖部相连而成骨性愈合。

三、共用题干单选题

(1~3题共用题干)

患者,男,21岁。上前牙变色2年。患者自述上中学时打篮球撞击上前牙,当时牙有松动和疼痛,未进行处理,近2年发现牙变色,偶有轻微不适。检查:牙列整齐,右上中切牙色暗黄,无光泽,未见明显牙体缺损,叩痛(±),无松动,牙龈无异常,牙周探诊正常,牙髓温度和电活力测验无反应。

1. 为明确诊断,最有必要进行的检查是
   A. 咬诊
   B. 透照
   C. 多普勒血流测试
   D. 根尖片
   E. 试验性备洞

【解析】患牙以牙冠变色为主诉,有外伤史且当时未进行处理,结合临床检查叩诊不适,牙龈无异常,牙髓温度和电活力测试无反应,此时可能的诊断有牙髓坏死和慢性根尖周炎,应进一步行根尖片检查确认患牙根尖周影像有无异常,加以鉴别诊断。

2. 拟对主诉牙行根管治疗术,治疗步骤为
   A. 根管预备和充填
   B. 根管消毒和充填
   C. 根管冲洗、预备和充填
   D. 根管预备、消毒和充填
   E. 根管冲洗、消毒和充填

3. 根管治疗完成后为改善患牙美观首选
   A. 外漂白　　B. 内漂白
   C. 树脂贴面　　D. 瓷贴面
   E. 全冠

【解析】内漂白术又称无髓牙漂白术,是将漂白剂置于牙髓腔内进行漂泊的一种方法,适应证主要是根管治疗术后的着色牙,此病例中患牙因外伤后牙髓坏死引起牙冠变色,牙体组织完整,经根管治疗后应首选内漂白来改善患牙美观。外漂白的给药途径在牙冠表面,主要适用于活髓牙,A错误。对于内漂白效果不理想的患牙,可考虑使用其他方法,如复合树脂贴面修复、陶瓷贴面修复、全冠等。

(4~6题共用题干)

患者,男,50岁。右下后牙牙龈脓疱2周。患者2周前发现右下后牙牙龈有脓疱,无明显不适,无治疗史。检查:44𬌗面深龋洞,探及穿髓孔,探诊无感觉,叩痛(±),无松动,牙周探诊正常,冷测无反应;45𬌗面见树脂充填体,边缘继发龋,探及较多腐质,无

答案: 8. BCE
1. D　2. D　3. B

叩痛，松动Ⅱ度，颊侧 PD=4mm，无松动冷测一过性敏感；46 殆面深龋洞，达牙本质深层，探诊无明显感觉，无叩痛，无松动，颊侧牙龈见一窦道口，可从水平方向部分探入根分叉区，冷测无反应。X 线片示 44 根尖区不规则透射区，边界模糊；45 冠部高密度充填体，底部可见透射影，根尖周无明显异常；46 龋坏近髓，根管影像清晰，根分叉区骨吸收，根尖周膜增宽。

4. 为明确诊断，可选择的检查包括
   A. 牙髓电活力测验
   B. 多普勒血流测定
   C. 试验性备洞
   D. 窦道示踪片
   E. CBCT

【解析】此病例主诉为右下后牙牙龈脓疱 2 周，临床检查 46 颊侧牙龈见一窦道口。窦道口大多数位于患牙根尖部的唇、颊侧牙龈黏膜表面，也有开口于患牙舌、腭侧牙龈黏膜者，偶尔可见开口位于远离患牙根尖之处，此时应通过认真仔细的检查找出窦道口与患牙的关系，必要时拍摄窦道示踪片以确定窦道来源，避免将窦道口附近的健康牙误诊为患牙。

5. 主诉牙的诊断为
   A. 牙髓坏死
   B. 慢性根尖周炎
   C. 慢性牙周炎
   D. 牙周 - 牙髓联合病变
   E. 牙根纵裂

【解析】此病例主诉为右下后牙牙龈脓疱 2 周，检查示 44 殆面深龋洞，探及穿髓孔，探诊无感觉，叩痛(±)，无松动，牙周探诊正常，冷测无反应，X 线片示 44 根尖区不规则透射区，边界模糊，结合 46 颊侧牙龈见一窦道口，考虑 44 为主诉牙，诊断为慢性根尖周炎。46 殆面深龋洞，达牙本质深层，探诊无明显感觉，无叩痛，无松动，可从水平方向部分探入根分叉区，冷测无反应，X 线片示 46 龋坏近髓，根管影像清晰，根分叉骨吸收，根尖周膜增宽，考虑 46 牙周 - 牙髓联合病变，非主诉牙诊断。45 殆面见树脂充填体，边缘继发龋，探及较多腐质，无叩痛，松动Ⅱ度，颊侧 PD=4mm，冷测一过性敏感，X 线片示 45 冠部高密度充填体，底部可见透射影，根尖周无明显异常，考虑 45 继发龋，非主诉牙诊断。

6. 主诉牙的治疗计划为
   A. 根管治疗
   B. 牙周治疗
   C. 牙周 - 牙髓联合治疗
   D. 根尖手术
   E. 拔牙

【解析】主诉牙诊断为慢性根尖周炎，应进行根管治疗以控制感染、修复缺损、促进根尖周病变的愈合。

(7~12 题共用题干)

患者，男，40 岁。右侧后牙剧烈疼痛 1 天。患者 2 周前开始感觉右侧牙隐痛，1 天前无明显诱因出现右侧后牙自发性疼痛，呈阵发性发作，不能定位疼痛牙，冷水刺激时疼痛加重，放射至右侧头部。昨晚疼痛导致不能入睡，自服止痛药后疼痛能缓解 1 小时左右。检查：16 远中殆面深龋洞，达牙本质深层，无探痛，未探及穿髓孔，叩痛(+)，无松动。其余未见明显异常。

7. 若温度测试结果为：16 热诊激发痛，持续 10 秒，对照牙 26 正常。X 线片示 16 远中龋坏近髓，根尖周膜增宽。16 的诊断为
   A. 急性牙髓炎

答案： 4. D 5. B 6. A 7. B

B. 慢性牙髓炎急性发作
C. 慢性牙髓炎
D. 急性根尖周炎
E. 慢性根尖周炎急性发作

【解析】急性牙髓炎的临床特点是发病急,疼痛剧烈,临床上有急性症状的绝大多数病例属于慢性牙髓炎急性发作,龋源性者尤为显著,无慢性过程的急性牙髓炎多出现在牙髓受到急性的物理损伤、化学刺激以及感染等情况下。本病例中患者2周前开始感觉右侧牙隐痛,1天前无明显诱因出现右侧后牙自发性阵发性痛、夜间痛、放射痛及温度刺激加剧疼痛,且疼痛不能定位,结合检查示16远中船面深龋洞,达牙本质深层,叩痛(+),热诊激发痛,X线片示16远中龋坏近髓,根尖周膜增宽,16诊断应为慢性牙髓炎急性发作。

8. 拟对16进行根管治疗,根管预备应遵循的原则是
A. 主尖锉应较初尖锉大1~2号
B. 遵循根管原有的解剖形态
C. 使用小号器械扩大根尖孔以建立引流
D. 每使用3支根管锉后进行根管冲洗
E. 使用G钻进行冠部预敞以建立根管通路

【解析】为便于根管充填,根尖最小扩大为25号;主尖锉一般比初尖锉大2~3号。对于急性根尖周炎方需要轻度扩大根尖孔建立引流,16诊断为慢性牙髓炎急性发作。预备过程中每退出或换用一次器械需用根管冲洗液冲洗根管,防止碎屑阻塞。根管通路的建立应使用小号预备器械。

9. 关于根管预备技术,正确的是
A. 标准技术适用于轻中度的弯曲根管
B. 逐步后退技术可增加根尖区预备的手感,提高预备效率
C. 与逐步后退技术相比,逐步深入技术更有利于保持准确的工作长度
D. 镍钛机动根管预备不需建立根管通路
E. 使用机用器械需适当加压、间断预备,以防器械分离

【解析】标准技术适用于直的或较直的根管,不宜在弯曲根管使用;与逐步后退技术相比,逐步深入技术使器械易于进入根尖区,增加根尖区预备的手感和效率,并使测量的工作长度更加准确。在使用镍钛器械进行根管预备前,应确定根管通畅,制备直线通路,减少冠部阻力和器械所承受的应力。使用机用器械时,建议采用较轻的接触而不向器械尖端加压和施力,以防过度用力引起镍钛器械折断。

10. 根管预备中拟采用17%EDTA和5.25%次氯酸钠冲洗液冲洗根管,使用EDTA的主要目的是
A. 溶解根管壁牙本质
B. 去除玷污层
C. 发泡作用
D. 溶解坏死组织
E. 有效杀灭根管内残留细菌

【解析】EDTA是一种强效螯合剂,可润滑根管壁和去除玷污层,通常使用的浓度为17%的溶液,可与次氯酸钠联合应用于根管冲洗。

11. 接诊医生对16进行局麻下去腐、开髓、揭髓顶,探及MB、DB、P三个根管,并发现近颊根管附近疑似有第四个根管MB2,关于MB2的描述正确的是
A. 上颌第一磨牙近颊根的多根管发生率约为32%
B. 常位于近颊根管与腭侧根管口的连线上或其远中侧

答案: 8. B　9. C　10. B　11. E

C. 使用三弯探针在显微镜下进行根管探查

D. 如遇可疑 MB2 根管口时，换 6 号或 8 号 H 锉探查

E. 在探查 MB2 根管前，髓腔入口需修整为斜方形

【解析】临床上常遗漏近颊腭侧根管，即 MB2。上颌第一磨牙近颊根的多根管发生率约为 68%；MB2 一般出现在近颊根管与腭侧根管口的连线上或其近中侧。根管探查器械主要有根管探针 DG16 和显微根管锉，不宜使用口腔检查常用的三弯探诊；如遇可疑 MB2 时，换 6 号或 8 号 K 锉探查可疑根管口，若 K 锉能进入根管内，可确认为 MB2，H 锉适用于根管中上段较直部分的预备，而少用于扩通根管。在探查上颌第一磨牙 MB2 时，可将传统三角形髓腔入口改良为斜方形；此外，口腔手术显微镜的使用和染色等方法常用于查找 MB2。

12. 接诊医生拟进行 16 根管侧方加压充填，使用副尖时应注意的是

A. 副尖的大小应比侧方加压器大一号，以使充填致密

B. 副尖无须涂布根管封闭剂

C. 副尖需插入到侧方加压器加压的深度，反复操作至根管紧密填塞

D. 如副尖不能到达先前侧方加压器的深度，则无须使用副尖

E. 放置副尖前应先用携热器从根管口处切断主牙胶尖

【解析】副尖的大小应与侧方加压器大小一致或小一号；副尖的尖端涂布少量根管封闭剂；副尖插入先前侧方加压器的深度后，再次用侧方加压器压紧并补充副尖，反复操作至根管紧密填塞；如副尖不能到达先前侧方加压器的深度应考虑以下情况：①根管预备不足导致锥度太小，或副尖的直径太大；②侧方加压器太小，对主尖加压不够，没有为副尖创造足够的空间；③侧方加压时主尖被移动位置；④副尖的尖端弯曲打卷；⑤封闭剂硬固，阻止副尖就位。副尖不能到达先前侧方加压器的深度会在根管内产生空隙，使充填质量下降，应仔细检查上述可能原因并排除之；主牙胶尖就位后，用侧方加压器压紧并反复补充副尖，当侧方加压器只能插入根管口下 2~3mm 时，用烧热的挖匙或其他携热器从根管口处切断主牙胶尖和所有副尖，同时软化冠部的牙胶，用垂直加压器加压冠方牙胶，至此根管充填完毕。

四、案例分析题

【案例一】患者，女，65 岁。右下后牙钝痛 3 个月。患者 3 个月前无明显诱因出现右下后牙钝痛，呈阵发性发作，冷热饮食可诱发疼痛，无夜间痛和放射痛。检查：46 𬌗面重度磨损，深褐色牙本质外露，舌侧牙体边缘锐利。牙体未见明显龋坏。叩痛(±)，无松动，热诊迟缓性疼痛，牙龈黏膜无异常。根尖片示 46 牙体缺损近髓，根管影像不清，根尖周未见明显透射影。

第 1 问：该牙正确的诊断是

A. 急性牙髓炎　　B. 慢性牙髓炎

C. 逆行性牙髓炎　　D. 牙髓坏死

E. 牙髓钙化　　F. 急性根尖周炎

【解析】患者右下后牙阵发性钝痛，无夜间痛和放射痛病史，检查该牙为重度牙体磨损近髓，无肉眼可见露髓孔，对温度测试反应为迟缓性痛，叩痛(±)。综上，考虑诊断为慢性牙髓炎。

答案： 12. C

【案例一】 1. B

第 2 问：首次就诊时，该牙处理措施为
A. 髓腔开放
B. 开髓封失活剂
C. 穿通根尖孔，建立引流通道
D. 调𬌗
E. 口服抗生素
F. 口服镇痛药
【解析】主诉牙诊断为慢性牙髓炎，首次就诊需开髓后行失活法，使感染牙髓组织坏死失去活力。此外，该牙重度磨损导致舌侧牙体边缘锐利，需调𬌗，防止咬伤邻近软组织。

第 3 问：开髓后发现髓腔钙化，根管口不易查清，以下有助于定位根管口的方法有
A. 根据对称分布的原则探查根管口可能的位置
B. 髓室底涂布碘酊，用乙醇洗去，染色深处为根管口
C. 光导纤维束沿牙长轴方向投照
D. 过氧化氢注入髓腔，产生气泡的位置即根管口
E. 借助显微镜在直视下探查根管口
F. 探查髓室底与髓室壁结合的交角处
【解析】使用光导纤维束时，光源的顶端应与牙颈部成直角，减弱周围光线，牙髓腔将会呈现出微橙红色，而根管口呈现为黑点。对于髓腔钙化严重的患牙，也可以在髓室内注入次氯酸钠溶液，然后观察，产生气泡的位置即根管口的所在。显微镜下探查根管口绝大多数需要口镜提供的间接视野。

第 4 问：如根管预备时发现根管冠 1/3 钙化不通，辅助疏通根管可采用的方法包括
A. 采用 8 号或 10 号 C+ 锉疏通
B. 显微镜下超声工作尖去除钙化组织
C. 3% 次氯酸钠辅助软化钙化组织
D. 预备时导入 EDTA 凝胶
E. G 钻去除钙化组织
F. 机用镍钛器械疏通根管上段
【解析】根管钙化时，可使用 8 号或 10 号 K 锉、C+ 锉或 C 先锋锉疏通根管。还可在显微镜下用小号长柄球钻或超声工作尖，沿根管方向逐步去除钙化组织，直至根管疏通。此外，EDTA 凝胶属于强效螯合剂，可润滑管壁、去除玷污层，并使钙化的阻塞物易于去除。3% 次氯酸钠不能起到软化钙化组织的作用。在使用镍钛器械进行根管预备之前，需先确定根管通畅。

【案例二】患者，男，40 岁。左下后牙自发痛 1 周。患者 1 周来无明显诱因出现左下后牙自发痛，偶觉夜间疼痛明显，冷热刺激加重疼痛。检查见 35 𬌗面深龋洞，探痛(±)，无叩痛，无松动，冷诊一过性敏感。36 牙体完整，𬌗面小范围牙本质暴露，探诊无不适，叩痛(±)，松动Ⅱ度，PD=6mm，牙周探针可水平探入根分叉区 3mm，但未完全贯通，冷诊激发痛。37 残冠，髓腔暴露，探诊无不适，无叩痛，无松动，冷诊无反应。
第 1 问：主诉牙最有可能是
A. 左下第二前磨牙
B. 左下第一磨牙
C. 左下第二磨牙
D. A+B
E. A+C
F. B+C
【解析】患者有自发痛、夜间痛、冷刺激痛病史。结合口内检查，36 牙体完整，松动Ⅱ度，PD=6mm，根分叉牙槽骨水平缺损大于 3mm，冷诊激发痛，考虑 36 逆行性牙髓炎引起患者疼痛的可能性最高。

答案：2. BD　3. ABF　4. ABD　【案例二】1. B

第 2 问：拟拍摄根尖片进一步明确诊断。结合临床检查，主诉牙最有可能出现的影像学表现有

A. 牙槽骨水平吸收至根中 1/3
B. 牙冠缺损及髓
C. 根尖周不规则透射影
D. 根尖周“烧瓶样”透射影
E. 根管影像增宽
F. 根分叉区牙槽骨低密度影

【解析】主诉牙临床检查 36 牙体完整，根分叉可探入，可能出现的影像学表现为牙槽骨水平吸收至根中 1/3，伴有根分叉区牙槽骨低密度影。C 为慢性根尖周炎的影像学表现，D 为牙周 - 牙髓联合病变的特征性影像学表现。E 为根管内吸收、牙根纵裂等可能出现的影像学表现，结合题干不能得出此结论。

第 3 问：主诉牙拟行根管治疗术，髓腔预备时应注意的操作细节包括

A. 开髓位置在中央窝偏颊侧
B. 开髓位置在近远中径偏近中
C. 标准开髓洞形为卵圆形
D. 标准开髓洞形为方形
E. 开髓孔近远中壁均应斜向远中
F. 开髓孔颊舌径大于近远中径

【解析】结合主诉牙解剖学特点，下颌磨牙开髓的正确位置应选择在中央窝偏颊侧约 1mm 处，就近远中径而言，应选择在近远中径中点偏近中，近中壁和远中壁均应斜向近中，洞形呈方形，基本在牙冠面的近中区内。

第 4 问：根管治疗术后观察期至少为

A. 3 个月　　B. 6 个月
C. 1 年　　D. 2 年
E. 3 年　　F. 4 年

【解析】关于疗效评估观察时间，世界卫生组织（WHO）规定的观察期为术后 2 年。从软组织、骨组织的愈合过程中可能存在潜伏感染的再发作角度出发，这个观察时间是科学的。1 年以内的疗效只能作为初步观察，难以定论；2~3 年或更长时间的观察则比较准确。

答案： 2. AF　3. ABD　4. D

第十二章　显微根管治疗与根尖外科

一、单选题

1. 显微根尖手术中根尖截面检查最适宜的放大倍数是
   A. 2~4 倍　　B. 4~10 倍
   C. 6~16 倍　　D. 16~25 倍
   E. 25~30 倍

【解析】口腔手术显微镜的放大倍率约为 2~30 倍。当放大倍率为 2~4 倍时，所见视野较广，通常用于术区定位；6~16 倍适宜根管治疗操作；根尖切除和根尖倒预备后在显微镜高放大倍率下（16~25 倍）检查根尖切面和根管壁的清理效果。

2. 能有效诱导根尖周软硬组织再生的根尖倒充填材料是
   A. 银汞合金　　B. IRM
   C. Super-EBA　　D. MTA
   E. 氢氧化钙

【解析】MTA 是现有倒充填材料中各项指标均较为理想的倒充填材料，易于调和、容易操作，其封闭性和生物相容性优于其他的倒充填材料，可有效地诱导根尖周软硬组织的再生。

3. 患者，男，55 岁。右上后牙咬物不适半年。检查：16 近中𬌗面充填体边缘龋洞，可探入，无探痛，叩痛（+），无松动，冷诊迟缓痛，刺激去除后，疼痛持续一段时间。X 线片示 16 近中𬌗面高密度影像下方透射影近髓，根尖周膜轻度增宽。该牙的诊断是
   A. 继发龋
   B. 可复性牙髓炎
   C. 急性牙髓炎
   D. 慢性牙髓炎
   E. 慢性根尖周炎

【解析】患牙咬物不适半年，叩痛（+），无松动，冷诊迟缓痛，刺激去除后，疼痛持续一段时间，X 线片示透射影近髓，根尖周膜轻度增宽。最恰当的诊断为 16 慢性牙髓炎。

4. 患者，女，40 岁。下前牙唇侧牙龈长脓包一年。患牙曾在当地治疗下前牙，治疗过程不详，近一年牙龈反复长脓包，无明显疼痛。检查：32 远中舌侧可见充填体，叩痛（++），松动Ⅱ度，近中 PD=4mm，冷诊无反应，唇侧牙龈见窦道口，挤压时未见明显分泌物。X 线片示 32 根管内充填物影像欠致密，根尖周骨质破坏范围约 6mm × 5mm，边界不清。该牙诊断为慢性根尖周炎，首选的治疗措施是
   A. 根管治疗　　B. 根管再治疗
   C. 显微根尖手术　　D. 牙周治疗
   E. 拔除患牙

【解析】患牙 32 叩痛（++），松动Ⅱ度，冷诊无反应，唇侧牙龈见窦道口，X 线片提示根充不完善，根尖骨质破坏范围较大，诊断为 32 慢性根尖周炎，首选行根管再治疗。

答案： 1. D　2. D　3. D　4. B

若根管再治疗后根尖暗影经久不愈或范围扩大，则考虑行显微根尖手术。

二、多选题

1. 以下关于根尖手术中去骨的说法正确的是
   A. 传统根尖手术中去骨区域的直径通常为5mm
   B. 显微根尖手术中去骨区域的直径可为4mm
   C. 去骨范围以骨腔内有足够空间操作去骨车针为标准
   D. 去骨过程中需间断冲洗术区
   E. 在口腔手术显微镜下辨识牙槽骨颜色较白，根尖颜色较暗、呈黄色

【解析】传统根尖手术中去骨范围通常为10mm以上。显微根尖手术中去骨的范围基于骨腔内有足够空间容纳超声工作尖即可，由于超声工作尖长度为3mm，骨腔的大小只需略大于超声工作尖即可，因此理想的去骨尺寸是4mm。去骨过程中需用大量无菌水或生理盐水连续冲洗冷却术区，以免产热灼伤骨质。在显微镜下可清晰分辨根尖与周围骨组织，根尖颜色较暗、黄色，而牙槽骨颜色较白。

2. 口腔手术显微镜最常用于的治疗过程包括
   A. 窝洞预备　B. 树脂充填
   C. 根管治疗　D. 根管再治疗
   E. 根尖外科手术

【解析】牙体牙髓病学中，口腔手术显微镜可应用于检查、诊断和制定治疗计划、根管治疗、根管再治疗、根尖手术等。

3. 以下关于显微根尖手术的描述正确的是
   A. 根尖手术最关键的环节在于对根端的处理
   B. 根尖切除截面与牙根长轴约呈45度
   C. 根尖切除长度约为3mm
   D. 根尖倒预备深度为至少3mm
   E. 根尖倒充填材料首选玻璃离子水门汀

【解析】根尖手术最关键的环节在于对根端的处理，包括根尖切除、根尖倒预备和根尖倒充填等步骤，根尖切除是根端处理的基础，显微根尖手术要求根尖切除3mm，切除斜面与牙根长轴的角度不大于10度，倒预备深度3mm。MTA具有良好的生物相容性和根尖封闭性能，能有效诱导根尖周软硬组织的再生，是根尖倒充填的首选材料。

4. 根尖外科手术的禁忌证包括
   A. 高血压　B. 糖尿病
   C. 哮喘　D. 心肌梗死
   E. 白血病

【解析】根尖外科手术禁忌证包括：①严重全身疾病：严重高血压、心肌梗死、未控制的糖尿病、未控制的出血性疾病、严重哮喘等；②严重牙周炎；③牙根短。

三、共用题干单选题

（1~2题共用题干）

患者，女，48岁。右下后牙咬物不适1年。患者多年前曾于某口腔医院行46根管治疗和根管再治疗，近1年来自觉右下后牙咬物时有时感到不适。检查：46殆面大面积充填物，边缘完整，叩痛(+)，松动Ⅰ~Ⅱ度，龈无异常，牙周探诊正常。X线片示46充填物及髓底，近远中根管已行充填，近中充填物密合，超出根尖约1mm，远中恰填，近中根尖周见类圆形透射影10mm×8mm，边界清楚。诊断为46根管治疗后疾病。

1. 引起根管治疗后疾病最可能的原因是
   A. 根管再感染　B. 根管超填

答案：1. BE　2. CDE　3. ACD　4. DE
1. D

C. 异物反应　　D. 根尖囊肿
E. 牙根纵裂

【解析】根管治疗后疾病的致病因素主要包括：微生物感染、异物反应、根尖周囊肿以及相关治疗因素。本病例中X线片示46近中充填物密合，超出根尖约1mm，远中恰填，近中根尖周见类圆形透射影10mm×8mm，边界清楚，为根尖周囊肿的X线片表现。结合病史患牙曾行根管治疗和根管再治疗，根尖周病变仍无法治愈，考虑真性根尖周囊肿，是引起根管治疗后疾病最可能的原因。

2. 该牙的最适治疗方案是
A. 根管再治疗　　B. 根尖手术
C. 截根术　　D. 牙半切
E. 拔牙

【解析】对于根管再治疗后根尖周病变仍无法治愈的患牙，需辅以根尖手术。

（3~6题共用题干）

患者，男，30岁。主诉上前牙修复体折裂2天。患者多年前于外院行21根管治疗和桩核冠修复，2天前因咬硬物致冠修复体部分崩裂，无明显疼痛或肿胀。检查：21烤瓷全冠修复体远中切角缺损，叩痛(±)，无松动，牙周探诊深度正常，X线片示21已行根管治疗，根尖段欠填，根管桩及根长1/3，根尖周低密度影，面积5mm×5mm。

3. 患者要求改善美观，该牙最适的治疗方案为
A. 烤瓷冠远中切角调磨修形
B. 远中切角缺损区树脂粘接修补
C. 拆除原烤瓷全冠后重新冠修复
D. 拆除原有桩冠后重新修复
E. 拆除原有桩冠后，行根管再治疗后修复患牙

【解析】桩的长度至少与冠长相等，达到根长的2/3~3/4。该患牙全冠部分崩裂，X线片示21根管桩及根长1/3，根尖段欠填，根尖周低密度影，最佳治疗方法为拆除原有桩冠后，行根管再治疗后修复患牙。

4. 若上述治疗完成后半年复查，根尖周低密度影没有显著改变，拟行根尖外科手术。关于根尖外科手术描述正确的是
A. 术前给药的目的是控制感染
B. 可采用半月形瓣
C. 从水平切口处开始翻瓣
D. 放置根尖倒充填材料后，勿冲洗骨腔
E. 引导组织再生术显著提高根尖手术的成功率

【解析】术前给药的目的是缓解患者的恐惧和焦虑，保持口腔卫生、减少唾液分泌。半月形瓣的手术通路不佳，易留下瘢痕，临床已较少使用。为了不损伤沟内上皮和牙龈血管，翻瓣时一般从垂直切口处开始翻瓣。放置根尖倒充填材料后，勿冲洗骨腔，以防倒充填材料流失。引导组织再生术促进根尖周骨质缺损区的骨修复，但并不能显著提高根尖手术的成功率。

5. 根尖倒充填材料的最佳选择是
A. 玻璃离子水门汀
B. 银汞合金
C. MTA
D. 复合树脂
E. 氧化锌丁香油糊剂

【解析】MTA具有良好的生物相容性和根尖封闭性能，能有效促进软硬组织的再生，是现有倒充填材料中各项指标均较为理想的倒充填材料。玻璃离子水门汀、银汞合金、复合树脂和氧化锌丁香油糊剂的根尖封闭性能不佳，远期效果较差。

答案： 2. B　3. E　4. D　5. C

6. 手术后1年复查，可认为手术失败的表现是
A. 患牙牙冠轻度变色
B. X线片示骨缺损部分修复
C. 患牙牙龈轻度退缩
D. 患牙轻度咬合痛及松动
E. 患牙唇侧黏膜轻度着色

【解析】复查包括临床表现和X线检查两个方面。如果患牙无临床症状和体征，X线片示骨缺损开始修复和牙周膜形成，可视为成功；如果患牙出现咬合痛、牙松动、窦道或X线片示骨缺损范围扩大，则视为失败；如果患牙未出现临床症状，X线片示骨缺损较治疗前无明显变化，则可再继续观察一段时间。

四、案例分析题

【案例一】患者，女，40岁。上前牙牙龈反复出现脓疱2年。自述上前牙于多年前行根管治疗，近2年牙龈反复长脓包，伴有牙龈肿痛。检查：22见全冠修复体，边缘密合，叩痛(±)，无松动，牙周探诊正常。23牙冠变色，切端中度磨损，叩痛(±)，无松动，牙周探诊正常，温度和电活力测验均无反应。22、23间近根尖部唇侧黏膜见一窦道口。

第1问：为确诊窦道的病源牙，首先考虑的影像学检查是
A. 全景片 B. 咬翼片
C. 咬合片 D. 偏位投照根尖片
E. 诊断丝根尖片 F. 锥形束CT

第2问：影像学检查示22桩核冠修复体，根管恰填，根尖部见圆形透射影，10mm×15mm，边界清晰，可见致密白线环绕。23根管影像模糊，根尖周未见明显透射影。最可能的诊断是
A. 22慢性根尖周脓肿，23慢性牙髓炎
B. 22慢性根尖周脓肿，23牙髓坏死
C. 22根尖周囊肿，23慢性牙髓炎
D. 22根尖周囊肿，23牙髓坏死
E. 22根尖周肉芽肿，23慢性牙髓炎
F. 22根尖周肉芽肿，23牙髓坏死

【解析】结合临床检查和影像学检查，23叩痛(±)，根尖部见圆形透射影，周围可见致密白线环绕，考虑为根尖周囊肿。23牙体磨损，叩痛(±)，牙髓活力测验无反应，根尖周未见明显异常，考虑牙髓坏死。

第3问：导致23牙髓受损的原因最可能是
A. 外伤 B. 牙体磨损
C. 牙周疾病 D. 咬合创伤
E. 牙隐裂 F. 牙纵裂

【解析】根据题干提供的证据“23牙冠变色，切端中度磨损，叩痛(±)，无松动”，考虑长期慢性创伤性咬合影响牙髓的血供，导致牙髓变性或坏死。牙体中度磨损引起牙髓受损的可能性不大。其他选项尚无充足依据。

第4问：拟行22显微根尖手术，关于瓣膜设计正确的是
A. 如附着龈较短，可采用扇形瓣
B. 如根尖周病变较大，不建议采用扇形瓣
C. 可采用矩形瓣，优点为视野好，组织愈合快
D. 可采用三角形瓣，优点为组织瓣血供破坏较小
E. 垂直切口应靠近牙中轴，切到膜龈联合处
F. 如牙龈无明显炎症，可采用龈沟内切口

【解析】扇形瓣优点是不破坏边缘龈和牙龈附着，易于切开和翻起，术野清楚。缺点

答案：6. D
【案例一】1. E 2. D 3. D 4. BCDF

是易切断垂直向的血管和胶原纤维、出血较多和组织瓣收缩。对于附着龈较短、牙根较短或根尖周病变较大的患牙，禁用该瓣设计。矩形瓣最大的优点是手术视野较好，缝合后组织愈合较快，没有疤痕，适用于下颌前牙，多根牙和较长的牙根，如上颌尖牙。三角形瓣优点是组织瓣的血供破坏较小，有利于伤口的复位缝合和组织愈合，但缺点是单一的垂直切口限制了手术的视野，因此多用于后牙，前牙区也可采用。垂直切口从龈缘开始，通常靠近龈乳头的近中或远中，与牙长轴平行，一直切到膜龈联合处。选择龈沟内切口时，牙龈的血液供应不会受到影响，但患牙必须无牙周袋，牙龈无明显炎症。

第5问：本次根尖手术中，最可能损伤到的重要解剖结构是

A. 唇系带　　B. 腭前动脉
C. 腭前神经　　D. 眶下神经
E. 上牙槽中神经　　F. 鼻底

【解析】根尖手术前需确切地了解手术中可能涉及的重要解剖结构，如颏孔、下颌神经管、上颌窦和鼻底等。上前牙最可能损伤到的重要解剖结构为鼻底。

第6问：根尖手术的术后护理需注意的事项包括

A. 生理盐水纱布轻压术区10~15分钟
B. 可用冰袋在颊部或下颌轻压术区30分钟
C. 术后常规服用3天抗生素
D. 术后6、12、24个月应进行复查
E. 术后第二天用氯己定溶液含漱
F. 术后7~14天拆线

【解析】如去骨较多、血凝块较大、上颌窦穿通等情况，应在手术后服用抗生素。一般术后5~7天拆线。

答案： 5. F　6. ABDE

第十三章　根管治疗并发症的处理及根管再治疗

一、单选题

1. 下列因素中，一般不会成为根尖周炎诱因的是
   A. 根管内封甲醛甲酚时，棉捻过饱和
   B. 根管器械超出根尖孔
   C. 封失活剂时间过长
   D. 根管充填时根充材料超出根尖孔
   E. 窦道未消除的情况下进行根管充填

【解析】引起根尖周炎的因素包括：物理因素如B、D，化学因素如A、C溢出根尖孔而引起药物性根尖周炎，免疫因素等。

2. 以下说法**错误**的是
   A. 器械在根管内遇到阻力时，旋转幅度不能超过90度
   B. 器械在使用时不要越号操作
   C. 使用前仔细检查器械有无损坏、变形，避免反复使用
   D. 粗大的根管锉过度预备可破坏根尖孔，损伤根尖周组织和根管壁侧穿
   E. 在弯曲根管使用手用根管预备器械时，应沿着根管的弯曲形态走向进行预弯

【解析】器械旋转幅度不要超过180°(半圈)。

3. 关于根管成形，说法**错误**的是
   A. 旋转使用的器械，旋转幅度不能超过两圈
   B. 常用逐步后退法，根管壁原来直径至少扩大3个器械号
   C. 机械预备结合化学预备，边预备边冲洗
   D. 维持原根管形态，具有连续的锥度
   E. 正确使用器械，避免折断

【解析】旋转使用的器械，旋转幅度不要超过半圈，遇阻力不要用力过大，防止器械折断。根管扩大至一定号数，以便于彻底清除感染物质及为严密根充做准备。维持原根管形态，避免产生台阶及侧穿。结合化学预备，可清理器械不能到底的侧支根管等复杂根管系统。

4. 根管预备过程中，出现根管阻塞的原因**除外**
   A. 器械使用手法不当，将碎屑推向根尖导致阻塞根管
   B. 在器械换号的过程中，未充分冲洗根管
   C. 在预备过程中，未按顺序使用扩锉器械
   D. 工作长度标记不准确
   E. 旋转使用的器械，旋转幅度过大

【解析】根管预备过程中，出现根管阻塞的原因：器械使用手法不当，将碎屑推向根尖导致阻塞根管；在器械换号的过程中，未充分冲洗根管；在预备过程中，未按顺序使用扩锉器械；工作长度标记不准确。旋转使用的器械，旋转幅度过大可能导致器械分离。

答案： 1. E　2. A　3. A　4. E

5. 关于急性根尖周炎病因的叙述，错误的是
   A. 牙髓失活剂、根管消毒药对根尖周组织的化学性刺激
   B. 根管过度预备对根尖周组织的机械性刺激
   C. 根管超填对根尖周组织的机械性刺激
   D. 残存的细菌对根尖周组织的生物性刺激
   E. 根管冲洗剂、根管消毒药泄漏

【解析】在根管预备或充填后，少数患者会出现局部肿胀、咬合痛、自发痛等急性根尖周炎症状，原因包括：①牙髓失活剂、根管消毒药对根尖周组织的化学性刺激；②根管过度预备或者根管超填对根尖周组织的机械性刺激；③残存的细菌对根尖周组织的生物性刺激。根管冲洗剂、根管消毒药泄漏常导致软组织化学损伤。

6. 患者，男，72岁。左上后牙自发痛伴搏动性跳痛2天。检查：左上7远中邻面深龋洞，叩痛(+++)，无松动，冷测及电测均无反应。X线片示根尖周透射影。诊断：左上7慢性根尖周炎急性发作。给予开髓引流后开放处理。治疗后疼痛未明显缓解，出现面部肿胀，体温升高。以下不是引起上述反应原因的是
   A. 开髓孔过小
   B. 反复使用器械扩大根尖孔
   C. 根尖孔未穿通
   D. 患者体质差，抗感染力弱
   E. 未服用抗生素

【解析】急性根尖周炎的应急处理是在局麻下开通髓腔，穿通根尖孔，使根尖渗出物及脓液通过根管得到引流。要尽量通畅根管，使渗出液顺利流出，但要避免使用过多器械扩大清理根管。开髓孔过小、反复使用器械扩大根尖孔、根尖孔未穿通、患者体质差、抗感染力弱等均可能导致疼痛加重。抗生素仅是辅助治疗，在患者伴有全身症状时可服用。

7. 患者，女，24岁。左上后牙自发性疼痛伴冷热刺激痛半年余。检查：左上5𬌗面银汞充填物，边缘未探及龋损，叩痛(+)，无松动，龈红，冷诊出现持续性疼痛，余牙体未见明显异常。X线片示左上5已行根管治疗，但根充不完善，根尖未见明显异常。初步诊断为
   A. 继发龋　　B. 急性牙髓炎
   C. 急性根尖周炎　　D. 残髓炎
   E. 三叉神经痛

【解析】主诉牙自发性疼痛，叩痛(+)，冷诊出现持续性疼痛，表现为慢性牙髓炎的症状，X线片显示曾接受根管治疗，去除根充物探查根管有疼痛感觉，即可确诊为残髓炎。

8. 患者，女，28岁。因左上5慢性牙髓炎行根管治疗。医生在操作时不慎发生根管锉器械分离。X线片见左上5根尖1/3弯曲，根管锉分离在弯曲下方的根尖处，未出根尖孔，根尖周未见明显异常。以下说法最合理的是
   A. 尽量取出断端，否则对根管治疗成功率影响很大
   B. 直接将断端作为充填物，加强消毒，治疗后密切观察
   C. 利用根管显微镜可以将断端取出
   D. 直接行塑化治疗
   E. 断端部位过深，且在根管弯曲处，为消除炎症，需要拔除患牙

【解析】对于根管内的分离器械，在没有引起根尖周病变、急性症状时，也可追踪观察，暂不处理。在出现根尖周炎症的临床症状后，可选择根尖外科手术治疗，也能取得良好的疗效。

答案：5. E　6. E　7. D　8. B

二、多选题

1. 根管治疗后疾病的致病因素包括
   A. 微生物感染 B. 异物反应
   C. 根尖周囊肿 D. 治疗因素
   E. 根尖周肉芽肿

【解析】根管治疗后疾病的致病因素包括：微生物感染、异物反应、根尖周囊肿以及相关治疗因素等。

三、共用题干单选题

（1~3 题共用题干）

患者，女，56 岁。左下后牙自发疼痛 1 周，夜间因疼痛无法入睡 3 天，自服消炎药症状无明显好转。检查：左下 5 咬合面银汞充填物，边缘未探及龋损，龈缘稍有红肿，X 线片示左下 5 已行根管治疗，但根充不完善，根尖组织未发现明显异常。

1. 主诉牙初步诊断为
   A. 急性牙髓炎
   B. 急性根尖周炎
   C. 慢性牙髓炎急性发作
   D. 残髓炎
   E. 慢性根尖周炎急性发作

【解析】主诉牙表现为急性牙髓炎的症状，X 线片显示曾接受根管治疗，去除根充物探查根管有疼痛感觉，即可确诊为残髓炎。

2. 以下最有诊断价值的是
   A. 牙髓温度测验
   B. 牙髓电活力测验
   C. 根管内有探痛
   D. X 线检查
   E. 叩痛

【解析】残髓炎的诊断要点包括：①有牙髓治疗史；②有牙髓炎症状表现；③强温度刺激患牙有延缓性痛以及叩诊疼痛；④再治疗时探查根管有疼痛感觉，并在完善处理后症状消失方可确诊。

3. 针对主诉牙的合适处理为
   A. 降低咬合
   B. 去除充填物重行完善根管治疗
   C. 服用抗生素及止痛药
   D. 拔除患牙
   E. 根尖手术

【解析】对于此类患牙最合适的处理是去除根充物后，清除残髓，重行完善的根管治疗。

（4~7 题共用题干）

患者，男，41 岁。左下后牙在外院完成治疗后不适数月余。检查：37 𬌗面充填体，每日不适钝痛，叩诊不适。X 线片显示近中根管上 1/3 高密度影，较直，可见螺纹状影，初步判断为器械分离。

4. 下列不属于器械分离取出的方法的是
   A. 形成旁路 B. 拔除患牙
   C. 超声取出 D. H 锉取出
   E. 套管取出

【解析】器械分离取出的方法包括超声波振动、微锉系统、旁路的形成、外科治疗及追踪观察。

5. 以下容易造成器械分离的是
   A. 去尽牙本质悬突
   B. 开髓孔过大
   C. 1-2 型根管
   D. 使用镍钛器械
   E. 建立进入根管的直线通路

【解析】器械分离的原因有：①弯曲钙化细小的根管，根管口存在明显牙本质悬突的

答案：1. ABCD
1. D 2. C 3. B 4. B 5. C

根管，在根尖段发生急弯的根管，1-2 型根管或主根管在根管尖段突然分为数个的根尖分歧根管等根管解剖因素；②根管锉螺纹变稀或者螺纹变密；③过大、用力过大、越号扩锉等操作因素。

6. 若该器械分离于根尖部，距下牙槽神经管 2~3mm，已形成旁路，下列说法错误的是
   A. 大量次氯酸钠和生理盐水交替冲洗
   B. 使用 EDTA
   C. 小号锉预弯进入
   D. 分离的器械一定要取出，否则会对患牙疗效造成影响
   E. 加强根管消毒后行完善的根管充填

【解析】对于根管内的分离器械，在没有引起根尖周病变、急性症状时，也可追踪观察，暂不处理。在出现根尖周炎症的临床症状后，可选择根尖外科手术治疗，也能取得良好的疗效。

7. 预防器械分离的方法除外
   A. 使用前仔细检查器械有无损害
   B. 避免反复使用和盲目施力
   C. 旋转幅度不要超过 180°
   D. 不要越号操作
   E. 对直线通路的建立要求不高

【解析】进入根管的直线通路未建立也是引起器械分离的常见原因。

四、案例分析题

【案例一】患者，男，50 岁。2 周前发现右下后牙龈有小包，平时无明显不适。检查见右下第一磨牙咬合面深龋洞，探诊无感觉，右下第一磨牙近中根尖部龈瘘管。X 线片示右下第一磨牙根尖 X 线透射区不规则，边界模糊。

第 1 问：患牙可能出现的体征有
   A. 冷测激发痛
   B. 冷测正常
   C. 电测正常
   D. 电测无活力
   E. 热测激发痛
   F. 叩诊剧烈痛

【解析】出现瘘管和根尖透射影，患牙为根尖周病，牙髓诊断性试验无反应。

第 2 问：主诉牙应诊断为
   A. 根尖囊肿
   B. 慢性牙髓炎
   C. 慢性牙周炎
   D. 根尖肉芽肿
   E. 慢性牙槽脓肿
   F. 慢性牙周炎

【解析】患牙出现窦道及骨破坏，X 线透射区不规则，边界模糊，为慢性牙槽脓肿；根尖囊肿 X 线边界清晰，周围有一圈致密的骨白线围绕；根尖肉芽周 X 线边界清楚，周围骨质正常或稍显致密。慢性牙髓炎无窦道及骨破坏。慢性牙周炎 X 线片示牙槽骨嵴吸收。

第 3 问：主诉牙治疗设计应为
   A. 保髓治疗　　B. 干髓治疗
   C. 根管治疗　　D. 塑化治疗
   E. 患牙拔除　　F. 根尖外科手术

【解析】对于慢性根尖周炎，首选根管治疗。

第 4 问：在根管治疗后半年，患牙再次出现窦道，X 线片示根尖透射影范围无明显缩小，根管欠填，此时考虑的方案为
   A. 继续观察

答案： 6. D　7. E
　　【案例一】 1. D　2. E　3. C　4. B

B. 根管再治疗
C. 拔除患牙
D. 桩核冠修复
E. 根尖外科手术
F. 冠周冲洗

【解析】根管治疗后仍有窦道、根管欠填的患牙，经评估通过根管再治疗能够提高根管治疗的质量，该类病例应首选根管再治疗。

第十四章　根管治疗后的牙体修复术

一、单选题

1. 下列<u>不属于</u>全瓷嵌体的牙体预备要求的是
   A. 预防性扩展
   B. 线角清晰
   C. 颊舌轴壁与邻面剩余牙体组织之间应大约呈 90°
   D. 0.5~1mm 洞缘斜面
   E. 洞型无倒凹

【解析】颊舌轴壁和龈壁应扩展至不与邻牙接触的位置，窝洞的外形线应圆缓无锐角，轴壁应圆缓地向洞底过渡，窝洞内的轴角应修整圆顿，以减小应力集中，防止修复体折裂，颊舌轴壁与邻面剩余牙体组织之间应大约呈 90°，这有利于提高修复体和牙体组织的强度，要求无倒凹。全瓷嵌体无须制备洞缘斜面。

2. <u>不属于</u>嵌体禁忌证的是
   A. 前牙邻唇面缺损，未涉及切角者
   B. 殆面缺损范围小且表浅
   C. 因牙体缺损形成的严重邻接不良或食物嵌塞
   D. 牙体缺损范围大，残留牙体组织抗力形差，固位不良
   E. 对美观要求高的前牙缺损患者

【解析】因牙体缺损形成的严重邻接不良或食物嵌塞属于嵌体的适应证。

3. 原则上根管治疗修复的时机是
   A. 根管治疗后 1 周
   B. 根管治疗后 2 周
   C. 不出现临床症状或临床症状完全消失
   D. 根管治疗后 1 个月
   E. 根管治疗后 3~6 个月

【解析】原则上，根管治疗后不出现临床症状或原有临床症状完全消失，就可以考虑永久修复。

4. 牙体修复过程中，首先需要考虑的因素是
   A. 防止根管系统再感染，为根尖周病的愈合及根尖周组织的健康创造条件
   B. 保护剩余牙体组织，使其免受进一步破坏，避免折断
   C. 恢复牙的结构和外形，恢复功能与美观
   D. 保持牙列完整，促进口颌系统健康
   E. 防止牙体组织脆性增大

【解析】将行永久修复的患牙，需待根管治疗疗效肯定后再行修复。首先考虑防止根管系统再感染，同时也要考虑龋易感性，牙周健康，生物力学，咬合功能，美学以及患者的需求。

5. 患儿，男，9 岁。11 切端 1/2 冠折，已行根管治疗，该患者可行的最佳修复是
   A. 树脂美容修复

答案：1. D　2. C　3. C　4. A　5. A

B. 普通金属烤瓷冠

C. 全瓷冠

D. 贵金属烤瓷冠

E. 金属冠

【解析】患者年龄小，牙弓和咬合尚未完全成形，不适合采用永久修复，一般临时修复等到成年后再行永久修复。该患者切断缺损 1/2，可行树脂美容修复。

6. 患者，男，23 岁。上颌前牙因外伤折断来诊。查：右上颌中切牙横向折断，断面位于牙槽嵴根面上方，唇侧龈下 2mm，根稳固，X 线片显示根管治疗完善。余之正常。在修复前还需做的适当处理是

A. 洁治　　B. 刮治

C. 龈切除　　D. 照咬合片

E. 牙槽骨修整

【解析】患者外伤后，切牙横向断面位于牙槽嵴根面上方，唇侧龈下 2mm，根稳固，X 线片显示根管治疗完善，可行固定义齿修复，需要保证生物学宽度的前提下，进行龈切除，以增加修复体的固位力。

7. 患者，男，42 岁。1 年前左上前牙因牙龈小泡曾行根管治疗，现该牙又出现肿痛，来诊。查：右上中切牙原充填物在，根方黏膜充血，扣诊(+)，叩痛(+)，松动Ⅰ度，X 线片示根管内严密充填，根尖区骨质破坏范围较大。此时宜采取的治疗措施是

A. 抗炎、止痛

B. 重新根管治疗

C. 抗炎后行根尖手术

D. 重新根管治疗 + 根尖手术

E. 拔除患牙

【解析】由于 X 线片示根管内严密充填，故无须重新根管治疗。根尖手术的适应证包括广泛的根尖周骨质破坏，保守治疗难以治愈者。

二、多选题

1. 根管治疗完毕后永久性修复目的包括

A. 阻止冠方的微渗漏

B. 恢复牙齿的咬合功能

C. 恢复牙齿的美学特性

D. 恢复牙齿的𬌗关系

E. 恢复牙周组织健康状态

【解析】永久性修复既要阻止冠方的微渗漏，还必须尽可能地恢复牙齿的咬合功能和美学特性。

2. 患者，男。右下后牙因牙体缺损要求修复。检查：46 残根，叩诊无不适，无病理性松动。X 线片显示根充完善，根尖周未见明显阴影。该牙如要行桩核冠修复，牙体预备时

A. 在不引起根管侧穿及影响根尖封闭的前提下，尽可能争取较长的桩长度

B. 去除龋坏、薄壁等

C. 齐龈磨除残冠组织

D. 应选用直径比根管口略细的预备钻针开始预备，再逐步扩大

E. 操作过程中要防止导致冠方渗漏

【解析】患牙的强度主要取决剩余牙体组织的量，尽量保存剩余牙体硬组织是桩核冠修复中的基本原则。根据所选择的最终全冠修复体的要求对剩余牙体组织进行预备，然后去除龋坏、薄壁等，其余的则为要求保存的部分。这部分剩余牙体与核一起形成全冠预备体。桩核预备时需要去除部分根充材料，操作过程中要防止导致冠方渗漏。

答案： 6. C　7. C
1. ABCD　2. ABDE

3. 根管治疗后冠修复时机的选择需要考虑的因素有
   A. 根管治疗术后的时间
   B. 原发疾病的诊断
   C. 根尖周病变的大小
   D. 是否有牙周 - 牙髓联合病变
   E. 咬合关系

【解析】具体的修复方式要考虑牙体修复过程和不同修复材料的特性、原发疾病的诊断、根尖周病变的大小，是否与牙周病变相连通等因素。

三、共用题干单选题

（1~3 题共用题干）

患者，男，28 岁。因“3 周前因外伤致上前牙折断，已在外院行根管治疗，为进一步治疗”来诊。检查：11 牙冠横折，断面位于龈上 2mm，根管口见白色暂封物。无叩痛，无明显松动，牙龈及咬合正常，X 线片示 11 根管恰填，未见明显的根尖周阴影。

1. 牙外伤伴牙周膜损伤者，根管治疗后进行桩核冠修复的最短时间为
   A. 3 天　B. 1 周　C. 2 周
   D. 3 周　E. 1 个月

【解析】根据治疗前患牙的牙髓状况，需要观察的时间长短不同：①原牙髓正常或有牙髓炎但未累及根尖者，观察时间可缩短，根管治疗 3 天后无临床症状，即可开始修复；②有根尖周炎的患牙一般需要在根管治疗后观察 1 周以上，确认没有临床症状才可开始修复；③根尖周病变范围过大的患牙，应在根管治疗后，等待根尖病变明显减小，并且无临床症状才可以开始桩核冠修复。本患者牙外伤伴牙周膜损伤，根管治疗后，牙周组织损伤恢复一般需要 1 周左右。

2. 关于根管桩进入根管的长度和直径，叙述**错误**的是
   A. 桩的长度不应超过牙根长度的 3/4
   B. 根尖方需要保留 5mm 的牙胶材料，桩与剩余牙胶之间不能有空隙
   C. 桩位于牙槽嵴内的长度 4mm 以上
   D. 磨牙的桩，从髓室底开始，长度不宜超过 7mm
   E. 桩直径为根径的 1/2

【解析】桩的直径与桩的固位和牙根的抗力都有关系，桩的长度是影响固位的重要因素，而桩的直径是次要因素。增加桩的直径可以增加桩的固位和桩自身的强度，过分增加桩的直径必然要磨除过多的根管壁组织，造成根管壁薄弱，容易发生根折。桩直径增加后降低了患牙的抗折力。所以桩的直径取决于根径的大小，理想桩的直径为根径的 1/3。

3. 烤瓷冠牙体预备时，唇侧边缘肩台应为
   A. 0.5mm　B. 1mm
   C. 1.5mm　D. 2mm
   E. 2.5mm

【解析】烤瓷冠牙体预备时，唇侧边缘肩台应为 1mm 直角肩台，此种设计不仅边缘预备少，金瓷冠强度、密合度也更佳 。如果肩台宽度太小，则会使得修复体边缘强度不够或者形成悬突。如果肩台宽度太大，则会使得磨除牙体组织过多，不符合生物原则。

（4~6 题共用题干）

患者，女，20 岁。右上前牙长期咀嚼不适，近半年牙体变色。两年前曾做过正畸治疗。口腔检查：11 牙体变色，无明显龋损及其他牙体硬组织病变。叩诊（+），松动Ⅰ度，牙髓电活力测验（–），牙周未见明显异常。X

答案： 3. ABCD
1. B　2. E　3. B

线片示 11 根尖周见圆形透影区,边界清楚,由一圈致密骨组成的阻射白线围绕。

4. 最可能的临床诊断为
   A. 牙髓坏死
   B. 根尖周囊肿
   C. 根尖周肉芽肿
   D. 慢性根尖周脓肿
   E. 根尖周致密性骨炎

【解析】由题干牙髓电活力测验(-),X 线片示根尖有圆形透影区,边界清楚,有一圈由致密骨组成的阻射白线围绕符合根尖周囊肿的特点。

5. 根管治疗后冠修复时机的选择需要考虑的因素除外
   A. 根管治疗术后的时间
   B. 原发疾病的诊断
   C. 根尖周病变的大小
   D. 是否有牙周 - 牙髓联合病变
   E. 咬合关系

【解析】原则上,根管治疗后不出现临床症状或原有临床症状完全消失,就可以考虑永久修复。对于有明显根尖周骨组织病损的病例,最好待根尖病变完全或基本愈合再行永久修复。对于存在较大根尖周病变,需要观察一定时间以确定疗效,待病变有了明显的愈合,再考虑永久性修复,如果牙周情况较差,应首先进行牙周治疗,同时加强对患者牙科保健的指导与监督,待牙周情况改善后再修复。

6. 经过成功的根管治疗后,首选的修复方法是
   A. 复合树脂贴面
   B. 髓腔内漂白 + 复合树脂充填
   C. 瓷贴面
   D. 全瓷冠修复
   E. 烤瓷全冠修复

【解析】本病例仅有髓腔入路的预备洞形,没有对舌隆突过多的破坏,前牙根管治疗后牙劈裂折断的危险性相对最小,可以采用光固化复合树脂直接粘接修复,因为牙体有变色,可先行髓腔内脱色,再进行复合树脂充填。

(7~9 题共用题干)

患者,男,40 岁。左上后牙咬合不适 1 月,冷热刺激痛 3 天,伴左侧头痛。检查:左上后牙无明显龋坏,27 咬合面见近远中向隐裂纹,叩诊不适,冷诊明显疼痛,去除刺激,疼痛不能缓解,无明显松动,X 片未见明显异常。

7. 该患者拟诊断为
   A. 隐裂,牙髓炎
   B. 牙本质敏感症
   C. 根尖周炎
   D. 牙周创伤
   E. 隐裂,可复性牙髓炎

【解析】检查见 27 咬合面见近远中向隐裂纹诊断为隐裂,结合病史:叩诊不适,冷刺激激发痛,去除刺激,疼痛不能缓解,且疼痛放射至左侧头部,可诊断为牙髓炎。

8. 患者首选治疗方案是
   A. 拔除
   B. 脱敏治疗
   C. 全冠修复
   D. RCT 后全冠修复
   E. 充填法治疗

【解析】根管治疗(root canal therapy,RCT)是牙髓病和根尖周病的国际上最常用最有效治疗方法,根管治疗术的原理是通过机械和化学方法去除根管内的大部分感染物,并

答案: 4. B 5. E 6. B 7. A 8. D

通过充填根管、封闭冠部，防止发生根尖周病变或促进已经发生的根尖周病变的愈合。根管治疗后牙齿抗力减弱，全冠修复保护剩余的牙体组织，避免进一步破坏和折断，其次要防止根管系统的再感染，为根尖周组织恢复健康创造条件；最后是恢复牙齿的结构与外形，恢复功能与美观。

9. 患牙完成治疗前，为防止牙纵裂，常采用措施保护患牙，除了
   A. 嘱勿用患侧咬硬物
   B. 患牙调低咬合
   C. 临时冠修复患牙
   D. 患牙粘接带环
   E. 咬合垫

【解析】降低牙尖高度以减少咀嚼时对牙齿产生的拉应力；临时冠有保护基牙折裂的作用；带环的固定有利于防止冠折；咬合垫在正畸治疗中用于调整咬合。

(10~13 题共用题干)

患者，男，30 岁。近 2 周前牙咀嚼疼痛，且牙龈肿胀有脓液流出，2 年前该牙曾因龋坏而疼痛，未曾治疗。检查：12 残冠，近中邻面探及深龋洞，牙变色，叩诊(+)，唇侧牙龈见一窦道，有脓液溢出，X 线片显示 12 根尖周有阴影。

10. 该牙经完善的根管治疗，若拟行桩核冠修复，时机为
   A. 3 天　　B. 1 周
   C. 2 周　　D. 窦道愈合后
   E. 无自觉症状后

【解析】如果有窦道，需要窦道完全闭合后，而且无根尖周症状时才开始做桩核冠修复。根尖周病变较大者需做较长时间的观察。

11. 患牙完成治疗前，为防止牙纵裂，常采用措施保护患牙，**除了**
   A. 嘱勿用患侧咬硬物
   B. 患牙调低咬合
   C. 临时冠修复患牙
   D. 患牙粘接带环
   E. 咬合垫

【解析】患牙完成治疗前，为防止牙纵裂常采用的保护措施有嘱勿用患侧咬硬物，降低咬合，临时冠保护，粘接带环。

12. 如用桩核冠修复该牙，桩的长度和宽度分别为
   A. 长度为根长的 2/3~3/4，宽度应为直径的 1/3
   B. 长度为根长的 1/2，宽度应为直径的 1/3
   C. 长度为根长的 1/3，宽度应为直径的 2/3~3/4
   D. 长度为根长的 2/3~3/4，宽度应为直径的 1/2
   E. 长度为根长的 1/2，宽度为直径的 2/3

【解析】桩的长度的要求，桩的长度至少应与冠长相等；桩的长度应达到根长的 2/3~3/4；在牙槽骨内桩的长度应大于牙槽骨内根长的 1/2；桩的末端与根间孔之间留 3~5mm 的根尖封闭区。桩的直径应为根径的 1/3。

13. 以下均是增强桩核冠固位的方法，**除了**
   A. 尽可能利用牙冠长度
   B. 尽可能多保留残留牙冠组织
   C. 根管口预备成一个小肩台
   D. 用铸造桩增加冠桩与根管壁的密合度
   E. 根管预备成喇叭口状

答案： 9. E　10. D　11. E　12. A　13. E

【解析】尽可能利用牙冠长度、尽可能多地保留残留牙冠组织、根管口预备成一个小肩台、用铸造桩增加冠桩与根管壁的密合度都可以增强桩冠的固位。但是如果将根管预备成喇叭口状,其固位力将降低。柱状的桩的固位要好于锥形桩,但牙根形态为锥形,因此理想的桩的形态应与根的形态一致,所以E不能增强桩冠的固位。

四、案例分析题

【案例一】患者,男,30岁。两年前右上后牙疼痛,经治疗痊愈,但充填物反复脱落,要求作相对永久治疗。检查:16叩诊无不适,无明显松动,远中邻殆面大面积龋坏,银汞充填,充填物部分脱落。

第1问:除上述检查外,需要做的检查是

A. 血常规
B. 牙周检查
C. X线检查
D. 咬合关系检查
E. 牙髓活力检查
F. 淋巴结检查

【解析】患牙已行大面积充填治疗,常规应拍摄X线片检查窝洞的大小以及深度,是否有根尖阴影,是否行根管治疗,同时检查牙周及牙髓活力,咬合关系等。

第2问:若经检查证实根尖有感染,应进行的最佳治疗是

A. 干髓术
B. 塑化治疗
C. 根管治疗
D. 口服抗生素
E. 调殆降低咬合
F. 开放引流

【解析】有根尖炎症时应做根管治疗。

第3问:为长期保存该患牙,最佳修复方法是

A. 全冠
B. 树脂充填
C. 成品桩+银汞充填
D. 成品桩+树脂充填
E. 铸造桩+树脂充填
F. 嵌体

【解析】大面积缺损建议行全冠修复,可获得更好的抗力形。患牙大面积缺损,嵌体无法保证剩余牙体的抗力,可考虑高嵌体修复。

第4问:全冠试戴时出现翘动,原因有

A. 全冠组织面有金属瘤
B. 邻接过紧
C. 预备体轴壁聚合度大
D. 未完全就位
E. 石膏代型磨损
F. 邻接过松

【解析】预备体轴壁聚合度大固位差,容易松动脱落,但不会出现翘动。

【案例二】患者,男,9岁。上前牙外伤,已行根管治疗,检查见:11切端1/2冠折,无明显松动,叩诊无不适。

第1问:该患者可行的修复是

A. 树脂美容修复
B. 普通金属烤瓷冠
C. 树脂甲冠
D. 全瓷冠
E. 贵金属烤瓷冠
F. 金属冠

【解析】患者年龄小,牙弓和咬合尚未完全成形,不适合采用永久修复,一般临时修复等到成年后再行永久修复。

答案:【案例一】1. BCDE 2. C 3. A 4. ABDE 【案例二】1. AC

第 2 问:采用这种修复,主要考虑

A. 年龄
B. 价格
C. 牙根实际情况
D. 材料生物相容性
E. 美观
F. 咬合关系

【解析】一般儿童修复必须考虑到年龄因素,成年后可考虑永久修复。

第 3 问:若患者就诊时,摄根尖片发现根尖未发育完全,下列措施正确的是

A. 氢氧化钙行根尖诱导
B. MTA 行根尖诱导
C. 氧化性丁香油行根尖诱导
D. 行完善根管治疗,牙胶与糊剂充填
E. 根尖诱导完成后用永久性充填材料充填
F. 待成年后再行冠修复

【解析】氧化锌丁香油没有诱导根尖继续发育的作用,根尖孔未发育完全没有明确的根尖止点,不利于根尖封闭,不能直接牙胶和糊剂充填。

第 4 问:随着微创牙髓治疗理念的发展,对颈周牙本质(PCD)的保留也越来越受到重视,以下正确的是

A. PCD 是指位于牙槽嵴顶冠方 2mm 至牙槽嵴顶根方 4~6mm 内的牙本质
B. PCD 是指位于牙槽嵴顶冠方 3mm 至牙槽嵴顶根方 4~6mm 内的牙本质
C. PCD 是指位于牙槽嵴顶冠方 4mm 至牙槽嵴顶根方 4~6mm 内的牙本质
D. 有利于向根方传导咬合应力
E. 为牙体修复提供必需的牙本质肩领
F. 维系健康的牙周生物学宽度

【解析】PCD 是指位于牙槽嵴顶冠方 4mm 至牙槽嵴顶根方 4~6mm 内的牙本质,具有向根方传导咬合应力,为牙体修复提供必需的牙本质肩领,同时维系健康的牙周生物学宽度的作用,因此保留 PCD 对于后期牙体修复具有重要意义。

【案例三】患者,男,35 岁。上颌前牙外伤 3 年,无牙体治疗史,检查见 11 牙体变色呈暗黑色,无缺损,无病理性松动。叩诊(-)。口腔内余留牙及口腔黏膜无异常。

第 1 问:修复前需要做的辅助检查是

A. X 线检查
B. 咬合关系检查
C. 牙周检查
D. 牙髓活力检查
E. 菌斑检查
F. 淋巴结检查

【解析】牙体修复前需要对患牙进行术前评估,分析不同牙位及其缺损的特征,全面了解各种材料的特征、局限,并均衡各种需求,选择适合患牙的修复方案。

第 2 问:修复前下列治疗<u>不正确</u>的是

A. 干髓术
B. 根管治疗
C. 活髓切断术
D. 直接盖髓术
E. 间接盖髓术
F. 塑化治疗

【解析】该牙为死髓牙,要先进行完善根管治疗后才能进行修复。

第 3 问:以下方案中,首选修复方法是

A. 烤瓷冠
B. 3/4 冠

答案: 2. A　3. AEF　4. CDEF　**【案例三】** 1. ABCD　2. ACDEF　3. C

C. 髓腔内漂白 + 树脂充填
D. 全瓷冠
E. 贴面
F. 树脂冠

【解析】本病例仅有髓腔入路的预备洞形，没有对舌隆突过多的破坏，前牙根管治疗后牙劈裂折断的危险性相对最小，可以采用光固化复合树脂直接粘接修复，患牙为前牙需考虑美观性，因为牙体有变色，首选髓腔内漂白 + 树脂充填，若漂白效果不佳，则可选择全瓷冠修复。

第4问：不是选择以上方案的主要原因的是
A. 牙体的破坏程度
B. 外形和接触点的恢复好
C. 椅旁修复，极大地方便患者
D. 耐磨性、美观性
E. 粘接体系的进步
F. 保存更多的牙体组织

【解析】高分子复合树脂因其耐磨性、美观性方面的巨大改进以及粘接体系的进步，使复合树脂粘接修复技术的临床应用日益广泛。适合于临床椅旁修复，极大地方便患者。同时由于材料的可塑特征，无须制作就位道，可以最大限度地保留正常的牙体组织。但是临床椅旁修复受时间、环境的限制，难以在短时间获得理想的外形与光洁度。如果仅有髓腔入路的预备洞形，没有对舌隆突过多的破坏，前牙根管治疗后牙劈裂折断的危险性相对最小，可以采用光固化复合树脂直接粘接修复。

【案例四】患者，女，20岁。1年前因外伤致上前牙缺损。口腔检查：21远中切角缺损，牙冠变色，叩诊无不适，无松动，咬合正常。

第1问：不宜选择的修复形式有
A. 树脂贴面
B. 3/4冠
C. 瓷贴面
D. 烤瓷全冠
E. 全瓷冠
F. 嵌体

【解析】患牙牙冠变色，3/4冠及嵌体无法满足美观的需要。

第2问：若采用桩冠修复，应进一步做必要处理为
A. X线检查牙周情况
B. 松动度
C. 牙龈状况
D. 牙齿颜色
E. X线检查了解根管充填情况
F. 临床结合X线片分析需要的桩长度

【解析】经检查患牙无病理性松动。

第3问：若该患者要求做全冠修复，要求尽可能美观，可推荐采用
A. 树脂全冠
B. 塑料全冠
C. 金合金全冠
D. 镍铬合金全冠
E. 钴铬合金全冠
F. 全瓷冠

【解析】陶瓷类材料用于牙体修复，在材料的硬度、晶体性及美观性等方面，更加接近牙体组织。

第4问：若选用以上修复方式，冠的边缘最好位于
A. 唇侧边缘平齐龈缘，舌侧边缘平齐龈缘

答案：4. B 【案例四】1. BF 2. ACDEF 3. F 4. B

B. 唇侧边缘平齐龈缘，舌侧边缘龈上 0.5mm
C. 唇侧边缘平齐龈缘，舌侧边缘龈下 0.5mm
D. 唇侧边缘龈上 0.5mm，舌侧边缘平齐龈缘
E. 唇侧边缘龈下 0.5mm，舌侧边缘平齐龈缘
F. 唇侧边缘龈上 0.5mm，舌侧边缘龈上 0.5mm

【解析】为了减少修复体对牙周组织的刺激，延伸到龈下的修复体牙面牙菌斑较多，所以主张将修复体边缘放在龈缘以上，前牙区影响美观时，可以考虑平齐龈缘。

第二篇　牙周

第一章　绪　　论

一、单选题

1. 以下关于牙龈病描述**不正确**的是
   A. 牙龈病是指只发生在牙龈组织的疾病，不侵犯深层组织
   B. 最常见为牙龈炎
   C. 牙龈病的病因明确，主要为菌斑
   D. 治疗效果好
   E. 牙龈病不受全身因素影响

【解析】牙龈病包括菌斑性龈炎和非菌斑性龈病，前者与菌斑生物膜相关，受全身因素影响，如内分泌、激素、药物等。后者为由非菌斑生物膜诱导的牙龈病，通常是全身疾病在口腔的临床表现。

2. 以下关于牙周炎描述**不正确**的是
   A. 牙周炎是指一组侵犯牙周四种组织（包括牙龈、牙周膜、牙槽骨和牙骨质）的疾病
   B. 可造成牙周组织的破坏，最终导致牙齿松动、脱落
   C. 牙周炎所导致的牙周组织破坏，经过恰当的治疗后，病变可以停止发展
   D. 治疗后遭到破坏的牙周组织可以完全恢复正常
   E. 是不可逆性疾病

【解析】牙周炎是累及牙周支持组织的炎症性、破坏性疾病，有附着丧失和牙槽骨的吸收，通过积极治疗，炎症消退，病变停止，但已破坏的牙周支持组织难以完全恢复正常，是一种不可逆性疾病。

3. 牙龈的胶原纤维**不包括**
   A. 龈牙纤维　　B. 牙骨膜纤维
   C. 牙槽嵴纤维　　D. 环形纤维
   E. 越隔纤维

【解析】牙龈的胶原纤维分为5组：龈牙纤维组、牙骨膜纤维组、牙槽龈组、环形纤维组、越隔纤维组。牙槽嵴纤维属于牙周膜纤维。

4. 牙周膜纤维的主要胶原纤维类型是
   A. Ⅰ　　B. Ⅱ　　C. Ⅲ
   D. Ⅳ　　E. Ⅴ

【解析】牙周膜纤维主要是Ⅰ型胶原纤维。

答案： 1. E　2. D　3. C　4. A

5. 关于结合上皮错误的是
A. 由非角化复层鳞状上皮构成
B. 通过基板和半桥粒与牙面附着
C. 在有牙周附着丧失时位于牙根表面
D. 1~3 天即更新
E. 附着位置在不同时期有所不同

【解析】结合上皮是非角化的复层鳞状上皮，通过内侧基板和外侧基板分别与牙面和牙龈的结缔组织附着。结合上皮的位置可以位于牙冠、釉牙骨质界或牙根上。这取决于患者的年龄、牙萌出的阶段和牙周组织的健康状况。当牙初萌时，结合上皮附着于牙冠；牙完全萌出时，结合上皮位于釉牙骨质界处。当牙龈发生退缩使牙根暴露或有牙周附着丧失时，结合上皮则位于牙根。口腔上皮在一生中不断进行更新，更新的时间分别为：牙龈上皮 10~12 天，腭、舌和颊部为 5~6 天；结合上皮为 1~6 天。

6. 生物学宽度约为
A. 1mm B. 2mm C. 3mm
D. 3.5mm E. 4mm

【解析】生物学宽度是指龈沟底与牙槽嵴顶之间约 2mm 的恒定距离。它包括结合上皮（宽约 0.97mm）及结合上皮的根方和牙槽嵴之间的纤维结缔组织（宽约 1.07mm）。

7. 不存在于正常牙龈上皮中的细胞是
A. 朗格汉斯细胞
B. 黑色素细胞
C. 牙龈成纤维细胞
D. 梅克尔细胞
E. 角质形成细胞

【解析】正常牙龈上皮的细胞组成包括：角质形成细胞，以及黑色素细胞、朗格汉斯细胞、梅克尔细胞等非角质形成细胞。牙龈成纤维细胞是牙龈结缔组织中的主要细胞。

8. 有关牙骨质和牙槽骨的描述，正确的是
A. 牙骨质富含血管和神经
B. 牙槽骨的改建只受全身因素的影响
C. 牙骨质在正常情况下是不发生吸收的
D. 有细胞牙骨质位于牙颈部到近根尖 1/3 处
E. 牙槽骨在牙失去后不发生改变

【解析】牙骨质虽然具有板层骨的特点，但没有血管、神经和淋巴管，正常情况下是不发生吸收的，牙骨质有两种结构形式，即无细胞牙骨质和有细胞牙骨质，前者自牙颈部到近根尖 1/3 处，后者位于无细胞牙骨质表面。牙槽骨是牙周组织中，也是全身骨骼系统中代谢和改建最活跃的部分，牙槽骨的改建受局部和全身因素的影响，牙齿脱落后牙槽突随之吸收、消失。

9. 牙周膜的厚度一般为
A. 0.5~1mm B. 0.15~0.38mm
C. 1.2~2mm D. 0.5~0.1mm
E. 1~2mm

10. 牙周炎最好发的牙位是
A. 下颌切牙和上颌磨牙
B. 上颌切牙和下颌磨牙
C. 下颌切牙和下颌磨牙
D. 上颌切牙和上颌磨牙
E. 上颌切牙、上颌磨牙、上颌前磨牙

【解析】同一口腔内各个部位牙齿对牙周疾病的易感程度不同。牙周炎具有部位特异性。从牙位讲：下颌中、侧切牙，上颌磨牙，其次是下颌磨牙、尖牙和上颌中、侧切牙、前磨牙，最少受累的为上颌尖牙和下颌前磨牙。

11. 牙周微生物在牙周病危险因素的共同作用下最终导致牙周病的发生，牙周病的危险因素不包括

答案： 5. D 6. B 7. C 8. C 9. B 10. A 11. E

A. 年龄　　B. 口腔卫生情况
C. 性别　　D. 某些全身疾病
E. 牙外伤史

【解析】世界卫生组织调查表明影响牙周病流行的因素有：年龄、性别、口腔卫生情况、某些全身疾病、地区和种族、牙位及部位、社会经济状况、吸烟、咀嚼槟榔等不良习惯、某些微生物、既往史、基因背景。

12. 口腔内牙石分布最多的牙位是
A. 下前牙
B. 下颌第一磨牙
C. 下颌第二磨牙
D. 尖牙
E. 前磨牙

13. 牙周膜是围绕牙根并连接牙根与牙槽骨的致密结缔组织，牙周膜由细胞、基质和纤维组成。牙周治疗后牙周膜内形成新附着的主要细胞是
A. 破骨细胞
B. 巨噬细胞
C. 肥大细胞
D. Malassez 上皮剩余细胞
E. 牙周韧带干细胞

【解析】近年来，已从牙周膜中成功分离出具有多向分化潜能的干细胞－牙周韧带干细胞，牙周韧带干细胞是牙周炎治疗后牙周组织与牙根面之间形成新附着的主要细胞来源。

14. 将牙向牙槽窝内牵引，并对抗侧方力的牙周膜纤维是
A. 牙槽嵴纤维　　B. 横纤维
C. 斜纤维　　D. 根尖纤维
E. 根间纤维

【解析】牙槽嵴纤维起自结合上皮根方的牙骨质，斜行进入牙槽嵴，其功能是将牙向牙槽窝内牵引，并对抗侧方力，切断该组纤维不会明显增加牙的松动度。

15. 关于龈下非附着性菌斑生物膜，以下描述<u>不正确</u>的是
A. 位于附着性龈下菌斑生物膜的表面
B. 其构成以厌氧菌为主
C. 与牙槽骨的破坏密切相关
D. 最易导致根面龋
E. 结构松散，直接与袋上皮和龈沟上皮接触

【解析】在牙周炎快速进展时，非附着性龈下菌斑生物膜明显增厚，与牙周炎的发生、发展关系密切，由于其毒力强，与牙槽骨的快速破坏有关，因此有学者认为非附着性龈下菌斑生物膜是牙周炎的“进展前沿”。

16. 在引起牙周组织病变的局部病因中，正确的应该是
A. 各种局部病因在牙周组织疾病病因中起同等重要作用
B. 只要存在菌斑生物膜即能引起牙周组织病变
C. 细菌及其产物为主要的局部致病因素
D. 全身系统性疾病一定引起牙周组织病
E. 牙石为主要的局部致病因素

【解析】牙周病是多因素疾病，即既有局部致病因素的作用，又有机体反应性的影响。其中细菌微生物在牙周病的发生、发展过程中起主要作用。

17. 关于殆创伤对牙周组织的作用，下面描述<u>错误</u>的是

答案： 12. A　13. E　14. A　15. D　16. C　17. A

A. 单纯、短期的𬌗创伤也会引起牙周袋
B. 长期的𬌗创伤会加重牙周炎症的发展
C. 𬌗创伤会增加牙的动度
D. 单纯、短期的𬌗创伤不会加重牙龈炎
E. 自限性松动牙在没有牙龈炎症的情况下,不造成牙周组织的破坏

【解析】单纯𬌗创伤并不会导致牙龈炎症和牙周袋形成,也不会引起附着丧失。𬌗创伤虽然可引起骨吸收和牙齿松动,但这可以看作是一种适应性变化,一旦创伤解除,牙周组织的变化是可逆的。然而,当存在活动的牙周感染和炎症,𬌗创伤即可加重病情的发展。因此,在临床上应该首先强调控制菌斑和消除牙龈炎症,即使创伤性咬合不能完全消除,也可停止组织的继续破坏。

18. 牙石引起牙龈炎症的主要致病作用是
A. 牙石对牙龈有机械刺激
B. 牙石的多孔结构容易吸附大量的细菌毒素
C. 牙石表面常有未矿化的菌斑,刺激牙龈造成炎症
D. 牙石可促进龈沟液的渗出增加
E. 牙石妨碍日常口腔卫生措施的实施

【解析】牙石对牙周组织的致病作用主要是粗糙的牙石表面是菌斑生物膜附着滋生的良好部位,其表面始终有钙化不全或未钙化的菌斑生物膜,因此危害较大。

19. 以下的修复体设计,有利于牙周健康的是
A. 颊、舌面过突的外形高点
B. 后牙邻面的接触区位于中央沟的颊侧
C. 后牙邻面的接触区位于中央沟的舌侧
D. 宽大的后牙邻面的接触区
E. 前牙邻面的接触区位于中央沟的颊侧

【解析】修复体外形应恢复适当,颊、舌侧过凸或过平均易造成菌斑积聚,对牙龈不利。修复体如未能恢复适当的邻接区、外展隙、边缘嵴和发育沟等都可导致食物嵌塞。修复体的接触区位于中央沟的颊侧,有利于食物排溢,减少食物嵌塞,有利于牙周组织的健康。

20. 下列易造成牙周失用性萎缩的情况是
A. 深覆𬌗 B. 深覆盖
C. 开𬌗 D. 对刃𬌗
E. 反𬌗

【解析】开𬌗的患者,患牙缺少咬合接触,无咀嚼功能,患牙牙周易造成失用性萎缩。

21. 选磨的基本原则是
A. 前伸𬌗有早接触时,磨改下前牙切缘
B. 前伸𬌗及正中𬌗有早接触时,磨改上前牙斜面
C. 正中𬌗及侧向𬌗早接触时,磨改过高牙尖
D. 用咬合纸检查咬合,凡蓝色较深者应磨改
E. 先检查并磨改正中𬌗高点,再检查磨改非正中𬌗高点

【解析】(1)若正中𬌗有早接触,非正中𬌗时协调,说明仅有个别牙尖与舌窝或中央窝在正中𬌗时比其他牙齿先接触,而当牙尖循斜面滑行时,则咬合协调无早接触,故此时不可磨改牙尖,只能磨改其相对应的舌窝或窝的早接触区。在前牙应磨改上颌牙的舌窝,后牙则磨改与牙尖相对应的中央窝。(2)若正中𬌗协调,非正中𬌗不协调,说明患者牙尖循相应斜面滑行时比其他牙齿先与相对牙接触,但当回复到正中𬌗时,牙尖与窝的关系以及其他牙关系是协调的。此时,应保持其正中𬌗的正常咬合,而只处理非正

答案: 18. C 19. B 20. C 21. C

中𬌗的不协调，即只能磨改与该牙尖相对应的斜面。在前牙，应磨改上颌牙的舌面，即磨改与下切牙正中𬌗接触区以下的斜面；在磨牙，应磨改上颌磨牙颊尖的舌斜面和下颌磨牙舌尖的颊斜面。(3) 正中𬌗和非正中𬌗都存在早接触或不协调时，说明功能性牙尖或切缘与对颌牙的窝和斜面均有早接触，此时应磨改早接触的牙尖或下颌前牙的切缘。

22. 牙石中的最主要成分是
   A. 有机物
   B. 无机盐
   C. 细菌
   D. 食物残渣
   E. 脱落的上皮细胞和水

【解析】牙石中最主要成分是无机盐(含70%~80%)。脱落的细胞、口腔微生物、白细胞及食物碎屑只占很少的部分。

23. 下列因素可能改变牙周组织对菌斑的刺激反应，**除外**
   A. 性激素
   B. 肾上腺激素
   C. 甲状旁腺激素
   D. 𬌗创伤
   E. 糖尿病

【解析】性激素水平、肾上腺素、𬌗创伤以及糖尿病都能影响菌斑引起的牙周炎病程，尚未有研究表明甲状旁腺激素水平与此相关。

24. 伴有糖尿病的牙周病的特征**不包括**
   A. 易发生牙周脓肿
   B. 牙周手术愈合较差
   C. 病变发展较快
   D. 炎症反应重
   E. 中性粒细胞趋化功能正常

【解析】研究发现糖尿病患者的中性粒细胞趋化功能下降。其余选项均为伴有糖尿病的牙周病的特征。

25. 有关牙周病致病菌较为公认的观点是
   A. 牙石导致牙周病
   B. 外源性特异致病菌的感染导致牙周病
   C. 非特异性的口腔正常菌群混合感染导致牙周病
   D. 所有牙周炎龈下菌斑的组成基本相似
   E. 牙周炎的发生发展是微生物与宿主反应交互的结果

【解析】牙周病的始动因素是菌斑微生物，牙石是局部促进因素；牙周病并非外源性特异致病菌感染的结果；牙周病有优势菌种，而不是非特异性口腔正常菌群混合感染；研究发现快速进展的牙周炎龈下菌斑构成有其特点。

26. 除了妊娠期妇女外，容易出现妊娠期龈炎的症状的女性是
   A. 绝经的妇女
   B. 育龄期妇女
   C. 长期口服避孕药的妇女
   D. 有痛经的妇女
   E. 做过绝育手术的妇女

【解析】口服避孕药作为雌激素，同样可加重牙龈对局部刺激的炎症反应。

27. 患者，女，22 岁。因牙龈出血半年就诊。检查：牙面大量牙石，牙龈红肿，探诊出血。诊断牙龈炎。其直接原因是
   A. 口腔卫生不良
   B. 深龋
   C. 牙颈部菌斑

答案： 22. B 23. C 24. E 25. E 26. C 27. C

D. 牙石
E. 食物嵌塞

【解析】龈缘附近的牙面上堆积的牙菌斑是慢性龈炎的始动因子，其他如牙石、食物嵌塞等原因可促进菌斑的积聚。

28. 患者，男，27岁。左下后牙牙龈反复肿胀疼痛3个月，检查：35缺失，36近中倾斜，36、37间邻面接触关系不佳，该处牙龈肿胀，探诊易出血，探诊深度4mm，无自发出血现象。牙龈反复肿痛的原因最可能是

A. 血液性疾病　　B. 食物嵌塞
C. 牙龈瘤　　D. 增生性龈炎
E. 口呼吸

【解析】根据题干描述，36、37间邻面接触关系不佳，牙龈反复肿胀，考虑食物嵌塞引起的龈乳头炎可能性大。

29. 患者，男，14岁。因牙龈出血半年余就诊，检查：上前牙牙龈缘及龈乳头充血、发亮，呈鲜红色，有少量菌斑堆积，上唇稍短。试分析造成此患者牙龈炎症较重的原因<u>不包括</u>

A. 口呼吸　　B. 开唇露齿
C. 舔唇习惯　　D. 激素水平
E. 菌斑

【解析】牙菌斑生物膜是牙周组织发生炎症和破坏的始动因子，局部因素会促进牙菌斑的堆积，全身因素会改变牙周组织对局部刺激的反应。患者处于青春期，激素水平的变化使牙龈组织对菌斑等局部刺激物的反应性增强，产生较明显的炎症反应。口呼吸患者常兼有上唇过短，上前牙牙龈外露，牙龈干燥及牙面缺乏自洁作用，可促进菌斑堆积而产生龈炎。

30. 患者，男，69岁。诊断为慢性牙周炎，经有经验的医生治疗半年后，上下后牙区牙周溢脓未能完全缓解。最有可能影响该患者牙周预后的全身系统疾病是

A. 心脏病　　B. 糖尿病
C. 高血压　　D. 骨质疏松症
E. 慢性胃炎

【解析】糖尿病是牙周病的危险因素之一，未经控制的糖尿病患者，其牙周组织的炎症和破坏常明显地重于单纯局部刺激因素者。糖尿病患者对感染的抵抗力低，较容易发生单个或多个牙的急性牙周脓肿，牙周破坏发展迅速；糖尿病患者对常规的牙周治疗反应欠佳或治疗后容易复发。

31. 患者，女，20岁。上前牙牙龈肿胀半月余。检查：13-23唇侧牙龈肿胀、增生，探诊易出血，探诊深度4mm，无自发出血现象，增生区以唇线为界。牙龈反复肿痛的原因最可能是

A. 血液性疾病　　B. 食物嵌塞
C. 牙龈瘤　　D. 增生性龈炎
E. 口呼吸

【解析】根据题干描述，13-23唇侧牙龈肿胀、增生，探诊易出血。增生区是以唇线为界。考虑口呼吸引起的牙龈炎、牙龈肥大可能性大。

32. 患者，男，57岁。左下后牙肿痛2个月，检查：36松动Ⅰ度，该处牙龈肿胀，探诊易出血，探诊深度4mm，牙周袋内已能探到根分叉的外形，但尚不能水平探入分叉内。该病变宜采用的治疗方法是

A. 仅需龈下刮治及根面平整术
B. 基础治疗后翻瓣及骨修整术
C. 隧道成形术

答案： 28. B　29. C　30. B　31. E　32. A

D. 引导性组织再生术(GTR 手术)

E. 根向复位瓣及骨修整术

【解析】根据题干描述,36 松动Ⅰ度,该处牙龈肿胀,探诊易出血,探诊深度 4mm,牙周袋内已能探到根分叉的外形,但尚不能水平探入分叉内,该病变为根分叉病变,牙周袋浅,仅需龈下刮治术。

33. 患者,女,25 岁。因牙齿松动 1 年就诊,经病史采集及检查发现患者牙周破坏严重,且伴有其他遗传疾病,以下疾病中与早期的重度牙周破坏<u>无关</u>的是

A. 白细胞黏附缺陷综合征

B. 低磷酸酯酶症

C. 白化病

D. 先天性中性粒细胞减少症

E. 掌跖角化综合征

34. 一位牙周病患者来就诊,除了口腔内情况以外,患者以下情况与其牙周病进程<u>无关</u>的是

A. 吸烟　　B. 高钠饮食

C. 精神紧张　　D. 糖尿病

E. 口服硝苯地平

【解析】吸烟、精神紧张、糖尿病及硝苯地平均可影响牙周情况,而目前尚没有证据发现高钠饮食与牙周情况的相关性。

二、多选题

1. 世界卫生组织(1984)提出健康人的十项标准中,第 8 条包括

A. 牙齿清洁

B. 无龋洞

C. 牙龈颜色正常,不流血

D. 头发有光泽,无头屑

E. 眼睛明亮,反应敏锐

【解析】世界卫生组织(1984)提出健康人的十项标准中,第 8 条为“牙齿清洁,无龋洞,无疼痛,牙龈颜色正常,不流血”。

2. 关于牙龈上皮的描述,正确的是

A. 牙龈上皮分口腔上皮、沟内上皮和结合上皮

B. 口腔上皮为角化或不全角化的复层鳞状上皮

C. 沟内上皮为无角化上皮

D. 沟内上皮无上皮钉突

E. 结合上皮在组织形态学和蛋白表达方面明显区别于口腔上皮和沟内上皮

【解析】牙龈上皮分为 3 个区域:口腔上皮、沟内上皮和结合上皮。口腔上皮为角化或不全角化的复层鳞状上皮,其中以不全角化上皮多见。沟内上皮亦称龈沟上皮,为无角化上皮,有上皮钉突,但缺乏颗粒层和角化层。结合上皮由缩余釉上皮演变而来。结合上皮在组织形态学和蛋白表达方面明显区别于口腔上皮和沟内上皮,且结合上皮是人体唯一附着于无血管、无淋巴管、表面不脱落的硬组织上的上皮组织。

3. 牙周膜的增龄性变化表现为

A. 弹性纤维减少

B. 血管数量减少

C. 细胞有丝分裂活性减少

D. 胶原纤维量减少

E. 黏多糖减少

【解析】牙周膜增龄使弹性纤维增多,血管数量、细胞有丝分裂活性以及胶原纤维量和黏多糖减少。

4. 牙周炎具有部位特异性,最少受累的牙位是

A. 上颌尖牙　　B. 下颌尖牙

答案: 33. C　34. B

1. ABC　2. ABCE　3. BCDE　4 AD

C. 上颌前磨牙　　D. 下颌前磨牙
E. 上颌磨牙

【解析】同一口腔内各个部位牙齿对牙周疾病的易感程度不同。牙周炎具有部位特异性。从牙位讲：下颌中、侧切牙，上颌磨牙，其次是下颌磨牙、尖牙和上颌中、侧切牙、前磨牙，最少受累的为上颌尖牙和下颌前磨牙。

5. 急性坏死溃疡性龈炎患者，细菌数量会增多的是
A. 核梭杆菌
B. 伴放线聚集杆菌
C. 中间普氏菌
D. 奋森密螺旋体
E. 牙密螺旋体

【解析】19世纪末，Plaut和Vincent就提出急性坏死溃疡性龈炎是由梭形杆菌和螺旋体引起的特殊感染。20世纪80年代以后，发现中间普氏菌也是其优势菌。

6. 以下不属于引起牙周病的"红色复合体"细菌的是
A. Pg　　B. Bf　　C. Aa
D. Fn　　E. Td

【解析】研究发现在牙周病患者的龈下微生物群中富集的Pg、Td和Bf，被认为与牙周病的关系最为密切，证据也最充分，称为"红色复合物"。

7. 菌斑微生物作为牙周病始动因子的证据有
A. 临床实验性龈炎观察
B. 动物实验研究
C. 流行病学调查
D. 宿主免疫反应
E. 牙周病变处可分离出致病微生物

【解析】菌斑微生物作为牙周病始动因子的证据包括：临床实验性龈炎观察，动物实验研究，流行病学调查，宿主免疫反应，牙周病变处可分离出致病微生物，机械清除牙菌斑或药物抗菌治疗有效等。

8. 影响牙石形成的因素是
A. 唾液的成分
B. 菌斑量
C. 口腔卫生习惯
D. 修复体的光洁度
E. 食物性质

【解析】牙石形成速度因人而异，同一个体口腔内的不同牙位、不同时间，牙石的沉积速度不尽相同。与机体代谢、唾液量、唾液成分、龈沟液量、龈沟液成分、菌斑量、饮食种类等有关，如进食软而带黏性的食物比进食粗硬带纤维性的食物易沉积牙石。此外，还与牙齿排列、牙面粗糙、口腔卫生习惯等有关。儿童牙石少于成人，也可能与菌系不同有关。

9. 下面对龈上牙石的描述，正确的是
A. 龈上牙石位于龈缘上方
B. 一般与牙面附着比龈下牙石紧密
C. 牙石常呈黄色或白色
D. 体积较大
E. 常位于唾液腺导管开口处

【解析】龈上牙石是指沉积在临床牙冠上的牙石，凭肉眼可直接看到。龈上牙石呈黄或白色，亦可因吸烟、饮茶或食物及药物等着色而呈深色。龈上牙石一般沉积快、量多、体积较大，形成早期较松软多孔，随着时间延长而逐渐变硬。龈上牙石主要通过唾液薄膜附着于光滑的釉质表面，因而与牙面的附着比龈下牙石松，较易去除。龈上牙石可遍布于口腔卫生不良患者的全部牙面上，牙颈部

答案：5. ACDE　6. CD　7. ABCDE　8. ABCDE　9. ACDE

较多，但多沉积于不易刷到、缺乏自洁作用或长期废用的牙面上，例如错位牙或单侧咀嚼，尤其在与大涎腺导管开口相对应处的牙面上沉积更多，例如上颌磨牙的颊侧、下颌前牙的舌侧。龈上牙石的矿物质主要来自唾液。

10. 下面对龈下牙石的描述，正确的是
   A. 龈下牙石位于龈缘下方
   B. 一般与牙面附着比龈上牙石紧密
   C. 牙石常呈褐色或黑色
   D. 牙石多位于牙齿的邻面
   E. X线片上不能观察到

【解析】龈下牙石是指位于龈缘以下，根面上的牙石，常与龈上牙石相连续。表面有牙龈覆盖，肉眼不能直视，需用探针才能探查其沉积的部位和沉积量。龈下牙石呈深棕色或褐黑色，比龈上牙石沉积慢，量少、体积也较小、质地坚硬。与牙面附着较龈上牙石牢固，临床上要刮除龈下牙石比较困难。龈下牙石在任何牙根面上都可形成，以邻面和舌、腭侧面较多，并与牙周袋深度有关。龈下牙石的矿物质主要来自龈沟液。当牙周组织退缩时，龈下牙石即暴露而成为龈上牙石的一部分。

11. 影响牙周病的全身疾病包括
   A. 糖尿病
   B. Down syndrome
   C. 骨质疏松
   D. 胆囊炎
   E. Papillon-Lefevre syndrome

12. 牙周组织的防御机制包括
   A. 结合上皮　　B. 白细胞
   C. 唾液　　D. 龈沟液
   E. 防御素

13. 中性多形核白细胞(PMN)与牙周病，下列说法正确的是
   A. PMN是牙周组织重要的防御细胞
   B. 与牙周组织破坏无关
   C. 可穿越袋上皮进入龈沟
   D. PMN的数量和功能不足与牙周病有关
   E. 局部和全身因素可通过影响PMN的功能影响牙周病的发生

【解析】PMN是牙周组织重要的防御细胞，可以进入龈沟，它参与牙周病的防御，也参与牙周破坏的过程，其数量和功能不足与牙周病有关。局部和全身因素可通过影响PMN的功能影响牙周病的发生。

14. 宿主的防御反应与牙周病，下列说法**错误**的是
   A. 中性多形核白细胞对牙周组织只起防御作用
   B. 巨噬细胞参与了宿主的防御反应
   C. 体液免疫产生的白细胞对组织只起保护作用
   D. 细胞免疫不参与牙周炎症反应
   E. 宿主的防御反应在牙周病的病理机制中起防御和损伤的双重作用

【解析】中性粒细胞除了防御作用外也参与牙周破坏的过程，体液免疫产生的白细胞对组织的作用也是双面的，细胞免疫是牙周炎症反应的重要部分。

三、共用题干单选题

(1~3题共用题干)

患者，女，26岁。怀孕6个月。近半年来全口牙龈逐渐肿大，刷牙易出血，偶有自动出血史。

1. 该患者最直接的病因是
   A. 妊娠　　B. 创伤

答案：10. ABCD　11. ABCE　12. ABCDE　13. ACDE　14. ACD
1. D

C. 食物嵌塞　　D. 菌斑微生物
E. 不良修复体

【解析】妊娠本身不会引起龈炎，只是由于妊娠时性激素水平的改变，使原有炎症加重，因此妊娠期龈炎的直接病因仍然是牙菌斑。

2. 与该疾病关系最密切的龈下优势菌为
A. 中间普氏菌
B. 伴放线聚集杆菌
C. 牙龈卟啉单胞菌
D. 螺旋体
E. 梭形杆菌

3. 关于该病的临床表现描述，不正确的是
A. 妊娠第 2 个月迅速增大
B. 妊娠前存在不同程度的龈缘炎
C. 龈乳头扁圆形肥大，鲜红，易出血
D. 炎症在妊娠第 6 个月达到高峰
E. 在分娩后，妊娠瘤可自行缩小

【解析】妊娠期龈炎在第 8 个月达到高峰。

(4~6 题共用题干)

患者，男，50 岁。主诉：牙齿松动伴牙龈出血 2 年。检查：全口牙龈充血红肿，多数牙松动，探诊牙周袋深度 3~6mm。

4. 根据 1999 年分类法该患者最有可能诊断为
A. 慢性龈炎
B. 慢性牙周炎
C. 急性坏死性溃疡龈炎
D. 青春期龈炎
E. 侵袭性牙周炎

【解析】慢性牙周炎多见于成人，一般有明显的菌斑牙石和牙龈炎症，表现为牙龈红肿出血，牙周袋形成，牙槽骨吸收，牙齿松动等。是否存在附着丧失和牙槽骨吸收是区别于牙龈炎的重要标志。侵袭性牙周炎通常发生于 30 岁以下的年轻人，牙周破坏的程度与年龄不相称。

5. 导致病变最有可能的局部致病因素不包括
A. 食物嵌塞
B. 牙齿扭转错位
C. 咬合创伤
D. 位于龈上的冠缘
E. 充填体悬突

【解析】牙周病的局部致病因素有牙齿位置异常、拥挤和错𬌗畸形、食物嵌塞、𬌗创伤、不良修复体等，修复体位于龈上的冠边缘并不会导致牙周病变。

6. 患者具有 30 年吸烟史，有关吸烟对牙周组织的影响，下列说法不正确的是
A. 吸烟可抑制中性多形核白细胞的趋化和吞噬能力
B. 吸烟可降低局部氧张力，有利于细菌的生长
C. 吸烟者口腔卫生较差
D. 吸烟可抑制成纤维细胞及成骨细胞的生长
E. 吸烟会导致探诊出血多

【解析】吸烟导致牙周发病的机制尚未明了，但普遍认为吸烟影响局部的血液循环、影响体液免疫、细胞免疫和炎症过程、尤其是削弱口腔中多形核白细胞的趋化和吞噬能力。吸烟会影响局部血液循环，使小血管收缩，因此吸烟患者通常表现为探诊出血少。

(7~10 题共用题干)

患者，女，55 岁。因发现牙齿松动就诊，有牙龈出血病史。经过病史采集及临床检查最终诊断为牙周炎。

答案：2. A　3. D　4. B　5. D　6. E

7. 在病史采集中，以下可能会影响牙周炎进程，应注意询问的情况是
   A. 甲状腺功能亢进症
   B. 肺炎
   C. 乙型肝炎
   D. 糖尿病
   E. 胃食管反流症

【解析】糖尿病是影响牙周病的进程的危险因素。

8. 若该患者有长期服药史，以下与牙周病无关的药物是
   A. 环孢菌素　　B. 硝苯地平
   C. 阿司匹林　　D. 尼群地平
   E. 苯妥英钠

【解析】某些免疫抑制剂(环孢菌素)、钙离子通道阻滞剂(硝苯地平、尼群地平)和抗癫痫药物(苯妥英钠)等可能引起药物性牙龈增生。

9. 以下属于牙周病危险因素、需要向患者了解并干预的是
   A. 饮酒　　B. 嚼口香糖
   C. 吸烟　　D. 嚼槟榔
   E. 饮茶

【解析】吸烟是牙周病的危险因素，使患牙周炎的风险增加、病程加重。

10. 关于该患者的龈沟液情况叙述正确的是
   A. 成分与血清相似
   B. 其中不含有细胞成分
   C. 就诊时(未经治疗的牙周炎)龈沟液量相对较少
   D. 牙周健康时没有龈沟液
   E. 其中不含有免疫球蛋白

【解析】牙周健康者也有龈沟液，炎症时龈沟液的量增加，其中有中性粒细胞、脱落的上皮细胞等细胞成分，也含有免疫球蛋白。

(11~14 题共用题干)

患者，女，26 岁。牙龈出血 3 年。检查见牙石，牙龈红肿，探诊出血。

11. 如果诊断为慢性龈缘炎，采用的主要治疗方法是
   A. 根面平整术　　B. 龈上洁治术
   C. 口服替硝唑　　D. 翻瓣术
   E. 牙冠延长术

【解析】龈上牙石是指沉积在临床牙冠上的牙石，凭肉眼可直接看到。与牙面的附着比龈下牙石松，较易去除。龈上牙石可遍布于口腔卫生不良患者的全部牙面上。存在牙石就妨碍了口腔卫生，更加有利于菌斑生物膜的进一步形成。牙石的多孔结构也容易吸附更多的毒素，加之牙石本身坚硬粗糙，也易对牙周组织造成刺激。因此，牙石是牙龈出血的一个重要致病因素，通过龈上洁治术清理牙石是治疗慢性龈缘炎的主要治疗方法。

12. 如果患者有严重鼻炎史，常年鼻塞严重，且牙龈增生肥大，但覆盖牙冠未超过 1/2，最可能的原因是
   A. 磨牙症
   B. 炎症由牙龈炎进展为牙周炎
   C. 存在口呼吸的习惯，牙龈受到长期暴露刺激
   D. 存在咬上唇的习惯
   E. 遗传性牙龈纤维瘤病

【解析】上颌前牙前突或上唇过短可使上下唇闭合不全，或鼻部疾患使呼吸道不畅，从而导致口呼吸。如口呼吸长期未纠正，则上颌前牙唇侧牙龈暴露于干燥空气中，遭受出入气流的不断刺激，使牙龈表面干燥，加

答案：7. D　8. C　9. C　10. A　11. B　12. C

上缺乏唾液的冲洗自洁作用，从而易患牙龈炎、牙龈肥大。有许多患者的增生区是以唇线明确为界的。而遗传性牙龈纤维瘤病的牙龈增生范围往往覆盖牙冠的2/3以上。

13. 如果患者治疗后10年来复诊，清除龈上牙石后，发现多数牙有5~6mm的牙周袋，此时应做的治疗是

A. 洁治术　　B. 龈下刮治术

C. 牙周夹板　　D. 翻瓣术

E. 牙龈成形术

【解析】龈下牙石指位于龈缘以下，根面上的牙石，常与龈上牙石相连续。表面有牙龈覆盖，肉眼不能直视与牙面附着较龈上牙石牢固，龈下牙石上附着的大量龈下菌斑与牙周炎症的进展和牙周袋的深度有关。在牙周病的治疗中，除了清除龈上牙石，彻底地通过龈下刮治清除净牙石极为重要。

14. 如果患者妊娠6个月，诊断为妊娠期龈炎，临床上最可能表现为

A. 牙龈疼痛、恶臭

B. 牙齿松动

C. 牙龈为纤维性增大

D. 牙龈色鲜红、光亮

E. 牙龈坏死

【解析】妊娠期龈炎可表现为龈缘和牙龈乳头的炎症，也可表现为一个或多个牙龈乳头呈瘤样肥大。患者一般在妊娠前即有不同程度的慢性龈炎，从妊娠2~3个月后开始出现明显症状，至8个月时达到高峰，临床表现与血中黄体酮水平的升高相关联。分娩后约2个月时，龈炎可减轻至妊娠前水平。

妊娠期龈炎可发生于个别牙龈或全口的牙龈，以前牙区为重。龈缘和龈乳头呈鲜红或暗红色，松软而光亮，或呈现显著的炎性肿胀、肥大，有龈袋形成，轻触之即易出血，患者吮吸或进食时也易出血，此常为就诊时的主诉症状。一般无疼痛，严重时龈缘可有溃疡和假膜形成，此时可有轻度疼痛。

四、案例分析题

【案例一】患者，男，41岁。主诉：刷牙出血4年，伴后牙咬合无力。检查：牙石指数3，牙龈充血水肿，质松软，全口多数牙牙周袋4~7mm，牙松动Ⅰ度。X线片显示多数牙牙槽骨水平吸收至根1/2。

第1问：根据1999年分类法最有可能的诊断是

A. 难治性牙周炎

B. 慢性牙周炎

C. 侵袭性牙周炎

D. 顽固性牙周炎

E. 坏死性溃疡性牙龈炎

F. 坏死性溃疡性牙周炎

【解析】患者41岁，牙齿松动，牙龈红肿出血，X线片显示多数牙牙槽骨水平吸收至根1/2等临床症状符合1999年分类的慢性牙周炎的症状。

第2问：该病的好发牙位是

A. 上颌切牙　　B. 上颌尖牙

C. 下颌切牙　　D. 下颌尖牙

E. 下颌前磨牙　　F. 下颌磨牙

【解析】牙周炎具有部位特异性。从牙位讲：下颌中、侧切牙，上颌磨牙，其次是下颌磨牙、尖牙和上颌中、侧切牙、前磨牙，最少受累的为上颌尖牙和下颌前磨牙。

第3问：对该病的描述<u>不正确</u>的是

A. 老年人发病率高于年轻人

答案：13. B　14. D

【案例一】1. B　2. C　3. B

B. 男女发病率相同
C. 该病具有部位特异性
D. 该病具有牙位特异性
E. 吸烟是其独立危险因素
F. 宿主易感性在其发生发展中起重要作用

【解析】牙周病患病率是男性高于女性，而病情亦重于女性，但青少年牙周炎则女性多于男性。

第4问：口内牙石分布最多的牙位是
A. 上颌尖牙和下颌前磨牙
B. 下颌尖牙和上颌前磨牙
C. 上颌和下颌前磨牙
D. 下前牙和上颌第一磨牙
E. 上前牙和下颌第一磨牙
F. 上颌和下颌磨牙

【解析】牙石的分布有一定的部位特异性并与牙槽骨吸收的严重性分布一致，下前牙和上颌第一磨牙的牙石最多。

【案例二】患者，女，29岁。刷牙牙龈出血半年，检查菌斑牙石较多，牙龈色稍红，质地松软，BI=3~4，未探及明显附着丧失。
第1问：根据1999年分类，可初步诊断为
A. 成人牙周炎
B. 急性龈乳头炎
C. 急性坏死性溃疡性龈炎
D. 慢性牙周炎
E. 菌斑性牙龈病
F. 侵袭性牙周炎

【解析】题干中患者的症状符合菌斑性牙龈病的临床症状。

第2问：口腔内牙石分布最多的牙位是
A. 下前牙　B. 下颌第一磨牙
C. 下颌第二磨牙　D. 尖牙
E. 前磨牙　F. 磨牙

【解析】口腔内牙石分布最多的牙位是下前牙。

第3问：牙周病好发的牙位是
A. 下颌切牙　B. 下颌第一磨牙
C. 下颌第二磨牙　D. 上颌尖牙
E. 下颌前磨牙　F. 上颌磨牙

【解析】牙周病好发牙位是下颌切牙和上颌磨牙，最少受累的牙位是上颌尖牙和下颌前磨牙。

第4问：牙周病最少受累的牙位是
A. 下颌切牙　B. 下颌第一磨牙
C. 下颌第二磨牙　D. 上颌尖牙
E. 下颌前磨牙　F. 上颌磨牙

【解析】牙周病好发牙位是下颌切牙和上颌磨牙，最少受累的牙位是上颌尖牙和下颌前磨牙。

【案例三】患者，女，22岁。以“全口多数牙松动伴前牙区散开2年”，求诊于某口腔医院牙周科。患者自述2年前发现牙齿出现松动，并出现上颌前牙缓慢向唇侧漂移。少年时，即发现存在刷牙时牙龈出血，口腔异味。患者平素体健，未发现全身其他系统疾病。临床检查见，患者口腔卫生状况良好，龈上菌斑、牙石较少，仅见33—43舌侧少许龈上牙石，CI=1~2。牙龈退缩，伴红肿。11、12、21唇侧牙龈见少许溢脓。探诊，全口牙PD=5~8mm，其中11、12、21、22、31、41、17、16、26、36、46探诊PD=6~8mm，探诊出血，BI=2~4。全口牙松动Ⅰ~Ⅱ度。血常规和血生化未见明显异常。拍摄曲面体层X线片，见：全口多数牙牙槽骨吸收至根中1/2~根尖1/3，其中11、12、21、22、31、41、17、16、26、36、46牙槽骨吸收至根尖1/3。患者要求控制牙齿松动度，并改善前牙“龅牙”的外貌。

答案： 4. D　**【案例二】** 1. E　2. A　3. AF　4. DE

第 1 问：依据以上主诉、现病史、临床检查以及辅助检查，患者可能的诊断是

A. 慢性牙周炎
B. 伴有全身疾病的牙周炎
C. 局限性侵袭性牙周炎
D. 广泛性侵袭性牙周炎
E. 急性坏死溃疡性牙周炎
F. 掌跖牙周综合征

【解析】广泛性侵袭性牙周炎通常发生于 30 岁以下者；累及除切牙和第一磨牙以外的恒牙至少三颗；有严重而快速的附着丧失和牙槽骨破坏；多数患者有大量的菌斑和牙石，早期也可很少。

第 2 问：为方便确诊，可进行的其他检查包括

A. 进一步询问，家族内其他成员是否伴有相同疾病
B. 检测白细胞的趋化功能下降
C. 血清学检测抗 Aa 抗体滴度升高
D. 血清学检测抗 Pg 抗体滴度升高
E. 龈沟液内 DNA PCR 检测 Aa 量显著升高
F. 血清学检测抗 Bf 抗体滴度升高

【解析】大量研究表明伴放线聚集杆菌(Aa)是侵袭性牙周炎的主要致病菌，患者可产生特异抗体。部分患者具有中性粒细胞及(或)单核细胞的功能缺陷。本病常有家族聚集现象。

第 3 问：如确诊为广泛性侵袭性牙周炎，且主要致病菌为 Aa，请问这种细菌属于引起牙周疾病的“复合体”是

A. 红色复合体　B. 橙色复合体
C. 绿色复合体　D. 黄色复合体
E. 紫色复合体　F. 蓝色复合体

第 4 问：该患者主要的治疗计划包括

A. 牙周基础治疗
B. 基础治疗结束后，感染仍不能控制的患牙实施翻瓣术
C. 通过手术的方式改善患者的牙龈外形，以利于菌斑控制
D. 在有条件的患牙周围，实施植骨术，以获得更好的支持
E. 待炎症控制、稳定后，联合正畸治疗，改善患者的咬合关系和面容
F. 中药支持治疗，改善全身状况

【解析】本病常导致患者早年失牙，因此特别强调早期、彻底的治疗，主要是彻底消除感染。治疗原则基本同慢性牙周炎，洁治、刮治和根面平整等基础治疗是必不可少的，多数患者对此有较好的疗效，治疗后病变转入静止期。但因为细菌可入侵牙周组织，单靠机械刮治不易彻底消除入侵的细菌，有的患者还需用翻瓣手术清除组织内的细菌。本病治疗不彻底较易复发，因此应加强定期的复查和必要的后续综合治疗。

答案：【案例三】 1. D　2. ABCE　3. C　4. ABCDEF

第二章 牙龈病

一、单选题

1. 菌斑性龈炎的始动因子是
   A. 牙石　　　　B. 不良修复体
   C. 食物嵌塞　　D. 口腔微生物
   E. 口呼吸

【解析】只有菌斑生物膜是牙周病的始动因子,其他项均为局部促进因素。

2. 菌斑性龈炎的治疗方法不包括
   A. 龈上洁治术
   B. 局部冲洗
   C. 龈下刮治根面平整术
   D. 教育患者菌斑控制
   E. 定期复查

【解析】龈下刮治根面平整术是牙周炎的治疗方法,其主要是对根面的治疗,且对牙周袋内壁上皮、结合上皮和结缔组织也部分刮除。菌斑性龈炎进行龈下刮治根面平整术可能会损伤牙周组织甚至引起医源性临床附着丧失。

3. 关于妊娠期龈瘤的描述不正确的是
   A. 妊娠期 2~3 个月开始出现明显症状
   B. 妊娠前即有不同程度的菌斑性龈炎
   C. 妊娠期第 6 个月时达到高峰
   D. 龈缘和龈乳头呈鲜红或暗红色
   E. 进食时易出血

【解析】妊娠不是引起牙龈炎的直接原因,妊娠期间性激素水平的变化加强了原有的菌斑性龈炎反应。妊娠期龈瘤从妊娠2~3个月开始出现明显症状,迅速增大,色彩鲜红光亮或暗紫,表面光滑,质地松软,极易出血,一般在妊娠第8个月达到高峰,临床表现与血中黄体酮水平相关。分娩后,妊娠期龈瘤能自行缩小,但必须去除局部刺激因素才能完全消失,有的患者还需手术切除。

4. 患者,男,50 岁。因上下前牙牙龈肿大 3 月就诊。无疼痛,无刷牙出血。检查:上下前牙龈乳头增生呈结节状,菌斑堆积,龈乳头水肿暗红。自诉有高血压病史 5 年,并按医嘱服药,具体不详,最可能的诊断为
   A. 菌斑性龈炎
   B. 药物性牙龈肥大
   C. 牙龈瘤
   D. 遗传性牙龈纤维瘤病
   E. 白血病的牙龈病损

【解析】根据患者上下前牙龈乳头增生呈结节状且有高血压病史 5 年并按医嘱服药,最可能诊断为药物性牙龈肥大。

5. 患者,男,47 岁。两年前曾接受肾移植手术,术后口服环孢素 A,全口牙龈增生覆盖牙冠近 1/2 就诊。若该患者已完成牙周基础治疗,应进行的手术治疗是

答案: 1. D　2. C　3. C　4. B　5. E

A. 冠延长术 B. 楔形瓣切除术
C. 膜龈手术 D. 翻瓣手术
E. 牙龈切除术

二、多选题

1. 菌斑性龈炎牙龈的改变包括
A. 牙龈呈粉红色
B. 龈乳头圆钝呈球状
C. 牙龈松软脆弱
D. 龈沟探诊出血
E. 龈缘与牙面紧贴

【解析】患菌斑性龈炎时，由于牙龈结缔组织内血管增生充血，游离龈和龈乳头变为鲜红或暗红色；组织水肿，龈缘变厚，不再紧贴牙面，龈乳头变圆钝肥大，可呈球状，加上胶原的破坏，牙龈可变得松软脆弱，缺乏弹性；用钝头探针轻探龈沟即可引起出血。

2. HIV 感染在口腔的表现包括
A. 牙龈线性红斑
B. 疱疹性龈口炎
C. 白念珠菌感染
D. 毛状白斑
E. 卡波西肉瘤

【解析】疱疹性龈口炎不是 HIV 感染的口腔表现，为单纯疱疹病毒感染所致，好发于 6 岁以下儿童，起病急，有 1~2 天发热的前驱期，典型病变表现为牙龈和口腔黏膜发生成簇小水疱，破溃后形成多个溃疡面或相互融合。

3. 关于牙龈瘤的描述正确的是
A. 好发于女性患者
B. 常累及多个牙位
C. 多发于唇、颊侧龈乳头处
D. X 线片示无牙槽骨吸收
E. 是一种真性肿瘤

【解析】牙龈瘤是发生在牙龈乳头部位的炎症反应性瘤样增生物，无肿瘤的生物学特征及结构，为非真性肿瘤，其女性患者多见，常发生于中、青年，好发于唇、颊侧龈乳头处，舌、腭侧较少见，一般为单个牙发生。长时间存在的大的肿块还可以发生牙槽骨壁的破坏，X 线片可见骨质吸收，牙周膜增宽。

4. 鉴别龈炎与牙周炎的依据包括
A. 牙龈色泽改变 B. 牙龈质地改变
C. 探诊出血 D. 牙槽骨吸收
E. 附着丧失

【解析】龈炎和牙周炎的主要鉴别依据是有无附着丧失和牙槽骨吸收。

三、共用题干单选题

（1~3 题共用题干）

患者，女，25 岁。1 年来牙龈逐渐肿大。检查发现：全口牙龈乳头及龈缘肿胀，以上下前牙明显。龈乳头球状突起，呈分叶状、质地坚硬，略有弹性，呈粉红色，不出血，无疼痛，龈沟加深，有菌斑，无分泌物，11、21 部分冠折断，已做根管治疗。

1. 采集病史需重点了解的是
A. 出血史
B. 家族史
C. 用药史
D. 是否戴过矫治器
E. 药物过敏史

【解析】此患者主要怀疑是药物性牙龈增生，需要考虑用药史。

2. 针对患者的用药史，无须重点了解的是
A. 抗癫痫药物
B. 免疫抑制剂
C. 钙通道阻断剂

答案： 1. BCD 2. ACDE 3. AC 4. DE
1. C 2. E

D. 避孕药
E. 抗厌氧菌药物

【解析】根据我们从病例中所得到的信息考虑到了药物性牙龈增生，那么按照采集病史的思路需要提问用药史。能导致药物性牙龈增生的有抗癫痫药物、免疫抑制剂、钙通道阻断剂、高剂量口服避孕药。

3. 为进一步确诊，首先需检查的项目是
A. 血常规检查
B. 牙龈组织活检
C. 探诊附着丧失情况
D. 菌斑涂片检查
E. 咬合关系

【解析】题干病例描述的表现主要为牙龈肥大增生的表现及口腔卫生状况，未描述牙周检查中最重要的内容：牙周袋及附着丧失情况，而这对于区别牙龈病及牙周炎是极为重要的指标，因此，为进一步确诊，首先需探诊附着丧失情况。

（4~7 题共用题干）

患者，男，38 岁。牙龈出血 3 年。口腔卫生状况差，牙石Ⅲ度，牙龈红肿，探诊出血。

4. 如果诊断为菌斑性龈炎，主要治疗措施为
A. 根面平整术
B. 龈上洁治术
C. 口服替硝唑
D. 翻瓣术
E. 龈下刮治术

【解析】菌斑性龈炎无深层牙周组织的破坏，通过龈上洁治术彻底清除菌斑、牙石，消除造成菌斑滞留和局部刺激牙龈的因素，一周左右，牙龈的炎症即可消退。对于不伴有全身疾病的菌斑性龈炎患者，不应全身使用抗菌药物。

5. 如果患者有糖尿病，下列说法<u>**错误**</u>的是
A. 禁止使用超声洁治术
B. 必要时洁治术前服用抗生素
C. 洁治前检查血糖和糖化血红蛋白
D. 空腹血糖 >11.4mmol/L 时，仅急症处理
E. 空腹血糖 <7.0mmol/L 时，洁治同健康者

【解析】糖尿病患者如果血糖未控制（空腹血糖 >11.4mmol/L），仅行急症处理，血糖控制良好可行超声洁治术，必要时需术前预防性使用抗生素。

6. 若患者有高血压，正在服用钙通道阻断剂，检查见龈乳头呈球状增生，最可能的诊断为
A. 菌斑性龈炎
B. 白血病的牙龈病损
C. 药物性牙龈肥大
D. 坏死性牙龈炎
E. 牙龈脓肿

7. 如果该患者 5 年后复诊，检查发现多数牙存在 4~6mm 的牙周袋，此时应做的治疗是
A. 龈上洁治术
B. 龈上洁治术 + 龈下刮治术
C. 牙周夹板固定
D. 翻瓣术
E. 牙龈成形术

【解析】题干提示患者病情已从菌斑性龈炎发展为牙周炎。

四、案例分析题

【案例一】患者，女，28 岁。牙龈出血 2 年。检查：全口牙石（+），牙龈缘轻度红，探诊出血，探诊深度 2mm，未见牙龈退缩。

答案： 3. C 4. B 5. A 6. C 7. B

第1问:最可能的诊断是

A. 菌斑性龈炎
B. 妊娠期龈炎
C. 坏死性龈炎
D. 慢性牙周炎
E. 侵袭性牙周炎
F. 白血病的牙龈病损

【解析】考查的知识点是菌斑性龈炎的诊断和鉴别诊断。临床表现符合菌斑性龈炎,而不符合妊娠期龈炎、坏死性龈炎以及白血病的牙龈病损,因没有附着丧失,因此可排除D和E的两个牙周炎的诊断。

第2问:检查附着丧失(–),牙无松动,此时患者应做的治疗是

A. 龈上洁治术　B. 龈下刮治术
C. 根面平整　D. 口服替硝唑
E. 袋壁搔刮　F. 口腔卫生指导

【解析】考查的知识点是菌斑性龈炎的治疗。菌斑性龈炎的治疗原则为去除病因和防止复发,在去除病因治疗中,是通过洁治术以彻底清除菌斑和牙石。该患者没有合并全身疾病,因此不应全身使用抗生素。该患者没有牙周袋,不需用龈下刮治术、根面平整以及袋壁搔刮等方法治疗。口腔卫生指导是预防和治疗牙周病的重要措施。

第3问:5个月后,该患者再次就诊时自述妊娠3个月。检查见牙龈出血明显,牙龈增生明显,呈鲜红色,松软光亮,轻探易出血。此时最可能的诊断是

A. 菌斑性龈炎
B. 妊娠期龈炎
C. 坏死性龈炎
D. 慢性牙周炎
E. 侵袭性牙周炎
F. 白血病的牙龈病损

第4问:针对该患者的治疗应注意

A. 尽量避免全身用药
B. 去除局部刺激因素
C. 操作时动作应轻柔
D. 进行口腔卫生教育
E. 口服甲硝唑
F. 在妊娠期的7~8个月内进行牙龈成形术

【解析】由上一问题可知,患者可能的诊断为妊娠期龈炎,A、B、C、D均为其治疗原则。

【案例二】患者,女,28岁。近4个月来全口牙龈逐渐肿大,刷牙时牙龈易出血,偶有牙龈自发出血史。

第1问:若患者妊娠6个月,诊断为妊娠期龈炎,临床上最可能的表现为

A. 牙龈疼痛、恶臭
B. 牙齿松动
C. 牙龈为纤维性增大
D. 牙龈色鲜红、光亮
E. 牙龈坏死
F. 探诊极易出血

【解析】妊娠期龈炎可发生于个别牙龈或全口的牙龈,以前牙区为重。龈缘和龈乳头呈鲜红或暗红色,松软而光亮,或呈现显著的炎性肿胀、肥大,有龈袋形成,轻触之即易出血,患者吮吸或进食时也易出血,此常为就诊时的主诉症状。一般无疼痛,严重时龈缘可有溃疡和假膜形成,此时可有轻度疼痛。

第2问:若患者未妊娠,怀疑为白血病在口腔的表现,确认的方法为

A. 活检
B. 脱落细胞涂片
C. 白细胞吞噬功能
D. 白细胞趋化功能

答案:【案例一】1. A　2. AF　3. B　4. ABCD　【案例二】1. DF　2. EF

E. 血常规检查

F. 必要时转诊进行骨髓穿刺

【解析】血常规是临床上初筛白血病的比较简便的方法，确诊仍依赖骨髓穿刺。

第3问：若诊断为白血病，可能的口腔表现包括

A. 牙龈苍白、松软脆弱

B. 牙龈色鲜红、光亮，质软

C. 牙龈呈波动感

D. 牙龈表面有假膜

E. 牙龈表面有疱疹

F. 龈缘处组织坏死

G. 剧烈的牙痛

【解析】白血病的牙龈病损可波及牙龈乳头、龈缘和附着龈。主要表现为：①牙龈肿大，颜色暗红发绀或苍白，组织松软脆弱或中等硬度，表面光亮。牙龈肿胀常为全口性，且可覆盖部分牙面。由于牙龈肿胀、菌斑堆积，牙龈一般有明显的炎症。②龈缘处组织坏死、溃疡和假膜形成，状如坏死性溃疡性龈炎，严重者坏死范围广泛，有口臭。主要是由于牙龈中大量幼稚血细胞浸润积聚，可造成末梢血管栓塞，局部组织对感染的抵抗力降低所致。③牙龈有明显的出血倾向，龈缘常有渗血，且不易止住，牙龈和口腔黏膜上可见出血点或瘀斑。患者常因牙龈肿胀、出血不止或坏死疼痛而首先到口腔科就诊。及时检查血象有助于诊断。④严重的患者还可出现口腔黏膜的坏死或剧烈的牙痛（牙髓腔内有大量幼稚血细胞浸润引起）、发热、局部淋巴结肿大以及疲乏、贫血等症状。

第4问：若诊断为白血病，可行的治疗包括

A. 可行急症处理

B. 无出血情况下，3% 过氧化氢清洗坏死龈缘组织

C. 0.12% 氯己定溶液含漱

D. 龈下刮治术和根面平整术

E. 口腔卫生指导

F. 急性白血病患者在全身情况允许的条件下可进行简单洁治

【解析】白血病的牙龈病损牙周治疗以保守为主，可行止血、冲洗上药等急症处理。对急性白血病患者一般不做洁治，若全身情况允许，必要时可进行简单的洁治术，但应注意动作轻柔，避免引起出血和组织损伤。

答案： 3. ADFG 4. ABCEF

第三章 牙周炎

一、单选题

1. 慢性牙周炎患者的主诉症状不常见的是
   A. 牙齿松动
   B. 咀嚼无力
   C. 咀嚼疼痛
   D. 牙周溢脓
   E. 夜间自发性疼痛

【解析】牙周炎的主要症状是牙龈的炎症和出血、牙周袋的形成、牙槽骨吸收、牙松动和移位。无论是哪种类型的牙周炎都会有上述主诉症状。夜间自发性疼痛多为急性牙髓炎的表现。

2. 牙周病全身治疗的常用药物不包括
   A. 甲硝唑　　B. 四环素
   C. 羟氨苄西林　　D. 螺旋霉素
   E. 多种维生素

【解析】牙周病的全身治疗常用抗生素，因为主要致病因素是细菌，选用合适的抗生素，可杀灭侵入牙周袋组织内的微生物。此题可以选择排除法，其他四项全是抗生素，就E选项是维生素，不可取。

3. 患者，男，40岁。体健，吸烟：40支/d。临床诊断为慢性牙周炎，经牙周系统治疗及局部药物治疗后效果不理想，口腔卫生状况尚可。应最先考虑影响其疗效的因素是
   A. 营养因素　　B. 咬合关系
   C. 吸烟　　D. 使用的药物不当
   E. 工作紧张

【解析】此题考点为考查牙周疾病的危险因素。牙周治疗效果不佳的原因很多，口腔卫生控制不佳是其中的主要因素，但该患者的口腔卫生状况不差，因此主要考虑其他方面的因素，该患者存在一个明显的危险因素即吸烟，且吸烟量很大，吸烟既影响牙周疾病的发病和病情程度，又影响牙周治疗效果。备选答案中的其他方面在题干中并未给出相应信息。

4. 患者，女，33岁。因牙齿松动就诊。检查：多数牙齿松动、移位，牙周袋探诊深度5~8mm。疑为侵袭性牙周炎，诊断前最为重要的辅助检查是
   A. X线检查
   B. 咬合检查
   C. 家族史
   D. 细菌学检查
   E. 白细胞趋化功能检查

【解析】侵袭性牙周炎的诊断主要依靠临床表现和X线片所示的牙槽骨吸收情况，家族史和咬合情况对诊断有帮助，但不如X线片表现重要，细菌学检查和白细胞趋化功能检查对诊断有一定的参考意义，但不是临床常规使用的辅助检查手段。

答案： 1. E　2. E　3. C　4. A

二、多选题

1. 按照2018年牙周病新分类，牙周炎分期Ⅲ期的指标包括
   A. 临床附着丧失≥5mm
   B. 临床附着丧失3~4mm
   C. 最大探诊深度≤6mm
   D. 垂直骨吸收≥3mm
   E. 根分叉病变Ⅱ度或Ⅲ度

2. 慢性牙周炎的致病因素**不包括**
   A. 家族遗传　　B. 牙菌斑
   C. 病毒感染　　D. 牙石
   E. 高血压

【解析】牙周病的始动因子是牙菌斑，牙菌斑矿化形成牙石，所以菌斑和牙石是慢性牙周炎的主要病因，其余选项都不是致病因素。

3. 关于牙周病支持治疗即维护期，正确的是
   A. 维护治疗与预后密切相关
   B. 一般每3~6个月复查一次
   C. 复查间隔根据患者具体情况而定
   D. 维护治疗只针对口腔卫生差的人
   E. 复查时应进行牙周全面检查

【解析】维护期的牙周支持疗法：大多数慢性牙周炎在经过恰当的治疗后，炎症消退，病情得到控制。但若不坚持维护期治疗，则很容易复发或加重。预防病情的复发有赖于患者持之以恒的日常菌斑控制，以及定期的复查、监测和必要的后续治疗。复查的间隔期可根据病情和患者控制菌斑的程度来裁定。复查内容包括口腔卫生情况、牙周袋探诊深度、牙龈炎症及探诊后出血、根分叉病变、牙槽骨情况、修复体情况等，并对残存的病情进行相应的、必要的治疗。定期的复查和维护期支持治疗是牙周炎疗效能长期保持的关键条件之一，应在基础治疗一结束时，即进入维护期。

三、共用题干单选题

（1~3题共用题干）

患者，女，48岁。下前牙松动1年。检查：口腔卫生差，全口可见大量菌斑软垢，BOP(+)，最大探诊深度为5mm，11-21松动Ⅰ度，余牙未见明显松动。全景片显示下前牙区牙槽骨吸收占根长1/3，以水平型吸收为主。

1. 按照2018年国际牙周炎分期标准，该患者属于
   A. 轻度慢性牙周炎
   B. 中度慢性牙周炎
   C. 牙周炎Ⅰ期
   D. 牙周炎Ⅱ期
   E. 牙周炎Ⅲ期

【解析】根据题干"牙槽骨吸收占根长1/3，以水平型吸收为主；最大探诊深度为5mm，11-21松动Ⅰ度，其余未见明显松动"可得。

2. 欲进一步得到患者牙周炎分级诊断，需要获取的信息**不包括**
   A. 临床附着丧失
   B. 年龄
   C. 有无糖尿病史
   D. 有无吸烟史
   E. 是否曾行牙周治疗

【解析】"分级"则是根据患者临床附着丧失或放射学骨丧失进展、危险因素如吸烟或糖尿病患者代谢控制水平等来分析评估牙周炎进展速度，E选项与分级无直接相关关系。

答案： 1. ADE　2. ACE　3. ABCE
1. D　2. E

3. 该患者目前需要的治疗**不包括**

A. 龈上洁治术　B. 龈下刮治术

C. 口腔卫生指导　D. 松牙固定

E. 菌斑控制

【解析】松牙固定术应在牙周基础治疗后，评估牙齿松动程度及功能情况后再酌情考虑是否进行。

（4~6题共用题干）

患者，男，40岁。全口牙龈反复肿胀10余年，曾做过多次治疗，近5~6天加重。检查全口牙龈肿，充血，触之出血，36、37、46、47牙周袋超过5mm，挤压溢脓，X线检查，全口多数牙牙槽骨有不同程度吸收，无龋。自述全身乏力，饮食量比较大，尿量也多。

4. 对该患者进行病史采集，需要特别了解的是

A. 有无高血压病史

B. 有无肺结核病史

C. 药物过敏史

D. 是否有糖尿病

E. 是否有胃溃疡病史

【解析】当牙周病经治疗后效果不佳，结合病史"全身乏力，饮食量比较大，尿量也多。"就应该考虑糖尿病的可能。

5. 在下列项目中特别需要检查的是

A. 血象

B. 胸透

C. 血糖

D. B超检查

E. 转氨酶等多项肝功能检查

【解析】根据题意，糖尿病需检查血糖。

6. 需采取的治疗是

A. 牙周治疗

B. 牙周局部治疗，同时控制血糖

C. 牙周局部治疗加全身抗生素

D. 全身使用抗生素

E. 全身抗生素使用及控制血糖

【解析】题干所给病例为典型的牙周炎表现，同时，全身乏力，饮食量大，尿量多为糖尿病的表现，因此该病例为牙周炎伴糖尿病，故采取的治疗应为牙周局部治疗，同时控制血糖。

（7~10题共用题干）

患者，女，44岁。下前牙松动1年。检查：左、右下中切牙松动Ⅰ度，牙石（++），牙龈退缩2mm，边缘红，质软，探诊深度5mm，全口其他牙的牙石（+~++），牙龈缘水肿，探诊出血，牙周袋深度4~6mm，牙齿未见松动。

7. 若患者诉曾有高血压及糖尿病史，暂**不需**进行

A. 询问高血压用药史及控制情况

B. 询问糖尿病用药史及控制情况

C. 测量诊间血压

D. 必要时检查血糖及糖化血红蛋白

E. 24小时动态心电图监测

【解析】患者诉有全身疾病史时，应在诊疗之前了解清楚全身疾病情况，以免影响治疗，给医患双方带来不必要的风险。24小时动态心电图监测多用于冠心病及各类心绞痛、心肌缺血、心源性晕厥、阵发性心悸等疾病诊断和鉴别诊断，当患者有相应的病史时需行该项检查。

8. 若患者无全身疾病，家族中无类似疾病，该患者最可能的诊断是

A. 药物性牙龈增生

B. 慢性牙周炎

C. 牙龈纤维瘤病

D. 菌斑性龈炎

E. 侵袭性牙周炎

答案： 3. D　4. D　5. C　6. B　7. E　8. B

【解析】该题所考知识点是慢性牙周炎的诊断和鉴别诊断。从题干中可看到，临床表现中有牙周袋形成、附着丧失和牙齿松动，可排除牙龈炎的诊断；患者的年龄较大，牙周炎的病情为中度，表明进展较慢，临床表现符合慢性牙周炎。

9. 患者诉1年前曾行心脏支架手术，病情稳定。针对该情况，可采取的方案为
   A. 拒绝为其进行治疗
   B. 预防性使用抗生素后行洁刮术
   C. 拔除松动的下中切牙
   D. 松牙固定术
   E. 直接进行洁刮术

【解析】为防止洁刮治术后发生感染风险，曾行心脏支架手术患者可在术前预防性使用抗生素。

10. 欲进一步评估患者牙周炎严重程度及进展风险，所做的检查<u>**不必要**</u>的是
   A. 放射学检查
   B. 探诊附着丧失
   C. 根分叉病变检查
   D. 咬合关系检查
   E. 牙周细菌培养鉴定

【解析】牙周细菌培养鉴定与牙周炎严重程度及进展风险的评价无关。

四、案例分析题

【案例一】患者，男，46岁。刷牙出血3年。口内检查：全口牙石（++），牙面色素多，牙龈中度红肿，探诊出血（+），探诊深度4~6mm，附着丧失2~4mm，未见牙齿松动。否认全身病史。

第1问：为了明确诊断，还需进行的检查是
   A. 根分叉病变的检查
   B. 血常规检查
   C. 放射学检查
   D. 有无失牙
   E. 牙髓电活力测验
   F. 咬合关系的检查

【解析】为了明确和准确诊断，除题干信息外，尚需知道是否存在根分叉病变及其严重程度、失牙数、咬合关系，以及放射学检查等信息。

第2问：该患者最可能的诊断是
   A. 菌斑性龈炎
   B. 坏死性牙龈炎
   C. 慢性牙周炎
   D. 侵袭性牙周炎
   E. 白血病的龈病损
   F. 药物性牙龈肥大

【解析】考查的知识点是慢性牙周炎的诊断。该病例的临床表现符合慢性牙周炎。因有牙周袋和附着丧失，可排除A；没有牙龈坏死表现，可排除B；根据患者的年龄和病情程度为中度，可判断病情进展较慢，可排除D；牙龈有红肿，并非为苍白色的肿大，也无其他白血病的表现，且患者并无用药史，因此E、F也是不正确的。

第3问：若按照2018年牙周炎分期标准，该患者可诊断为
   A. 轻度
   B. 中度
   C. Ⅱ期
   D. Ⅲ期
   E. Ⅳ期
   F. 尚需了解更多信息

答案： 9. B　10. E
【案例一】 1. ACDF　2. C　3. F

【解析】题干信息提供不足，尚需知道骨吸收量和百分比、角形骨吸收、根分叉病变的存在和程度以及因牙周炎失牙等信息。

第4问：对该患者的治疗不是必需的是
A. 口腔卫生指导
B. 洁治术
C. 刮治及根面平整
D. 口服阿莫西林
E. 牙周维护治疗
F. 龈上喷砂或抛光去色素
【解析】考查的知识点是慢性牙周炎的治疗。每位牙周炎患者都应接受牙周基础治疗和牙周维护治疗，A、B、C、F都是牙周基础治疗的内容，E为牙周维护治疗，都是应进行的治疗；不伴有全身疾病的轻、中度慢性牙周炎患者没有必要使用全身药物。

【案例二】患者，男，45岁。刷牙时牙龈出血，口腔异味，双侧后牙及下前牙轻度松动，伴有咬合痛。
第1问：主要应该进行的检查是
A. 叩诊检查
B. 食物嵌塞检查
C. 牙髓电活力测验
D. 血常规检查
E. 牙周袋探诊+X线检查
F. CBCT检查
【解析】根据题干信息，患者患牙周炎可能性大。牙周炎主要进行检查的是牙周袋深度和了解牙槽骨吸收的程度。根据这些症状才能制定相应的诊疗计划。

第2问：如果诊断为慢性牙周炎，其主要致病菌是
A. 放线菌
B. 牙龈卟啉单胞菌
C. 乳酸杆菌
D. 变形链球菌
E. 嗜二氧化碳噬纤维菌
F. 中间普氏菌
【解析】牙龈卟啉单胞菌是慢性牙周炎的主要致病菌，变形链球菌是龋病的主要致病菌。

第3问：该患者晚期可能出现的伴发病变为
A. 中等深度牙周袋
B. 重度牙龈炎症
C. 牙周脓肿
D. 牙槽骨垂直吸收
E. 牙齿咬合痛
F. 根分叉病变

第4问：该患者治疗的基本原则是
A. 控制菌斑＋消除炎症
B. 控制菌斑＋拔除松动牙
C. 控制菌斑＋全身药物治疗
D. 牙周袋及根面药物处理
E. 牙周外科手术＋全身治疗
F. 松牙固定术
【解析】首先要去除局部刺激因素，也就是去除病因。

第5问：下述牙周疗效维持及预防的叙述中，正确的是
A. 1~2年进行1次复查、复诊
B. 防治牙周炎，1~2年做1次洁治
C. 局部牙龈无炎症可以不拍X线片
D. 牙周维护在治疗后的前3年最重要
E. 患者复查时重点要检查全身情况
F. 影响复查周期的因素包括患者口腔卫生自身维护的能力
【解析】牙周治疗效果的取得，是医者和患者共同合作的结果，一般在治疗已得到

答案：4. D 【案例二】1. E 2. B 3. CF 4. A 5. DF

效果之后，有些患者自身护理的概念开始淡薄，菌斑控制也放松了，大大增加了疾病复发的机会。如果术者和患者能继续保持联系，共同加强维护牙周组织的健康，就能获得长久的疗效。牙周治疗完成后，一般安排2~3个月后进行复查、复治。复查周期取决于患者口腔卫生自身护理的能力、牙周病的严重程度以及复诊时的病情。牙周维护在治疗后的头3年特别重要。

【案例三】患者，女，28岁。主诉：全口牙龈逐渐肿大半年余，伴刷牙出血。

第1问：对鉴别诊断有意义的病史**不包括**

A. 家族史　　B. 吸烟史
C. 全身状况　　D. 服药史
E. 妊娠史　　F. 饮酒史

【解析】考点是牙龈肥大的鉴别，通过问病史给鉴别诊断提供重要信息，有牙龈肥大表现的疾病包括药物性牙龈增生、妊娠期龈炎、遗传性纤维瘤病、全身病在牙龈的表现如白血病等，因此相关的病史对鉴别很重要。

第2问：患者已妊娠5月余，临床检查最有可能的发现是

A. 牙龈色鲜红、肿大
B. 龈乳头出现溃疡
C. 牙龈疼痛、出血伴恶臭
D. 牙龈化脓、疼痛
E. 牙龈质地坚韧
F. 牙龈色苍白

【解析】考查的是妊娠期龈炎的表现，符合妊娠期龈炎表现的是选项A。

第3问：该患者的治疗措施**不应包括**

A. 牙周基础治疗
B. 全身应用抗菌药物
C. 去除局部刺激因素
D. 口腔卫生指导
E. 必要时行牙龈切除术
F. 全口1%过氧化氢溶液＋生理盐水冲洗

【解析】考查的是妊娠期龈炎的治疗原则，患者目前处于妊娠5月余，除不应用全身抗生素治疗，其他选项的内容都符合妊娠期龈炎的治疗原则。

第4问：患者分娩后再次就诊，检查发现全口牙龈肿胀减轻，此时可进行的处理**不包括**

A. 直接进行牙龈切除术
B. 龈上洁治术
C. 翻瓣术
D. 口腔卫生指导
E. 咬合调整
F. 全身使用抗生素

【解析】患者分娩后虽肿胀减轻，但局部刺激因素（主要是菌斑）仍未控制，须在彻底清除局部刺激因素后，若牙龈肿胀仍未完全消退，再酌情行手术治疗；咬合调整也须在炎症控制后进行；妊娠期龈炎一般无须全身使用抗生素。

【案例四】患者，男，30岁。要求洁治。临床检查：大量菌斑、牙石，牙龈红肿不明显，探诊后点状出血，全口牙附着丧失2~3mm。全景片提示牙槽骨普遍呈水平型吸收。

第1问：最可能的诊断是

A. 慢性牙周炎
B. 菌斑性龈炎
C. 侵袭性牙周炎
D. 青少年牙周炎
E. 坏死溃疡性龈炎
F. 反映全身疾病的牙周炎

答案：【案例三】1. BF　2. A　3. B　4. ACEF　【案例四】1. A

第 2 问:该患者没有坚持彻底的牙周治疗。1 年后,因牙龈自发出血、疼痛、腐败性口臭 3 天就诊,此时最可能的诊断是

A. 急性牙周脓肿　　B. 坏死性牙龈炎
C. 顽固性牙周炎　　D. 牙周炎复发
E. 疱疹性龈口炎　　F. 坏死性牙周炎

【解析】依据临床表现,包括起病急、牙龈疼痛、自发性出血、有腐败性口臭以及龈乳头和龈缘的坏死等特征,加上患者"全口牙附着丧失 2~3mm",可诊断坏死性牙周炎。本题容易误选为"坏死性牙龈炎",注意 2018 年国际牙周病学新分类中的诊断标准。

第 3 问:配合临床检查,简便、易行的辅助检查是

A. X 线检查
B. 病变区的细菌涂片检查
C. 血象检查
D. 细菌培养
E. 龈沟液检查
F. 组织活检

【解析】坏死性牙周炎细菌学检查、病变区坏死物涂片,进行瑞氏染色,或刚果红染色,在显微镜下观察有无梭形杆菌和螺旋体。细菌学检查只是作为辅助检查方法。

第 4 问:若需全身药物治疗,首选药物是

A. 甲硝唑　　B. 四环素
C. 金霉素　　D. 芬必得
E. 多西环素　　F. 阿奇霉素

【解析】由于该疾病主要为厌氧菌感染,因此首选药物为甲硝唑。

【案例五】患者,男,45 岁。全口牙龈红肿出血、疼痛反复发作半年,曾在外院治疗但效果不明显。检查发现全口牙龈明显红肿,质地松软,触易出血,多个牙有深牙周袋及牙周脓肿。

第 1 问:最可能的原因及诊断

A. 急性坏死性牙周炎
B. 急性坏死性牙龈炎
C. 伴有糖尿病的牙周炎
D. 药物性牙龈肥大
E. 牙龈纤维瘤病
F. 急性多发性牙龈脓肿

【解析】糖尿病可以影响牙周炎的发病和进程,尤其是血糖控制不良的患者,其牙周组织的炎症较重,龈缘红肿呈肉芽状增生,易出血和易发生牙周脓肿,牙槽骨破坏迅速,导致深牙周袋和牙松动。

第 2 问:应急处理措施为

A. 脓肿切开引流,漱口液含漱
B. 口服消炎药,局部冲洗上药
C. 彻底洁治、刮治冲洗上药,口服消炎药
D. 先口服消炎药,做进一步检查后再确定治疗
E. 切开脓肿,漱口液含漱,全身用药
F. 由于不清楚患者全身情况,因此不做处理

【解析】此题依据的是牙周脓肿的治疗原则,考虑患者可能患有糖尿病,需要注意预防感染。

第 3 问:应急处理后,患者还需的检查有

A. 血糖检查
B. 糖化血红蛋白检查
C. 血常规检查
D. 中性粒细胞功能测定
E. 细菌涂片检查
F. 免疫学检查

【解析】根据以上可知患者很有可能是"伴糖尿病的牙周炎",因此需进一步确认其糖尿病相关情况。

答案: 2. F　3. B　4. A　**【案例五】** 1. C　2. E　3. AB

第4问：若患者糖化血红蛋白 HbAlc 8.0%，空腹血糖 7.8mmol/L，对该患者的处理，描述**错误**的是

A. 由于患者血糖控制差，不予牙周治疗
B. 可酌情预防性使用抗生素后行牙周基础治疗
C. 慎用含肾上腺素局麻药
D. 建议内科控制血糖
E. 不建议手术治疗
F. 牙周基础治疗完成，预防性使用抗生素后可行手术治疗

【解析】患者糖化血红蛋白 HbAlc 8.0%，空腹血糖 7.8mmol/L（<11.4mmol/L），可在合理预防性使用抗生素的情况下行牙周基础治疗；此种血糖状况不建议行手术治疗。

【案例六】患者，女，25岁。下前牙松动移位1年，曾在外院治疗但效果不明显。否认全身病史及家族史。检查：全口卫生情况一般，菌斑(+)，牙石(+)，色素(-)，牙龈稍暗红，BOP(+)百分比为79%，下前牙牙龈退缩明显，全口探诊深度5~8mm，31、41牙松动Ⅲ度，32、42牙松动Ⅱ度，16牙根分叉病变动Ⅱ度；前牙深覆殆；无缺失牙。

第1问：该患者目前必需的检查及治疗包括

A. 放射学检查
B. 咬合关系检查
C. 口腔卫生指导
D. 拔除松动牙
E. 16牙牙髓电活力测验
F. 药敏试验

【解析】松动度不是指导拔牙的充分指征，尚需结合患者牙槽骨吸收情况、炎症急慢性情况等分析；药敏试验不是必需的。

第2问：该患者拍片后发现，全口牙吸收最重位点在下前牙区，31、41牙牙槽骨吸收至根尖。按照2018年国际牙周病学新分类，对该患者诊断正确的是

A. 牙周炎Ⅱ期B级
B. 牙周炎Ⅱ期C级
C. 牙周炎Ⅲ期B级
D. 牙周炎Ⅲ期C级
E. 牙周炎Ⅳ期B级
F. 牙周炎Ⅰ期C级
G. 牙周炎Ⅴ期C级

【解析】根据患者"无失牙、31、41牙松动Ⅲ度，16牙根分叉病变Ⅱ度"，"31、41牙牙槽骨吸收至根尖"符合牙周炎Ⅲ期诊断，又由于患者骨丧失/年龄(%)大于1(%)，破坏程度超过菌斑沉积量等可知患者处于牙周炎C级，即快速进展期。

第3问：该患者还需要的治疗包括

A. 全口龈上洁治+抛光
B. 全口龈下刮治
C. 全口喷砂
D. 拔除31、41松动牙
E. 调殆
F. 16牙即刻行翻瓣术

【解析】AB为牙周基础治疗基本内容，结合口内检查"31、41牙松动Ⅲ度"、全景片"31、41牙牙槽骨吸收至根尖"，可知31、41牙无保留价值，应拔除；患者存在咬合创伤，可适当调殆。

第4问：该患者此次就诊完成基础治疗后未规律复诊，2年后再次就诊发现16牙牙龈红肿，探诊出血，根分叉病变Ⅲ度，松动Ⅱ度。X线片示16牙根尖暗影且与近中牙槽骨吸收贯通，远中牙槽骨吸收至根中部。以下说法正确的是

答案：4. AF 【案例六】1. ABC 2. D 3. ABDE 4. BCF

A. 16牙无保留价值
B. 16牙可能发生了牙周牙髓联合病变
C. 应进一步检查16牙牙周探诊深度及电活力
D. 16牙根尖暗影不可能是由于牙周病变造成的
E. 不建议手术治疗
F. 16牙可能需要同时行牙周治疗和根管治疗

【解析】根据题意可知,16牙可能发生了牙周牙髓联合病变,需要进一步进行牙周探诊及电活力测验;16牙牙髓病变是深牙周袋来源可能性大,牙周牙髓联合病变治疗难度大,需同时行牙周和根管治疗。

第四章　其他影响牙周组织的状况

一、单选题

1. 影响牙周病的全身疾病<u>不包括</u>
   A. 糖尿病
   B. Down 综合征
   C. Papillon-Lefevre 综合征
   D. 胆囊炎
   E. HIV 感染

【解析】糖尿病和 HIV 感染为影响牙周支持组织的全身疾病，Down 综合征和 Papillon-Lefevre 综合征为可致严重牙周破坏的全身疾病。

2. 牙龈脓肿与牙周脓肿最大区别
   A. 是否有殆创伤
   B. 炎症程度
   C. 是否有牙髓症状
   D. 患者的年龄
   E. 脓肿的位置

【解析】牙周脓肿与牙龈脓肿的鉴别，牙龈脓肿仅局限于龈乳头及龈缘，呈局限性肿胀。牙周脓肿是牙周支持组织的局限性化脓性炎症，有较深的牙周袋，脓肿扩散至牙周膜、牙槽骨甚至根尖周。

3. 逆行性牙髓炎常伴有
   A. 严重的牙龈炎
   B. 严重的牙周病
   C. 严重的牙体缺损
   D. 较深的楔状缺损
   E. 明显的牙齿松动、移位

【解析】严重的牙周病变往往形成深牙周袋，深袋内的细菌、毒素通过根尖孔或根尖 1/3 处的根管侧支进入牙髓，先引起根尖 1/3 处的牙髓充血和发炎，局限的慢性牙髓炎可急性发作，表现为典型的急性牙髓炎。临床检查时可见患牙有深达根尖区的牙周袋或严重的牙龈退缩，牙齿一般松动达Ⅱ度以上，牙髓有明显的激发痛等。

4. 有关全身疾病与牙周炎的描述，<u>错误</u>的是
   A. 青春前期牙周炎常伴有全身疾患
   B. 白血病患者可先于本病被诊断前到口腔科就诊
   C. 艾滋病患者可患坏死性牙龈炎和牙周炎
   D. 伴糖尿病的牙周炎与菌斑有关
   E. 冠心病可引起牙周病

【解析】牙周病是由细菌微生物所致的感染性炎症性疾病，冠心病本身并不能引起牙周病。

5. 患者，女，54 岁。牙龈肿大 2 月余。查：全口牙龈增生肥大，覆盖牙面 1/2 以上，质地中等，色鲜红，探易出血。采集病史时，应重点询问的项目<u>不包括</u>
   A. 妊娠史　　　B. 癫痫史

答案：1. D　2. E　3. B　4. E　5. A

C. 高血压史　　D. 心脏病史

E. 糖尿病史

【解析】根据题干给出的信息，该患者存在明显的牙龈炎症症状，以上给出的选项均可以影响牙龈炎症的表现，根据患者的实际年龄推算排除A选项。

6. 患者，女，37岁。右侧牙自发痛3天。有放射痛、夜间痛。检查：患牙无明显龋损及其他牙体硬组织疾病，16牙探及深牙周袋达根尖，温度刺激有激发痛，松动Ⅱ度。叩诊(+)。该牙最可能的诊断是

A. 急性牙周脓肿　　B. 慢性牙龈炎

C. 逆行性牙髓炎　　D. 急性根尖周炎

E. 残髓炎

【解析】根据题干给出的信息，"自发痛3天。有放散痛、夜间痛，温度刺激有激发痛，叩诊(+)"判断出患者有急性牙髓炎症状，再根据"患牙无明显龋损及其他牙体硬组织疾病，牙周袋深达根尖，松动Ⅱ度"表现感染来源于牙周深袋内细菌引发的逆行性感染。

二、多选题

1. 牙周-牙髓联合病变牙髓的感染途径包括

A. 根尖孔　　B. 牙周膜

C. 根管侧支　　D. 牙本质小管

E. 釉质裂纹

【解析】牙周牙髓联合病变的病因学里有讨论牙髓组织和牙周组织在解剖学的互相交通，其中包括根尖孔，根管侧支，牙本质小管，其他一些解剖异常或病理情况如牙根纵裂、牙骨质发育不良等。

2. 影响牙周病的全身疾病

A. HIV感染

B. 肾病综合征

C. Down综合征

D. Papillon-Lefevre综合征

E. 糖尿病

3. 艾滋病的口腔表现包括

A. 牙龈线形红斑

B. 坏死性溃疡性牙周炎

C. 毛状白斑

D. 白念珠菌感染

E. 卡波西肉瘤

【解析】目前认为与HIV有关的口腔病损包括：线形牙龈红斑，坏死性溃疡性牙龈炎，坏死性溃疡性牙周炎，还有毛状白斑、白念珠菌感染、复发性溃疡等，晚期可发生Kaposi肉瘤，其中约有一半可发生在牙龈上，必要时可做病理检查证实。

三、共用题干单选题

(1~3题共用题干)

患者，男，43岁。自诉患有慢性牙周炎

1. 确诊之前应做的检查<u>**不包括**</u>

A. X线检查

B. 牙周探查

C. 口腔卫生状况检查

D. 牙体检查

E. 体温检查

【解析】在该患者已诊断为牙周炎的情况下，应该做相应的牙周和牙体检查，包括口腔卫生状况的评估，牙周探诊，牙体检查，有无龋坏、缺损，有无牙髓、根尖周相关症状，再行影像学的检查。

答案：6. C

1. ACD　2. ACDE　3. ABCDE

1. E

2. 若其主治医生考虑实施 GTR 术，可能是鉴于
   A. Ⅱ度根分叉病变
   B. 水平型骨吸收
   C. 牙髓炎
   D. 牙周脓肿
   E. Ⅲ度根分叉病变

【解析】考查 GTR 的适应证：①骨内袋：窄而深的骨内袋为 GTR 的适应证，骨袋过宽则效果差。三壁骨袋因牙周膜细胞来源丰富且易于提供牙周膜细胞生长的空间，故效果最好，窄而深的二壁骨袋也是较好地适应证②根分叉病变Ⅱ度根分叉病变为适应证，但需要有足够的牙龈高度，以便能完全覆盖术区。尤以下颌牙的Ⅱ度根分叉病变效果好。有人报告Ⅲ度根分叉病变的早期有一定疗效，但结果不确定。③仅涉及唇面的牙龈萎缩，邻面无牙槽骨吸收且龈乳头完好者。符合上述适应证者，经过牙周基础治疗，将牙周感染控制之后，才能进行 GTR 术。

3. 以下全身疾病最可能影响牙周炎治疗效果的是
   A. 胆结石　　B. 肝炎
   C. 糖尿病　　D. 高血脂
   E. 急性肾炎

【解析】糖尿病可以影响牙周炎的发病和进程，尤其是血糖控制不良的患者。

（4~7 题共用题干）

患者，女，59 岁。左下牙龈自发性肿胀流脓半年。查：37 牙颊侧黏膜近中龈缘处有瘘管，挤压有脓液溢出，36、37 牙未见明显牙体病损，冷热诊同对照牙，无食物嵌塞，无叩痛，无松动，36、37 牙间可探及 7mm 牙周袋，龈下牙石（+）；X 线示 36、37 牙牙槽骨吸收，根尖周未见明显异常。

4. 36、37 牙最可能的诊断为
   A. 慢性根尖周炎
   B. 龈乳头炎
   C. 慢性牙周脓肿
   D. 急性牙周脓肿
   E. 慢性龈炎

【解析】根据题干信息“37 牙颊侧反复脓肿”排除急性发病的可能，再根据“36、37 牙未见明显牙体病损，X 线片示根尖周未见明显异常”排除根尖周脓肿的可能，最后根据“36、37 牙间 7mm 牙周深袋”排除牙龈脓肿，故诊断为 36、37 慢性牙周脓肿。

5. 若诊断准确，应先进行的治疗为
   A. 口服抗生素
   B. 龈上下洁刮治，根面平整
   C. 切开引流
   D. 根管治疗
   E. 牙周袋内冲洗，上碘甘油

【解析】与急性牙周脓肿不同，慢性牙周脓肿多不需要切开引流等紧急处理，治疗以清除菌斑、消除感染为原则，初诊时即可进行洁刮治，无须全身使用抗生素。

6. 若患者 2 年前诊断为Ⅱ型糖尿病，则适合该患者的治疗方案为
   A. 糖尿病控制前行牙周治疗
   B. 控制糖尿病与牙周治疗同时进行
   C. 糖尿病控制后行牙周治疗
   D. 糖尿病控制后又失控时行牙周治疗
   E. 不需要进行糖尿病的控制，直接行牙周治疗

【解析】与糖尿病相关的牙周炎患者的牙周治疗时机应该选择在良好的血糖控制之后。

7. 若此患者在基础治疗后，脓肿仍未好转，此时可进行的下一步治疗为
   A. 口服大剂量抗生素

答案： 2. A　3. C　4. C　5. B　6. C　7. E

B. 全身应用激素药物
C. 36、37牙拔除
D. 36、37牙根管治疗
E. 手术切除牙周深袋

【解析】慢性牙周脓肿可在洁治的基础上直接进行牙周手术，该患者经过基础治疗后脓肿未见好转，在严格控制感染和炎症的情况下，可以行牙周手术切除深袋。

四、案例分析题

【案例一】患者，女，45岁。慢性牙周炎病史多年，昨日起右下后牙自发性阵发性疼痛，夜间加重，检查：右下第一磨牙Ⅱ度松动。叩诊(+)，颊侧牙周袋6mm。

第1问：为进一步确诊，还需进行的检查是

A. 选择性麻醉检查
B. 冷测试
C. 热测试
D. 染色法
E. 咬诊
F. X线检查
G. 牙髓电活力测验

【解析】根据“右下后牙自发性阵发性疼痛，夜间加重”怀疑该患者有急性牙髓炎的症状，对于鉴别急性牙髓炎最适合的检查应该为“热诊”。

第2问：主诉牙进行温度测试最可能的结果为

A. 无反应
B. 仅觉得稍有敏感
C. 短暂的轻度或中度不适
D. 出现疼痛，但刺激去除后即刻消失
E. 出现疼痛，刺激去除后持续一段时间
F. 酸痛不适

【解析】急性牙髓炎时，患者牙髓对冷热刺激的反应增加，表现为迟缓痛，即接受刺激后出现疼痛，且刺激去除后持续一段时间。

第3问：若测试结果为(+++)那该患者最有可能的诊断为

A. 急性牙髓炎
B. 慢性牙髓炎
C. 急性根尖周炎
D. 慢性根尖周囊肿
E. 慢性根尖周肉芽肿
F. 逆行性牙髓炎
G. 急性牙周脓肿
H. 慢性牙周脓肿

【解析】若热诊结果表示(+++)，即可判断存在牙髓炎，结合病史“慢性牙周炎病史多年”，以及“右下第一磨牙Ⅱ度松动，叩诊(+)，颊侧牙周袋6mm。”不难判断出16牙由于长期的牙周病史，牙周深袋内细菌的堆积引发其逆行性感染，从而出现逆行性牙髓炎。

第4问：主诉牙最佳治疗方案是

A. 干髓术治疗+牙周系统治疗
B. 牙周系统治疗
C. 根管治疗
D. 根管治疗+牙周系统治疗
E. 直接树脂充填
F. 直接冠修复保护患牙
G. 拔除

【解析】对于病变较轻、炎症可以控制且预后较好的逆行性牙髓炎的患牙应及时进行根管治疗和牙周系统治疗，控制感染的同时消除深袋。如牙周病变已十分严重，不易彻底控制炎症，或患牙过于松动，则可直接拔牙止痛。

【案例二】患者，女，60岁。曾诊断为慢性牙周炎，左下颌牙牙龈肿痛3天就诊，检查发现36牙叩痛，颊侧正中牙周袋深7mm，未见明显龋坏及隐裂，牙龈红肿突起呈球形，波动感。

答案：【案例一】 1. C 2. E 3. F 4. D

第 1 问:为明确诊断,应增加的检查项目是

A. X 线检查
B. 牙髓冷热测验
C. 牙髓电活力测验
D. 咬诊
E. 染色检查
F. 选择性麻醉检查

【解析】根据病史“慢性牙周炎,牙龈肿痛 3 天,检查 36 牙叩痛,颊侧正中牙周袋深 7mm,牙龈红肿,波动感”提示 36 牙脓肿病变,根据颊侧深牙周袋排除牙龈脓肿,进一步诊断,需要鉴别牙周脓肿和牙槽脓肿,而拍摄 X 线片可以辅助判断感染来源位于根尖还是牙周,同时测试 36 牙的电活力可以辅助判断 36 牙是否存在牙髓根尖周的病变。

第 2 问:X 线片见 36 牙根分叉区牙槽骨破坏,36 牙可能的诊断为

A. 急性牙周脓肿
B. 急性牙龈脓肿
C. 慢性牙周脓肿
D. 根分叉病变
E. 逆行性牙髓炎
F. 急性根尖周脓肿
G. 慢性根尖周脓肿

【解析】上一问已提示牙周脓肿和牙槽脓肿的可能性,根据 X 线片结果“36 牙根分叉区牙槽骨吸收”排除牙槽脓肿,诊断即 36 牙牙周脓肿合并 36 牙根分叉病变。

第 3 问:36 牙首先应进行的治疗为

A. 开髓行根管治疗
B. 行脓肿切开引流
C. 袋内壁刮治 + 根面平整术
D. 引导性组织再生术
E. 隧道成形术
F. 牙周翻瓣术
G. 牙龈成形术

【解析】疾病的处理原则,先行急症处理。在此应该先处理患者 36 急性牙周脓肿,急性牙周脓肿的治疗原则是止痛、防止感染扩散以及使脓液引流。根据“牙龈红肿,波动感”可判断该患者脓液形成且局限,根据脓肿的部位及表面黏膜的厚薄,选择牙龈表面行脓肿切开引流。

第 4 问:该病的治疗原则正确的是

A. 行牙周脓肿切开引流
B. 可配合全身激素治疗
C. 调磨早接触点
D. 可在急性期进行彻底的洁刮治
E. 局部应用抗菌药物
F. 牙周治疗的同时尽快进行根管治疗
G. 拔除患牙

【解析】考察急性牙周脓肿的临床处理,牙周脓肿的治疗原则是止痛、防止感染扩散以及使脓液引流。从病例“牙龈肿胀疼痛 3 天,牙龈红肿,波动感”可以判断出脓肿脓液已形成且局限,此时应该尽早行牙周脓肿切开引流。切开后应彻底冲洗脓腔,然后局部辅以防腐抗菌药物。切开引流后的数日内应嘱患者用盐水或氯己定等含漱。

【案例三】患者,男,56 岁。右下后牙疼痛 1 周,冷刺激加重,检查见 46 牙深牙周袋 9mm,松动Ⅱ度,全口牙龈退缩明显。

第 1 问:46 牙最可能诊断是

A. 慢性牙周炎　　B. 逆行性牙髓炎
C. 慢性牙龈炎　　D. 急性根尖周炎
E. 牙髓坏死　　F. 急性牙周脓肿

【解析】根据病例“右下后牙自发痛 1 周,冷刺激加重”可以判断出患者存在牙髓炎

答案:【案例二】 1. AC　2. AD　3. B　4. AE　【案例三】 1. AB

症状，再根据“46 牙深牙周袋 9mm，松动Ⅱ度”信息可以初步了解患者存在慢性牙周炎病史。

第 2 问：为明确诊断还需进行的检查是

A. 患牙的 X 线检查
B. 牙髓冷热诊测验
C. 牙髓电活力测验
D. 咬合关系检查
E. 菌斑染色检查
F. 血常规检查

【解析】要确诊慢性牙周炎，需要进行 X 线检查以判断牙槽骨吸收情况。对于牙髓活力及牙髓病变的判断需要借助“牙髓冷热诊测验”和“牙髓电活力测验”。

第 3 问：有关 46 牙的治疗正确的是

A. 只需行牙周洁刮治
B. 只需进行根管治疗
C. 拔除患牙
D. 同时进行牙髓治疗和牙周治疗
E. 行截根术
F. 行牙龈切除成形术

【解析】考察牙周牙髓联合病变的临床处理原则。牙周 - 牙髓联合病变时，应尽量找出原发病变，积极地处理牙周、牙髓两方面的病灶，彻底消除感染源。由牙髓根尖病变引起牙周病变的患牙，牙髓多已坏死或大部坏死，应尽早进行根管治疗。患牙在就诊时已有深牙周袋，而牙髓尚有较好的活力，则也可先行牙周治疗，消除袋内感染，逆行性牙髓炎的患牙牙髓治疗同时开始牙周炎的一系列治疗。总之，应尽量查清病源，以确定治疗的主次。在不能确定的情况下，死髓牙先做根管治疗，配合牙周治疗；活髓牙则先做系统的牙周治疗和调𬌗，若疗效不佳，再视情况行牙髓治疗。

第 4 问：该患者牙龈退缩的原因可能为

A. 牙颈部龋坏
B. 有阻生智齿未拔除
C. 牙槽骨破坏
D. 正畸治疗
E. 根面龋
F. 刷牙不当

【解析】牙槽骨破坏导致附着丧失，引起牙龈退缩。

第 5 问：牙龈退缩后可能伴发的临床表现包括

A. 临床牙冠变长，牙根暴露
B. 牙根敏感
C. 根面龋
D. 颈部龋
E. 水平型食物嵌塞
F. 黑三角形成
G. 加重牙龈炎症和牙周炎症

【解析】牙龈退缩的结果会使临床牙冠变长，牙根暴露，从而出现牙根敏感，当伴有牙龈乳头的退缩时，牙间隙增大，可出现黑三角，并且导致水平型食物嵌塞，如果退缩发生在前牙区，会影响美观及发音。如果不及时取出食物或患者未进行适当的邻面菌斑控制，则暴露的牙根面容易发生颈部龋、根面龋，有时甚至是环状龋，邻面菌斑的增加也会加重原有的牙龈炎症和牙周炎症，从而使得牙龈萎缩的情况更加严重，此多发生于口腔卫生不良的老年牙周炎患者。

答案： 2. ABC 3. D 4. C 5. ABCDEF

第五章　种植体周病

一、单选题

1. 种植体周软硬组织存在炎症病损时，种植体周的菌斑主要是
   A. G^+需氧或兼性厌氧球菌及非能动菌
   B. G^-需氧或兼性厌氧球菌及非能动菌
   C. G^+厌氧菌、产黑色素厌氧菌及螺旋体等组成
   D. G^-厌氧菌、产黑色素厌氧菌及螺旋体等组成
   E. G^+需氧或兼性厌氧球菌、产黑色素厌氧菌及螺旋体等组成

【解析】种植体周围健康位点的菌斑内主要含G^+需氧或兼性厌氧球菌及非能动菌。当软/硬组织存在炎症时，种植体周的菌斑主要由G^-厌氧菌、产黑色素厌氧菌及螺旋体等组成。

2. 一般认为种植体周围组织健康与炎症的阈值，是种植体周探诊深度等于
   A. 2mm　　B. 3mm　　C. 4mm
   D. 5mm　　E. 6mm

【解析】探诊深度5mm以下，可认为是成功种植体，小于3mm更有利于种植体健康，因此探诊深度等于5mm作为种植体周围组织健康与炎症的阈值。

3. 目前临床检查最常用的、对种植体周围病较敏感的指标是
   A. 探诊出血和探诊深度
   B. 咬合检查
   C. X线检查
   D. 动度检查
   E. 菌斑指数

【解析】探诊出血和探诊深度是诊断种植体周围组织状况的较敏感的指标，是目前临床检查最常使用的检查方法。

4. 患者，男，30岁。46种植修复2年，X线片示46种植体根尖区透射影，其最可能的病因是
   A. 牙周炎
   B. 邻牙龋病
   C. 冠周炎
   D. 颌骨骨髓炎
   E. 邻牙根尖部感染

【解析】根尖种植体周炎：又称逆行性种植体周炎，文献资料已证实其发生与邻牙根尖部感染之间有直接关系。邻牙根尖部感染或者经过治疗尚未痊愈的邻牙根尖部感染是种植体根尖部感染的主要来源，特别是已经存在牙髓炎或者根尖周炎的邻牙，细菌可通过骨髓腔扩散而至种植体污染。

二、多选题

1. 牙周病与种植体周病新分类中，种植体周病包括
   A. 种植体周健康

答案： 1. D　2. D　3. A　4. E
1. ABCD

B. 种植体周黏膜炎
C. 种植体周炎
D. 种植体周软硬组织缺损
E. 根尖种植体周炎

【解析】种植体周围疾病及其状态的分类包括：种植体周健康、种植体周粘膜炎、种植体周炎及种植体周软硬组织缺损。

2. 渐进式阻截支持疗法包括
A. 去除病因
B. 氯己定的应用
C. 抗生素治疗
D. 手术治疗
E. 长期使用漱口水

【解析】渐进式阻截支持疗法是一种治疗上的策略，依靠临床和影像学诊断，根据损害的严重性和范围来决定治疗方案，以阻止种植体周围损害继续进展。Lang 等欧洲学者提出的 CIST 治疗方案，包括去除病因、氯己定的应用、抗生素治疗、手术治疗方案，可归纳为初期的保守治疗和二期手术治疗，与牙周炎的治疗办法相似，但有其特点。在初始阶段，口腔卫生条件差的必须进行机械清创，必要时应用局部抗感染。如果非手术治疗疗效不明显或失败，则需要外科手术治疗。

3. 患者，男，46 岁。主诉 21 种植修复 3 年牙龈退缩，临床检查 21 种植体修复，唇侧牙龈退缩约 5mm，邻面无明显牙槽骨吸收且龈乳头完好。其可能的病因是
A. 骨开裂
B. 种植体植入位置偏唇侧
C. 过重负荷
D. 薄龈型牙龈组织
E. 粘接剂残留造成的种植体周炎

【解析】种植体植入后的软硬组织缺陷病因及相关因素：颌骨本身存在的结构缺陷(骨开裂和骨开窗)；种植体植入的位置欠佳；种植体周炎；过重负载；种植体周围软组织的厚度；影响骨形成及代谢的全身性疾病等。

三、共用题干单选题

(1~3 题共用题干)

患者，女，25 岁。因左下种植体松动就诊。检查：36 种植体松动Ⅰ度，PD=4.5mm，牙龈红肿明显，余牙全口口腔卫生差，牙龈红肿，BOP(+)。

1. 为确定牙槽骨吸收情况，最好增加的检查项目是
A. 咬合检查
B. 邻牙情况
C. 叩诊
D. X 线检查或 CBCT
E. 探诊

【解析】术后每年都应拍 X 线片(根尖片或全口牙位曲面体层 X 线片)。并在出现种植体周炎症状时，及时拍片，以检查种植体周围骨吸收水平及骨结合情况。若骨丧失破坏极为迅速时，可采用 CBCT 确定病损部位。

2. 左下种植体松动的根本病因
A. 菌斑微生物　　B. 过早负载
C. 过重负载　　D. 牙周病史
E. 邻牙根尖周病

【解析】目前认为种植体周围组织病变的主要致病因素是种植体上的菌斑微生物和负荷过重。题干未提示负荷过重。牙周病史为危险因素，非根本病因。

答案： 2. ABCD　3. ABCDE
1. D　2. A

3. 暂时**不需要**进行的治疗是
   A. 塑料器械或钛刮治器清除种植体周围菌斑牙石
   B. 可以使用超声清除种植体周围牙石
   C. 使用漱口水
   D. 使用喷砂去除菌斑
   E. 甲硝唑全身给药

【解析】去除病因:去除牙石、菌斑、多余粘接剂及尽可能的去除种植体表面污染物。可以使用碳纤维、塑料或钛刮治器或超声设备,另外还可以使用甘氨酸粉末空压喷砂、Er:YAG激光;氯己定的应用:在探诊出血阳性、探诊深度4~5mm、有或无溢脓的种植体部位。除机械治疗外,还需使用氯己定治疗。这是CIST方案中的A+B方案。一般需3~4周的抗菌剂治疗,可获得治疗效果。

(4~7题共用题干)

患者,女,40岁。左下后牙牙龈肿痛不适3日。检查:36种植体,颊侧牙龈色鲜红,肿胀,未见明显溢脓。

4. 为明确诊断,应作的一项重要检查是
   A. 探诊检查　B. 咬合检查
   C. 拍摄X线片　D. 牙齿松动度
   E. 龈沟液检查

【解析】探诊出血和探诊深度是诊断种植体周围组织状况的较敏感的指标,是目前临床检查最常使用的检查方法。

5. 若检查结果为BOP(+),PD=6mm,X线片显示牙槽骨无明显吸收,植体周围未见透射影,应诊断为
   A. 种植体周健康
   B. 种植体周黏膜炎
   C. 种植体周炎
   D. 种植体周软硬组织缺损
   E. 种植体周脓肿

【解析】种植体周黏膜炎诊断标准:①种植体周围黏膜色形质的改变:黏膜红色、组织肿胀,质地柔软;②探诊后黏膜出血(线或滴)和/或溢脓;③探测深度PD比基线增加;④种植体周围无骨丧失,即植体周骨丧失与初期愈合时相比骨丧失<2mm。

6. 该患者最需要进行的治疗是
   A. 去除菌斑
   B. 全身使用抗生素
   C. 翻瓣清创术
   D. 再生性手术
   E. 拔出种植体

【解析】种植体周黏膜炎是一种种植体周围软组织的可逆性炎症,去除菌斑可以恢复到植体周围健康状态。

7. 患者自己需要注意的是
   A. 维护口腔卫生
   B. 戒烟
   C. 注意血糖
   D. 使用牙缝刷清洁
   E. 以上均是

【解析】患者必须学会使用不同的清洁用具,如牙刷、牙缝刷及牙线。患者自我口腔卫生的保持是治疗成功的要素。

四、案例分析题

【案例一】患者,女,25岁。因右下后牙牙龈肿痛就诊牙周科。检查:46种植体,牙龈肿胀,溢脓,叩痛(+),BOP(+),PD=7mm。

第1问:为确定牙槽骨吸收情况,应增加的检查项目包括
   A. 咬合检查
   B. 牙髓冷热活力测验
   C. 牙髓电活力测验

答案: 3. E　4. A　5. B　6. A　7. E
【**案例一**】1. D

D. X线检查
E. 染色检查
F. 颞下颌关节检查

【解析】术后每年都应拍X线片(根尖片或全口牙位曲面体层X线片)。并在出现种植体周炎症状时,及时拍片,以检查种植体周围骨吸收水平及骨结合情况。若骨丧失破坏极为迅速时,可采用CBCT确定病损部位。

第2问:考虑诊断为
A. 种植体周健康
B. 种植体周黏膜炎
C. 种植体周炎
D. 种植体周脓肿
E. 种植体龈炎
F. 种植体周软组织缺损

【解析】若缺乏之前种植体检查的基线情况或者初期愈合后影像学资料,植体周炎诊断标准为:种植体的温和探诊后出血,探诊深度PD≥6mm以及种植体平台到骨结合区域的距离≥3mm。

第3问:其病因可能是
A. 牙周病史　　B. 口腔卫生欠佳
C. 抽烟　　D. 过重负载
E. 张口呼吸　　F. 吃辛辣饮食

【解析】目前认为种植体周围组织病变的主要致病因素是种植体上的菌斑微生物和负载过重,其他危险因素亦是不可忽略。

第4问:患者控制炎症需进行的治疗包括
A. 超声去除菌斑、牙石
B. 使用喷砂去除菌斑
C. 使用氯己定含漱
D. 服用甲硝唑
E. 翻瓣清创术
F. 拔出种植体

【解析】在探诊出血阳性、探诊深度≥6mm、有或无溢脓的种植体部位,并有X线片显示的骨吸收,种植体周袋内有革兰氏阴性厌氧的牙周致病菌,抗感染治疗包括抗生素的使用,以消除或减少致病菌,治疗后可以达到软组织愈合。在应用抗生素之前,必须先进行机械治疗和应用氯己定。在持续10天的氯己定治疗期间,联合应用抗厌氧菌的抗生素甲硝唑或替硝唑,全身给药,也可局部控释使用。

答案: 2. C　3. ABCD　4. ABCD

第六章　牙周病的检查和诊断

一、单选题

1. 临床上一般以有菌斑的牙面不超过总牙面数的百分比判断口腔卫生状况，口腔卫生较好的指标是

A. 10%　B. 20%　C. 30%

D. 40%　E. 50%

【解析】菌斑的检查，可采用目测或用 2% 碱性品红溶液作为菌斑显示剂辅助观察，临床上一般只需了解患者口腔卫生的好坏，可将每牙的唇、颊侧和舌侧牙面记录有或无菌斑，并计算出有菌斑的牙面占总牙面数的百分比，一般以有菌斑的牙面不超过总牙面数的 20 % 为口腔卫生较好的指标，这种方法可以用作患者自我检查菌斑控制效果。

2. **不能**反映牙龈状况指数的是

A. 菌斑指数　B. 牙龈指数

C. 出血指数　D. 龈沟出血指数

E. 探诊出血

【解析】菌斑指数用于反映患者口腔卫生状况，反映牙龈状况的指数包括：牙龈指数、出血指数、龈沟出血指数探诊出血。

3. 探查牙周袋时，探诊压力的范围是

A. 10~15g　B. 15~20g

C. 20~25g　D. 25~30g

E. 35~40g

【解析】考查探诊要点。在测量牙周袋时，牙周探针尖应始终紧贴牙面，探针与牙的长轴平行，提插式按一定顺序进行探测。探诊压力应掌握在 20~25g。探测邻面时，可允许探针紧靠接触点并向邻面中央略为倾斜，以便探得邻面袋的最深处。

4. 关于龈沟液的描述，**不正确**的是

A. 牙龈健康者极少有龈沟液

B. 炎症时龈沟液明显增多

C. 其主要成分与血清相似

D. 龈沟液中具有免疫球蛋白

E. 龈沟液中没有白细胞

【解析】龈沟液指通过龈沟内上皮和结合上皮从牙龈结缔组织渗入到龈沟内的液体。龈沟液的液体成分主要来源于血清，其他成分则分别来自血清、邻近的牙周组织（上皮、结缔组织）及细菌。内容包括补体 - 抗体系统成分、各种电解质、蛋白质、葡萄糖、酶等，也含有白细胞（主要为通过龈沟上皮迁移而出的中性粒细胞）、脱落的上皮细胞等。

5. 𬌗创伤的临床表现**不包括**

A. 牙齿松动　B. 水平型骨吸收

C. 垂直型骨吸收　D. 牙齿倾斜

E. 牙齿移位

【解析】𬌗创伤常见临床表现包括：持续性咬合不适、牙齿松动、移位、咬合时牙齿震颤和 X 线片见牙周膜间隙增宽及骨硬板模糊或消失。

答案： 1. B　2. A　3. C　4. E　5. B

6. 患者,女,27岁。全口牙龈肿胀、出血、疼痛3天。口腔检查:全口牙龈肿大波及牙间乳头、边缘龈和附着龈,颜色苍白,龈缘处有坏死,局部有渗血。口腔黏膜上可见出血点,为了进一步明确诊断首先应做的检查是

A. 牙髓活力测验
B. 叩诊检查
C. X线片检查
D. 血常规检查
E. 牙菌斑细菌学检查

【解析】根据患者年龄性别"女性,27岁",及局部临床表现"牙龈肿胀、出血不止、疼痛明显3天,牙龈肿大波及牙间乳头、边缘龈和附着龈,颜色苍白,龈缘处有坏死溃疡,局部有渗血。口腔黏膜上可见出血点"等症状提示患者牙龈炎症反应与菌斑堆积不符合,且以渗出、发白及自发性出血为突出表现,在此考虑可能为白血病性龈病损的表现,故首先应该进行的检查为血常规的检查。

7. 患者,女,37岁。11牙腭侧一局限性深牙周袋6mm,颊侧龈缘下2mm处可见一窦道,颊侧牙周探诊2mm,牙髓活力正常,此牙周袋最可能的类型是

A. 一壁袋　B. 龈袋
C. 复合牙周袋　D. 复杂牙周袋
E. 骨上袋

【解析】根据在同一颗牙位上测出的牙周袋深度"腭侧一局限性深牙周袋6mm,颊侧龈缘下2mm处可见一窦道口,但颊侧牙周探诊2mm"提示为复杂牙周袋

8. 患者,男,17岁。前牙松动、移位1年,有时牙龈肿痛、出血。为明确诊断,下列检查<u>不需要</u>的是

A. 附着水平检查
B. 牙周袋深度检查
C. X线检查
D. 咬合关系检查
E. 牙髓电活力测验

【解析】牙周疾病的诊断除了对患者进行病史采集外,还应当对其进行牙周组织的检查,X线检查以及咬合关系的检查,以评估牙龈状况,牙周附着丧失情况,牙槽骨的吸收情况及是否存在殆创伤等。牙髓活力测验用以判断牙髓的状态。

二、多选题

1. 反映口腔卫生状况的指数包括

A. 菌斑指数
B. 简化口腔卫生指数
C. 牙龈指数
D. 出血指数
E. 龈沟出血指数

【解析】反映口腔卫生状况的指数包括:①菌斑指数;②简化口腔卫生指数。若只需了解患者口腔卫生的好坏,可将每牙的唇、颊侧和舌侧牙面记录有或无菌斑,并计算出有菌斑的牙面占总牙面数的百分比,一般以有菌斑的牙面不超过总牙面数的20%为口腔卫生较好的指标,这种方法可以用作患者自我检查菌斑控制效果。

2. 牙龈出现色泽改变的原因有

A. 进食深色食物
B. 口腔卫生欠佳
C. 喝茶
D. 重金属着色
E. 黑色素沉着

【解析】除了局部炎症或全身因素可引起牙龈的充血发红或苍白外,还有其他一些原

答案: 6. D　7. D　8. E
1. AB　2. DE

因可使牙龈有色泽的改变。如:①吸烟:由于烟草燃烧物的长期作用,使吸烟者牙龈或口腔黏膜上出现深灰或棕黑色的色素沉着,牙面上也会沉积棕褐色的斑渍。②重金属着色:某些重金属如铋和铅等。含铋的药物进入体内后,常在牙龈出现"铋线",尤以上下颌前牙的龈边缘上,出现宽约 1mm 的灰黑或黑色的线条,边缘清晰整齐。有的患者在牙颈部银汞充填物附近的牙龈中可有银颗粒沉积,呈灰黑色斑点。③牙龈黑色素沉着:生理情况下,有一些皮肤较黑的人,其牙龈常出现黑色或褐色的色素沉着斑,并可互相融合成片,对称分布,不高出黏膜,成年后色素更加深。④白色病损:一些出现白色病损的口腔黏膜病也可发生于牙龈组织,如白斑和扁平苔藓。

3. 根尖片显示牙槽骨情况时
   A. 主要显示颊舌侧的牙槽骨情况
   B. 主要显示近远中的牙槽骨情况
   C. 牙周膜在X线片上呈白色高密度影像
   D. 牙槽嵴顶到釉牙骨质界的距离大于2mm认为有牙槽骨吸收
   E. 可反映牙周袋的深度

【解析】在X线片上主要显示牙齿近远中的骨质情况,而颊舌侧牙槽骨因与牙齿重叠而显示不清晰。在标准根尖片上,当牙槽嵴顶到釉牙骨质界的距离超过 2mm 时,则可认为有牙槽骨吸收。

4. 对垂直型骨吸收描述**错误**的是
   A. 又称角型吸收
   B. 骨吸收平面呈水平状凹陷
   C. 多发生于前牙
   D. 按吸收区占牙根长度的比例分为三度
   E. Ⅰ度是牙槽骨吸收在牙根的颈 1/3 以内

【解析】考查垂直型骨吸收,垂直型吸收X线片显示骨的吸收面与牙根间形成一定的角度,也称角形吸收,多发生于牙槽间隔较宽的后牙。骨吸收的程度一般按吸收区占牙根长度的比例来描述,通常分为三度。

Ⅰ度:牙槽骨吸收在牙根的颈 1/3 以内。

Ⅱ度:牙槽骨吸收超过根长 1/3,但在根长 2/3 以内,或吸收达根长的 1/2。

Ⅲ度:牙槽骨吸收占根长 2/3 以上。

5. 影响牙松动度的因素有
   A. 牙根数目
   B. 牙根的长度
   C. 牙槽骨吸收的程度
   D. 𬌗创伤
   E. 牙龈出血程度

【解析】牙周健康的情况下,牙齿有轻微的生理性动度。主要是水平方向的动度。单根牙的生理性动度略大于多根牙。牙周炎时,由于牙槽骨吸收、咬合创伤、急性炎症及其他牙周支持结构的破坏而使牙的动度超过生理性动度的范围,出现病理性的牙松动。牙齿的松动度受多种因素的影响:牙根的数目、长度和粗壮程度以及炎症程度都影响牙齿的松动度。一般情况下,牙槽骨吸收的程度相同时,多根牙的动度要小于单根牙,牙根长而粗壮的尖牙其动度要小于其他单根牙。若有急性炎症或咬合创伤存在,则牙的松动度也会加重。

三、共用题干单选题

(1~3 题共用题干)

患者,男,54 岁。左上后牙反复肿痛、牙龈长包超过 6 个月,遇冷热水敏感,近日劳累后疼痛加重,放射至耳颞部。检查:15 牙龋深近髓,无探痛,叩诊不适,近根尖处颊

答案: 3. BD　4. BC　5. ABCD

侧牙龈可见一瘘管口，Ⅰ度松动。16 牙无龋，叩痛(+)，远中可探及深牙周袋约 9mm，颊侧牙龈红肿，热诊(+++)，疼痛放射至耳颞部。

1. 主诉牙最可能的诊断是
   A. 16 慢性根尖周炎
   B. 16 逆行性牙髓炎
   C. 16 急性牙髓炎
   D. 15 牙髓坏死
   E. 15 慢性根尖周炎

【解析】根据题干信息，15 牙虽龋坏近髓，但是“无探痛，叩诊有不适感”排除其为主诉牙。16 牙的“热诊(+++)，疼痛放射至耳颞部”与主诉症状相吻合，为牙髓炎表现，再根据“16 牙无龋，叩痛(+)，远中可探及深牙周袋约 9mm，颊侧牙龈红肿”等信息可判断出 16 牙牙髓感染来自牙周袋的逆行性感染。故主诉牙的诊断为 16 牙逆行性牙髓炎。

2. 以下检查可帮助制定治疗计划的是
   A. X 线检查
   B. 牙髓活力测验
   C. 松动度检查
   D. 扪诊
   E. 血常规检查

【解析】16 牙初步诊断为逆行性牙髓炎，若想要进一步确诊和评估牙周、牙髓病变状况，需要 X 线检查辅助判断牙槽骨的吸收情况和根尖周病变。

3. 主诉牙最佳治疗方案是
   A. 干髓术治疗 + 牙周系统治疗
   B. 牙周系统治疗
   C. 根管治疗 + 牙周系统治疗
   D. 直接树脂充填
   E. 拔除

【解析】对于病变较轻、炎症可以控制且预后较好的逆行性牙髓炎的患牙应及时进行根管治疗和牙周系统治疗，控制感染的同时消除深袋。如牙周病变已十分严重，不易彻底控制炎症，或患牙过于松动，则可直接拔牙止痛。

(4~7 题共用题干)

患者，男，65 岁。牙齿逐渐松动 10 年，伴咀嚼无力。检查口腔卫生状况差，多数牙松动，存在 4~6mm 的牙周袋。

4. 牙齿松动度的检查中<u>错误</u>的是
   A. 前牙用牙科镊夹住切缘作唇舌向摇动
   B. 后牙用尖头探针抵着骀面窝向颊舌或近远中向摇动
   C. 颊舌向松动者或超过生理动度，幅度在 1mm 以内为Ⅰ度
   D. 近远中和颊舌向松动者或松动幅度在 1~2mm 间为Ⅱ度
   E. 近远中和颊舌向及垂直向松动者或松动幅度在 2mm 以上为Ⅲ度

【解析】牙松动度的检查，常采用牙科镊进行，前牙用牙科镊夹住切缘作唇舌向摇动，后牙用镊子尖端抵着骀面窝向颊舌或近远中向摇动。此外牙齿的松动度还可用仪器来测定。一般分为三度：

Ⅰ度松动：松动超过生理动度，但幅度在 1mm 以内。

Ⅱ度松动：松动幅度在 1~2mm。

Ⅲ度松动：松动幅度在 2mm 以上。

另一种牙松动度的分类法是根据牙齿松动的方向确定，颊(唇)舌方向松动者为Ⅰ度，颊(唇)舌和近远中方向均松动者为Ⅱ度，颊(唇)舌、近中远中和垂直方向均松动者为Ⅲ度。

答案： 1. B 2. A 3. C 4. B

5. 16牙龈缘退缩至CEJ根方3mm，近中颊位点探诊深度7mm，附着丧失量是

A. 0mm　B. 3mm　C. 4mm
D. 7mm　E. 10mm

【解析】若牙龈退缩使龈缘位于釉牙骨质界的根方，则附着丧失量为牙龈退缩量与探诊深度量总和，即CAL=牙龈退缩+PD。

6. 16牙Ⅱ度松动，16牙、15牙间食物嵌塞，可能的原因包括

A. 15、16牙间接触关系不良
B. 牙松动
C. 邻面接触区增宽
D. 深牙周袋
E. 牙间乳头退缩

【解析】边缘嵴磨损，邻面接触关系异常(邻面接触变窄、接触不紧密)，颊舌外展隙改变，对颌牙齿牙尖或尖锐边缘嵴，邻面龋、牙松动、移位、缺牙或排列不齐等均可导致食物嵌塞。邻面接触区增宽，邻面接触紧密，不会引发食物嵌塞。

7. 16牙牙片显示牙槽骨吸收达根长的二分之一，骨吸收程度是

A. Ⅰ度　B. Ⅱ度　C. Ⅲ度
D. Ⅳ度　E. Ⅴ度

【解析】骨吸收的程度一般按吸收区占牙根长度的比例来描述，通常分为三度。

Ⅰ度：牙槽骨吸收在牙根的颈1/3以内。

Ⅱ度：牙槽骨吸收超过根长1/3，但在根长2/3以内，或吸收达根长的1/2。

Ⅲ度：牙槽骨吸收占根长2/3以上。

(8~11题共用题干)

患者，女，26岁。近半年全口牙龈逐渐肿大，刷牙出血，并伴有自发性出血。

8. 为鉴别诊断，此患者采集病史时，应注意询问的项目**不包括**

A. 家族史　B. 近来全身状况
C. 吸烟史　D. 长期服用药物史
E. 妊娠史

【解析】吸烟会抑制牙周组织免疫反应，牙周组织的临床表现以牙槽骨的吸收、牙龈萎缩、牙根暴露为主，并不会出现明显的牙龈肿痛、出血等炎症反应。

9. 患者"否认妊娠史，家族遗传史，长期用药史，且近期感乏力、低热，皮下、黏膜有自发出血现象"最可能的诊断是

A. 白血病性龈病损
B. 药物性牙龈增生
C. 牙龈纤维瘤病
D. 慢性牙周炎
E. 急性坏死性溃疡性龈炎

【解析】根据题干提供的信息"否认妊娠史，家族遗传史，长期用药史排除BC，案例中并未强调患者探诊深袋、附着丧失及牙槽骨吸收情况，排除D，E的病损表现主要以龈乳头和龈缘的坏死为其特征性损害，上覆有灰白色假膜状的坏死物，去除坏死物后可见牙龈乳头中央凹下如火山口状，病变扩展迅速时龈缘可如虫蚀状。再根据题干提供的信息"近期感乏力、低热，皮下、黏膜有自发出血现象"，初步怀疑该患者为白血病引发的牙龈病损。

10. 确诊之前，首先应行的检查为

A. 白细胞的趋化功能
B. 牙周探诊检查
C. 血常规+分类
D. X线检查
E. 不良修复体的检查

答案： 5. E　6. ABE　7. B　8. C　9. A　10. C

【解析】该患者为白血病引发的牙龈病损。对于该患者应该首先检查其血常规及血细胞分类。

11. 若诊断为妊娠期龈炎，最可能的临床表现是
  A. 化脓，恶臭味和牙龈疼痛
  B. 牙龈疼痛，出血，有恶臭味
  C. 牙龈出血及牙齿松动
  D. 牙龈鲜红色，表面呈分叶状，无疼痛
  E. 牙龈乳头出现溃疡

【解析】妊娠性龈炎主要特点为牙龈鲜红或暗红，极度松软光亮，轻触之即极易出血，有时甚至自动出血，常为患者就诊时的主诉症状。一般无疼痛，但重症者龈缘可有溃疡和假膜形成，有轻度疼痛。牙齿可出现松动，龈沟加深。

四、案例分析题

【案例一】患者，女，24岁。牙龈出血6个月。

第1问：询问病史时以下说法正确的是
  A. 需要了解患者是否有血液系统疾病
  B. 了解患者是否服用抗凝药物
  C. 了解患者是否有严重的肝病
  D. 糖尿病或其他内分泌疾病、传染性疾病
  E. 了解牙龈出血的诱因、程度、治疗经过及疗效
  F. 女性患者需询问其月经及生育史

【解析】根据患者的性别年龄“24岁女性”及主诉“牙龈出血”，在询问病史时应当全面地了解患者的牙周病史，包括①系统病史：要注意询问了解与牙周病有关的系统性疾病，如白血病、血小板减少性紫癜、心血管疾病、糖尿病或其他内分泌疾病、神经系统疾病、免疫功能缺陷以及某些遗传性疾病或有遗传易感因素等，对于女性患者还应重点询问其月经及生育史。②口腔病史：询问牙周组织以外的口腔疾病情况，特别是有些疾病可同时发生在口腔及牙周组织。③牙周病史：详细询问并记录患者就诊的主要症状及发生时间，记录可能的诱因及疾病的发展过程、治疗经过及疗效。同时，还应了解患者自己所采取的口腔卫生措施。④家族史：询问和了解患者父母、兄弟姐妹或其他直系亲属的牙周健康状况，尤其是一些与遗传可能相关的牙周病，如侵袭性牙周炎、牙龈纤维瘤病等。

第2问：对该患者进行牙周检查，需包括以下内容
  A. 探诊深度
  B. 探诊出血
  C. 龈下牙石
  D. 根分叉病变
  E. 附着丧失
  F. 釉牙骨质界的位置

【解析】牙周探诊是牙周病检查中最重要的方法。其探诊的主要内容包括：探诊出血，牙周袋深度，附着丧失，龈下牙石的量及分布，根分叉受累情况。同时还应检查釉牙骨质界和龈缘的位置，检查有无牙龈退缩或增生、肿胀等。

第3问：对牙周探诊检查，描述<u>错误</u>的是
  A. 可用尖头探针探查牙周袋深度
  B. 牙周探诊可了解有无牙周袋或附着丧失
  C. 常记录每牙4个位点的探诊深度
  D. 牙周探针应与牙体长轴平行，紧贴牙面
  E. 探诊邻面时可略为倾斜
  F. 用力适当，不能引起疼痛和损伤

答案： 11. D

【案例一】 1. ABCDEF 2. ABCDEF 3. AC

【解析】牙周探针带刻度，每个刻度为1mm或2~3mm，工作端为圆柱形，尖端逐渐变细，有利于插入牙周袋，尖端处为钝头，直径为0.5mm。不可用尖头探针探查牙周袋深度。尖头探针一般用于探查龈下牙石情况。

牙周探针应沿着牙齿长轴在各个面进行探查，通常分别在牙的颊(唇)、舌面远中、中央、近中测量，每个牙要记录6个位点的探诊深度。在探诊过程中应沿着牙周袋底提插式行走，以便探明同一牙面上不同深度的牙周袋。

在测量牙周袋时，牙周探针尖应始终紧贴牙面，探针与牙的长轴平行，提插式按一定顺序进行探测。探诊压力应掌握在20~25g。探测邻面时，可允许探针紧靠接触点并向邻面中央略为倾斜，以便探得邻面袋的最深处。

第4问：有关探诊出血的描述，正确的是

A. 探诊后有无出血记为BOP阳性或阴性
B. 是指示牙龈有无炎症的客观指标
C. BOP阴性表示牙周组织基本没有炎症
D. BOP阳性表示牙周炎症仍未控制
E. BOP阳性表示附着丧失
F. 操作时可将钝头牙周探针的尖端置于龈缘下1mm或更少，轻轻沿龈缘滑动后观察片刻看有无出血
G. 操作时可将牙周探诊轻轻探到袋底或龈沟底，取出探诊后观察10秒看有无出血。

【解析】根据探诊龈沟底或袋底后有无出血，记为BOP阳性或阴性，这已被作为牙龈有无炎症的较客观指标。探诊不出血者的牙位提示牙周组织处于较健康状态，而BOP阳性部位则提示需要继续治疗以消除炎症。BOP并不能作为疾病活动期或预测附着丧失的可靠客观指标，但如果BOP阳性的位点比例很高，则表明炎症并未控制，疾病仍在进展，其附着丧失的可能性就会增加。操作时用钝头牙周探针轻探入龈沟或袋内，取出探针10秒后，观察有无出血及出血程度，或者将钝头牙周探针的尖端置于龈缘下1mm或更少，轻轻沿龈缘滑动后观察片刻看有无出血。

第5问：患者无系统性疾病，无正在服用药物，无药物过敏史。口腔检查见轻度的龈缘红肿及龈乳头肿胀。探诊深度1~3mm。探诊出血(+)位点70%。考虑诊断为

A. 慢性龈炎
B. 慢性牙周炎
C. 侵袭性牙周炎
D. 坏死溃疡性牙龈炎
E. 青春期龈炎
F. 妊娠期龈炎

【解析】根据题干提供的信息排除青春期龈炎和妊娠期龈炎；根据“龈缘红线，牙龈缘及龈乳头肿胀，探诊深度1~3mm”提示病变局限于牙龈，排除慢性牙周炎和侵袭性牙周炎。故正确答案为慢性龈炎。

【案例二】患者，男，20岁。刷牙和咬硬物时牙龈出血3月，口腔异味。检查：上下前牙唇侧牙龈缘红肿肥厚，龈乳头呈球状增生，菌斑指数平均2，牙石指数2，探诊牙龈出血。

第1问：为明确诊断还需进行的辅助检查有

A. 探查附着水平
B. 牙松动度检查
C. X线检查牙槽骨吸收情况
D. 探查牙周袋或龈袋深度
E. 上下前牙牙髓电活力测验
F. 咬合检查

答案：4. ABCDFG　5. A　【案例二】1. ABCDF

【解析】根据题干信息初步判定该患者主诉症状为牙周相关疾病，并未涉及牙体牙髓相关疾病表现，因而对其主要进行牙周相关的临床检查，包括牙龈状况检查，牙周探查及X线检查及咬合检查等。

第2问：牙周探诊除了探测牙周袋的深度外，还应探查

A. 牙龈是否出血
B. 龈下牙石的量和分布
C. 根分叉是否受累
D. 附着丧失的量
E. 釉牙骨质界的位置
F. 根分叉釉质突

【解析】牙周探诊的主要内容包括：探诊出血(BOP)，牙周袋深度(PD)，附着丧失，龈下牙石的量及分布，根分叉受累情况和有无釉质突起。同时还应检查釉牙骨质界和龈缘的位置，检查有无牙龈退缩或增生、肿胀等。

第3问：牙周探诊的临床意义包括

A. 附着丧失比袋深更能反映牙周破坏的程度
B. 一般情况下探诊越深，表明牙周破坏越重
C. 探诊深度是指龈缘到牙周袋底的距离
D. 探诊出血是牙龈炎症的表现
E. 探诊深度反映了牙齿的松动度
F. 探诊出血是附着丧失加重的客观指标
G. 有无附着丧失是区分牙周炎和牙龈炎的重要指标

【解析】BOP已被作为牙龈有无炎症的较客观指标，BOP阳性提示牙龈炎症未消除，但是BOP不能作为病情进展、附着丧失加重的指标，如果口内同时存在多数部位的探诊出血，可以预示有可能附着丧失在进展。探诊深度是指龈缘到牙周袋底的距离，牙周探诊深度可用于评估牙周疾病的严重程度，但并不能反映牙齿的松动度，牙齿松动度评估需要进行松动度的检查。而附着丧失相比于牙周袋深度更能反映牙周软硬组织的破坏程度，有无附着丧失是区分牙周炎和牙龈炎的重要指标，正常的牙龈附着于釉牙骨质界，探诊时不能探及釉牙骨质界，即无附着丧失；牙龈炎性肿胀或/和增生时，牙龈附着位置不变，牙周袋变深，即形成假性牙周袋；而牙周炎牙龈附着向根方进展，存在附着丧失，则能探及釉牙骨质界。在测量牙周袋深度后，将探针尖沿牙根面退出，探寻釉牙骨质界位置，测得釉牙骨质界到龈缘的距离，将袋深度减去该距离即为附着丧失的程度。若牙龈退缩使龈缘位于釉牙骨质界的根方，则应将两个读数相加，得出附着丧失的程度，故在用附着丧失评估牙周病程度时，应首先确定龈缘的位置，及其与釉牙骨质界的关系。

第4问：X线片可以显示的牙槽骨吸收包括

A. 近远中的骨质破坏
B. 牙槽骨的水平吸收
C. 牙槽骨的垂直或角形吸收
D. 颊舌侧骨板的吸收情况
E. 牙槽骨的早期骨质破坏
F. 一度根分叉病变

【解析】患牙周炎时，早期由于牙槽骨的破坏，骨硬板常不完整或消失，而牙周膜间隙也相应显示增宽或明显增宽。在X线片上主要显示牙齿近远中的骨质情况，而颊舌侧牙槽骨因与牙齿重叠而显示不清晰，一度根分叉病变在X线片中无法清晰显示出牙槽骨的吸收程度。在标准根尖片上，当牙

答案： 2. ABCDEF 3. ABCDG 4. ABCE

槽嵴顶到釉牙骨质界的距离超过2mm时，则可认为有牙槽骨吸收。在X线片上牙槽骨吸收的类型表现为水平型吸收和垂直型吸收。

第5问：检查示：上下前牙附着水平未改变，牙槽骨未见吸收，探诊龈袋3.5mm。初步诊断为增生性龈炎，适合该患者的治疗方案包括

A. 全口龈上洁治术
B. 全口龈下刮治术+根面平整术
C. 过氧化氢溶液及氯己定交替冲洗
D. 口腔卫生指导
E. 治疗后若肿胀不消，可行牙龈切除术
F. 治疗后若肿胀不消，可行牙周翻瓣术

【解析】此处考查牙周系统治疗思路以及牙龈切除术和牙周翻瓣术的手术适应证，详见第七章。

【案例三】患者，男，45岁。右下后牙突发搏动性疼痛3天，口腔异味，长期吸烟史，30支/d。口腔检查：36牙颊侧牙龈红肿、光亮，颊侧的远中可探及深牙周袋7mm，有波动感，叩痛(++)，松动Ⅰ度，菌斑指数3，牙体无明显龋坏。

第1问：为明确诊断，最应做的辅助检查是

A. X线检查
B. 龈沟液检查
C. 牙髓电活力测验
D. 咬合关系检查
E. 血常规检查
F. 细菌、微生物学检查

【解析】从题干信息"36牙颊侧牙龈红肿、光亮，有波动感"可以判断出患者36牙颊侧局部有脓肿，再根据"36颊侧远中可探及深牙周袋7mm"判断脓肿来源可能为36牙急性牙周脓肿病变，因"患者出现搏动性跳痛及叩痛"等干扰症状，所以应该借助X线片检查及牙髓电活力测验排除急性根尖脓肿的可能性。

第2问：X线片示牙槽骨嵴吸收，牙髓电活力测验正常，该患牙最有可能的诊断

A. 急性牙龈脓肿
B. 急性牙周脓肿
C. 急性根尖周脓肿
D. 急性龈乳头炎
E. 急性坏死溃疡性龈炎
F. 急性坏死溃疡性牙周炎

【解析】上一题分析"拍摄X线片以及牙髓电活力测验"目的是明确诊断脓肿来源，题干给出"X线片示牙槽骨嵴吸收，牙髓电活力测验正常"的结果可以排除急性根尖周脓肿。

第3问：对该患牙首先应采取的措施包括

A. 脓肿切开引流
B. 开髓引流
C. 局部应用抗菌药物
D. 手术切除牙周深袋
E. 口服大剂量抗生素
F. 牙周洁刮治

【解析】急性牙周脓肿的治疗原则是止痛、防止感染扩散以及使脓液引流。该患者脓液已经局限，出现波动感，应及时切开引流，可根据脓肿的部位及表面黏膜的厚薄，选择从牙周袋内或牙龈表面引流。该患者牙髓电活力正常，脓肿未达根尖，不能行开髓引流。切开引流后应彻底冲洗脓腔，然后敷防腐抗菌药物。切开引流后的数日内应嘱患者用盐水或氯己定等含漱。全身应用抗生素适合于急性炎症初期伴发全身症状时，洁刮治和牙周手术需要在局部炎症控制后进行。

答案： 5. ACDE 【案例三】 1. AC 2. B 3. AC

第4问:若此患者经首次治疗后症状好转,此时应进行的下一步治疗为

A. 口服大剂量抗生素
B. 局部应用抗菌药物
C. 36牙拔除
D. 36牙根管治疗
E. 手术切除牙周深袋
F. 牙周洁刮治

【解析】急性牙周脓肿炎症控制后应行牙周基础治疗。

答案: 4. F

第七章　牙周病的治疗

一、单选题

1. 以下**不属于**牙周手术治疗的目的是
   A. 清除牙周袋壁的病变组织，在直视下彻底清除根面菌斑、牙石和病变组织
   B. 矫正牙周软、硬组织缺陷和不良外形，便于患者自身菌斑控制
   C. 使牙周袋变浅，使患者和医生易于保持牙面清洁，减少炎症复发
   D. 减少患者口腔卫生维护的需要
   E. 恢复美观和功能需要以及利于牙齿或牙列的修复

【解析】牙周治疗的疗效巩固很大程度依赖于患者的口腔卫生维护，牙周手术可以改善牙周组织解剖结构，以利于患者菌斑控制，但不代表可以减少口腔卫生维护。

2. 以下说法正确的是
   A. 局部存在不良修复体、充填体残留的患牙，在牙周基础治疗后可进行牙周手术治疗
   B. 患者没掌握良好的菌斑控制手段，可在牙周手术治疗后再进行口腔卫生宣教
   C. 患有血液病、半年内曾发生心血管意外或患有未得到控制的糖尿病等疾病时不能进行牙周手术治疗
   D. 吸烟患者在牙周手术后 1 周可恢复吸烟
   E. 牙周手术治疗不需得到患者知情同意

【解析】牙周手术前应注意患者是否有未控制的系统性疾病或不适宜进行牙周手术的疾病状态，完善相关检查如凝血功能、血常规等检查。

3. 关于牙龈切除术，以下**错误**的是
   A. 后牙区中等深度的骨上袋，袋底不超过膜龈联合，附着龈宽度足够者可采用牙龈切除术
   B. 袋底超过膜龈联合的患牙可行牙龈切除术
   C. 牙槽骨缺损及牙槽骨形态不佳，需行骨手术者不能行牙龈切除术
   D. 前牙区若切除牙龈会导致牙根暴露影响美观，则不应进行牙龈切除术
   E. 妨碍进食的妊娠性龈瘤，可在患者全身状况允许的前提下行牙龈切除术

【解析】袋底超过膜龈联合的患者应作牙周翻瓣术，并将龈瓣作根向复位，而不是直接行牙龈切除术。

4. 以下仅通过翻瓣术**不能**达到目的的是
   A. 为彻底的龈下刮治及根面平整建立通道
   B. 消除牙周袋或降低牙周袋深度
   C. 为骨修整手术建立通道
   D. 暴露需要进行再生性手术的部位
   E. 为基牙预备龈下 2mm 的肩台

答案： 1. D　2. C　3. B　4. E

【解析】肩台位于龈下 2mm 者一般需行牙冠延长术以重建牙槽嵴顶上方附着组织。

5. 关于牙周手术的缝合，以下说法**错误**的是
  A. 目前我国最常用的是不可吸收拧编的丝线，其缺点是细菌能沿着缝线拧编的缝隙进入伤口深部，并且需要拆线
  B. 聚四氟乙烯线被认为是最好的单纤维可吸收线
  C. 当颊舌侧龈瓣高度不一致时可采用 8 字形间断缝合
  D. 经过铬盐处理的肠线，能抵抗酶的作用从而延长吸收时间
  E. 最后一个磨牙的远中龈瓣或缺牙间隙处的龈瓣可采用锚式缝合，使龈瓣紧贴牙面

【解析】颊舌侧龈瓣高度不一致时应分别对两侧的龈瓣采用悬吊缝合，分别固定在不同的高度上，而不是采用 8 字缝合强行拉拢组织。

6. 翻瓣术后的愈合方式**不包括**
  A. 长结合上皮性愈合
  B. 牙龈结缔组织性愈合
  C. 牙骨质性愈合
  D. 牙周膜性愈合
  E. 骨髓细胞性愈合

【解析】牙骨质细胞少且生长缓慢，一般难以占据翻瓣术后的根面，其他 4 种均为可能的愈合方式。

7. 以下**不属于**有利于组织愈合的措施的是
  A. 彻底切除袋内壁上皮，防止上皮过早地与牙面接触而形成长结合上皮
  B. 术中尽量少暴露骨面，或缩短其暴露时间，手术结束时应尽量将龈瓣覆盖骨面，以减少骨吸收
  C. 根面平整要彻底，要彻底去除近牙槽嵴处根面上健康的残余纤维
  D. 龈瓣复位后要轻压片刻，使其密贴牙面，减少血凝块厚度
  E. 术后防感染及防止龈瓣从牙面剥离或撕裂

【解析】根面平整要彻底，但要注意尽量保留近牙槽嵴处根面上健康的残余纤维。

8. 关于引导组织再生性手术，以下说法**错误**的是
  A. 窄而深的骨内袋为 GTR 的适应证，骨袋过宽则效果差
  B. Ⅱ度根分叉病变为适应证，但需有足够的牙龈高度，以便能完全覆盖术区
  C. 仅涉及唇面的牙龈退缩，邻面无牙槽骨吸收且龈乳头完好者可行 GTR 手术
  D. 膜放置时将骨缺损全部覆盖并超过缺损边缘 1mm 即可
  E. 吸烟患者会影响术后的愈合，应劝导患者戒烟否则不应该进行手术

【解析】膜放置时应将骨缺损全部覆盖，并超过缺损边缘至少 2~3mm。

9. 关于截根术，以下说法**错误**的是
  A. 评估患牙时要考虑剩余牙根是否能进行彻底的根管治疗且牙周状况是否足以支持剩余牙体
  B. 根分叉的角度、根柱长度、根之间有否融合也是考虑因素
  C. 需要考虑治疗后是否能实行有效的菌斑控制：牙缝刷等清洁用具是否能进入根分叉区域
  D. 做牙髓治疗时可以适当扩大加深需要截除的牙根的根管口并用银汞合金充填

答案： 5. C 6. C 7. C 8. D 9. E

E. 截根术后患牙的松动是操作不当引起的

【解析】牙周翻瓣术及截根术等牙周手术后牙周膜会有炎症性水肿，均会导致患牙有不同程度的松动，一般1~2月可逐渐恢复，不一定是操作不当引起的。

10. 关于分根术，以下说法**错误**的是
A. 分根术仅适用于下颌磨牙
B. 术前需作完善的根管治疗
C. 下颌磨牙Ⅱ度根分叉病变可考虑作分根术
D. 分根后需要修正牙体外形，形成两个单根牙的形态
E. 伤口愈合期间最好制作暂时冠，以利形成牙间乳头，待6~8周后进行牙冠修复

【解析】下颌磨牙Ⅱ度根分叉病变一般先考虑行引导组织再生术；下颌磨牙Ⅲ度根分叉病变可考虑作分根术。

11. 以下**不属于**牙冠延长术适应证的是
A. 牙折裂达龈下，影响牙体预备、取印模及修复
B. 龋坏达龈下，影响治疗或修复。根管侧穿或牙根外吸收在颈1/3处，而该牙尚有保留价值者
C. 破坏牙槽嵴顶上方附着组织的修复体，需暴露健康的牙齿结构，重新修复者
D. 术后冠根比超过1∶1的患牙
E. 因牙齿被动萌出不足或牙龈过长引起露龈笑

【解析】术后冠根比超过1∶1容易造成牙根折裂，预后不佳，并非冠延长术适应证。

12. 牙冠延长术后牙冠修复治疗中，以下**错误**的是
A. 手术后1~2周时先戴临时冠，永久修复体不应早于6周进行
B. 通过精密临时冠的诱导作用能使邻面龈乳头逐渐生长，应适时调改临时冠的邻接点位置，以让出龈乳头生长的空间
C. 当龈沟深度小于1.5mm时，修复体边缘不应超过龈下0.5mm
D. 当龈沟深度在1.5~2mm范围时，修复体边缘不应超过龈下1mm
E. 当龈沟深度超过2mm时，建议行牙龈切除术以减少龈沟深度后再行修复治疗

【解析】当龈沟深度在1.5~2mm范围时，修复体边缘不应超过龈下0.7mm。

13. 关于牙周病患者行正畸治疗的描述，正确的是
A. 排列拥挤不易清洁的牙列应先正畸排齐后再做牙周治疗
B. 对于牙槽骨吸收已超过根长1/3的患牙，一般不考虑正畸治疗
C. 一般正畸治疗应在牙周手术完成之前，以确定手术的必要性和方法
D. 牙周病患者一般不宜做正畸治疗
E. 牙周炎患者正畸治疗会加重牙齿的动度，甚至造成脱落

【解析】牙周治疗先于正畸治疗且贯穿整个正畸治疗。牙周炎患者若没有进展性炎症且保持良好的口腔卫生维护，正畸治疗一般不会造成不可逆的牙周破坏。牙周病患者进行正畸治疗的禁忌证包括：①未经治疗的牙周炎。②牙周炎虽经治疗后炎症仍存在、菌斑未控制、病情仍处于活动阶段的患者。③牙槽骨吸收已超过根长1/2的患牙。

答案： 10. C　11. D　12. D　13. A

这不是绝对的禁忌，但肯定是要慎重选择做正畸治疗的适应证。

14. 牙周炎患者**不可**通过正畸治疗予以解决的问题是
A. 排齐拥挤错位的牙齿，不利菌斑控制
B. 前牙病理性扇形移位
C. 前牙折断达龈下
D. 矫正前牙深覆殆
E. 菌斑未控制的错位牙齿

15. 下列修复体边缘的位置放置正确的是
A. 探诊深度不超过 1.5mm，冠缘应在龈下 1mm 以内
B. 探诊深度在 1.5mm 与 2mm 之间，冠缘不应超过龈沟深度的 2/3
C. 探诊深度超过 2mm，应该行切龈术使龈沟达到 0.5mm 以内
D. 冠缘距龈沟底至少 0.5mm，不得延伸至沟底
E. 只有在前牙因美观需要或龋坏已达龈下、或牙冠较短需增加固位等情况下，才考虑将冠缘放到龈下

【解析】①探诊深度不超过 1.5mm，冠缘应在龈下 0.5mm 以内；②探诊深度在 1.5mm 与 2mm 之间，冠缘不应超过龈沟深度的 1/2。冠缘距龈沟底至少 1mm，不得延伸至沟底；③探诊深度超过 2mm，应行切龈术使龈沟达到 1.5mm 以内再修复。

16. 牙周刮治前应预防性使用抗生素的是
A. HbA1c 为 6.5% 的患者
B. 有人工心脏瓣膜的患者
C. 伴不稳定性心绞痛的患者
D. 戴心脏起搏器的患者
E. 血压在 145/90mmHg 的患者

【解析】不稳定性心绞痛的患者仅限于急诊治疗，一般不行牙周刮治，如果必须行牙周刮治需要预防性使用硝酸甘油并行心电监测，预防性使用抗生素并不能减少心梗发生的风险，排除 C。HbA1c 小于 9%，或血压小于 160/90mmHg 的患者可以进行牙周刮治，无须预防使用抗生素，排除 A。带心脏起搏器的患者不能行超声刮治，余无其他禁忌，无须预防使用抗生素，排除 D。对风湿性心脏病、先天性心脏病和有人工心脏瓣膜者应预防性使用抗生素以防感染性心内膜炎，在接受牙周检查或治疗当天应服用抗生素。

17. 牙周病全身治疗的常用药物**不包括**
A. 甲硝唑　　B. 四环素
C. 阿莫西林　　D. 螺旋霉素
E. 多种维生素

【解析】牙周炎全身的常用药物包括抗菌类、非甾体类抗炎药和中药等，其中抗炎类包括硝基咪唑类、四环素类、青霉素类和大环内酯类。

18. 牙周基础治疗**不包括**
A. 指导患者自我菌斑控制
B. 行洁、刮治术消除龈上、下菌斑及牙石
C. 修整充填物的悬突，改正不良修复体
D. 暂时性的松牙固定
E. 翻瓣骨修整术

【解析】牙周基础治疗包括控制菌斑，彻底清除牙石、根面平整以及拔除无保留价值的患牙，调整咬合和药物治疗等。翻瓣骨修整术为牙周治疗的第二阶段即牙周手术治疗。

19. 牙周炎的局部促进因素**不包括**
A. 牙石　　B. 食物嵌塞

答案： 14. E　15. E　16. B　17. E　18. E　19. D

C. 创伤性殆力　　D. 细菌

E. 不良修复体

【解析】细菌是牙周炎的主要病因，是牙周炎发生的始动因子，其他均为牙周病致病的局部刺激因子。

20. 我国推荐治疗侵袭性牙周炎的最佳药物是

A. 阿莫西林 + 甲硝唑

B. 青霉素 + 甲硝唑

C. 红霉素

D. 四环素

E. 螺旋霉素

【解析】甲硝唑是治疗厌氧菌的常用药物，可有效消除牙龈卟啉单胞菌、中间普氏菌、具核梭杆菌等，阿莫西林对革兰氏阳性及部分阴性菌抑制力强，与甲硝唑联用治疗侵袭性牙周炎可加强疗效。

21. 患者，男，30 岁。重度拥挤的Ⅱ类错殆畸形。为了解除牙列拥挤，缩短治疗时间，选择使用牙周辅助加速成骨正畸治疗，术后可能出现的并发症**不包括**

A. 龋损、牙体组织脱矿

B. 牙间乳头肿大、牙龈退缩

C. 面颈部的皮下血肿、疼痛

D. 牙根吸收

E. 牙髓失活

【解析】PAOO 的术后并发症包括：①龋损、牙体组织脱矿。②牙间乳头肿大、牙龈退缩，以及唇或舌侧皮质骨缺失。③术后出现面颈部的皮下血肿、疼痛等。④牙根吸收；但与传统正畸治疗相比，牙根吸收量较少。⑤目前尚未发现对牙髓活力有不良影响，但缺乏长期研究的支持。

22. 患者，女，45 岁。16 牙反复肿痛 1 年余，初步诊断为慢性牙周炎。X 线片显示环绕 16 牙根的白色阻射线消失。这表明组织有破坏的是

A. 牙本质　　B. 牙骨质

C. 牙周膜　　D. 牙槽骨

E. 牙龈组织

【解析】在牙周组织中与 X 线片白色阻射线相对应的是固有牙槽骨，故牙片上白色阻射线消失提示牙槽骨破坏。

23. 患者，男，58 岁。牙龈肿大半年，检查：牙龈边缘及牙龈乳头充血水肿，牙龈增生覆盖牙冠的 1/3~1/2，牙周袋探诊深度 4~8mm。最应询问的病史是

A. 糖尿病

B. 肝炎活动期

C. 胃溃疡

D. 高血压

E. 甲状腺功能亢进症

【解析】表现为牙龈增生的疾病有增生性龈炎、药物性牙龈增生和牙龈纤维瘤病，应询问与牙龈增生相关的系统性疾病及用药史，常见的引起药物性牙龈增生的药物包括治疗高血压的钙通道阻滞剂。

24. 患者，男，60 岁。右上牙床肿痛 2 天。检查：全口牙石（++），16 颊侧牙龈局限性隆起，波动感，有深牙周袋，患牙未见龋坏。余牙牙周袋探诊深度为 4~7mm。最有可能的诊断是

A. 急性龈乳头炎

B. 急性牙龈脓肿

C. 急性牙槽脓肿

D. 急性牙周脓肿

E. 根分叉病变

【解析】根据题干信息“男，60 岁。全口牙石（++），牙周袋探诊深度 >5mm”判断出患者牙周炎病史，再根据“16 颊侧牙龈局限

答案：20. A　21. E　22. D　23. D　24. D

性隆起，波动感，有深牙周袋，患牙未见龋坏”排除根尖周脓肿，诊断为牙周脓肿。

二、多选题

1. 在决定采用何种牙周手术方法时，应考虑
   A. 牙周袋软组织壁的形态特点、厚度、解剖学特点以及是否存在炎症；牙周袋的深度、范围、与牙槽骨的关系即骨上袋还是骨下袋骨内袋
   B. 有无适当宽度的附着龈，牙龈的厚度和形态如何，有无其他膜龈缺陷或美观问题
   C. 根面牙石等刺激物的存在情况，有无根分叉病变，器械是否能进入病变区。
   D. 牙槽骨的形态、高度，有无凹坑状吸收、水平或垂直吸收，及有无其他畸形等
   E. 还应注意患者对基础治疗后的反应，患者的合作程度，能否控制菌斑、保持良好的口腔卫生，患者是否吸烟，能否戒烟等

2. 牙周手术过程中，以下正确的是
   A. 对于是否需要预防性使用抗生素目前仍存在争议，有研究表明在涉及骨组织移植的手术中预防性使用抗生素能增加新附着形成的概率
   B. 任何牙周手术均可以将局麻药物注射在龈乳头处
   C. 术中使用负压吸引是最有效的保持术区视野清晰的方法，使用冰冻的湿纱布局部压迫出血组织也能减少出血
   D. 可以单纯地使用血管收缩剂来止血
   E. 可配合使用止血材料来辅助止血，如可吸收明胶海绵、氧化纤维素、氧化再生性纤维素及微纤丝胶原等

【解析】涉及组织移植或美学成形手术时，应避免将局麻药物直接注射至牙龈乳头，因为局部注射局麻药物会导致组织结构外形改变和局部缺血，不利于精确手术和移植物的存活。虽然局麻药物中带有的血管收缩剂能减少术中出血，但这种作用往往是短暂的，应该注意避免单纯地使用血管收缩剂来止血。

3. 关于牙龈切除术后的组织愈合，以下正确的是
   A. 术后最初，创面为血凝块覆盖，下方为急性炎症反应伴有一些坏死
   B. 术后 12~24 小时，在血凝块及炎症坏死层下方出现新生肉芽组织，上皮组织从窗口边缘向创面爬行
   C. 术后 5~7 天结缔组织增殖达高峰并向冠方生长
   D. 术后 5~7 天形成新的游离龈和龈沟，上皮开始向龈沟内生长，形成沟内上皮
   E. 术后 4~5 周形成新的结合上皮，但组织学完全愈合需要到术后 6~7 周

【解析】术后 3~4 天结缔组织增殖达高峰并向冠方生长。

4. 翻瓣术的切口设计应考虑
   A. 手术目的
   B. 需要暴露牙面及骨面的程度
   C. 瓣复位的位置
   D. 手术时间
   E. 瓣的血供

【解析】手术时间并非切口设计考虑的要素，医师应提高手术技巧尽量缩短手术时间。

5. 翻瓣术中对于龈瓣复位水平，以下说法正确的是

答案： 1. ABCDE 2. ACE 3. ABDE 4. ABCE 5. ABCD

A. 前牙区中等深度牙周袋且不需要作骨修整时，为了避免术后牙根暴露，可采用改良 Widman 翻瓣术，将龈瓣复位于牙颈部
B. 后牙消除中等深度及深牙周袋以及需修整骨缺损者，可采用嵴顶原位复位瓣术，龈瓣复位后位于牙槽嵴顶处的根面上
C. 牙周袋底超过膜龈联合界者，以及因根分叉病变需暴露根分叉而角化龈过窄者，可采用根向复位瓣术，既消除牙周袋也保留角化龈
D. 为了使附着龈增宽，可进行半厚瓣的根向复位，将骨膜和部分结缔组织留在骨面，将半厚瓣复位在牙槽嵴的根方
E. 上颌腭侧也可以进行根向复位瓣术

【解析】上颌腭侧为不可移动的角化牙龈，不能进行根向复位瓣。

6. 关于牙周塞治剂，以下说法正确的是
A. 并不是所有手术均需要使用牙周塞治剂，相关研究表明，只要术后菌斑控制良好，即使不用塞治剂伤口也能正常愈合
B. 丁香油有浓重的气味，部分患者对丁香油过敏，可运用不含丁香油的塞治剂
C. 当术区仅有一颗牙剩余，或者多个牙缺失的情况下，可以先将牙线缠绕在剩余牙周围，然后使用牙周塞治剂，能增加塞治剂的固位力
D. 不含丁香酚的 Coe-Pak 塞治剂中加入四环素粉剂，能有效减少创口感染，特别是对于手术时间长、创伤较大的手术更为推荐使用
E. 一般术后 1 周拆除塞治剂，但如果创口愈合欠佳可再敷一周

7. 牙周手术后探诊深度减少的原因可能是
A. 结缔组织内的炎症浸润消退，胶原纤维新生，使组织致密，探针不再能穿透结合上皮而进入结缔组织内
B. 手术切除部分袋壁或龈瓣根向复位
C. 牙龈炎症消退，牙龈退缩
D. 部分牙周组织再生
E. 探诊力度和方向改变

【解析】牙周探诊的力度和方向均有明确规定。

8. 正常的牙槽骨外形特点有
A. 邻面牙槽骨最高点位于颊/舌侧的骨边缘的冠方，且呈锥体状
B. 邻面骨形态与牙齿形态及外展隙宽度相关，牙齿锥度越大邻面骨锥度越大，外展隙越宽，邻面骨形态越平缓
C. 上颌唇侧骨量多于腭侧骨量
D. 牙槽骨边缘的形态与釉牙骨质界的形态一致，形成扇贝状外观，相邻牙齿的骨高度基本一致
E. 部分牙齿存在骨开裂及骨开窗的情况

【解析】上颌唇侧骨量少于腭侧骨量。

9. 关于引导性组织再生术，以下说法正确的是
A. 术中应彻底清除结合上皮及牙周袋内壁上皮
B. 根面处理增强牙周再生效果
C. 根面上的血凝块能有效阻止牙龈上皮细胞的长入，有利于愈合早期结缔组织新附着的形成
D. 目前可吸收性膜中应用最多的为猪来源的双层胶原膜 Bio-Guide
E. 使用钛金属增强的聚四氟乙烯膜覆盖骨缺损区能有效防止组织塌陷，为牙周再生创造空间

答案： 6. ABCDE 7. ABCD 8. ABDE 9. ACDE

【解析】根面处理对牙周再生治疗效果目前尚不明确。

10. 关于骨或骨替代品植入用材料,以下说法正确的是
   A. 自体骨具有骨生成能力,可以获得新的结缔组织附着,但结果不易预测且增加了患者供区的手术创伤
   B. 脱钙冻干骨具有骨诱导潜力
   C. 冻干骨具有骨诱导潜力
   D. Bio-Oss 骨粉为对小牛松质骨进行特殊处理后,只留下骨的无机成分支架结构,为自然、多孔的无机骨基质,具有骨引导潜力
   E. β 磷酸三钙具有骨引导潜力

【解析】冻干骨未经稀盐酸脱钙,下方的 BMPs 无暴露,因而只具有骨引导作用。

11. 以下关于正畸治疗对牙周组织主要致病因素,包括
   A. 菌斑滞留及细菌种类的改变
   B. 多余粘接剂及深入龈下的带环等机械刺激
   C. 牙周炎症合并咬合创伤
   D. 不恰当的牙齿移动
   E. 用套橡皮圈的方法关闭拔牙间隙

【解析】正畸治疗对牙周组织主要致病因素包括:①菌斑滞留及细菌种类的改变;②未完全去尽的粘接剂对牙龈有直接的刺激作用。此外,在后牙放置的带环,当其过多深入到龈下时,就如充填物悬突,易引起牙龈的炎症。③单纯的咬合创伤不会导致附着丧失,但与牙周炎症并存时,会加速牙周附着丧失、牙槽骨破坏。④不适当的牙移动:正畸过程中过度倾斜和压低牙齿有可能使龈上菌斑移至龈下,导致牙周组织炎症。⑤用套橡皮圈的方法关闭拔牙间隙时,橡皮圈会从牙颈部滑入牙根部,导致牙周组织破坏,严重者会造成牙脱落。

12. 正畸治疗引起的牙周不良反应,主要包括
   A. 牙龈炎症
   B. 牙龈退缩
   C. 牙根吸收
   D. 牙槽骨吸收和附着丧失
   E. 坏死性牙龈炎

【解析】不良临床反应包括:菌斑堆积和牙龈炎症;牙龈退缩;牙根吸收;牙槽骨吸收和附着丧失。

13. 下列关于修复治疗的时机和前提正确的是
   A. 牙周炎症必须先控制稳定后,才能开始修复治疗
   B. 修复治疗一般在基础治疗结束后 2~4 周开始,牙周手术后则应更长些
   C. 某些牙周手术有助于提供足够的牙冠长度和牙龈形态
   D. 只有牙周炎消除以后的修复才能建立稳定舒适的咬合关系
   E. 牙周治疗和修复治疗应该密切配合,修复治疗的计划应在患者就诊的早期即开始考虑

【解析】一般在基础治疗结束后 6~8 周开始,牙周手术后则需更长时间,一般 2~3 个月。

14. 牙周维护治疗的目的是
   A. 通过定期复查,对其进行诊断性监测
   B. 促进牙周组织再生
   C. 预防或减少牙齿和种植体的缺失,以维持其长期稳定

答案: 10. ABDE 11. ABCDE 12. ABCD 13. ACDE 14. ACDE

D. 及时发现和处理口腔中其他疾病和不良状况

E. 及时采取必要的恰当治疗，旨在预防和减少牙周再感染和牙周炎的复发

【解析】牙周组织的再生难以通过牙周维护治疗实现。

15. 有关牙线的叙述正确的是

A. 无牙周炎不适用牙线

B. 牙线是消除邻接面牙菌斑最常用工具

C. 牙线最主要的功能是辅助清除牙刷难以清洁的邻面菌斑

D. 牙线在固定桥和矫正器处可用弓形绷架

E. 牙线须放入龈沟内清洁

【解析】一般的刷牙方法只能清除颊舌面及咬合面的菌斑，牙齿邻面的菌斑可使用牙线、间隙刷、牙签、冲洗器等清除。牙线几乎适用于所有人，尤其对于牙间乳头无明显退缩的牙间隙最为适用。故无牙周炎适用牙线清洁牙齿邻间隙。

16. 与牙周病有关的全身易感因素有

A. 糖尿病

B. 骨质疏松症

C. 吸烟

D. 艾滋病

E. 心理压力与精神紧张

17. 下列因素中，影响牙周炎预后的是

A. 牙周炎的类型

B. 牙周支持组织破坏的程度

C. 局部因素的消除情况

D. 牙松动情况

E. 危险因素评估

【解析】牙周炎的类型、牙周支持组织破坏的程度、局部因素的消除情况、牙松动情况、余留牙的数量、患者的依从性、环境因素、年龄、危险因素评估等都可能直接或间接地影响牙周炎的预后。

18. 对于牙周病患者，下列操作可能引起菌血症的是

A. 刷牙　　B. 牙周探诊

C. 洁治　　D. 刮治

E. 使用漱口水

【解析】拔牙、洁治、刮治、牙周袋探诊、牙周膜内注射、放置橡皮障、刷牙、剔牙、咀嚼硬食等均可能引起菌血症。

三、共用题干单选题

（1~2 题共用题干）

患者，男，25 岁。1 年前上前牙外伤折裂。检查：11 冠折，近中腭侧缺损达龈下 3mm，牙龈红肿，BOP（+），PD=4mm。全口口腔卫生差，牙龈红肿，BOP（+），PD=4~5mm

1. 患者可以考虑的治疗方案，**不包括**

A. 冠延长术

B. 拔牙后种植

C. 正畸将牙根牵引萌出

D. 直接冠修复

E. 拔牙后固定桥修复

【解析】11 冠折，近中腭侧缺损达龈下 3mm。若直接行冠修复，则可能由于侵犯牙槽嵴顶上方附着组织，而反复发生炎症和肿胀。要解决该问题有两种办法：①牙冠延长术：切除部分牙龈以及适量的修整牙槽嵴顶，延长临床牙冠，暴露断端；②正畸：冠向牵引患牙。

答案：15. BCDE　16. ABCDE　17. ABCDE　18. ABCD

1. D

2. 若患者考虑正畸牵引，正畸前不需进行的治疗有

A. 全口洁治

B. 全口龈下刮治

C. 口腔卫生维护

D. 定期复查，行牙周维护治疗

E. 口服抗生素

【解析】全口口腔卫生差，牙龈红肿，BOP(+)，PD=4~5mm。患者患有牙周病，需行牙周基础治疗，只有在已彻底控制牙周炎症，清除刺激因素及深牙周袋，熟练掌握菌斑控制的方法，并能在正畸治疗期间认真执行菌斑控制、定期复查的情况下，才能开始正畸治疗。

(3~4 题共用题干)

患者，女，46 岁。无明显系统性病史，在正畸治疗前接受牙周风险评估。临床检查为薄龈，CBCT 检查显示下前牙唇侧骨板缺失，拟行牙周辅助加速成骨正畸治疗(PAOO)。

3. 采用 CBCT 对该患者进行检查时，以下测量参数是不必要的是

A. 冠方唇侧牙槽骨的厚度

B. 根中舌侧牙槽骨的厚度

C. 根尖唇侧牙槽骨的厚度

D. 釉牙骨质界到根尖距离

E. 从釉牙骨质界到牙槽嵴之间的距离

【解析】可采用 CBCT 测量患者的：①唇/颊侧牙槽骨的厚度，从唇/颊侧牙槽骨到牙根之间的距离，包括冠方、根中和根尖三个水平；②牙根吸收程度：术前术后对比，釉牙骨质界到根尖距离的差异；③骨开裂情况：从釉牙骨质界到牙槽嵴之间的距离。手术不涉及舌侧牙槽骨，故无须进行根中舌侧牙槽骨的厚度测量。

4. 进行 PAOO 手术过程中，以下做法错误的是

A. 行翻瓣手术，考虑分层解剖

B. 行骨皮质切开

C. 使用可吸收性颗粒骨材料移植

D. 使用可吸收缝线进行无张力间断缝合

E. 操作时避免进入松质骨损伤牙根及下颌神经管

【解析】手术过程：①分层解剖的目的是提供皮瓣的移动性，以便最小张力缝合。②骨皮质切开。局麻下，沿两牙之间、牙槽嵴顶下方 2~3mm 至根尖下 2mm 处，行骨皮质切开或使用低速球钻进行点状或线状皮质骨打孔，以去除唇(颊)侧和腭(舌)侧牙槽骨的骨皮质阻力。切口深度以穿透骨皮质到达骨髓腔为宜。注意不能造成移动的骨块，并避免进入松质骨损伤牙根、上颌窦及下颌神经管。③骨移植。在骨表面使用可吸收性颗粒骨材料移植来扩张牙槽骨量。④缝合。使用不可吸收缝线进行无张力间断缝合。

(5~6 题共用题干)

患者，女，60 岁。牙龈肿痛 2 周，1 年前曾有过肿痛，但未治疗。检查：26 有烤瓷冠修复体，颊侧牙龈肿胀，有一瘘管，瘘管指向根尖方向，其颊侧中央及近、远中、舌侧均有 5~6mm 的牙周袋。

5. 为明确诊断，应作的一项重要检查是

A. 探诊根面形态　B. 探诊出血

C. X 线检查　D. 牙齿松动度

E. 探查龈下牙石

【解析】修复体存在且有瘘管，应做 X 线检查。

6. 为检查修复体是否影响牙周组织健康，检查不包括

A. 修复体颊舌侧突度

答案：2. E　3. B　4. D　5. C　6. E

B. 修复体边缘
C. 修复体咬合关系
D. 修复体接触区
E. 修复体材料

【解析】临床研究显示，通过 CAD/CAM 制得的金属陶瓷、二硅酸锂、氧化锆全冠在粘接 6 个月后的龈沟液量、探诊出血(BOP)没有显著性差异。

(7~8 题共用题干)

患者，男，45 岁。刷牙出血 20 年，检查：牙石(+++)，菌斑(+++)，牙龈红肿，BOP(+)，探诊深度普遍 5~6mm，X 线片显示牙槽骨广泛吸收至根中上 1/3。

7. 该患者牙周基础治疗后的维护治疗**不包括**
A. 病情评估
B. 修复治疗
C. 强化菌斑控制
D. 确定复诊的间隔期
E. 根据检查所见，进行相应的治疗

【解析】题干未提及患者缺失牙齿或牙体缺损情况，故不需修复治疗。

8. 医生在牙周维护期对患者进行牙周风险评估，**不包括**
A. BOP 百分比
B. 牙周探诊深度≥5mm 的牙周袋数量
C. 松动牙的数目
D. 除智齿外的牙丧失数
E. 病变最重的牙槽骨丧失量与患者年龄之比

【解析】风险评估因素包括：BOP 百分比、PD≥5mm 的牙周袋数量、除智齿外的牙丧失数、病变最重的牙槽骨丧失量与患者年龄之比、全身系统疾病或易感基因、吸烟。

(9~11 题共用题干)

患者，男，45 岁。自觉牙缝增大伴后牙咀嚼无力 2 年。检查：口腔卫生状况差，大量牙石堆积，BOP(+)。

9. 该患者最可能的诊断是
A. 慢性牙周炎
B. 侵袭性牙周炎
C. 根尖周炎
D. 坏死性牙周炎
E. 药物过敏性口炎

10. 该患者治疗**不正确**的是
A. 应该立即行牙周手术治疗，消除牙周袋
B. 对患者进行口腔宣教
C. 定期复诊
D. 炎症控制后修复缺失牙
E. 消除殆创伤

【解析】牙周手术治疗是第二阶段进行的操作，针对基础治疗后仍有较深牙周袋的患者。

11. 该患者最**不可能**的危险因素是
A. 吸烟　　B. 糖尿病
C. 系带附着过高　　D. 菌斑
E. 牙石

【解析】系带附着过高仅累及个别位点牙周组织，与该患者全口广泛位点的疾病表现不相符。

(12~13 题共用题干)

患者，男，18 岁。上前牙松动 2 年，检查：上前牙松动Ⅱ度，扇形移位，拟诊断为局限性侵袭性牙周炎。

12. 为确诊还应做的检查为
A. 查血　　B. X 线检查
C. 活检　　D. 牙髓电活力测验
E. 牙髓温度测验

答案： 7. B　8. C　9. A　10. A　11. C　12. B

【解析】怀疑局限性侵袭性牙周炎，重点检查切牙及第一磨牙邻面附着丧失及牙槽骨破坏吸收，X线检查有助于发现早期病变。

13. 如果全身用药，首选
   A. 螺旋霉素 + 甲硝唑
   B. 甲硝唑 + 阿莫西林
   C. 氯己定 + 螺旋霉素
   D. 螺旋霉素 + 红霉素
   E. 螺旋霉素 + 阿莫西林

【解析】甲硝唑是治疗厌氧菌感染的首选药，甲硝唑和阿莫西林配伍使用可有效抑制Aa厌氧致病菌，适用于以Aa为优势致病菌的侵袭性牙周炎患者。

(14~17题共用题干)

患者，女，30岁。左上前牙外伤折裂3月，检查：21牙因牙外伤折断达龈下，已完善根管治疗，探诊深度2~4mm，无叩痛，无松动，牙龈稍红，BI=2，现因修复治疗需要转诊至牙周科行牙冠延长术。

14. 检查时应注意的事项<u>不包括</u>
   A. 行X线检查，观察剩余牙槽骨的量
   B. 探诊检查断端的位置
   C. 观察患牙与邻牙的关系、笑线的位置
   D. 评估患牙术后的冠根比例
   E. 患牙的色泽

【解析】患牙已行根管治疗且需要进行冠修复，因此患牙的色泽并非牙冠延长术需关注的重点。

15. 若患者附着龈宽度过窄，应采用
   A. 牙龈切除术
   B. 根向复位瓣术
   C. 原位嵴顶复位瓣术
   D. GTR术
   E. 改良Widman瓣术

【解析】附着龈过窄不应进行牙龈切除术而应进行根向复位瓣术增宽附着龈；必要时可进行角化龈移植术。

16. 患者行牙冠延长术后
   A. 术后不必作临时冠修复，术后6周可直接行永久冠修复
   B. 术后需要制作临时冠，但不必反复调改
   C. 术后需制作临时冠，且应根据牙龈恢复情况进行适当调改
   D. 术后立刻制作永久冠修复
   E. 术后需制作临时冠，可堵塞邻间隙以防止黑三角形成

【解析】术后需要制作临时冠保护基牙、维持基牙的邻接关系和咬合关系，并且诱导牙龈组织愈合形成龈乳头形态，因此应该根据龈乳头的恢复程度作适当的调整。

17. 关于永久修复体的边缘放置，以下<u>错误</u>的是
   A. 龈沟深度小于1.5mm时，修复体边缘不应超过龈下0.5mm
   B. 当龈沟深度在1.5~2mm范围时，修复体边缘不应超过龈下0.7mm
   C. 当龈沟深度超过2mm时，建议行牙龈切除术以减少龈沟深度后再行修复治疗
   D. 为了美观需要可将修复体边缘置于龈下1mm处
   E. 从牙周健康角度考虑，尽量采用龈上或平龈的修复体边缘设计

【解析】一般认为修复体边缘位置不应超过龈下0.7mm。

答案： 13. B 14. E 15. B 16. C 17. D

（18~21 题共用题干）

患者，男，中年。下颌第一磨牙颊侧Ⅱ度根分叉病变需牙周手术治疗。

18. 不可采用的手术方法是

A. GTR 术　　B. 植骨术

C. 根向复位瓣术　　D. 根分叉成形术

E. 牙半切术

【解析】牙半切术适应证为下颌磨牙Ⅲ度根分叉病变。

19. 若需行植骨术，则以下材料具有骨诱导潜力的是

A. 同种异体的冻干骨

B. 羟基磷灰石

C. β- 磷酸三钙

D. 胶原膜

E. 同种异体的脱钙冻干骨

【解析】脱钙冻干骨经稀盐酸脱钙以暴露下方的胶原纤维及骨形态蛋白 BMPs，具有骨诱导作用。

20. 植骨术后评估牙周再生情况较为可靠的手段是

A. 组织学评价

B. 再次手术翻开观察

C. 牙周探诊

D. 放射学检查

E. 患者的主观感受

【解析】组织学评价为金标准，但对于临床患者并不可行，因此常采用再次手术翻开观察。牙周探查和放射学检查虽常用，但对再生情况的评估可靠性低。

21. 植骨术成功的因素包括

A. 龈瓣的稳定性及术后感染的预防

B. 植骨材料高出骨袋口

C. 龈瓣只需覆盖植骨材料一部分即可

D. 术中要做龈瓣冠向复位

E. 术后 1 周拆线

【解析】植骨材料应平齐骨袋口，膜放置时应将骨缺损全部覆盖，并超过缺损边缘至少 2~3mm，应根据情况作冠向复位，若组织张力过大时不必强行冠向复位。术后 10~14 天拆线。

（22~26 题共用题干）

患者，男，56 岁。刷牙出血，口腔异味，牙齿咬物无力半年。有 30 年吸烟史。

22. 该患者最可能的诊断为

A. 慢性牙周炎

B. 慢性牙龈炎

C. 牙周牙髓联合病变

D. 侵袭性牙周炎

E. 牙周脓肿

【解析】根据患者的年龄、主诉及吸烟史，最可能的诊断是慢性牙周炎。

23. 主要应进行的检查

A. 温度测试

B. X 线检查 + 牙周袋探诊

C. 血常规

D. 活检

E. 叩诊

【解析】患者可能是慢性牙周炎，因此应当进行牙周袋探诊探查牙周袋深度及 X 线检查查看牙槽骨吸收情况。

24. 治疗的基本原则

A. 控制菌斑，拔除松动牙

B. 松牙固定术

C. 牙周手术

D. 全身药物治疗

E. 控制菌斑，彻底去除牙石

答案：　18. E　19. E　20. B　21. A　22. A　23. B　24. E

【解析】慢性牙周炎的治疗目标是去除菌斑、牙石等刺激因素，消除炎症，使牙周袋变浅，改善附着水平，维持疗效。

25. 下列治疗措施，不正确的是
A. 口腔卫生指导
B. 牙周基础治疗
C. 定期复查
D. 嘱患者戒烟
E. 松牙固定术保留全部患牙

【解析】牙周炎的治疗应注重长期疗效，重视整体牙列病情的稳定及功能、美观的保持，而不是只着眼于追求个别患牙的保留和保存牙的数目。

26. 下述维持及预防的叙述，正确的是
A. 1~2 年复诊一次
B. 患者复诊时重点检查全身情况
C. 复诊不需要拍 X 线片
D. 治疗反应好的患者不需要维护
E. 复查时间根据每位患者情况而定

【解析】牙周维护治疗应根据患者余留牙的情况及菌斑控制情况确定复查的间隔期，复查时间应根据每位患者的情况而定，一般每3~6个月复查一次，约1年左右拍X线片，监测和比较牙槽骨的变化。

四、案例分析题

【案例一】患者，男，中年。右下第一恒磨牙2周前咬硬物后出现咬物痛，渐出现牙齿松动、牙龈肿痛。

第 1 问：为明确诊断需做的检查是
A. 常规视诊、探诊、叩诊、松动度检查
B. 拍摄 X 线根尖片
C. 牙髓活力测验
D. 根分叉处的探诊
E. 咬诊
F. 使用菌斑显示剂

【解析】菌斑显示剂多用于牙周支持治疗时检查患者菌斑控制情况。

第 2 问：若右下 6 检查结果如下：牙体未见明显龋坏，颊侧及舌侧牙龈均见瘘口，少量白色脓液流出，叩痛(++)，根分叉病变Ⅲ度，松动Ⅰ~Ⅱ度，咬诊疼痛明显，牙髓电活力测验无反应，X 线片示右下 6 近中根周烧瓶状阴影，根管影像增宽，根分叉区阴影，远中牙槽骨完好。该患牙的诊断为
A. 急性牙髓炎　　B. 近中根纵裂
C. 慢性牙周炎　　D. 慢性根尖周炎
E. 急性根尖周炎　　F. 慢性牙髓炎

【解析】患者有咬硬物病史，出现明显咬物痛，近中根周烧瓶状阴影，根管影像增宽，支持近中根纵裂的诊断。结合急性病程，疼痛明显，叩痛(++)，松动Ⅰ~Ⅱ度，牙髓电活力测验无反应，符合急性根尖周炎诊断。

第 3 问：该患牙第一次就诊应进行的治疗为
A. 进行开髓治疗
B. 拔除患牙
C. 进行牙周基础治疗
D. 调殆
E. 配合使用抗生素、止痛药
F. 牙周手术治疗

【解析】因患者为急性根尖周炎，治疗原则为开髓引流、调、消炎止痛；急性期不适宜直接拔牙。

第 4 问：该患牙已行完善的根管治疗，局部炎症已缓解，叩痛(±)，松动Ⅰ度。若要保留该患牙则进一步治疗计划为
A. 进行牙周基础治疗

答案：25. E　26. E
【案例一】1. ABCDE　2. BE　3. ADE　4. ABCF

B. 进行近中牙半切术
C. 进行修复治疗
D. 进行 GTR 手术
E. 进行植骨术
F. 调殆进一步减轻局部殆力

【解析】患牙为Ⅲ度根分叉病变，不适宜做再生性手术。

【案例二】患者，女，20 岁。因左上 1 龋坏至龈下，来我院就诊。

第 1 问：为明确该患牙的预后，应注意的方面有

A. 龋坏断端的位置
B. 剩余牙体的量
C. 牙根长度
D. 牙齿的位置，是否有扭转、倾斜
E. 牙周破坏程度
F. 是否能完善根管治疗
G. 与邻牙的关系

【解析】均为临床检查的要点

第 2 问：左上 1 去尽腐质后发现龈红肿，龋坏断端至龈下 2mm，探诊无不适，叩痛(±)，BI=2，PD=2~3mm，无松动，X-ray 示龋坏平齐牙槽嵴顶，根尖周阴影，近远中牙槽骨未见破坏，根长较长，牙髓电活力测验至最大值无反应。行牙冠延长术时，应注意的问题有

A. 牙龈的厚度
B. 角化龈的宽度
C. 笑线的位置
D. 与邻牙牙槽骨的平缓过渡
E. 双侧的对称性
F. 术后患牙邻接点的确定

第 3 问：关于牙冠延长术后出现黑三角问题，以下说法正确的是

A. 修复时间过早，牙龈位置尚未稳定
B. 未做临时冠修复
C. 牙槽骨去除过多
D. 修复体边缘位于龈上
E. 邻接点位置设定过高
F. 修复时因患者口腔卫生不良，牙龈处于炎症状态

【解析】修复体边缘位于龈上并非黑三角出现的原因，而牙龈位置及形态尚未稳定时进行修复、邻接点位置设置过高或牙龈炎症尚未控制等均为黑三角出现的原因。

第 4 问：若患者角化龈宽度足够，但前庭沟较浅且伴有唇侧牙槽骨开窗，牙周手术中以下说法正确的是

A. 做牙龈切除术
B. 做根向复位瓣术
C. 龈瓣整体均为全厚瓣利于根向复位
D. 龈瓣冠方为全厚瓣，根方为半厚瓣
E. 可考虑进行牙周植骨术
F. 不可进行牙冠延长术

【解析】应考虑作根向复位瓣术同时可加深前庭沟，龈瓣冠方为全厚瓣，根方为半厚瓣可减少根方牙槽骨的炎症吸收，同期可考虑进行牙周植骨术以治疗局部牙槽骨骨开窗，该病例并没有冠延长术的禁忌证。

【案例三】患者，女，25 岁。因牙列不齐就诊正畸后，转诊牙周科检查牙周情况，诉有张口呼吸习惯。检查：口腔卫生差，牙龈红肿，上前牙为甚，探诊 BOP(+)，可探及釉牙骨质界，PD 普遍为 4~5mm。牙齿无明显松动，上下前牙牙列不齐。

第 1 问：为确定牙槽骨吸收情况，应增加的检查项目有

A. 咬合检查
B. 牙髓冷热活力测验
C. 牙髓电活力测验

答案：【案例二】 1. ABCDEFG 2. ABCDF 3. ABCEF 4. BDE **【案例三】** 1. D

D. X线检查
E. 染色检查
F. 颞下颌关节检查

【解析】牙槽骨吸收的方式和程度，可通过X线片来观察。正常情况下，牙槽嵴顶到釉牙骨质界的距离约为1~2mm，若超过2mm则可视为牙槽骨吸收。牙周炎的骨吸收最初表现为牙槽嵴顶的硬骨板消失，或嵴顶模糊呈虫蚀状。

第2问：考虑诊断为
A. 广泛性慢性牙周炎
B. 局限性牙周炎
C. 侵袭性牙周炎
D. 青春性龈炎
E. 菌斑性龈炎
F. 牙龈瘤

【解析】慢性牙周炎的临床表征包括牙周袋 >3mm，临床附着丧失，并有炎症，多有牙龈出血，牙周袋探诊后有出血。根据题干考虑诊断为广泛性慢性牙周炎。

第3问：患者行正畸治疗前，应先进行的治疗有
A. 全口洁治
B. 全口龈下刮治
C. 口腔卫生维护
D. 定期复查，行牙周维护治疗
E. 纠正不良习惯，如张口呼吸
F. 拔牙

【解析】牙周病患者进行正畸治疗的禁忌证包括：①未经治疗的牙周炎。②牙周炎虽经治疗后炎症仍存在、菌斑未控制、病情仍处于活动阶段的患者。③牙槽骨吸收已超过根长1/2的患牙。这不是绝对的禁忌，但肯定是要慎重选择做正畸治疗的适应证。选项ABCDE皆有助于控制牙周炎。题干中未出现拔牙指征。

第4问：患者进行正畸治疗的时机最好是在
A. 彻底控制牙周炎症
B. 全口洁治后即可进行正畸治疗
C. 患者能够熟练掌握菌斑控制方法
D. 一般是在牙周治疗后2~6个月
E. 虽已行牙周治疗，但仍有近50%位点BOP(+)
F. PD大于4mm

【解析】开始正畸治疗的时机：①已彻底控制牙周炎症，清除刺激因素及深牙周袋。②患者熟练掌握菌斑控制的方法，并能在正畸治疗期间认真执行菌斑控制、定期复查牙周情况。牙周炎患者只有满足以上两点，才能进行正畸治疗。牙周治疗后组织的改建、恢复健康需要数月时间，要随访检查患者口腔卫生情况，故一般在牙周治疗结束2~6个月后，开始正畸治疗。否则，贸然开始正畸治疗，易使牙周病情恶化，加速牙周组织的破坏，甚至发生牙周脓肿。

第5问：正畸过程中，应注意
A. 托槽位置应远离牙龈
B. 定期复查菌斑控制情况及行牙周维护治疗
C. 正畸加力应轻缓、间隔时间尽量长
D. 经常检查有无咬合干扰和牙齿松动情况
E. 去除多余粘接剂
F. 多行X线检查

【解析】正畸治疗对牙周组织主要致病因素包括：①菌斑滞留及细菌种类的改变：矫治器的放置影响牙齿的自洁，其靠近牙龈，容易导致食物的存积而不易清洁，从而影响口腔卫生维护。此外，粘接剂的表面粗糙，容易堆积菌斑和软垢。②机械刺激：未完全去尽的粘接剂对牙龈有直接的刺激作用。此外，在后牙放置的带环，当其过多深入到

答案： 2. A 3. ABCDE 4. ACD 5. ABCDE

龈下时，就如充填物悬突，易引起牙龈的炎症。③咬合创伤：牙齿移动过程中很容易出现咬合创伤，单纯的咬合创伤不会导致附着丧失，但与牙周炎症并存时，会加速牙周附着丧失、牙槽骨破坏。④不适当的牙移动：正畸过程中过度倾斜和压低牙齿有可能使龈上菌斑移至龈下，导致牙周组织炎症。上下颌牙齿的颊侧，尤其是前牙唇侧的牙槽骨板较薄，有的部位甚至有“骨开窗”或“骨裂开”。⑤拔牙间隙的关闭：牙龈会随着间隙关闭出现皱褶而增生。而用套橡皮圈的方法关闭拔牙间隙时，橡皮圈会从牙颈部滑入牙根部，导致牙周组织破坏，严重者会造成牙脱落。

【案例四】男，54 岁，左下后牙松动数月就诊。检查：口腔卫生差，牙龈红肿，35 牙松动Ⅱ度。

第 1 问：为明确诊断，应增加的检查项目有

A. 牙周探诊深度
B. 附着丧失程度
C. X 线检查
D. 修复体数目
E. 牙髓电活力测验
F. 牙髓冷热活力测验

第 2 问：患者若诊断为慢性牙周炎，牙周基础治疗后 6 周复查，多数牙颈部有菌斑，无龈上牙石，牙龈边缘有轻度充血水肿，影响疗效的主要原因是

A. 釉突
B. 合创伤
C. 未做牙周手术
D. 洁治不彻底
E. 自我菌斑控制不佳
F. 不良修复体

【解析】多数牙都存在同样炎症情况，主要是自我菌斑控制不佳。

第 3 问：患者需要基础治疗后维护期的复查的间隔期为 1~3 个月的情况是

A. 口腔卫生状况不良
B. 有较多、较快的牙石形成
C. 部分牙仍存在较深的牙周袋
D. 部分牙的牙槽骨破坏超过根长的 1/2
E. 超过 20% 的牙周袋探诊出血
F. 牙周组织破坏迅速，牙周手术未能改善牙刷组织状况
G. 吸烟
H. 有促进牙周组织破坏的全身疾病因素或基因背景

【解析】某些重点人群，其复查间隔缩短为 1~3 个月，包括：①口腔卫生不良，有较多或较快的牙石形成；②存在有较深牙周袋的患牙或牙槽骨破坏超过根长 1/2 的患牙；③超过 20% 位点探诊出血；④牙周组织破坏迅速，牙周手术未能改善牙周组织状况；⑤咬合异常；⑥复杂病例伴有根分叉病变或冠根比例失常；⑦有复杂的修复体或正在进行正畸治疗；⑧有龋齿发生；⑨吸烟；⑩存在与牙周疾病相关的全身因素。

第 4 问：若患者基础治疗后复查 35 牙出现咬合时疼痛，检查：35 牙松动Ⅱ度，牙周探诊深度 6~7mm，X 线片显示牙周膜增宽，根尖周低密度影，此时应

A. 35 咬合调整
B. 牙周手术治疗
C. 牙周维护治疗
D. 拔除患牙
E. 必要时行 35 对颌牙咬合调整
F. 35 行根管治疗

【解析】35 牙考虑咬合创伤合并慢性根尖周炎，且牙周探诊 >5mm，应考虑调𬌗、根管治疗并且继续做维护治疗。

答案：【案例四】 1. ABC　2. E　3. ABCDEFGH　4. ACEF

【案例五】患者,男,63岁。牙龈刷牙出血10年。现病史:10年来牙龈刷牙时出血,伴咬硬物时出血,自觉牙床肿胀,时感咀嚼无力,近3年感牙齿松动。既往史:全身情况良好,无血液病、糖尿病等系统疾病。个人史:吸烟30年,1包/d。无饮酒及其他不良嗜好。口腔检查:全口牙石指数3,菌斑指数2,牙龈红肿,触诊易出血,前牙探诊深度5~6mm,后牙探诊深度4~7mm,以邻面为重,附着水平丧失3~5mm,上下前牙松动Ⅰ度,咬合关系未见异常。

第1问:患者下一步最需要进行的检查是

A. 根尖片
B. 上颌前部片
C. 下颌横断片
D. 华特位片
E. 颧弓位片
F. 全口牙位曲面体层X线片
G. CBCT

【解析】全口牙位曲面体层X线片可以显示全口牙及牙周组织,但显示的牙周组织及其清晰程度及精确度不如根尖片。若要观察各个牙牙周组织细微变化时,还是以分别拍标准根尖片为好。

[提示]X线片显示全口牙槽骨水平吸收,吸收程度达根中1/3区,骨嵴顶区密度减低,白线消失。

第2问:首先考虑的疾病是

A. 菌斑性龈炎
B. 药物性牙龈肥大
C. 急性坏死性溃疡性龈炎
D. 慢性牙周炎
E. 牙龈瘤
F. 急性龈乳头炎

【解析】根据患者口腔检查及影像学表现,考虑为慢性牙周炎。

第3问:以下与该患者相关的该病的危险因素是

A. 老龄　　B. 糖尿病
C. 吸烟　　D. 心理压力
E. 咬合创伤　　F. 骨质疏松

【解析】牙周病相关危险因素包括不可改变的危险因素和可以改变的环境、后天获得、行为危险因素。其中与该患者有关的为老龄和吸烟嗜好。

第4问:患者进一步接受牙周治疗的总体目标有

A. 控制菌斑和消除炎症
B. 提高全身免疫功能
C. 恢复牙周组织生理形态
D. 维持长期疗效,防止复发
E. 恢复牙周组织的功能
F. 保留全部的天然牙

【解析】牙周病治疗的总体目标包括控制菌斑和消除炎症,恢复牙周组织的功能,恢复牙周组织生理形态,维持长期疗效,防止复发。

【案例六】患者,48岁。因下前牙松动1年就诊。检查:下前牙均有Ⅰ~Ⅱ度松动,结石较多,深牙周袋。X线片示下前牙牙槽骨吸收严重。该患者被诊断为牙周炎。

第1问:造成牙周炎的主要原因是

A. 遗传
B. 全身性疾病
C. 病毒感染
D. 龈上菌斑
E. 龈下菌斑和龈下牙石
F. 创伤

【解析】微生物是引发牙周炎的始动因子,堆积在龈牙结合部的牙面和龈沟内的菌斑及牙石引发牙龈的炎症,并进一步扩大到

答案:【案例五】1. F　2. D　3. AC　4. ACDE　【案例六】1. E

深部组织，导致牙周袋形成、附着丧失和牙槽骨吸收。

第 2 问：牙周炎进展期的病理变化<u>不包括</u>

A. 牙周袋内大量炎性渗出物

B. 胶原纤维水肿

C. 牙槽骨吸收严重

D. 牙周袋形成

E. 牙根面吸收的牙骨质出现新生现象

F. 血管周围的胶原破坏

【解析】牙根面吸收的牙骨质出现新生现象是机体对牙周病损的修复，发生在疾病的静止期而并非进展期。

第 3 问：如左下中切牙牙周探诊深度 6mm，龈缘在釉牙骨质界冠向 3mm，那么该部位的附着水平应为

A. 5mm　　B. 11mm

C. 8mm　　D. 3mm

E. 9mm　　F. 7mm

【解析】公式：附着水平 = 牙周袋深度 – 龈缘至釉牙骨质界距离。

第 4 问：控制菌斑最有效的方法是

A. 化学药物含漱剂

B. 正确的刷牙和牙线等邻面清洁措施

C. 提高机体防御能力

D. 口服抗生素

E. 定期口腔检查

F. 中药治疗

【解析】菌斑控制的方法很多，但目前仍以机械清除菌斑的效果最为确切。

【案例七】患者，女，59 岁。牙龈肿胀数年就诊。检查：全口牙龈边缘及牙龈乳头充血水肿，牙龈增生覆盖全牙冠的 1/3~1/2，PD=4~7mm，前牙出现松动移位。自诉有高血压史 10 年。

第 1 问：最有可能的诊断是

A. 糖尿病型牙周炎

B. 增生型牙龈炎

C. 牙龈纤维瘤病

D. 药物性牙龈增生

E. 维生素 C 缺乏症

F. 牙龈瘤

第 2 问：此患者，可能引起牙龈增生的药物是

A. 苯妥英钠　　B. 环孢菌素

C. 异山梨酯　　D. 硝基吡啶

E. 硝苯地平　　F. 甲硝唑

第 3 问：该患者的治疗计划，最准确的是

A. 牙周洁刮治

B. 必要时可更换降压药

C. 口腔卫生宣教

D. 定期复查

E. 必要时，可作牙周手术

F. 需立即停用降压药

第 4 问：该患者的主要预后相关因素包括

A. 全口 X 线检查结果

B. 全口牙周大表结果

C. 患者的依从性

D. 患者的血压控制情况

E. 菌斑控制水平

F. 局部促进因素的消除

【解析】从该病例的临床表现可初步判定是硝苯地平所致的药物性牙龈增生。由于直接病因是菌斑牙石，所以治疗计划及预后判断都遵循常规原则。

【案例八】患者，男，19 岁。因口臭 1 周就诊，检查：牙龈乳头坏死，前牙唇侧明显，坏死形成溃疡处凹陷，表面覆灰白色假膜，触之出血明显，口腔有腐性口臭，体温 37.8℃，

答案： 2. E　3. D　4. B　【案例七】1. D　2. E　3. ABCDE　4. ABCEF

颌下淋巴结肿痛，既往未出现全身明显异常现象。

第1问：有辅助诊断意义的检查是

A. 白细胞分类

B. 脱落细胞检查

C. 革兰氏染色涂片

D. X线检查

E. 组织病理

F. 凝血功能检查

第2问：预计检查后异常表现在

A. 中性粒细胞减少

B. 细胞核分化异常

C. 螺旋体和梭形杆菌数量明显增加

D. 牙槽骨不同程度吸收

E. 龈坏死表现

F. 凝血酶原时间偏长

第3问：在局部处理同时，选择全身最佳用药是

A. 四环素 B. 青霉素

C. 金霉素 D. 卡那霉素

E. 甲硝唑 F. 庆大霉素

第4问：与该病变相关的因素可能有

A. 精神压力大 B. 营养不良

C. 恶性肿瘤 D. 口腔卫生不良

E. 吸烟 F. 过度疲劳

【解析】根据题干信息：年轻男性，病程短，牙龈乳头坏死，口腔有腐性口臭。低热，颌下淋巴结肿痛，既往未出现全身明显异常现象。初步诊断为急性坏死性溃疡性龈炎。病变区的细菌学涂片检查可见大量梭形杆菌和螺旋体与坏死 组织及其他细菌混杂，能协助诊断。由于本病主要为厌氧菌感染，故全身药物治疗应选择甲硝唑等抗厌氧菌药物。

【案例九】患者，男，32岁。因右上后牙持续胀痛不能咬物数日就诊。无冷热刺激痛病史。检查：右上第二磨牙远中牙龈红肿，探诊出血。右上第三磨牙伸长无对颌牙。

第1问：初步诊断为

A. 冠周炎 B. 龈乳头炎

C. 急性牙周脓肿 D. 龈缘炎

E. 创伤 F. 急性根尖脓肿

【解析】题干信息：右上后牙持续胀痛不能咬物，无冷热刺激痛病史。检查发现右上第二磨牙远中牙龈红肿，探诊出血。与龈乳头炎临床表现相符。

第2问：分析主要原因是

A. 食物嵌塞 B. 创伤

C. 牙石 D. 口腔卫生不佳

E. 不良刷牙习惯 F. 全身系统疾病

【解析】右上第三磨牙伸长无对颌牙。提示与第二磨牙间有食物嵌塞，造成牙龈乳头的压迫及食物发酵产物的刺激可引起龈乳头的急性炎症。

第3问：最佳治疗方案是

A. 切开引流，局部冲洗上药，急性炎症消退后牙周治疗

B. 彻底清洁局部，冲洗上药

C. 彻底清洁局部，冲洗上药，调整咬合

D. 彻底清洁局部，冲洗上药，炎症消退后拔除第三磨牙

E. 彻底清洁局部，冲洗上药，及时修复对颌牙

F. 彻底清洁局部，冲洗上药，立即拔除第三磨牙

【解析】龈乳头炎的治疗包括：去除局部刺激因素；消除急性炎症；局部使用抗菌消炎药物；彻底去除病因。

答案：【案例八】1. C 2. C 3. E 4. ABCDEF 【案例九】1. B 2. A 3. D

【案例十】患者,男,40 岁。诉刷牙时牙出血 3 个月余伴口腔异味。检查:全口牙龈缘尤其是上下前牙唇侧龈缘和龈乳头暗红色,松软缺乏弹性,探诊牙龈出血,菌斑指数和牙龈指数平均为 2,无牙周袋,无松动。

第 1 问:为明确诊断最需做的辅助检查是

A. 牙髓电活力测验
B. 殆位检查
C. 早接触检查
D. X 线检查
E. 龈沟液检查
F. 白细胞分类

【解析】题干信息:患者为中年男性,慢性病程,有牙周组织炎症的临床表现,检查发现口腔卫生不良,且无牙周袋。由此判断可能诊断为菌斑性龈炎或牙周炎。有无进行性的附着丧失和骨吸收,是鉴别这两种疾病的关键。

第 2 问:若 X 线片示牙槽骨无吸收,拟诊为

A. 菌斑性龈炎　B. 青春期龈炎
C. 成人牙周炎　D. 增生性龈炎
E. 青少年牙周炎　F. 龈乳头炎

【解析】通过 X 线片观察牙槽骨有无吸收。如牙槽骨有吸收,可诊断为慢性牙周炎,反之则为菌斑性龈炎。

第 3 问:正确的治疗方案是

A. 调殆治疗
B. 龈上洁治
C. 龈下刮治和根面平整
D. 牙龈切除术
E. 服用抗生素
F. 口腔卫生宣教

【解析】菌斑性龈炎的治疗原则有两点:去除病因和防止复发。

第 4 问:该病预防方法是

A. 预防性长期服用抗生素
B. 定期复查和洁治
C. 注意掌握正确的刷牙方法
D. 多食精细食物
E. 少进食黏性食物
F. 每天使用漱口水

【解析】菌斑控制是菌斑性龈炎预防的关键。

【案例十一】患者,男,25 岁。主诉:牙龈自动出血伴疼痛 3 天。检查:患者体温 38.2℃,下颌下淋巴结肿大。龈乳头充血水肿明显,个别龈乳头表面覆盖灰白色污秽物,牙周探诊深度 <3mm。既往体健,有吸烟史。

第 1 问:可能的诊断包括

A. 急性龈乳头炎
B. 边缘性龈炎
C. 急性坏死性龈炎
D. 疱疹性龈口炎
E. 快速进展性牙周炎
F. 急性牙龈脓肿
G. 侵袭性牙周炎
H. 慢性牙周炎

【解析】题干信息:患者,男,25 岁,牙龈自动出血伴疼痛 3 天,低热,下颌下淋巴结肿大。龈乳头充血水肿明显,个别龈乳头表面覆盖灰白色污秽物,牙周探诊深度 <3mm 符合急性坏死性龈炎的临床表现特点。但并未指明有无坏死物,或是脓液,不能排除急性龈乳头炎和急性牙龈脓肿。

第 2 问:如确诊为“急性坏死性龈炎”,则患者应该具备的临床特征有

A. 起病急
B. 以龈乳头和边缘龈坏死为主要特征
C. 牙龈发生成簇小水疱

答案:【案例十】1. D　2. A　3. B　4. BC　【案例十一】1. ACF　2. ABEFG

D. 牙齿快速松动
E. 牙龈极易出血
F. 腐败性口臭
G. 剧烈疼痛
H. 高热、贫血、衰竭

［提示］去除龈乳头表面覆盖灰白色污秽物后见牙龈乳头中间凹下呈火山口状，边缘龈破坏如虫蚀状。

第3问：对此患者进行龈下微生物检查，优势菌包括
A. 中间普氏菌
B. 伴放线菌
C. 螺旋体
D. 梭杆菌
E. 福赛拟杆菌
F. 牙龈卟啉单胞菌
G. 变形链球菌
H. 直肠弯曲杆菌

【解析】根据题干和提示信息，可诊断为急性坏死性龈炎，其感染优势菌包括螺旋体、梭杆菌和中间普氏菌。

第4问：此患者首诊治疗措施应包括
A. 口腔卫生指导
B. 去除大块牙石及坏死物
C. 尽量去尽牙石及坏死物
D. 3%过氧化氢溶液冲洗
E. 口服抗生素
F. 全身给予维生素C
G. 保守治疗，需查血确诊
H. 劝患者戒烟

【解析】选项C不应在急性期进行，属急性期过后的治疗。选项G是白血病的牙龈病损的治疗原则，为干扰选项。其他6个选项均为急性坏死性溃疡性龈炎的治疗措施。

【案例十二】患者，女，20岁。因双侧后牙咀嚼无力就诊。检查：双侧上第一磨牙松动Ⅱ度，下切牙松动Ⅰ度，口腔卫生尚好。诉父亲40岁前已有多个牙松动脱落。

第1问：若进一步确诊，必须行的辅助检查是
A. 血液学检查
B. 对松动牙行牙髓电活力测验
C. 龈下菌斑涂片
D. 口腔卫生习惯
E. X线检查
F. 探查牙周袋深度

【解析】根据题干及提示信息，患者为年轻女性，松动牙为上第一磨牙和下切牙，并有家族史。怀疑为侵袭性牙周炎，根据其临床特点，辅助检查不难选择。

［提示］初步诊断为侵袭性牙周炎。

第2问：最可能发现的体征是
A. 牙周袋探诊深度PD>5mm
B. X线片示上第一磨牙牙周膜增宽
C. X线片示上第一磨牙牙槽骨垂直吸收
D. 牙龈退缩
E. 切牙间隙增大
F. X线片示上第一磨牙根尖周阴影

［提示］进一步检查明确诊断为广泛性侵袭性牙周炎

第3问：应选择的治疗方案包括
A. 牙周基础治疗
B. 定期复查
C. 全身抗生素疗法
D. X线片，决定第一磨牙的治疗方案
E. 可定期作龈下菌斑细菌学检查
F. 拔除双侧上第一磨牙后择期修复

［提示］患者完成基础治疗1个月后复诊，诉右侧后牙仍有咀嚼不适。检查见右上

答案：3. ACD 4. ABDEFH 【案例十二】1. EF 2. ACE 3. ABCE

第一磨牙颊侧根分叉病变Ⅲ度，近中根牙槽骨吸收近根尖，腭根和远中根牙槽骨吸收至根中1/2，牙松动Ⅰ度。

第4问：牙周手术首选

A. 翻瓣术　　B. 引导组织再生术
C. 截近中根术　　D. 截双颊根术
E. 隧道成形术　　F. 根向复位瓣术

【解析】截根术适应证：上颌磨牙的某一个或两个根的牙周组织破坏严重，且有Ⅲ度或Ⅳ度根分叉病变，其余牙根病情较轻，牙齿松动不明显者。考生应熟悉不同牙周手术的适应证，反过来根据患牙情况选择合适的手术。

答案：4. C

第八章　牙周病患者的种植治疗

一、单选题

1. 关于牙周病患者种植修复预后，说法**错误**的是
   A. 有牙周炎病史导致牙列缺损或牙列缺失患者种植体失败的风险增高，患植体周炎的风险增高
   B. 重度牙周炎病史患者的种植体周围临床附着丧失明显大于牙周健康患者及轻度牙周炎患者
   C. 牙周炎是导致种植体失败的一项重要的危险因素
   D. 无牙颌患者的菌斑组成更接近健康牙周的菌斑，因此拔牙就可以消除牙周病，更适合种植修复
   E. 未患牙周炎患者种植体存活的概率相对牙周炎患者高，牙周炎患者更易引起边缘性骨丧失

【解析】无牙颌患者的菌斑组成更接近健康牙周的菌斑，主要含中间普氏菌(Pi)、具核梭杆菌(Fn)等机会致病菌，而很少发现牙龈卟啉单胞菌(Pg)和螺旋体，因此普遍认为拔牙就可以消除牙周病。然而最近的研究采用qPCR扩增法检测细菌，发现无牙颌中同样存在牙周致病菌，只是数量明显减少，原因在于拔牙后唾液、舌被、扁桃体和口腔其他黏膜表面均可存留细菌。因此，患者口腔内其他天然牙或其他部位可能有牙周致病菌的残留，而且牙周病易感基因不会因拔牙而消失。

2. 研究显示会显著增加种植体周围炎风险的种植前余留牙牙周袋深度大于
   A. 3mm　　B. 4mm　　C. 5mm
   D. 6mm　　E. 7mm

【解析】最近研究发现，种植前余留牙牙周袋深度PD≥5mm的牙周袋会显著增加种植体周围炎的风险。

3. 糖尿病患者种植前糖化血红蛋白应控制在
   A. ≤1%　　B. ≤4%　　C. ≤7%
   D. ≤10%　　E. ≤13%

【解析】糖尿病患者术前2周最好控制糖化血红蛋白≤7%，更加利于种植手术的安全稳定性。

4. 种植前评价缺牙区牙槽骨量、密度、位置等，并确定邻近重要的解剖结构，最好选择
   A. CBCT　　B. 根尖片
   C. 全景片　　D. 咬合片
   E. 华氏位片

【解析】锥形束CT检查，评价缺牙区牙槽骨量、密度、位置等，并确定邻近重要的解剖结构，以明确牙槽骨骨量是否足以放置种植体，并有助于种植计划的制定。

5. 患者，男，30岁。46缺失行种植修复，术前需检查的全身情况是
   A. 血常规

答案： 1. D　2. C　3. C　4. A　5. E

B. 凝血酶原时间
C. 血压
D. 肝功能
E. 血尿便常规 + 传染病筛查 + 凝血功能 + 心肝肾功能

【解析】种植前需全面检查患者全身情况：血尿便三大常规、乙肝五项、出凝血时间、血压、脉搏、心电图、胸透及肝肾功能等检查。

6. 患者，女，35 岁。26 松动拔除后要求种植修复，CBCT 显示 26 上颌窦区剩余牙槽骨的高度为 8mm，颊舌向宽度为 10mm，Ⅲ类骨。解决骨量不足的最佳方式为
A. 上颌窦侧壁开窗法
B. 经牙槽突上颌窦底提升法
C. 引导骨再生手术
D. 短种植体
E. GTR

【解析】骨高度降低的情况下，短种植体（≤6mm）是可行的选择，其生存率达 86.7%~100%，但仍要求有一定骨高度（如 8mm），这样可以避免手术，减少手术带来的手术风险和痛苦。当上颌窦区剩余牙槽骨的高度低于 7mm 时，考虑进行颌窦侧壁开窗法或经牙槽突上颌窦底提升法。颊舌向（或唇腭向）的骨量不足，可以考虑通过引导骨再生手术达到骨增量目的。题中 26 上颌窦区剩余牙槽骨的高度为 8mm，这一高度仍可以考虑植入短种植体。

二、多选题

1. 种植治疗前需评估的危险因素包括
A. 牙周感染控制不佳
B. 未控制的糖尿病
C. 吸烟
D. 夜磨牙
E. 青霉素过敏

【解析】种植治疗前要评估是否存在下述的危险因素：①牙周感染控制不佳或治疗后维护不佳；②可能影响骨代谢或者影响愈合能力的全身疾病：包括未控制的糖尿病、骨质疏松症、人类免疫缺陷病毒感染或艾滋病等免疫缺陷疾病、是否在进行免疫抑制药物治疗、是否静脉注射或口服二磷酸盐、是否在进行头颈部放疗和化疗；③不良习惯和行为因素：如吸烟、夜磨牙等；④口腔内局部因素：邻牙根尖周病变、颌骨囊肿等局部骨的病变、颌骨萎缩等因素。⑤心理或精神疾病、放疗剂量超过 60Gy 的头颈部放疗、HIV 感染或获得性免疫缺陷综合征、嗜酒或吸毒、静脉注射或口服二磷酸盐导致骨坏死，往往被认为是禁忌证。

2. 患者种植前行牙周治疗，牙周感染控制标准一般包括
A. 菌斑指数 <20%
B. 全口 BOP（-）
C. 全口 BOP<25%
D. 余留牙 PD<5mm
E. 余留牙 PD<7mm

【解析】种植体植入，患者必须满足：牙周炎症彻底消除：全口菌斑指数 <20%，且全口 BOP<25%，余留牙 PD<5mm。

三、共用题干单选题

（1~3 题共用题干）

患者，男，25 岁。因右下后牙松动就诊。检查：46 松动Ⅲ度，PD=8~10mm，FI 颊舌Ⅲ度，牙龈红肿明显，全口口腔卫生差，牙龈红肿，BOP（+），PD=5~7mm，X 线片示 46 牙槽骨吸收过根尖。

答案：6. D
1. ABCD　2. ACD

1. 若考虑46拔除后种植,患者种植时机选择,必须满足
   A. 拔牙3个月后,待牙槽骨修复完成
   B. 牙周治疗,炎症完全消除后
   C. 口腔卫生维护好
   D. 去除不良生活习惯,如抽烟
   E. 拔牙后3月,患者牙周炎症消除且口腔卫生维护良好

【解析】种植体植入,患者必须满足:
(1)牙周炎症彻底消除:全口菌斑指数<20%,且全口BOP<25%,余留牙PD<5mm。
(2)患者能够保持良好的口腔卫生。
(3)拔牙后3个月左右牙槽骨修复重建完成,一般情况下种植时机为拔牙3个月以后。

2. 对于46种植的特点,**错误**的是
   A. 因患牙周炎,不管骨量如何,都不应该行种植修复
   B. 骨量不足可以考虑引导性骨再生或下牙槽神经解剖术进行骨增量
   C. 牙周炎症应彻底控制
   D. 软组织量不足时考虑游离龈移植术
   E. 邻牙松动时,应全面考虑,视疗效及感染控制情况看是否保留

【解析】牙周炎在经过牙周治疗后不是种植修复的禁忌证。

3. 患者种植治疗后,复查主要评估内容包括
   A. 种植体及天然牙周围的软硬组织健康状况
   B. 种植体稳定性
   C. 修复体完整性和稳定性
   D. 菌斑控制及牙周控制情况
   E. 软硬组织状况、植体及修复体完整性和稳定性、牙周状况

【解析】定期复查对种植体维护非常重要。

(4~6题共用题干)

患者,女,40岁。上前牙松动一年。检查:21牙龈暗红,牙龈退缩至根尖,BOP(+),PD=5~6mm。

4. 21需拔除后欲种植修复,在种植前需了解患者
   A. 患者对种植牙的了解
   B. 患者婚育状况
   C. 患者的职业
   D. 了解患者对美观的认知和期望
   E. 患者的经济状况

【解析】牙周炎常常伴有牙龈退缩引起的美学问题,因此,前牙种植要特别注意患者的需求:充分了解患者对美观的认知和期望,在患者对美观期望处于合理的水平才可进行种植修复。

5. 若患者对美观要求较高,除了牙槽骨的状态外还应注意检查
   A. 笑线的位置
   B. 唇侧骨量
   C. 垂直向骨量缺损的程度
   D. 牙龈组织的厚度
   E. 笑线位置、唇侧及垂直向牙槽骨状况、牙龈类型及咬合情况

【解析】前牙种植要特别注意天然牙的咬合关系、笑线的位置、唇侧骨量和垂直向骨量缺损的程度、牙龈组织的厚度等问题。

6. 处理该患者,**错误**的是
   A. 骨量缺损较大时,可通过植骨术、引导性骨再生术、自体块状骨移植术进行骨增量
   B. 配合使用上皮下结缔组织移植术等软组织手术,纠正软组织缺损
   C. 采用微创拔牙

答案: 1. E 2. A 3. E 4. D 5. E 6. E

D. 拔牙并同期进行拔牙窝植骨术

E. 即拔即种

【解析】牙周炎常常伴有牙龈退缩引起的美学问题，因此，前牙拔牙可采用微创拔牙，并同期进行拔牙窝植骨术，以便尽可能地保存拔牙窝骨壁及尽早修复缺失的骨量，节省后期骨增量手术的时间，达到尽早种植修复和恢复美观的效果。

（7~10 题共用题干）

患者，女，40 岁。右上后牙松动一年。检查：16 松动（Ⅲ），BOP（+），PD=7~9mm，X 线片显示牙槽骨吸收到根尖。

7. 16 需拔除后欲种植修复，在拔牙过程中**错误**的做法

A. 位点保存

B. 牙槽骨修整术

C. 微创拔牙

D. 拔牙窝植骨术

E. 尽可能保留拔牙窝骨壁

【解析】牙周病患者往往伴随骨量不足，拔牙可采用微创拔牙、位点保存术，并同期进行拔牙窝植骨术，以便尽可能地保存拔牙窝骨壁及尽早修复缺失的骨量，节省后期骨增量手术的时间，达到尽早种植修复和恢复美观的效果。

8. 若患者 3 个月后复查发现骨量仍不足，解决骨量不足可考虑的方法是

A. 引导骨再生术

B. 上颌窦侧壁开窗术

C. 经牙槽突上颌窦底提升法

D. 短种植体

E. 以上都是

【解析】牙周炎患者中常常伴有颊舌向（唇腭向）骨量不足和垂直向骨量不足，使种植治疗更加复杂，主要可通过以下骨增量手术进行种植前处理：①引导骨再生手术；②上颌窦底提升术（上颌窦侧壁开窗法和经牙槽突上颌窦底提升法）；③下牙槽神经解剖移位术除了上述三种骨增量技术外，目前还有骨劈开 / 牙槽嵴扩张术、垂直牵张成骨术、外置式植骨术等。此外，学者们也在探讨使用短种植体来解决牙周炎患者骨增量不足的问题。

9. 若拍 CBCT 发现 16 上颌窦区剩余牙槽骨的高度为 8mm，颊舌向宽度为 10mm，Ⅲ类骨。最佳的解决方案是

A. 上颌窦侧壁开窗法

B. 经牙槽突上颌窦底提升法

C. 引导骨再生

D. 短种植体

E. GTR

【解析】骨高度降低的情况下，短种植体（≤6mm）是可行的选择，其生存率达 86.7%~100%，但仍要求有一定骨高度（如 8mm）。这样可以避免手术，减少手术带来的手术风险和痛苦。当上颌窦区剩余牙槽骨的高度低于 7mm 时，考虑进行颌窦侧壁开窗法或经牙槽突上颌窦底提升法。颊舌向（或唇腭向）的骨量不足，可以考虑通过引导骨再生手术达到骨增量目的。题中 16 上颌窦区剩余牙槽骨的高度为 8mm，这一高度仍可以考虑植入短种植体。

10. 16 种植时最可能发生的并发症是

A. 下唇麻木

B. 进行性边缘性骨吸收

C. 种植体机械折断

D. 牙龈增生

E. 窦腔黏膜穿通

【解析】上颌种植的时候，由于骨量不足，容易穿通上颌窦或者是鼻底黏膜，势必造成种植体周围感染，应该及时的去除种植体。

答案： 7. B　8. E　9. D　10. E

四、案例分析题

【案例一】患者,女,45 岁。主诉刷牙出血,右下后牙松动 1 年,加重 2 个月。牙周袋探诊及 X 线检查确诊为慢性牙周炎。

第 1 问:牙周基础治疗后关于维护期的治疗正确的是

A. 6~12 个月进行一次复查

B. 防治牙周炎 1~2 年做一次洁治

C. 局部牙龈无炎症就不拍 X 线片

D. 每次维护治疗需要 45~60 分钟

E. 牙周积极治疗后第一年为重点时期

F. 每隔 6~12 个月对全口牙或个别重点牙拍摄 X 线片监测牙槽骨的变化

G. 在积极治疗后的 6 个月内,牙周组织始终处在修复和改建期,因此复查宜频繁些

【解析】牙周炎患者复诊间隔不应超过 6 个月,防治牙周炎半年至一年做一次洁治,复查应拍 X 线片。

第 2 问:患者右下后牙牙槽骨已吸收至根尖,拔除后行种植修复,需满足的条件是

A. 全口菌斑指数 <20%,且全口 BOP< 25%,余留牙 PD<5mm

B. 患者能够保持良好的口腔卫生

C. 拔牙 3 月以后

D. 即刻种植

E. 全口菌斑指数 <30%,且全口 BOP< 30%,余留牙 PD<5mm

F. 全口菌斑指数 <20%,且全口 BOP< 25%,余留牙 PD<4mm

【解析】种植体植入,患者必须满足

(1) 牙周炎症彻底消除:全口菌斑指数 <20%,且全口 BOP<25%,余留牙 PD<5mm。

(2) 患者能够保持良好的口腔卫生;

(3) 拔牙后 3 个月左右牙槽骨修复重建完成,一般情况下种植时机为拔牙 3 个月以后。

总之,在种植体植入前消除牙周炎症并建立高标准的菌斑控制,是成功种植治疗的最终决定性因素。

第 3 问:种植修复后关于种植术后的支持治疗,说法正确的是

A. 种植体比天然牙更容易发生菌斑导致的炎症和牙槽骨吸收

B. 牙周炎是发展种植体周围炎的危险因素

C. 种植牙的菌斑与天然牙的菌斑成分相似

D. 一旦发生种植体周围炎则很难治疗

E. 种植体的维持期牙周检查评价参数包括改良菌斑指数和改良龈沟出血指数

F. 种植体复查时多以探针检查为主,结合根尖片检查结果

【解析】种植牙菌斑成分与天然牙不同,种植体周围健康位点的菌斑内主要含 G^+ 需氧或兼性厌氧球菌及非能动菌。当软/硬组织存在炎症时,种植体周的菌斑主要由 G^- 厌氧菌、产黑色素厌氧菌及螺旋体等组成。种植体周探诊深度大于 6mm 时,可培养的细菌的总量比健康部位增多 20 倍,厌氧菌增多尤其明显,能动菌占总菌量的 50%。健康牙周的菌斑,主要含中间普氏菌(Pi)、具核梭杆菌(Fn)等机会致病菌,而很少发现牙龈卟啉单胞菌(Pg)和螺旋体。种植体复查以 X 线检查为主。

第 4 问:种植体支持治疗注意的要点有

A. 复诊时对种植体的清洁必须使用特殊的器械

B. 抛光时应采用蘸上浮石粉、二氧化锡或种植体专用的抛光膏的橡皮杯

答案:【案例一】 1. DEFG 2. ABC 3. ABDE 4. ABEF

C. 可使用普通的金属刮治器

D. 在基台的表面用轻柔的、连续的压力抛光

E. 日常使用的抗菌漱口水不得含有酸性的氟化物

F. 当种植体暴露于口腔后，患者必须采用电动牙刷、漱口水、冲牙器、纱线样的牙线、抗牙石的牙膏等清洁种植体和天然牙

【解析】种植体的维护程序大致与天然牙相同，但需注意以下几点：

(1) 患者在清洁天然牙的同时，应确保种植体的菌斑控制。

(2) 种植体的清洁必须使用特殊的器械，如塑料的工作尖或特殊处理的镀金的刮治器。不得使用普通的金属刮治器，否则会损伤种植体的表面。

(3) 抛光时应采用蘸上浮石粉、二氧化锡或种植体专用的抛光膏的橡皮杯，在基台的表面用轻柔的、间断的压力抛光。

(4) 抗菌漱口水不得含有酸性的氟化物，否则会损伤钛金属的表面。

第三篇　口腔黏膜病

第一章　绪　　论

一、单选题

1. 口腔黏膜溃疡是
   A. 黏膜或皮肤的线状裂口
   B. 上皮的完整性持续性缺损或破坏
   C. 上皮浅层破坏，不破坏基底细胞层
   D. 病损表面覆盖的上皮变薄
   E. 黏膜局限性的颜色的改变

【解析】溃疡是黏膜上皮的完整性发生持续性缺损或破坏，因其表面坏死或缺损形成凹陷称为溃疡。糜烂为黏膜上皮浅层的破坏，不损及基底细胞层。萎缩呈现红色的病变，表面所覆盖的上皮变薄，结缔组织内丰富的血管分布清楚可见。皲裂表现为黏膜或皮肤的线状裂口。斑是指皮肤黏膜颜色的改变。

二、多选题

1. 口腔溃疡反复发作的疾病是
   A. 白塞病　　B. 带状疱疹
   C. 唇疱疹　　D. 腺周口疮
   E. 扁平苔藓

【解析】口腔溃疡反复发作的疾病最常见的复发性阿弗他溃疡，重型阿弗他溃疡的一型，有叫腺周口疮。白塞病是一种以细小血管炎为病理基础的慢性进行性系统损害性疾病，该病几乎 100% 的患者会出现口腔溃疡反复发作。

2. 常见的口腔黏膜疾病是
   A. 复发性阿弗他溃疡
   B. 口腔扁平苔藓
   C. 慢性非特异唇炎
   D. 淋巴管畸形
   E. 牙槽脓肿

【解析】口腔黏膜病共有近百种，复发性阿弗他溃疡、扁平苔藓、唇疱疹和慢性唇炎等比较常见。淋巴管畸形是颌面外科的疾病，牙槽脓肿是牙体病。

答案：1. B
　　　1. AD　2. ABC

第二章 口腔黏膜感染性疾病

一、单选题

1. 局部治疗唇疱疹的药物是
   A. 艾洛松软膏
   B. 阿昔洛韦乳膏
   C. 制霉菌素甘油
   D. 他克莫司软膏
   E. 曲安奈德口腔软膏

【解析】唇疱疹是单纯疱疹病毒感染，应该选择局部抗病毒治疗药物，阿昔洛韦是抗单纯疱疹病毒药物。艾洛松软膏和曲安奈德口腔软膏均是糖皮质激素，不适合单纯疱疹病毒感染应用。制霉菌素是抗真菌药物。他克莫司是免疫抑制剂。

2. 手足口病的皮肤病变主要表现为
   A. 靶形红斑
   B. 结节红斑
   C. 皮肤水滴样大疱
   D. 蝶形红斑
   E. 红色斑丘疹

【解析】手足口病的皮肤病变主要表现为红色斑丘疹。靶形红斑是多形红斑的皮肤表现；结节红斑是白塞病的皮肤表现；皮肤水滴样大疱是天疱疮的皮肤表现；蝶形红斑是盘状红斑狼疮的皮肤表现。

3. 患儿，男，6个月。腹泻10天，用抗生素治疗1周，发现上下唇黏膜白色凝乳状的斑片3天。诊断应首先进行的检查是
   A. 活体组织检查　B. 脱落细胞检查
   C. 真菌涂片检查　D. 血液常规检测
   E. 甲苯胺蓝染色

【解析】患儿6个月，用抗生素治疗1周后发现上下唇黏膜白色凝乳状的斑片，临床初步诊断为急性假膜性念珠菌病，应该首先选择真菌涂片检查。

4. 患者，女，40岁。下唇出现成簇小水疱2天，既往有类似病史。最有可能引起本病的致病微生物是
   A. 单纯疱疹病毒Ⅰ
   B. 单纯疱疹病毒Ⅱ
   C. 水痘带状疱疹病毒
   D. 人乳头状瘤病毒
   E. 柯萨奇病毒

【解析】患者下唇出现成簇小水疱，临床诊断为复发性唇疱疹。引起唇疱疹的致病微生物是单纯疱疹病毒Ⅰ。

5. 患者，男，65岁。左颊及下唇黏膜破溃疼痛3天。口腔检查：左颊皮肤发红可见成簇小水疱，呈带状排列。左侧下唇内侧黏膜和颊黏膜广泛糜烂，右颊部皮肤黏膜未见病损。本病可能的诊断是
   A. 疱疹性口炎　B. 带状疱疹
   C. 手足口病　D. 口炎型口疮
   E. 疱疹性咽峡炎

答案：1. B　2. E　3. C　4. A　5. B

【解析】患者左颊皮肤发红可见成簇小水疱，呈带状排列，左侧下唇内侧黏膜和颊黏膜广泛糜烂，右颊部皮肤黏膜未见病损，临床表现符合带状疱疹。

二、多选题

1. 引起手足口病的病原微生物是
   A. 乳头状瘤病毒
   B. 单纯疱疹病毒
   C. 柯萨奇病毒
   D. 埃可病毒
   E. 肠道病毒 71 型

【解析】手足口病由肠道病毒引起，主要致病血清型包括柯萨奇病毒 A 组 4~7、9、10、16 型和 B 组 1~3、5 型，埃可病毒的部分血清型和肠道病毒 71 型，其中以 CV-A16 和 EV-A71 最为常见，重症及死亡病例多由 EV-A71 所致。

2. 念珠菌感染引起的疾病是
   A. 均质型白斑　　B. 鹅口疮
   C. 义齿性口炎　　D. 抗生素舌炎
   E. 口腔扁平苔藓

【解析】鹅口疮又叫急性假膜型念珠菌病，义齿性口炎又叫慢性萎缩型念珠菌病，抗生素舌炎又叫急性红斑型念珠菌病。

3. 容易并发口腔念珠菌病的疾病是
   A. 糖尿病　　B. 高血压
   C. 艾滋病　　D. 冠心病
   E. 口干综合征

【解析】宿主因素在念珠菌病发病中起着重要作用，各种局部或全身因素导致的皮肤黏膜屏障作用降低；原发和继发的免疫功能下降，及罹患免疫及内分泌系统疾病如干燥综合征、糖尿病等。

4. 婴儿口腔念珠菌感染的预防措施是
   A. 接生人员双手及用具的消毒
   B. 及时给婴儿补充维生素
   C. 婴儿哺乳用具煮沸消毒
   D. 产妇乳头清洗
   E. 生产前预防性使用抗真菌药物

【解析】念珠菌是条件致病菌，避免产房交叉感染，分娩时应注意会阴、产道、接生人员双手及所有接生用具的消毒。经常用温开水拭洗婴儿口腔，哺乳用具煮沸消毒，并应保持干燥，是预防婴儿口腔念珠菌感染的常用措施。

5. 确诊急性假膜型念珠菌病常用的实验室检查是
   A. 唾液真菌培养
   B. 活体组织检查
   C. 真菌涂片检查
   D. 血液真菌培养
   E. 血清免疫荧光检测

【解析】真菌涂片检查可在显微镜下直接观察到折光性强的芽生孢子和假菌丝，如查到大量的假菌丝，说明念珠菌处于致病状态，该方法对于确定念珠菌致病性有意义。涂片检查只能发现真菌而不能确定菌种，对于口腔黏膜干燥的患者阳性率也较低，唾液真菌培养法可以区别念珠菌的种类。

6. 单纯疱疹病毒感染引起的疾病是
   A. 疱疹性口炎　　B. 带状疱疹
   C. 手足口病　　D. 口炎型口疮
   E. 唇疱疹

【解析】单纯疱疹病毒感染引起的疾病是疱疹性口炎和唇疱疹。带状疱疹是由水痘的带状疱疹致病毒引起。手足口病是由肠道病毒引起的。口炎型口疮是复发性阿弗他溃疡的一型，一般认为不是微生物感染引起的疾病。

答案： 1. CDE　2. BCD　3. ACE　4. ACD　5. AC　6. AE

三、共用题干单选题

(1~3 题共用题干)

患者,男,70 岁。佩戴全口义齿 2 年,口干 1 年,腭部疼痛 5 天。口腔检查:全口无牙,腭黏膜呈亮红色,可见少量白色假膜。

1. 最可能的诊断是
   A. 疱疹性咽峡炎
   B. 多形红斑
   C. 口腔念珠菌病
   D. 类天疱疮
   E. 口腔扁平苔藓

【解析】患者佩戴全口义齿 2 年,口干 1 年,腭部疼痛 5 天。腭黏膜呈亮红色,可见少量白色假膜,是慢性萎缩型念珠菌病又叫义齿性口炎的临床表现。

2. 为明确诊断最佳检查方法是
   A. 义齿组织面直接涂片真菌检查
   B. 腭部光亮红肿的组织表面涂片
   C. 舌背黏膜涂片检查
   D. 切取红肿组织进行病理检查
   E. 血清念珠菌培养

【解析】真菌涂片检查可在显微镜下直接观察到折光性强的芽生孢子和假菌丝,如查到大量的假菌丝,说明念珠菌处于致病状态,该方法对于确定念珠菌致病性有意义。念珠菌多聚集于义齿组织面,最易取材。

3. 应选用的治疗药物是
   A. 制霉菌素　　B. 他克莫司
   C. 阿莫西林　　D. 氯雷他定
   E. 曲安奈德

【解析】义齿性口炎又叫慢性萎缩型念珠菌病,本病是念珠菌感染,应该选用抗真菌的治疗药物,应选制霉菌素。

(4~7 题共用题干)

患者,女,65 岁。右颊及下唇黏膜破溃疼痛 2 天。口腔检查:右颊皮肤发红可见成簇小水疱,呈带状排列。右侧下唇内侧黏膜和颊黏膜广泛糜烂,左侧颊部皮肤及黏膜未见异常。

4. 本病可能的诊断是
   A. 疱疹性口炎　　B. 带状疱疹
   C. 过敏性口炎　　D. 口炎型口疮
   E. 疱疹性咽峡炎

【解析】患者右颊皮肤发红可见成簇小水疱,呈带状排列,右侧下唇内侧黏膜和颊黏膜广泛糜烂,左侧颊部皮肤黏膜未见病损,临床表现符合带状疱疹。

5. 导致该疾病的病原微生物是
   A. 乳头状瘤病毒
   B. 单纯疱疹病毒
   C. 柯萨奇病毒
   D. 水痘 - 带状疱疹病毒
   E. 肠道病毒 71 型

【解析】三叉神经带状疱疹:是由水痘 - 带状疱疹病毒引起的颜面皮肤和口腔黏膜的病损。水疱较大,疱疹聚集成簇,沿三叉神经的分支排列成带状,但不超过中线。疼痛剧烈,部分患者损害愈合后在一段时期内仍有疼痛。本病任何年龄都可发生,以老年人及免疫缺陷者多见。

6. 假设是带状疱疹,局部治疗首选的药物是
   A. 氧化性锌软膏　　B. 阿昔洛韦乳膏
   C. 制霉菌素甘油　　D. 他克莫司软膏
   E. 曲安奈德软膏

【解析】带状疱疹局部治疗首选的药物是抗病毒药物,备选答案只有阿昔洛韦乳膏是抗病毒药物。

答案: 1. C　2. A　3. A　4. B　5. D　6. B

7. 假设是带状疱疹，最常见的后遗症是
   A. 面瘫　　B. 神经痛
   C. 留有瘢痕　　D. 局部麻木
   E. 瘤样改变

【解析】带状疱疹常伴有神经痛，但多在皮肤黏膜病损完全消退后1个月内消失，少数患者可持续1个月以上，称为带状疱疹后遗神经痛，常见于老年患者，可能持续半年甚至更长时间。

四、案例分析题

【案例一】患儿，女，2岁半。初入幼儿园2周，父母发现孩子舌背及下唇黏膜有多个溃疡，手指，足趾等多部位散在小水疱。

第1问：本病可能的诊断是
   A. 疱疹性咽峡炎　　B. 念珠菌病
   C. 口腔炎型口疮　　D. 手足口病
   E. 疱疹性口炎　　F. 过敏性口炎

【解析】患者多为5岁以下幼儿；手、足、口部位的突然发疹起疱，口腔黏膜疱会迅速破溃形成溃疡，皮肤的水疱不破溃。

第2问：导致该疾病的病原微生物是
   A. 乳头状瘤病毒
   B. 单纯疱疹病毒
   C. 柯萨奇病毒
   D. 埃可病毒
   E. 肠道病毒71型
   F. 带状疱疹病毒

【解析】手足口病由肠道病毒引起，主要致病血清型包括柯萨奇病毒A组4~7、9、10、16型和B组1~3、5型，埃可病毒的部分血清型和肠道病毒71型，其中以CV-A16和EV-A71最为常见，重症及死亡病例多由EV-A71所致。

第3问：本病的发病特点是
   A. 多为散发
   B. 多为集体爆发
   C. 冬季易流行
   D. 患者多为5岁以下幼儿
   E. 夏秋季多见
   F. 主要发生于软腭及咽周
   G. 大部分病情危重

【解析】手足口病夏秋季多发，常见于托幼单位群体发病；患者多为5岁以下幼儿，大部分较轻，少数危重。

第4问：应采取的主要治疗措施是
   A. 注意隔离
   B. 口服更昔洛韦
   C. 积极控制高热
   D. 口服阿昔洛韦
   E. 局部用0.05%氯己定
   F. 局部用0.1%依沙吖啶
   G. 做好口腔和皮肤护理

【解析】手足口病的治疗措施是：注意隔离，避免交叉感染；清淡饮食；做好口腔和皮肤护理。积极控制高热，体温超过38.5℃者，采用物理降温（温水擦浴、使用退热贴等）或应用退热药物治疗。目前尚无特效抗肠道病毒药物。不应使用阿昔洛韦、更昔洛韦、单磷酸阿糖腺苷等药物治疗。口腔局部用0.1%依沙吖啶、0.05%氯己定含漱剂含漱。

【案例二】患者，男，75岁。主诉：右侧面部出现成簇水疱，右侧口腔溃烂3天。检查：口腔内右侧舌腹、颊黏膜有大面积边缘不整齐的溃疡，左侧部皮肤黏膜未见明显病损。

第1问：本病的诊断为
   A. 原发性疱疹性口炎

答案： 7. B

【案例一】 1. D　2. CDE　3. BDE　4. ACEFG　**【案例二】** 1. C

B. 疱疹性咽峡炎
C. 带状疱疹
D. 麻疹
E. 球菌性口炎
F. 天疱疮
G. 类天疱疮

【解析】患者右侧面部出现成簇水疱，口腔内右侧舌腹、颊黏膜有大面积边缘不整齐的溃疡，左侧部皮肤黏膜未见病损，临床表现符合带状疱疹。

第 2 问：本病的致病微生物是
A. 艾滋病病毒
B. 水痘 - 带状疱疹病毒
C. EB 病毒
D. 柯萨奇病毒
E. 单纯疱疹病毒
F. 金黄色葡萄球菌

【解析】带状疱疹是由水痘 - 带状疱疹病毒引起的。

第 3 问：常用的治疗药物是
A. 口服泛昔洛韦
B. 口服阿昔洛韦
C. 口服甲钴胺
D. 涂抹制霉菌素
E. 口服布洛芬
F. 口服氟康唑
G. 涂抹曲安奈德

【解析】带状疱疹是由水痘 - 带状疱疹病毒引起的。治疗原则为抗病毒、止痛和神经营养药物。

第 4 问：可能出现的后遗症是
A. 口腔黏膜留有瘢痕
B. 持续疼痛
C. 皮肤色素沉着
D. 局部淋巴结肿大
E. 出现乏力
F. 持续低热

【解析】带状疱疹常伴有神经痛，但多在皮肤黏膜病损完全消退后 1 个月内消失，少数患者可持续 1 个月以上，称为带状疱疹后遗神经痛，常见于老年患者，可能存在半年甚至更长。发生于皮肤的带状疱疹会有短期的色素沉着。

答案： 2. B　3. ABCE　4. BC

第三章　口腔黏膜溃疡性疾病

一、单选题

1. Riga-Fede 溃疡是指
   A. 婴儿上腭双侧翼钩处黏膜因摩擦引起的溃疡
   B. 不良修复体引起的舌系带及舌腹部溃疡
   C. 新萌出的乳切牙引起的舌系带及舌腹部溃疡
   D. 由残根、残冠的尖锐边缘所引起的溃疡
   E. 患者自己反复咬伤黏膜引起的溃疡

【解析】若乳下切牙萌出后切缘较锐，孩子吸奶时间长，舌系带、舌腹与下前牙切嵴摩擦也会发生溃疡，初起时仅局部充血，继之出现小溃疡，不断刺激的结果不但溃疡扩大，疼痛加重甚至可见组织增生，称 Riga-Fede 溃疡。

2. 愈合后可能在口腔黏膜留有瘢痕的疾病是
   A. 重型阿弗他溃疡
   B. 轻型阿弗他溃疡
   C. 疱疹性口炎
   D. 球菌性口炎
   E. 天疱疮

【解析】重型阿弗他溃疡是深层溃疡，病变波及黏膜下层，故愈合后留有瘢痕。轻型阿弗他溃疡、疱疹性口炎、球菌性口炎和天疱疮形成的溃疡是浅层溃疡。浅层溃疡只破坏上皮层，愈合后不留瘢痕。

3. 患者，女，25 岁。口腔反复溃疡 2 年，1 个月发作一次，通常为单个溃疡，1 周左右愈合。舌尖溃疡 2 天，疼痛明显。口腔检查：舌尖可见绿豆大小溃疡，周围黏膜充血。否认外生殖器溃疡病史。本病可能的诊断是
   A. 疱疹性口炎
   B. 重型阿弗他溃疡
   C. 轻型阿弗他溃疡
   D. 口炎型口疮
   E. 创伤性溃疡

【解析】患者口腔反复溃疡大约 1 个月发作一次，通常为单个溃疡，1 周左右愈合。否认外生殖器溃疡，符合轻型阿弗他溃疡的临床表现。

二、多选题

1. 褥疮性溃疡的临床表现是
   A. 溃疡形态与创伤因子契合
   B. 溃疡深大周围黏膜呈灰白色
   C. 溃疡深大，底部呈菜花样
   D. 溃疡凹陷，边缘呈鼠噬状
   E. 溃疡基底部触诊如软骨样

【解析】褥疮性溃疡的临床表现是溃疡形

答案： 1. C　2. A　3. C
1. AB

态与创伤因子契合,周围黏膜因创伤因子长期刺激呈灰白色。溃疡深大呈弹坑状是重型阿弗他溃疡的口腔表现;溃疡呈菜花样是癌性溃疡的口腔表现;溃疡边缘呈鼠噬状是结核性溃疡的口腔表现;溃疡基底部触诊如软骨样是梅毒硬下疳的黏膜表现。

三、共用题干单选题

(1~3 题共用题干)

患者,女,29 岁。口腔溃疡反复发作 2 年,此起彼好,溃疡 1 个月左右愈合,颊部溃疡 20 天。口腔检查:左颊部可见蚕豆大小的溃疡,边缘整齐。

1. 最可能的诊断是
   A. 口腔黏膜梅毒斑
   B. 口腔黏膜结核
   C. 重型阿弗他溃疡
   D. 创伤性溃疡
   E. 鳞状细胞癌

2. 确诊本病应该首先排除的疾病是
   A. 白塞病　　B. 天疱疮
   C. 带状疱疹　　D. 红斑狼疮
   E. 扁平苔藓

【解析】白塞病临床表现为反复发作有自限性的口腔溃疡;生殖器溃疡但一般间歇期较口腔溃疡大,眼可有虹膜睫状体炎、前房积脓、脉络膜炎等。白塞病还可伴有关节、心血管、消化道、神经系统等全身症状或损害,所以在诊断治疗复发性阿弗他溃疡的时候一定要问清病史及时发现白塞病患者,并建议患者到相关科室治疗。

3. 局部治疗首选的药物是
   A. 氧化性锌软膏　　B. 阿昔洛韦乳膏
   C. 制霉菌素甘油　　D. 他克莫司软膏
   E. 曲安奈德软膏

【解析】复发性阿弗他溃疡局部治疗首选的药物是糖皮质激素,备选答案只有曲安奈德软膏是糖皮质激素。

(4~5 题共用题干)

患儿,女,6 个月。进食疼痛,拒绝吃奶 1 天,父母发现孩子舌系带、舌腹部肿胀,充血,黏膜表面可见溃疡,其他黏膜未见明显异常。下颌乳切牙已经萌出,与病损部位相契合。

4. 本病的诊断是
   A. 口腔黏膜梅毒斑
   B. 口腔黏膜结核
   C. 重型阿弗他溃疡
   D. Riga-Fede 溃疡
   E. Bednar 溃疡

【解析】婴幼儿若乳切牙萌出后切缘较锐,吸奶时间长,舌系带、舌腹与牙切嵴摩擦也会发生溃疡,初起时仅局部充血,继之出现小溃疡,不断刺激的结果不但溃疡扩大,疼痛加重甚至可见组织增生,称 Riga-Fede 溃疡。

5. 应该首先采取的治疗措施是
   A. 局部药物治疗　　B. 激光治疗
   C. 拔除乳切牙　　D. 磨钝乳切牙嵴
   E. 手术切除

【解析】溃疡主要新萌乳牙切嵴刺激引起的,应该采取的治疗措施是去除刺激因素。

(6~9 题共用题干)

患者,男,65 岁。左舌侧缘溃疡 1 个月。口腔检查:36 残冠,左舌侧缘可见蚕豆大小溃疡,周围黏膜发白色,边缘整齐,触诊质软。

6. 本病可能的病因是
   A. 药物过敏　　B. 局部创伤

答案: 1. C　2. A　3. E　4. D　5. D　6. B

C. 病毒感染　　D. 真菌感染
E. 病毒感染

【解析】左舌侧缘溃疡 1 个月，口腔内有 36 残冠，蚕豆大小溃疡，周围黏膜发白色，边缘整齐，触诊质软，提示有创伤因素。

7. 应与本病鉴别的疾病是
A. 腺周口疮　　B. 天疱疮
C. 带状疱疹　　D. 红斑狼疮
E. 扁平苔藓

【解析】创伤性溃疡多是深大溃疡。重型阿弗他溃疡又叫腺周口疮，是常见的深大溃疡，病变波及黏膜下层。

8. 假设此溃疡是 36 残冠刺激引起的，应该首先采取的治疗措施是
A. 局部药物治疗　　B. 激光治疗
C. 拔除 36 残冠　　D. 放射治疗
E. 手术切除

【解析】创伤性溃疡，主要残冠刺激引起的，应该采取的治疗措施是去除刺激因素。

9. 假如此患者拔除 36 残冠后 3 周，溃疡无变化，应该采取的治疗措施是
A. 局部药物治疗
B. 激光治疗
C. 红外线治疗
D. 继续临床随诊观察
E. 手术切除后病理检查

【解析】创伤因素也是口腔癌的诱因，因此拔除 36 残冠后 3 周，溃疡无变化，应该考虑癌变的问题。采取的治疗措施是手术切除后送病理检查。

四、案例分析题

【案例一】患者，女，52 岁。自幼口腔溃疡反复发作，加重 1 年，溃疡大而深，每次长 1~2 个，每处约 1 个月愈合。母亲有口腔溃疡复发史。口腔检查：左颊溃疡深大，约 2.5cm × 0.8cm 大小，边缘红肿隆起，边界清晰，表面覆盖淡黄假膜，触基底稍硬，触痛明显。后颊部可见瘢痕组织。

第 1 问：为排除白塞病应进一步重点询问的病史是
A. 关节病史　　B. 外生殖器溃疡史
C. 眼病病史　　D. 精神疾病史
E. 肿瘤病史　　F. 皮肤病史
G. 药物过敏史

【解析】白塞病临床表现为反复发作有自限性的口腔溃疡；眼可有虹膜睫状体炎、前房积脓等病变，生殖器病损，男女生殖器官黏膜均可出现溃疡，但一般间歇期较口腔溃疡大，也有同时出现肛门直肠损害的情况；皮肤损害较常见表现为结节性红斑，毛囊炎及针刺反应阳性；白塞病还可伴有关节、心血管、消化道、神经系统等全身症状或损害，所以在诊断治疗复发性阿弗他溃疡的时候一定要问外生殖器溃疡史、眼病病史、关节及皮肤病史。

第 2 问：本病可能的诊断是
A. 口腔黏膜梅毒斑　　B. 口腔黏膜结核
C. 重型阿弗他溃疡　　D. 创伤性溃疡
E. 鳞状细胞癌　　F. 多形红斑

【解析】口腔溃疡反复发作，加重 1 年，溃疡大而深，每次长 1~2 个，每处约 1 个月愈合。母亲有口腔溃疡复发史。溃疡深大，后颊部可见瘢痕组织。均是重型阿弗他溃疡的临床表现。

第 3 问：确诊需要鉴别的疾病是
A. 黏膜梅毒斑　　B. 口腔黏膜结核

答案： 7. A　8. C　9. E
【案例一】 1. ABCF　2 C　3. ABDE

C. 类天疱疮　　D. 创伤性溃疡
E. 鳞状细胞癌　　F. 扁平苔藓
G. 红斑狼疮

【解析】口腔黏膜常见的深或大的溃疡有黏膜梅毒斑、口腔黏膜结核、重型阿弗他溃疡、创伤性溃疡和鳞状细胞癌。

第4问:本病的诊断依据是
A. 口腔溃疡反复发作的病史
B. 边缘呈鼠噬状,底部有肉芽组织
C. 溃疡深大,表面覆盖假膜
D. 溃疡可自行愈合
E. 基底硬,边缘不整齐
F. 否认外阴部溃疡史
G. 愈合后遗留瘢痕
H. 病损呈菜花状

【解析】口腔溃疡反复发作,溃疡大而深,表面覆盖假膜,可自行愈合,愈合后常常留有瘢痕,均是重型阿弗他溃疡的典型临床表现。

答案: 4. ACDFG

第四章　口腔黏膜超敏反应性疾病

一、单选题

1. 过敏性接触性口炎属于
   A. Ⅰ型变态反应
   B. Ⅱ型变态反应
   C. Ⅲ型变态反应
   D. Ⅳ型变态反应
   E. 自身免疫性疾病

【解析】过敏性接触性口炎属于迟发性超敏反应，即Ⅳ型变态反应。

2. 药物过敏性口炎与疱疹性龈口炎鉴别要点**不包括**
   A. 前者多有用药史，后者多有感冒、发热史
   B. 前者较少累及牙龈，后者多伴牙龈红肿
   C. 前者皮损多累及四肢、躯干等，后者仅累及口周皮肤
   D. 前者复发与再用药有关，后者复发多与机体抵抗力下降有关
   E. 两者均有疱损，且疱破后糜烂或溃疡病损可融合

【解析】选项E为两者的共同点，并非鉴别要点。

3. 下列选项中，**不是**血管神经性水肿发病诱因的是
   A. 紧张　　B. 食物
   C. 药物　　D. 病毒
   E. 外伤

【解析】血管神经性水肿是一种急性局部反应型的黏膜皮肤水肿，又称巨型荨麻疹，是Ⅰ型超敏反应。可能由某些食物如鱼、虾、蟹、蛋类、奶类引起，药物、感染、情绪及物理因素等均可成为本病的诱发因素。

4. 有关多形红斑，下列描述**错误**的是
   A. 多形红斑是一种变态反应性疾病
   B. 口腔黏膜表现为大面积糜烂
   C. 皮肤损害为红斑、水疱，亦可见丘疹
   D. 眼部病损为虹膜睫状体炎、前房积脓
   E. 均伴有明显的全身反应，如高热、头痛等

【解析】多形红斑又称多形性渗出性红斑，是黏膜皮肤的一种急性渗出性炎症性疾病，属于Ⅲ型超敏反应。黏膜和皮肤可以同时发病，口腔黏膜可见水疱，疱破溃后形成糜烂面，皮肤水疱、丘疹、红斑，严重可有全身症状，眼结膜毛细血管广泛充血发红有炎症，亦可出现丘疹或疱疹，严重时可出现角膜溃疡、脉络膜炎、虹膜睫状体炎。

5. 与季节有关的过敏性疾病是
   A. 多形红斑
   B. 药物过敏性口炎
   C. 过敏性接触性口炎

答案： 1. D　2. E　3. E　4. E　5. A

D. 血管神经性水肿

E. 中毒性表皮坏死松解症

【解析】多形红斑常发生于春秋季节，原因是春天花粉较多，花粉可作为变应原诱发此病。另外春秋季节温差大，突然遭受冷刺激亦可诱发该病。药物过敏性口炎及中毒性表皮坏死松解症是由某些药物作用于过敏体质的人群引起的，与季节无关。过敏性接触性口炎临床常见为修复材料引起的接触性口炎和银汞合金或金属冠引发的超敏反应，与季节因素无关。血管神经性水肿与食物、药物、感染因素，精神因素等有关，与季节无关。

6. 患者，男，45岁。患口腔扁平苔藓5年余，病情一直稳定。6天前，觉右颊黏膜刺激痛，遂于当地中医诊所口服中药治疗，疗效差。2天前，觉病情明显加重，口内溃烂疼痛。口腔检查：双颊、舌背、舌腹及上腭均可见糜烂面伴淡黄假膜覆盖，尼氏征(–)。皮肤病损(–)。否认既往药物过敏史。考虑此次病情加重的最可能的疾病诊断名称为

A. 多形红斑

B. 过敏性接触性口炎

C. 药敏性口炎

D. 糜烂型口腔扁平苔藓

E. 天疱疮

【解析】本病例无皮肤病损，但多形红斑伴有特征性皮肤"靶形红斑"，排除A。患者口服药物治疗，在口内黏膜停留时间较短，一般不足以引发过敏性接触性口炎；糜烂型口腔扁平苔癣一般无明显假膜，排除D选项；尼氏征阴性，排除E选项。本病例发病急，且有服用中药史，因此最可能的诊断为药敏性口炎。

7. 患者，女，26岁。诉唇部反复肿痛数年。患者常用口红，每次搽口红后，唇部即可出现不适。口腔检查：上下唇干燥，皲裂，少量黄色渗出，结痂。考虑诊断印象为

A. 慢性唇炎　　B. 过敏接触性唇炎

C. 唇疱疹　　D. 固定性药疹

E. 盘状红斑狼疮

【解析】因患者每次均为搽口红后引发不适，因此考虑为过敏性接触性唇炎。

8. 患者，男，26岁。食用虾类食物后，上唇突然肿胀。检查：上唇肿胀明显，局部发亮，界限不清，触诊微硬有弹性，无压痛。其诊断可能是

A. 唇疱疹　　B. 腺性唇炎

C. 过敏性唇炎　　D. 血管神经性水肿

E. 肉芽肿性唇炎

【解析】血管神经性水肿为一种急性局部超敏反应型的黏膜皮肤水肿，属于Ⅰ型超敏反应性疾病。可能由某些食物如鱼、虾、蟹、蛋类、奶类引起。

9. 患者，女，52岁。诉上唇突然肿胀2小时，伴局部灼烧、痒感。检查：上唇肿胀肥厚，表面光亮，无触痛。约3个小时后，肿胀逐渐消退，该病可能的诊断是

A. 肉芽肿性唇炎　　B. 腺性唇炎

C. 梅-罗综合征　　D. 淋巴增生性唇炎

E. 血管神经性水肿

【解析】血管神经性水肿是一种急性局部超敏反应型的黏膜皮肤水肿，主要特点为疏松的结缔组织部位突发局限性肿胀，症状持续数小时至数天。以上唇最为多见，上唇肥厚，有瓦楞状沟，色泽淡红，如为深部组织水肿则色泽正常。

二、多选题

1. 患者，女，35岁。诉1周前因咽喉疼痛、

答案： 6. C　7. B　8. D　9. E

1. BD

牙龈肿痛自行服药后，口腔随后出现多个水疱，疱易破溃形成大面积糜烂。考虑诊断印象为

A. 多形红斑
B. 药敏性口炎
C. 复发性阿弗他溃疡
D. 疱疹性龈口炎
E. 类天疱疮

【解析】患者诉咽喉肿痛，提示可能存在感冒症状；而牙龈肿痛，高度提示该患者存在病毒性感冒伴发疱疹性龈口炎。后因为自行服药后，口腔内出现多水疱、大面积糜烂；强调服药后引起的过敏反应。因本题并未提示皮肤"靶形红斑"存在，排除多形红斑。复发性阿弗他溃疡临床特征为局限单个或多个溃疡，非大面积糜烂。类天疱疮为慢性病程，本患者服药后发病急，因此不符合类天疱疮特点，排除类天疱疮。

2. 患者，男，45岁。诉进食刺激性食物后口腔黏膜疼痛5个月。口腔检查：左颊后份及前庭沟黏膜见局限性白色网纹，轻度充血，糜烂(–)，与黏膜病损对应牙的颊面牙颈部见银汞合金充填物。临床考虑可能是

A. 口腔扁平苔藓
B. 慢性盘状红斑狼疮
C. 苔藓样反应
D. 过敏性接触性口炎
E. 口腔白念珠菌病

【解析】因患者进食刺激食物后口内黏膜疼痛5月，提示可能是慢性病程的口腔扁平苔藓。而因为对应病损位置存在银汞合金充填物，则亦可能为苔藓样反应引起。慢性盘状红斑狼疮特征性白纹呈放射状短白纹，并非为白色网纹。D、E均无白纹出现，因此排除此两项。

3. 患者，女，45岁。2周前，在当地口腔医院初次试戴并安装右下颌单颗缺牙活动义齿，患者遵医嘱夜晚泡假牙至2%苏打水，坚持每天饭后苏打水漱口3次。1天前，觉右颊疼痛明显。口腔检查：与义齿树脂基托接触的牙槽黏膜充血发红，且义齿基托边缘对应的右颊黏膜见一约8mm×2mm溃疡面，边缘发白。临床考虑是

A. 创伤性溃疡
B. 苔藓样反应
C. 义齿性口炎
D. 过敏性接触性口炎
E. 原发性接触性口炎

【解析】因与义齿接触的牙槽黏膜充血发红，故考虑过敏性接触性口炎的存在。与基托边缘对应区域见溃疡，且边缘发白(义齿基托与黏膜摩擦造成边缘角化)，为创伤性溃疡的特征。义齿性口炎常波及全口义齿或塑料基托区域较大的老年患者，长期不摘掉假牙且口腔卫生习惯不佳，表现为义齿覆盖区域大面积充血发红。本患者仅有一个牙位的义齿基托覆盖，口腔卫生习惯及使用假牙习惯良好。原发性接触性口炎强调材料本身的腐蚀性及刺激性，但义齿基托树脂材料为无害的。

4. 患者，女，37岁。诉牙龈红肿1月。1年前患者开始使用某牙齿美白用品，后出现牙龈肿胀伴刷牙出血。否认相关系统疾病史。检查：口腔卫生良好，软垢、结石(–)。牙龈广泛肿胀、充血，质地较脆，点彩消失，牙龈乳头圆钝。牙齿未见明显松动移位。影像学检查见：牙槽骨未见明显吸收。病理检查示：在结缔组织有大量的正常形态浆细胞浸润。考虑可能的诊断为

A. 慢性牙龈炎

答案： 2. AC　3. AD　4. BC

B. 浆细胞性龈炎
C. 过敏性接触性口炎
D. 慢性牙周炎
E. 局限性浆细胞瘤

【解析】因本病例强调使用牙齿美白用品后引起牙龈肿胀等症状,故考虑为此牙齿美白用品引起的过敏性接触性口炎。过敏性接触性口炎一种较特殊的口腔表现为浆细胞性龈炎。主要临床表现为附着龈广泛的红斑和水肿。病理检查可见大量浆细胞浸润,可与口腔保健或美容用品有关。患者不存在牙槽骨吸收,排除牙周炎。患者口腔卫生良好,而慢性龈炎主要是口腔卫生欠佳的软垢、结石引起。本病例病理表现为:正常浆细胞浸润。浆细胞瘤为形态异常的恶性浆细胞浸润。

5. 下列关于多形红斑口腔病损临床表现,描述正确的是
A. 最常见的病变为大面积糜烂,表面有大量的纤维素性渗出物形成厚的假膜
B. 唇部常形成较厚的黑色血痂
C. 疼痛明显,影响进食
D. 下颌下淋巴结肿大,有压痛
E. 发病急,具有自限性和复发性

【解析】多形红斑又称多形性渗出性红斑,是黏膜皮肤的一种急性渗出性炎症性疾病。发病急,具有自限性和复发性。多形红斑口腔病损临床表现最常见的病变为大面积糜烂,表面有大量的纤维素性渗出物形成厚的假膜,唇部常形成较厚的黑紫色血痂。疼痛明显,影响进食。患者唾液增多,口臭明显,下颌下淋巴结肿大,有压痛。

6. 下列容易发生血管神经性水肿的位置是
A. 舌　B. 唇　C. 眼睑
D. 上腭　E. 咽喉部

【解析】血管神经性水肿为一种急性局部反应型的黏膜皮肤水肿,病变好发部位为头面部疏松结缔组织处,如唇、舌、颊、眼睑、耳垂、咽喉部。上腭部位组织致密,不易发生血管神经性水肿。

7. 下列描述符合多形红斑的临床特征的是
A. 发病有季节性,秋冬季多见
B. 严重时伴有全身反应
C. 发病过程缓慢,常迁延不愈,无自限性
D. 病损特征为红斑、水肿、大疱、糜烂等
E. 口腔可出现病损,皮肤、眼、生殖器则无

【解析】多形红斑口腔病损分布广泛,好发于唇、颊、舌等部位。病损区黏膜充血水肿,有时可见红斑及水疱,但水疱很快破溃,故最常见的病变为大面积糜烂。发病急,有自限性和复发性,常在春秋季节发作。重型常伴有严重的全身症状。

8. 对于血管神经性水肿,下列说法错误的是
A. 唇部好发
B. 抗生素治疗有效
C. 症状轻者可不予药物治疗
D. 全身症状不明显
E. 属于Ⅲ型变态反应

【解析】血管神经性水肿为一种急性局部超敏反应型的黏膜皮肤水肿,属于Ⅰ型超敏反应性疾病,好发于头面部疏松结缔组织处,如唇、舌、颊、眼睑、耳垂、咽喉部。治疗原则为:寻找并及时隔离变应原,消除症状,防止复发。症状轻微者,仅观察,可不予药物治疗。症状严重者局部对症治疗,全身抗过敏、抗感染治疗。呼吸困难者需行积极的抢救。

答案: 5. ABCDE　6. ABCE　7. BD　8. BE

三、共用题干单选题

（1~2 题共用题干）

患者，女，34 岁。诉 3 天前因牙痛口服抗生素、止痛药，2 天前口腔出现溃烂疼痛，皮肤瘙痒不适。检查：双颊、舌背及舌腹大面积糜烂面，渗出较多，上覆灰黄色假膜，手背可见多个红斑。患者诉以前用药后出现过类似情况。

1. 结合病史及损害特点，考虑的诊断印象是
   A. 天疱疮
   B. 药物过敏性口炎
   C. 疱疹性口炎
   D. 盘状红斑狼疮
   E. 多形红斑

【解析】本病例强调用药后出现各种病损及不适，因此最可能为药物过敏性口炎。

2. 考虑对该病例的治疗，<u>不正确</u>的是
   A. 立即停用可疑药物，避免再次接触
   B. 口腔局部使用糖皮质激素制剂
   C. 服抗组胺药物
   D. 多饮水
   E. 口服抗生素

【解析】因无特征性“靶形红斑”存在，因此排除多形红斑。对该病的治疗，因为是过敏性疾病，所以首要停用可疑致敏药物，多饮水利于加速排出过敏原。全身服用抗过敏抗组胺药物，局部使用抗过敏抗炎的糖皮质激素制剂。该病并非细菌引起，故排除抗生素治疗。

（3~4 题共用题干）

患者，女，42 岁。食用海螃蟹大约 5 分钟后出现面部发热，眼睑痒、红肿，继而睁眼困难至完全不能睁眼，伴咽部阻塞感，胸闷、呼吸困难。自行服氯苯那敏后，紧急送院治疗，全身其他部位均无皮疹。2 年前有类似发作史，至就近医院治疗后，症状消失，眼睑水肿明显好转，3 日后水肿完全消失恢复正常。

3. 根据患者病史及临床表现特点，可能的诊断为
   A. 颌面部蜂窝织炎
   B. 过敏性口炎
   C. 血管神经性水肿
   D. 荨麻疹
   E. 接触性皮炎

【解析】血管神经性水肿是一种急性局部超敏反应型的黏膜皮肤水肿，属于Ⅰ型超敏反应性疾病，可能由某些食物如鱼、虾、蟹、蛋类、奶类引起。

4. 入院后，应及时给予患者药物治疗，下列<u>错误</u>的是
   A. 糖皮质激素
   B. 沙利度胺
   C. 氯雷他定
   D. 肾上腺素
   E. 10% 葡萄糖酸钙加维生素 C 静脉注射

【解析】血管神经性水肿的全身药物治疗一般使用抗组胺类药如氯雷他定、糖皮质激素、10% 葡萄糖酸钙加维生素 C 静脉注射，抗休克的血管活性药物如肾上腺素等。

（5~8 题共用题干）

患者，男，40 岁。因上唇右侧反复起疱就诊。患者诉每次感冒口服“抗感冒药”后上唇右侧起疱。口腔检查：上唇右侧可见一局限性充血发红区，其间有糜烂结痂面，与皮肤交界处可见色素沉着。

5. 对该病例，应重点采集的病史是
   A. 有无药物过敏史
   B. 患者体质情况

答案： 1. B　2. E　3. C　4. B　5. A

C. 家族史
D. 不洁性接触史
E. 口腔卫生状况

【解析】本病例强调感冒用药后引起唇部起疱,因此高度提示为药物过敏引起。应重点采集药物过敏史。

6. 结合病史和病损特点,最可能的诊断是
A. 唇疱疹
B. 慢性盘状红斑狼疮
C. 固定性药疹
D. 结核性溃疡
E. 慢性唇炎

【解析】因每次发病部位固定,因此最有可能的诊断为固定性药疹。

7. 若此患者在感冒时未服用药物,仍出现上唇右侧起淡黄色小水疱,灼热感,水疱可破裂遗留融合糜烂面。则考虑诊断印象首先是
A. 唇疱疹
B. 慢性盘状红斑狼疮
C. 固定性药疹
D. 结核性溃疡
E. 慢性唇炎

【解析】若未用药,感冒时仍起淡黄色小水疱,且可破溃融合,应考虑单纯疱疹病毒感染所致,即唇疱疹。

8. 对该病例采用的首要治疗措施正确的是
A. 局部使用抗真菌药物
B. 口服抗病毒药物
C. 停用"该感冒药",避免再次接触
D. 口服免疫增强剂
E. 口服维生素类

【解析】首要治疗措施应为避免过敏原,即停用该感冒药。

(9~12 题共用题干)

患者,女,38 岁。唇部及口腔溃烂 2 周,疼痛剧烈,说话及进食困难。检查:唇部糜烂易出血伴血痂。舌背、口底有大面积糜烂,上覆黄色假膜。

9. 采集病史时需重点了解
A. 近期是否服药,有无药物过敏史
B. 月经情况
C. 家族史
D. 免疫情况
E. 精神状况

【解析】结合患者发病急及临床表现,采集病史时应重点了解近期是否服药,有无药物过敏史。

10. 若患者近期未服用药物,且无药物过敏史,为不明原因的唇部及口腔溃烂 2 周。查体时发现两手掌有圆或椭圆形红斑。该患者可能的诊断为
A. 药物过敏性口炎
B. 接触性口炎
C. 多形红斑
D. 盘状红斑狼疮
E. 荨麻疹

【解析】多形红斑皮肤病损表现为起始黏膜充血水肿,有时可出现红斑和水疱,疱破溃后继发为大面积糜烂,糜烂表面有大量较厚假膜,甚至形成胶冻样团块而影响张口。病损易出血,疼痛明显。严重地多形红斑患者可出现含血唾液,口臭明显。通常与药物过敏性口炎、接触性口炎、盘状红斑狼疮等相鉴别。

11. 若明确诊断为多形红斑,以下治疗方式<u>错误</u>的是
A. 口服抗生素
B. 口服糖皮质激素

答案: 6. C　7. A　8. C　9. A　10. C　11. A

C. 口服氯雷他定

D. 局部使用 0.02% 氯己定含漱液含漱

E. 局部唇部湿敷

【解析】对于多形红斑的治疗，首先要找出可能的致病因素。全身药物可使用糖皮质激素、抗组胺类药物；局部可使用 0.02% 氯己定含漱液含漱和唇部湿敷。

12. 对于该病的预后描述，下列**错误**的是

A. 大多数病例预后良好

B. 该病不会迁延为慢性

C. 重症多形红斑预后较差

D. 若致病因素未消除，可反复发作

E. 注意休息和营养支持

【解析】大多数病例预后良好，应及时规范治疗，以免迁延成亚急性或慢性。重症多形红斑预后较差，若治疗不当可导致患者失明或死亡。若致病因素未消除，可反复发作。

四、案例分析题

【案例一】患者，女，30 岁。诉口腔和外阴溃烂 5 天。检查：口腔大面积糜烂，上覆浅黄色假膜，手背、脚踝皮肤见数个不规则红斑，外阴较大面积糜烂。眼睛亦发生糜烂和炎症。

第 1 问：结合病史及病损特点，考虑诊断印象首先是

A. 寻常型天疱疮

B. 白塞病

C. 重型多形红斑

D. 过敏接触性口炎

E. Crohn 病

F. Lyell 综合征

【解析】对于多形红斑的诊断：该病通常为急性病程，通常在 3~5 天内出现，1~2 周内消退。口腔损害为广泛的充血、水肿及大面积糜烂，渗出多，假膜厚，疼痛剧烈，唇红糜烂伴厚血痂。皮肤损害典型的为虹膜状红斑，又称靶形红斑，多见于踝部、腕部及手背。而重症者全身反应较重，患者除口腔、皮肤损害外，还同时伴有眼、鼻腔、外阴、肛门、尿道、直肠等黏膜受累，发生糜烂和炎症，特别是眼睛的病变较严重。

第 2 问：该类疾病的临床特点**不包括**

A. 口腔黏膜大面积糜烂

B. 可反复发作

C. 皮肤红斑

D. 唇部厚血痂

E. 皮肤出现松弛大疱

F. 有瘙痒感和灼烧感

【解析】多形红斑通常为急性病程，可反复发作。该病口腔损害特点：病损分布广泛，好发于唇、颊、舌、腭等部位。病损起始黏膜充血水肿，有时可出现红斑和水疱，疱破溃后继发为大面积糜烂，糜烂表面有大量较厚假膜，甚至形成胶冻样团块而影响张口。该病皮肤损害特点：病损在几天内迅速出现，为多种形态的红斑、丘疹或水疱样损害，有瘙痒感和灼烧感。典型病损为虹膜状红斑，即直径为 0.5cm 左右的圆形红斑的中心有粟粒样大小的水疱，又称靶形红斑，多见于踝部，腕部及手背。

第 3 问：该病严重的并发症**不包括**

A. 较严重的眼部损害

B. 消化道糜烂

C. 危及生命

D. 骨损害

E. 黏膜广泛损害

F. 皮肤广泛损害

答案： 12. B

【案例一】 1. C 2. E 3. D

【解析】重型多形红斑除口腔、皮肤损害外，还同时伴有眼、鼻腔、外阴、肛门、尿道、直肠等黏膜受累；重型多形红斑预后较差，若治疗不当可导致患者失明或死亡。

第4问：下列不属于该病特点的是

A. 自限性

B. 复发性

C. 皮肤靶形红斑

D. 口腔大面积充血糜烂

E. 唇部呈凹陷性红斑伴糜烂结痂，唇内侧可见放射短白纹

F. 急性发作

【解析】重型多形红斑：少数多形红斑患者除口腔、皮肤损害外，还同时伴有眼、鼻腔、外阴、肛门、尿道、直肠等黏膜受累，发生糜烂和炎症，特别是眼睛的病变较严重。口腔损害为广泛的充血、水肿及大面积糜烂，渗出多，假膜厚，疼痛剧烈，唇红糜烂伴厚血痂。皮肤损害典型为虹膜状红斑，又称靶形红斑，多见于踝部、腕部及手背。本病有自限性。轻型者一般2~3周可以痊愈。但重型者或继发感染时，病期可延长至4~6周。若处理得当，一般预后良好，但愈合后可复发。

【案例二】患者，女，76岁。因胸闷、憋气7天至医院治疗。既往有高血压3级，冠心病病史10余年，平时规律服用苯磺酸氨氯地平片，间断服用阿司匹林、呋塞米、螺内酯，否认食物、药物过敏史。给予赖诺普利片(起始剂量5mg，q.n.)、阿司匹林肠溶片(0.1g，q.d.)、氢氯噻嗪片(50mg，q.d.)治疗。患者第1次服用赖诺普利片30分钟后，出现眼睑、下唇肿胀，继而发展至喉部水肿，表现为喉咙紧缩感、呼吸不畅、憋闷。

第1问：结合病史及损害特点，考虑该病的诊断印象

A. 药物过敏性口炎

B. 接触性口炎

C. 荨麻疹

D. 血管神经性水肿

E. 天疱疮

F. 盘状红斑狼疮

【解析】根据该患者发病急、药物因素及出现眼睑、下唇肿胀等临床特点，符合血管神经性水肿的发病因素及临床特点，故初步诊断为血管神经性水肿。

第2问：下列不属于该病的特点是

A. 急性发病

B. 好发部位为头面部疏松结缔组织处，上唇多见

C. 局限性水肿，界限不清，扪之质韧有弹性，无波动感

D. 有复发性

E. 病变消失迅速，不留痕迹

F. 病因多为牙源性细菌感染或其他口腔感染病灶

【解析】血管神经性水肿为一种急性局部超敏反应型的黏膜皮肤水肿，属于Ⅰ型超敏反应性疾病。发作和消退均较迅速。上唇最为多见，上唇肥厚，有瓦楞状沟，色泽淡红，如为深部组织水肿则色泽正常。扪肿胀区有弹性质略韧，无压痛及波动感。症状体征可在数小时或1~2日内消退，不遗留痕迹，但易复发。

第3问：该病需要与之进行鉴别诊断的是

A. 颌面部蜂窝织炎

B. 荨麻疹

C. 药物过敏性口炎

D. 接触性口炎

答案：4. E 【案例二】1. D 2. F 3. A

E. 类天疱疮
F. 肉芽肿性唇炎

第 4 问:如果患者已经诊断为“血管神经性水肿”,那么下列治疗**不需要**的是
A. 口服抗生素
B. 口服氯雷他定
C. 轻者给予泼尼松治疗
D. 重者给予氢化可的松治疗
E. 局部曲安奈德注射
F. 呼吸窘迫者给予肾上腺素皮下注射
【解析】该病的全身治疗:包括可用抗组胺类药如氯雷他定,糖皮质激素,轻者给予泼尼松,重者给予氢化可的松;局部治疗:可选用注射剂,如泼尼松龙注射液、曲安奈德注射液、复方倍他米松注射液等。呼吸窘迫患者应立即接受 0.5 毫升肾上腺素(1∶1 000)皮下注射或更好的肌肉注射治疗。

【案例三】患者,男,40 岁。因“口腔反复糜烂 5 年余,复发 5 天”求治。现病史:5 年前不明原因出现口腔溃烂,此后每年复发 1~2 次。5 天前口腔再次溃烂,手足起疱伴外阴糜烂,同时伴头痛低热等全身症状。患者自用药效果不佳。否认全身病史和药敏史。平素体健,大便干燥。查体:双唇唇红内侧红肿糜烂,上覆淡黄色薄痂;舌尖、双侧舌缘及口底可见 10 余个大小不等不规则糜烂面;上腭腭皱可见局部糜烂及黄色假膜,软腭充血;全口牙龈不同程度的红肿糜烂;手掌、足底可见数十个大小不等的靶形或环形红斑。
第 1 问:结合病史和临床表现,对本病的初步印象为
A. 盘状红斑狼疮　B. 多形红斑
C. 白塞病　D. 疱疹性口炎
E. 斯 - 约综合征　F. 天疱疮
【解析】多形红斑的诊断要点:急性病程,通常在 3~5 天内出现,1~2 周内消退。从发病到消退的时间一般小于 4 周。然而,伴有黏膜病损的重型多形红斑病程可至 6 周;口腔损害为广泛的充血、水肿及大面积糜烂,渗出多,假膜厚,疼痛剧烈,唇红糜烂伴厚血痂;皮肤损害典型的为虹膜状红斑,又称靶形红斑,多见于踝部、腕部及手背。结合该患者的病史和临床特点,可初步诊断为多形红斑。

第 2 问:如果该患者实验室检查可检出 HSV DNA,那么考虑该病的诱因
A. 药物因素　B. 食物因素
C. 感染因素　D. 系统疾病因素
E. 物理因素　F. 精神因素
【解析】单纯疱疹病毒是最常见的感染因素,其他感染因子,如肺炎支原体、丙型肝炎病毒、柯萨奇病毒、链球菌、结核杆菌、梅毒螺旋体或组织胞浆菌等也可能引发多形红斑。

第 3 问:如果该病确诊为“疱疹相关性多形红斑”,则治疗首选药物为
A. 阿昔洛韦　B. 环孢素
C. 沙利度胺　D. 地塞米松
E. 苯佐卡因　F. 营养支持
【解析】对于疱疹相关性多形红斑,一般联合使用抗病毒药物和糖皮质激素类药物进行治疗。抗病毒药物首选为阿昔洛韦。

第 4 问:以下对于该病的描述,说法**错误**的是
A. 该病组织病理表现为非特异性炎症
B. 病因不明,可能与过敏有关
C. 该病皮肤病损多为覆盖灰褐色附着性鳞屑的圆形或不规则红斑

答案: 4. A　【案例三】1. B　2. C　3. A　4. C

D. 该病病损表现为肢端优势

E. 该病治疗原则为积极寻找并消除可疑的致病因素

F. 该病属于Ⅲ型变态反应，病损中可见细胞毒性或抑制性T细胞占主导地位

【解析】多形红斑是发生在黏膜、皮肤的一种原因不明的急性渗出性炎症性疾病。该病组织病理表现为非特异性炎症，该病的发病从双手开始，呈对称性向心分布于躯干处。该病的治疗原则为：积极寻找并消除可疑的致病因素；全身抗过敏及支持治疗；局部对症治疗，消炎，止痛，促愈合，防止继发感染重型多形红斑患者应及时转入相关专科住院治疗。

第五章　口腔黏膜大疱类疾病

一、单选题

1. 组织病理学表现为上皮内棘细胞层松解和上皮内疱为特征的疾病是
   A. 白塞病
   B. 多形红斑
   C. 天疱疮
   D. 口腔扁平苔藓
   E. 良性黏膜类天疱疮

【解析】白塞病、多形红斑、口腔扁平苔藓、良性黏膜类天疱疮组织病理不出现棘层松解和上皮内疱现象。良性黏膜类天疱疮可出现上皮下疱；口腔扁平苔藓基底细胞液化变性明显时可出现上皮下疱。

2. 酶联免疫吸附试验（ELISA）对诊断天疱疮具有重要意义，黏膜主导型寻常型天疱疮的主要抗体是
   A. IgA　　B. IgG
   C. Dsg1　　D. C3
   E. Dsg3

【解析】直接免疫荧光法检测多数天疱疮患者棘细胞间有 IgG、C3 的网状沉积，在此基础上建立的 ELISA 是一个简便、敏感、特异型高的诊断方法，黏膜主导型寻常型天疱疮以抗 Dsg3 为主；Dsg3 和 Dsg1 均呈阳性反应可诊断为皮肤黏膜型寻常型天疱，仅对 Dsg1 呈阳性反应可诊断为落叶型天疱疮。

3. 以下<u>不是</u>天疱疮治疗方法的是
   A. 糖皮质激素
   B. 免疫抑制剂
   C. 静脉免疫球蛋白疗法
   D. 血浆置换疗法
   E. 抗生素

【解析】天疱疮是自身免疫性疾病，不是抗生素使用的适应证，其中治疗的关键在于糖皮质激素等免疫抑制剂的合理应用，防止各种并发症。

4. 良性黏膜类天疱疮的特征性临床表现<u>**不包括**</u>
   A. 牙龈损害呈剥脱性龈炎样损害
   B. 皮肤病损表现为红斑和张力性水疱
   C. 眼部损害可发生睑 - 球粘连，严重者导致失明
   D. 牙龈上形成水疱，疱壁较厚
   E. Nikolsky 征阳性

【解析】良性黏膜类天疱疮上皮完整，无棘层松解现象，形成上皮下疱，Nikolsky 征为阴性。天疱疮形成棘层松解及上皮内疱，Nikolsky 征为阳性。

5. 下列在大疱性类天疱疮上皮 - 结缔组织分离中发挥重要作用的是
   A. 嗜酸性粒细胞　　B. 嗜碱性粒细胞
   C. 中性粒细胞　　D. 肥大细胞
   E. 朗格汉斯细胞

答案： 1. C　2. E　3. E　4. E　5. A

【解析】大疱性类天疱疮(BP)是最常见的自身免疫性表皮下水疱病,皮损真皮内有大量嗜酸性粒细胞(EOS)浸润。此外,在BP患者的水疱和外周血中,也发现有大量EOS及其活化的细胞因子和趋化因子,有研究表明EOS可导致真表皮分离。由于嗜酸性粒细胞在病损的早期已出现,故有观点认为嗜酸性粒细胞在基底膜区的损伤、局部水疱的形成以及在上皮-结缔组织界面的分离中发挥了重要作用。

6. 患者,男,50岁。口腔溃烂3月。临床检查:双颊黏膜大面积糜烂,有边缘扩展现象,糜烂面表面被覆较厚的灰白伪膜,呈斑片状。经脱落细胞学检查拟诊为天疱疮。查血常规结果示:白细胞 1.6×10^9/L,中性粒细胞占82%。本病例最切合实际的首选治疗为
 A. 普鲁卡因液含漱止痛
 B. 局部应用皮质类固醇类软膏
 C. 全身给予抗生素,口腔局部用0.25%金霉素含漱液
 D. 口含制霉菌素,口腔局部碱性漱口水
 E. 保持口腔卫生,去除刺激因素

【解析】白细胞和中性粒细胞数值提示口腔感染明显,全身给予抗生素,口腔局部用0.25%金霉素含漱液是最切实际的首选治疗,控制感染,消除炎症,利于疾病恢复。普鲁卡因含漱止痛是在疼痛影响进食时,在进食之前采用的措施。糖皮质激素是治疗天疱疮的首选药物,局部应用皮质类固醇类软膏不能解决目前最重要的感染问题。口含制霉菌素,口腔局部碱性漱口水是治疗口腔念珠菌感染的方法。保持口腔卫生,去除刺激因素主要是为了减少口腔继发感染。

7. 患者,女,58岁。口腔黏膜反复起疱半年,疱破后出现疼痛。可显示棘细胞间抗细胞粘接物质的抗体的方法是
 A. 间接免疫荧光检查
 B. 直接免疫荧光检查
 C. 血清免疫球蛋白检查
 D. 脱落细胞培养
 E. 组织病理学检查

8. 患者,男,46岁。口腔反复起疱溃烂3个月,皮肤反复起疱1个月。临床检查:上下颌牙龈可见3处直径约2mm的水疱及疱破后遗留的红色溃疡面,Nikolsky征(–),探针试验(–)。胸部及头部皮肤见多个透明厚壁水疱及多处糜烂结痂面。考虑该病的诊断印象首先是
 A. 寻常型天疱疮
 B. 多形红斑
 C. 大疱性类天疱疮
 D. 大疱性表皮松解症
 E. 良性黏膜类天疱疮

【解析】良性黏膜类天疱疮口腔病损易累及牙龈,表现为剥脱性龈炎样损害,龈缘及近附着龈处弥散性红斑,其上可形成水疱,疱液清亮或有血疱,疱壁较厚但仍易破,疱破后可见白色或灰白色疱壁,疱壁去除后为一基底光滑的红色糜烂面。Nikolsky征及探针试验均为阴性。皮肤病损主要累及面部皮肤及头皮;胸、腹、腋下及四肢屈侧皮损也可发生,病损主要表现为红斑和张力性水疱,疱壁厚而紧张,不易破溃,疱破溃后可形成糜烂、结痂,愈合后形成瘢痕和色素沉着。

9. 患者,女,65岁。口腔反复起疱1个月,进食时疼痛。临床检查:右上颌牙龈可见2处直径约2mm的透明水疱,挤压易

答案: 6. C 7. B 8. E 9. B

破，Nikolsky 征(-)。右眼结膜可见充血，轻度睑-球粘连。临床考虑是

A. 大疱性类天疱疮
B. 良性黏膜类天疱疮
C. 白塞病
D. 多形红斑
E. 寻常型天疱疮

【解析】该患者 Nikolsky 征(-)，可基本排除天疱疮类疾病，有轻度的睑-球粘连则较符合良性黏膜类天疱疮。白塞病的眼部受累表现为虹膜晶状体炎，口腔病损类似于复发性阿弗他溃疡。

二、多选题

1. 治疗天疱疮在使用糖皮质激素的同时加用免疫抑制药是为了

A. 减少激素用量
B. 减少激素副作用
C. 单用激素作用不够
D. 为了以后取代激素
E. 预防感染

【解析】糖皮质激素是治疗天疱疮的一线药物，但长期大剂量地使用糖皮质激素治疗，控制病情的同时也会引起相关的不良反应发生。免疫抑制剂具有节制糖皮质激素用量的作用，从而减少糖皮质激素不良反应发生的作用。

2. 天疱疮的病因包括

A. 病毒感染　　B. 遗传因素
C. 环境因素　　D. 药物因素
E. 微量元素缺乏

【解析】目前天疱疮病因尚不明确，可能与病毒感染因素、遗传因素、环境因素、药物因素有关，其他因素包括细菌感染、微量元素缺乏、代谢障碍、内分泌变化等。

3. 以下是天疱疮辅助诊断检查的是

A. 尼氏征试验　　B. 探针试验
C. 针刺试验　　D. 揭皮试验
E. 甲苯胺蓝染色试验

【解析】针刺试验用于白塞病的鉴别，甲苯胺蓝染色用于判断病损是否属于口腔黏膜潜在恶性疾患。尼氏症试验、探针试验及揭皮试验均有可作为天疱疮诊断的辅助检查。

4. 患者，女，56岁。上下颌牙龈糜烂1年，用药一直未愈合。检查：全口牙龈红肿伴轻度糜烂，右上颌前庭沟黏膜充血糜烂，Nikolsky 征(-)，探针试验(-)。考虑诊断印象是

A. 寻常型天疱疮
B. 良性黏膜类天疱疮
C. 大疱性疾病
D. 多形红斑
E. 疱疹性口炎

【解析】根据患者临床表现及 Nikolsky 征(-)，探针试验(-)，考虑诊断为良性黏膜类天疱疮及大疱性疾病。寻常型天疱疮 Nikolsky 征(+)。

5. Nikolsky 征检查为阴性的大疱性疾病包括

A. 寻常型天疱疮
B. 良性黏膜类天疱疮
C. 大疱性类天疱疮
D. 副肿瘤性天疱疮
E. 红斑型天疱疮

【解析】良性黏膜类天疱疮及大疱性类天疱疮无棘层松解现象，形成上皮下疱，Nikolsky 征均为阴性。天疱疮出现棘层松解，形成上皮内疱，Nikolsky 征为阳性。

6. 关于良性黏膜类天疱疮，下列说法**错误**的是

答案：1. AB　2. ABCDE　3. ABD　4. BC　5. BC　6. DE

A. 常累及口腔黏膜，皮肤病损少见
B. 口腔病损多见于牙龈
C. 属于自身免疫性疾病
D. 形成松弛性薄壁大疱
E. 应早期使用抗生素治疗

【解析】良性黏膜类天疱疮的特点为皮肤-黏膜张力性厚壁大疱，属于自身免疫性疾病，不是抗生素治疗的适应证。

7. 需注意与大疱性类天疱疮进行鉴别的疾病有
A. 寻常型天疱疮
B. 良性黏膜类天疱疮
C. 大疱性表皮松解症
D. 多形红斑
E. 白塞病

【解析】多形红斑及白塞病应注意与良性黏膜类天疱疮鉴别。

8. 下列描述符合大疱性类天疱疮的有
A. 病程迁延、反复发作
B. 形成张力性厚壁大疱
C. Nikolsky 征阴性
D. 一般无明显全身症状
E. 早期合理用药，预后较好甚至可治愈

【解析】大疱性类天疱疮是一种慢性自身免疫性疾病，以皮肤张力性大疱、糜烂为特点，病程迁延，反复发作，Nikolsky 征阴性，一般无明显全身症状，皮肤损害可伴瘙痒，口腔损害疼痛较轻。早期积极合理用药，预后较好。

三、共用题干单选题

(1~2 题共用题干)

患者，女，50 岁。口腔反复糜烂 2 个月，皮肤起疱 1 个月。临床检查：双颊、舌腹见较大面积糜烂面及残留疱壁，表面假膜光滑，Nikolsky 征(+)，探针试验(+)，胸部见 4 个透明薄壁水疱已溃烂结痂。

1. 结合病史及损害特点，考虑该病的诊断印象首先是
A. 寻常型天疱疮
B. 多形红斑
C. 大疱性类天疱疮
D. 大疱性表皮松解症
E. 良性黏膜类天疱疮

【解析】结合病史及口内大面积糜烂，残留疱壁，Nikolsky 征(+)，探针试验(+)，首先考虑为寻常型天疱疮。

2. 该病的组织病理学检查特点
A. 上皮下疱
B. 棘层松解，上皮内疱
C. 基底膜液化变性
D. 固有层淋巴浸润带
E. 上皮层坏死崩解，钉突消失

【解析】天疱疮的基本病理变化为棘层松解，上皮内疱。疱内见有松解的单个棘细胞或呈团状分布的棘细胞。

(3~4 题共用题干)

患者，女，53 岁。因 1 月来牙龈溃疡伴水疱，进食时疼痛加重至医院就诊。临床检查见上下颌间牙龈充血红肿，局部可见糜烂面，表面覆盖黄色假膜。上下颌前牙区牙龈可见水疱，Nikolsky 征(-)。右眼结膜充血明显，并伴有轻度睑球粘连。

3. 结合病史及临床损害特点，考虑该病可能的诊断是
A. 寻常型天疱疮
B. 盘状红斑狼疮

答案： 7. ABC 8. ABCDE
1. A 2. B 3. C

C. 良性黏膜类天疱疮
D. 大疱性表皮松解症
E. 大疱性类天疱疮

【解析】根据临床检查所见的上下颌间牙龈充血红肿，局部可见糜烂面，表面覆盖黄色假膜。上下颌前牙区可见大疱，Nikolsky征（–），右眼结膜充血明显，伴有轻度睑球粘连，较符合良性黏膜类天疱疮。

4. 该类疾病的组织病理学特点是
A. 棘层松解
B. 上皮内疱
C. 上皮下疱
D. 基底细胞液化变性
E. 固有层淋巴细胞带状浸润

【解析】良性黏膜类天疱疮上皮完整，无基层松解现象，形成上皮下疱。

（5~8题共用题干）

患者，男，52岁。诉口腔大面积糜烂伴咽部不适。检查：全口广泛性糜烂，双颊见鲜红色创面，牙龈缘呈弥散性红斑，Nikolsky征（+），探针试验（+）。

5. 根据患者临床表现，考虑诊断印象是
A. 寻常型天疱疮
B. 多形红斑
C. 良性黏膜类天疱疮
D. 副肿瘤性天疱疮
E. 剥脱性龈炎

【解析】结合病史和临床表现：全口广泛性糜烂，Nikolsky征（+），探针试验（+），初步判断为寻常型天疱疮。

6. 若患者既往病史为：咳嗽3月余，曾诊断为“支气管炎”并给予治疗，但效果不佳。为了明确诊断患者还需要检查
A. 血常规　　B. 肺部CT
C. 腹部B超　　D. 胃镜
E. 结核分枝杆菌筛查

【解析】结合患者既往史：咳嗽3月余，诊断为“支气管炎”，不能排除肺部病变，需考虑副肿瘤性天疱疮的可能性，故需进行肺部CT检查。

7. 若患者曾于外院检查高度怀疑肿瘤占位性病变，故应明确诊断为
A. 寻常型天疱疮
B. 多形红斑
C. 良性黏膜类天疱疮
D. 副肿瘤性天疱疮
E. 剥脱性龈炎

【解析】结合患者临床表现和肿瘤病变可明确诊断。

8. 若明确诊断为副肿瘤性天疱疮，以下**不符合**患者治疗方案的是
A. 胸外科会诊
B. 局部用药治疗
C. 全身支持治疗
D. 皮肤科会诊
E. 保守治疗，密切观察

【解析】已明确诊断，应该多学科会诊决定下一步方案，而不是保守观察，贻误病情。

（9~12题共用题干）

患者，女，64岁。诉口腔皮肤反复起疱1年余。临床检查：上颌牙龈可见2个厚壁水疱及多处圆形糜烂面，边界清晰。腋窝、腹股沟处见多个厚壁水疱，周围皮肤无明显异常。

9. 若患者上颌牙龈、腋窝及腹股沟Nikolsky征均为阴性，左眼结膜充血，轻度睑-球粘连。考虑该病的诊断印象为
A. 良性黏膜类天疱疮

答案： 4. C　5. A　6. B　7. D　8. E　9. A

B. 大疱性表皮松解症
C. 多形红斑
D. 天疱疮
E. 疱疹性口炎

【解析】良性黏膜类天疱疮口腔牙龈呈剥脱性龈炎样损害，龈缘及近附着龈处弥散性红斑，其上可形成水疱，疱液清亮或有血疱，疱壁较厚但仍易破，疱破后可见白色或灰白色疱壁，疱壁去除后为一基底光滑的红色糜烂面。Nikolsky 征及探针试验均为阴性。皮肤病损主要累及面部皮肤及头皮；胸、腹、腋下及四肢屈侧皮损也可发生，病损主要表现为红斑和张力性水疱，疱壁厚而紧张，不易破溃，疱破溃后可形成糜烂、结痂，愈合后形成瘢痕和色素沉着。根据病史及临床表现，可能的诊断为良性黏膜类天疱疮。

10. 若明确诊断为良性黏膜类天疱疮，该疾病的病变主要位于

A. 上皮角化层　B. 上皮粒层细胞
C. 上皮棘层细胞　D. 上皮基底细胞
E. 上皮基底膜

【解析】良性黏膜类天疱疮用直接免疫荧光法检测，可见基底膜区显示有免疫球蛋白的沉积，呈均匀连续的细带状，主要是 IgG 及 C3。该病的病变主要位于基底膜区。

11. 关于良性黏膜类天疱疮的治疗，下列描述正确的是

A. 早期大量使用糖皮质激素
B. 长期小剂量使用糖皮质激素
C. 该病预后较差，可能危及生命
D. 除病情严重者外，应尽量减少或避免全身大量使用糖皮质激素
E. 早期使用抗生素有效

【解析】良性黏膜类天疱疮的治疗原则为：损害仅累及口腔黏膜且较局限者，局部使用糖皮质激素制剂；口腔黏膜损害较严重或同时累及其他部位者，可考虑全身使用糖皮质激素或与免疫抑制剂联用；局部消炎、防腐、止痛，防止继发感染；大多数患者可出现眼部损害，应及早建议眼科治疗，防止发生角膜瘢痕、失明等严重并发症。

12. 对于良性黏膜类天疱疮的预后，下列叙述<u>错误</u>的是

A. 大多数病例预后良好
B. 病程缓慢，平均 3~5 年
C. 急性病程，预后差
D. 严重的眼部损害可影响视力，甚至失明
E. 目前尚无有效的预防措施

【解析】良性黏膜类天疱疮病程缓慢，平均 3~5 年，有的可迁延一生。大多数病例预后较好。由该病导致的严重的眼部损害可影响患者视力，甚至造成失明。目前尚无有效的预防措施。

四、案例分析题

【案例一】患者，女，50 岁。口内多处糜烂 3 个月。4 月前曾有发热史，后咳嗽 3 个月。临床检查：双颊、舌腹、腭部见较大面积糜烂面，探针试验(+)，下前牙牙龈 Nikolsky 征(+)。

第 1 问：结合病史及损害特点，考虑该病例的诊断印象

A. 多形红斑
B. 疱疹性口炎
C. 寻常型天疱疮
D. 良性黏膜类天疱疮

答案：10. E　11. D　12. C
【案例一】1. C

E. 大疱性类天疱疮
F. 糜烂型扁平苔藓

【解析】结合病史及临床表现：双颊、舌腹、腭部见较大面积糜烂面，探针试验(+)，下前牙牙龈 Nikolsky 征(+)，初步考虑为寻常型天疱疮。

第 2 问：该类疾病的组织病理学特点

A. 上皮下疱
B. 棘层松解，上皮内疱
C. 上皮层坏死崩解，钉突消失
D. 上皮角化不全，固有层淋巴细胞带状浸润
E. 上皮过度角化
F. 基底膜液化变性

【解析】天疱疮组织病理特点为棘细胞层松解，上皮内疱。

第 3 问：为了进一步确诊，患者还应该行的检查有

A. 血常规　B. 肺部检查
C. 免疫荧光检查　D. ELISA 检查
E. 肝功能　F. 尿常规

【解析】免疫荧光检查、ELISA 检查是诊断天疱疮的重要辅助检查。患者曾有咳嗽病史，需排查肺部病变，排查副肿瘤性天疱疮可能性。

第 4 问：对该类疾病的治疗方案<u>不包括</u>

A. 青霉素　B. 局部用药
C. 全身支持疗法　D. 糖皮质激素
E. 免疫抑制剂　F. 生物制剂

【解析】天疱疮是一类严重的、慢性的黏膜 - 皮肤自身免疫大疱性疾病，不是抗生素使用的适应证。

【案例二】患者，女，54 岁。诉口腔反复起疱溃烂 2 年，不能自行愈合。临床检查：上下颌牙龈见较多散在糜烂面，探针试验(-)，左上颌牙龈黏膜见一个完整水疱，Nikolsky 征(-)。胸部及腋下皮肤见张力性水疱，Nikolsky 征(-)，疱壁厚不易破。

第 1 问：结合病史及损害特点，考虑该病例的诊断印象

A. 多形红斑
B. 黏液腺囊肿
C. 寻常型天疱疮
D. 良性黏膜类天疱疮
E. 大疱性类天疱疮
F. 疱疹性口炎

【解析】结合病史及临床表现，应首先考虑良性黏膜类天疱疮。

第 2 问：该类疾病的组织病理学特点

A. 上皮下疱
B. 棘层松解，上皮内疱
C. 上皮层坏死崩解，钉突消失
D. 上皮角化不全，固有层淋巴细胞带状浸润
E. 基底层细胞液化变性
F. 上皮过度角化

【解析】良性黏膜类天疱疮的组织病理显示为上皮下疱，无棘层松解现象。

第 3 问：若要明确诊断，应进一步行的检查包括

A. 直接免疫荧光检查
B. 间接免疫荧光检查
C. 血常规
D. 尿常规
E. 组织病理学检查
F. 肝肾功检查

【解析】良性黏膜类天疱疮的诊断主要依据临床损害、组织病理及免疫荧光检查技术。

答案：　2. B　3. BCD　4. A　【案例二】 1. D　2. A　3. ABE

第4问：对该类疾病的局部治疗药物首选

A. 抗生素　B. 昆明山海棠
C. 干扰素　D. 糖皮质激素
E. 维生素　F. 转移因子

【解析】因该病为自身免疫性疾病，局部治疗药物应首选糖皮质激素类。

【案例三】患者，男，63岁。口腔黏膜反复溃疡8月。临床检查：软腭可见多个直径约1mm的张力性水疱，挤压不易破。上下颌牙龈缘充血，表皮剥脱，可见陈旧性糜烂愈合面。Nikolsky征(-)，探针试验(-)，眼部病损(-)。

第1问：结合病史及损害特点，诊断首先考虑为

A. 大疱性类天疱疮
B. 良性黏膜类天疱疮
C. 寻常型类天疱疮
D. 大疱性表皮松解症
E. 多形红斑
F. 白塞病

【解析】结合病史及损害特点，首先考虑为大疱性类天疱疮。

第2问：下列**不属于**大疱性类天疱疮的特点的是

A. 病程迁延
B. 反复发作
C. 无黏膜瘢痕粘连
D. 皮肤病损表现为张力性厚壁大疱
E. 多见于老年人，无明显性别差异
F. 形成上皮内疱

【解析】大疱性类天疱疮是一种慢性自身免疫性大疱性皮肤-黏膜病。主要特点为皮肤上的红斑和张力性水疱，仅10%~20%的患者出现黏膜损害。多见于60岁以上的老年人，偶发于儿童，无明显性别和种族差异性，病程较长，但预后较好。尼氏征及探针试验均为阴性。无棘层松解现象，形成上皮下疱。

第3问：大疱性类天疱疮与寻常型天疱疮鉴别要点**错误**的是

A. 前者好发于老年人，后者多见于中年人
B. 前者尼氏征阴性，后者尼氏征阳性
C. 前者细胞学检查无特殊，后者可见天疱疮细胞
D. 前者为上皮下疱，后者为上皮内疱
E. 前者预后相对较差，后者预后相对较好
F. 前者皮损为张力性厚壁大疱，后者为松弛性薄壁大疱

【解析】大疱性类天疱疮病程虽长，但预后相对良好，寻常型类天疱疮预后相对较差。

第4问：如果患者已经诊断为"大疱性类天疱疮"，那么下列治疗**不需要**的是

A. 口服抗生素
B. 局部应用糖皮质激素
C. 皮损较重者全身使用糖皮质激素
D. 皮损较重者及时转入皮肤专科治疗
E. 支持治疗
F. 消毒防毒制剂

【解析】大疱性类天疱疮治疗原则为：病情较轻者，尤其是仅有口腔病损者，以局部用药为主，尽量减少或避免使用糖皮质激素；皮肤损害严重者，可考虑全身使用糖皮质激素，并应及时至皮肤专科就诊治疗；年老体弱者，应注意全身支持治疗，防止继发感染。

答案：4. D　【案例三】1. A　2. F　3. E　4. A

第六章　口腔斑纹类疾病

一、单选题

1. 以下治疗盘状红斑狼疮的一线药物是
   A. 糖皮质激素　　B. 沙利度胺
   C. 羟氯喹　　D. 他克莫司
   E. 环磷酰胺

【解析】羟氯喹是治疗盘状红斑狼疮的一线药物。主要通过稳定溶酶体膜、抑制免疫等机制，而产生抗炎、减少免疫复合物的形成、减轻组织和细胞损伤等作用，同时还可增强黏膜（皮肤）对紫外线的耐受力。羟氯喹较氯喹的毒副作用小。

2. 以下盘状红斑狼疮的病理变化错误的是
   A. 过角化，不全角化，角质栓
   B. 血管四周有炎细胞浸润
   C. 免疫荧光检查可见基底膜区荧光带
   D. 固有层有密集的淋巴细胞呈带状浸润
   E. 上皮变薄，棘层萎缩较显著

【解析】"固有层有密集的淋巴细胞呈带状浸润"是口腔扁平苔藓的典型病理表现。

3. 下列与扁平苔藓的发病无关的是
   A. 精神因素　　B. 创伤因素
   C. 免疫异常　　D. 某些药物
   E. 遗传因素

【解析】扁平苔藓发病与精神、创伤、免疫异常、遗传等因素有关，暂无明确证据证明药物能引起扁平苔藓的发生。

4. 患者，男，40 岁。自觉左颊黏膜粗糙感 2 个月，进食伴有刺激痛。临床检查见双颊黏膜有环状白纹伴充血。请问最可能的诊断是
   A. 扁平苔藓　　B. 白斑
   C. 红斑　　D. 白色水肿
   E. 盘状红斑狼疮

【解析】"黏膜粗糙感""进食刺激痛""环状白纹伴充血"，均为扁平苔藓的典型临床表现。因此，最可能的诊断是扁平苔藓。

5. 患者，女，45 岁。下唇病损突破唇红和皮肤的边界，病损直径约 0.5cm，中心凹下呈盘状，周边有红晕，红晕外有白色短条纹呈放射状排列。请问最可能的诊断是
   A. 扁平苔藓　　B. 糜烂型唇炎
   C. 盘状红斑狼疮　　D. 多形红斑
   E. 苔藓样病变

【解析】病变区超出唇红缘而累及皮肤，唇红与皮肤界限消失，是盘状红斑狼疮病损的特征性表现。

6. 患者，男，40 岁。左颊出现白色均质型斑块，斑块表面有皲裂，稍高出黏膜表面，边界清楚，触之柔软，自觉有粗糙感。请问最可能的诊断是
   A. 白斑　　B. 扁平苔藓
   C. 白色水肿　　D. 白色角化症
   E. 黏膜下纤维化

答案： 1. C　2. D　3. D　4. A　5. C　6. A

【解析】根据题干信息，此为白斑均质型中斑块状的典型临床表现。扁平苔藓多可见不规则白色线状花纹，病损变化快，伴有充血和糜烂；白色水肿呈透明灰白色光滑的“面纱样”；白色角化症则多纯在刺激因素，边界多不清楚；黏膜下纤维化的病损可触及黏膜下纤维性条索，后期可出现张口困难。

7. 患者，男，45岁。左舌缘见约1cm鲜红色斑，光滑发亮，质软，边界清楚。无症状。活检后，病理结果显示：上皮不全角化，上皮萎缩，钉突增大伸长，结缔组织乳头内的毛细血管明显扩张。诊断可能为
   A. 舌炎
   B. 红斑
   C. 糜烂型扁平苔藓
   D. 多形红斑
   E. 盘状红斑狼疮

【解析】根据患者口腔黏膜表现检查及活检病理结果，初步诊断为均质型红斑。

二、多选题

1. 以下属于癌前状态的是
   A. 口腔白斑
   B. 口腔扁平苔藓
   C. 口腔红斑
   D. 盘状红斑狼疮
   E. 口腔黏膜下纤维性变

【解析】口腔白斑和口腔红斑属于癌前病变或潜在恶性疾患范畴；扁平苔藓、盘状红斑狼疮、口腔黏膜下纤维性变属于癌前状态。

2. 口腔红斑病的临床表型包括
   A. 均质性红斑　B. 间杂型红斑
   C. 颗粒型红斑　D. 溃疡性红斑
   E. 疣状型红斑

【解析】口腔红斑根据其临床表现可分为均质性红斑、间杂型红斑和颗粒型红斑。

3. 关于口腔红斑病，下列说法正确的是
   A. 口腔红斑比口腔白斑多见
   B. 在临床和病理上不能诊断为其他疾病者
   C. 包括局部感染性炎症所致的充血面，如结核及真菌感染等
   D. 红斑属于癌前病变
   E. 口腔红斑病因不明

【解析】口腔红斑比口腔白斑少见，发病率为0.02%~0.1%。不包括局部感染性炎症所致的充血面，如结核及真菌感染等。

4. 关于口腔扁平苔藓和口腔白斑病的异同点，下列说法正确的是
   A. 前者病损多呈对称性，后者发病多为单侧发病
   B. 两者均可伴有皮肤损害
   C. 前者可见上皮下疱，后者无上皮下疱
   D. 前者基底细胞无液化变性，后者常见基底细胞液化变性
   E. 前者角化层较薄，后者角化层较厚

【解析】口腔扁平苔藓常伴有皮肤损害，白斑病多无皮肤损害；口腔扁平苔藓常见基底细胞液化变形，白斑病多无。

5. 下列关于口腔黏膜下纤维性变的说法，正确的是
   A. 多为良性病变，较少发展成癌症
   B. 病理主要表现为胶原纤维变性、上皮萎缩、钉突变短或消失
   C. 患者多无自觉症状

答案： 7. B
1. BDE　2. ABC　3. BDE　4. ACE　5. BDE

D. 与吸烟、咀嚼槟榔、进食刺激性食物等相关

E. 治疗该疾病首先应去除致病因素

【解析】口腔黏膜下纤维性变是一种慢性进行性具有癌变倾向的口腔黏膜病；患者发病时多表现为口腔黏膜烧灼痛，进食刺激性食物时更明显，严重时出现张口受限、吞咽困难，舌运动障碍等。

6. 下列关于白色海绵状斑痣的说法，正确的是

A. 该病是一种遗传性或家族性疾患

B. 该病为先天性疾病，多在婴儿期发病

C. 病理表现为上皮增厚、棘细胞空泡性变，基底细胞增多，分化程度较低

D. 临床表现为口腔黏膜珠光色水波样皱褶或沟纹，多无全身症状

E. 一般无须治疗，预后良好

【解析】该病为先天性疾病，但一般在儿童或青少年时期才被发现，青春期发展迅速，成年后病损趋于静止状态；病理表现为基底细胞增多，但分化良好；除口腔黏膜外，鼻腔、外阴、肛门等处黏膜亦可发生同样病损。

三、共用题干单选题

（1~3 题共用题干）

患者，男，45 岁。下唇糜烂半年。检查见下唇唇红部有 1cm×0.5cm 红色区域，中央微凹陷，边缘隆起，内侧有放射性白色短条纹。口腔内未见病损。

1. 该患者可能的诊断为

A. 扁平苔藓　　B. 白斑

C. 白色角化病　　D. 盘状红斑狼疮

E. 慢性唇炎

【解析】下唇唇红部病损“中央微凹陷，边缘隆起，内侧有放射性白色短条纹”，为盘状红斑狼疮的典型临床表现。

2. 如果患者同时患皮损，常见部位是

A. 前胸　　B. 四肢　　C. 头面部

D. 躯干　　E. 腰背

3. 以下是该疾病的病理变化，阐述**错误**的是

A. 角化层有角质栓

B. 炎细胞呈带状浸润

C. 棘层萎缩

D. 基底膜区荧光带

E. 胶原纤维变性、分解断裂

【解析】炎症细胞在固有层呈带状浸润是扁平苔藓的典型病理表现。

（4~6 题共用题干）

患者，女，42 岁。发现双颊网状白纹半年余，自觉黏膜粗糙木涩、灼痛，进食刺激性食物症状加重。未见皮肤病损，无全身症状。

4. 该患者最可能诊断为

A. 灼口综合征　　B. 口腔白斑病

C. 扁平苔藓　　D. 盘状红斑狼疮

E. 慢性唇炎

【解析】双颊网状白纹，自觉黏膜粗糙木涩、灼痛，进食刺激性食物症状加重为扁平苔藓的典型临床表现。

5. 该病最常伴有的全身症状是

A. 头面部等暴露部位的红色斑块

B. 发病前常有低热、乏力症状

C. 除口腔黏膜外，鼻腔、外阴、肛门等处黏膜亦可发生同样病损

D. 皮肤见扁平的多角形丘疹，表面有细薄鳞屑，具有蜡样光泽

E. 指甲甲体变薄，无光泽，表面见细鳞、纵裂，多单侧发病

答案： 6. AE

1. D　2. C　3. B　4. C　5. D

【解析】皮肤见扁平的多角形丘疹，表面有细薄鳞屑，具有蜡样光泽为扁平苔藓最常见的皮肤病损；E选项指甲病损常双侧发病。

6. 以下是治疗该病的常用药，错误的是
A. 肾上腺皮质激素
B. 氯雷他定
C. 羟氯喹
D. 维A酸类药物
E. 抗真菌药物

【解析】氯雷他定商品名开瑞坦，是变态反应性疾病的常用药，不是扁平苔藓的常规用药。

（7~10题共用题干）

患者，男，45岁。近一年来出现口腔黏膜灼痛感，后两颊黏膜出现浅白色、不透明的纤维条索样损害，现张口度仅为一指。

7. 根据题干信息，该患者最可能的诊断是
A. 扁平苔藓 B. 白斑
C. 白色角化症 D. 黏膜下纤维性变
E. 白色水肿

【解析】两颊黏膜"纤维条索样损害"和张口受限均为黏膜下纤维性变的典型表现。

8. 若要进一步明确诊断，还应进行
A. 询问家族史
B. 询问全身疾病史、手术史等
C. 询问吸烟、咀嚼槟榔病史
D. 营养因素
E. 检查皮肤病损

【解析】口腔黏膜下纤维性变主要是由于咀嚼槟榔、吸烟引起的。

9. 若病损部位黏膜下触及硬质包块，表面黏膜破溃，经久不愈，则最应该
A. 高压氧治疗
B. 中医中药治疗
C. 活检排除恶变可能
D. 干扰素治疗
E. 局部注射糖皮质激素

【解析】OSF为癌前状态，若怀疑病损恶变，则应及时活检，以免延误治疗。

10. 经过规范治疗，患者症状好转，但春节后复发，最有可能的原因是
A. 生活环境改变
B. 精神压力大
C. 抵抗力差
D. 吸烟、咀嚼槟榔习惯未戒除
E. 接触过敏原

【解析】春节期间应酬较多，接触烟、酒、槟榔等可能性大。

四、案例分析题

【案例一】患者，女，16岁。主诉：出现下唇唇红病损数月。现病史：患者诉数月前发现，下唇唇红有暗红色斑块。后出现片状糜烂，日光照射后病情加重。今至我科就诊。检查：下唇唇红病损中心凹下呈盘状，周边有红晕，红晕外是放射状排列的白色短条纹。下唇病损突破唇红和皮肤界限。

第1问：组织活检具有重要意义。该患者若需行组织活检，应
A. 在糜烂愈合后马上取病变周围组织
B. 在糜烂愈合后马上取病变组织
C. 在糜烂愈合后2周左右取病变组织
D. 在糜烂愈合后2周左右取病变周围组织
E. 在糜烂愈合前取病变周围组织
F. 在糜烂愈合前取病变组织

答案： 6. B 7. D 8. C 9. C 10. D
【案例一】 1. C

【解析】取病变组织应选择时间在糜烂愈合后2周左右较为适宜。糜烂或糜烂愈合后马上取样，与一般糜烂组织相比，行免疫荧光检查会缺乏特异性。

第2问：首先考虑的诊断是

A. 盘状红斑狼疮　B. 慢性唇炎
C. 扁平苔藓　D. 白斑
E. 红斑　F. 多形红斑

【解析】"放射状短白纹"和"病损突破唇红和皮肤界限"是盘状红斑狼疮的典型临床表现。慢性唇炎可出现白纹，但不呈放射状，且病损局限在唇红；扁平苔藓多为不规则的白色条纹表现；多形红斑无白色花纹。

第3问：患者确诊后，对于该病的防治**不包括**

A. 尽量避免或减少日光照射
B. 使用糖皮质激素局部治疗
C. 服用羟氯喹
D. 服用沙利度胺
E. 服用氨甲蝶啶
F. 冰敷患处

【解析】盘状红斑狼疮病损处避免寒冷刺激，积极治疗感染病灶，调整身心健康，饮食清淡。

第4问：若患者进一步出现了头面部的皮肤损害，**不包括**的临床表现是

A. "蝴蝶斑"
B. 酷似冻疮的耳部病损
C. 皮疹，呈持久性圆形或不规则的红色斑
D. 对紫外线敏感，暴晒后糜烂加重
E. 红色斑表面有毛细血管扩张和灰褐色附着性鳞屑覆盖
F. 皮肤出现脓疱

【解析】盘状红斑狼疮的皮肤病损一般不出现脓疱。

【案例二】患者，女，48岁。主诉：上前牙牙龈处不适，烧灼感2月余。现病史：2个月前自觉上前牙牙龈不适、烧灼感。检查：上前牙牙龈见红色颗粒样微小结节，似桑葚状或颗粒肉芽状，稍高于黏膜表面。

第1问：患者下一步应进行的检查是

A. 病理活检　B. X线检查
C. CT　D. 尿检
E. 血常规　F. 不作任何检查

【解析】根据病史及口腔检查怀疑颗粒型红斑，建议病损处取活检以明确诊断。

第2问：首先考虑的疾病是

A. 创伤性血疱
B. 盘状红斑狼疮
C. 糜烂型扁平苔藓
D. 多形红斑
E. 慢性牙周炎
F. 红斑

第3问：关于该病，描述正确的是

A. 癌前状态
B. 好发于年轻女性
C. 以牙龈最好发
D. 临床上分为三种类型：均质型、间杂型、颗粒型
E. 间杂型最严重，此型往往是原位癌或早期鳞癌
F. 宜保守治疗

【解析】红斑属于癌前病变，多见于中年患者，男性略多于女性。以舌缘部最好发。颗粒型最严重，此型往往是原位癌或早期鳞癌。因红斑恶变倾向大，且有些已可能是癌。不宜保守治疗。

答案：　2. A　3. F　4. F　**【案例二】** 1. A　2. F　3. D

第 4 问:最终患者确诊为红斑,下一步应采取的治疗有

A. 定期随诊　　B. 手术治疗
C. 放疗　　D. 化疗
E. 放化疗　　F. 放弃治疗

【解析】因红斑恶变倾向大,且有些已可能是癌。不宜保守治疗。一旦确诊后,须立即作根治术。手术切除较冷冻治疗等更为可靠。

【案例三】患者,女,56 岁。主诉:舌背"泛白"1 年余。现病史:患者诉 1 年前发现舌背部现白色"斑块",自觉无不适,1 年来病损面积缓慢变大。检查:舌背正中见 15mm×20mm 椭圆形灰白色均质斑块,斑块表面有皲裂,稍高出黏膜表面,边界清楚,触之稍硬,周围黏膜正常;口内未见不良修复体、残根、残冠等。

第 1 问:根据题干描述,首先考虑的疾病是

A. 白色海绵状斑痣
B. 白斑
C. 口腔白色过角化症
D. 扁平苔藓
E. 白色水肿
F. 口腔黏膜下纤维性变

第 2 问:若要明确诊断,还应进行

A. 抽血检查过敏原
B. 棉拭子检查是否有细菌、真菌感染
C. 组织病理学检查
D. 去除可能不良刺激,观察病损消退情况
E. 抽血检查血清特异性抗体
F. 诊室检查尼式征

【解析】组织病理学检查是口腔白斑病诊断的金标准。

第 3 问:该病的组织病理学表现**不包括**

A. 上皮过度正角化和过度不全角化
B. 粒层明显,棘层增厚
C. 上皮单纯性增生
D. 棘细胞层松解
E. 上皮异常增生
F. 固有层和黏膜下层有炎症细胞浸润

【解析】棘细胞层松解,上皮内疱形成,是天疱疮的典型临床表现。

第 4 问:关于该病的治疗方法,下列说法**错误**的是

A. 卫生宣教是口腔白斑早期预防的重点
B. 去除刺激因素
C. 维 A 酸可用于角化程度较高的病例
D. 对于有癌变倾向的病损,建议及时进行手术切除并活检
E. 如有需要,部分病例可进行多次活检,效果更准确
F. 光动力治疗对恶性程度较高的病例效果差

【解析】相关研究表明,光动力治疗对非均质型白斑治疗效果优于均质型白斑。

答案: 4. B　【案例三】1. B　2. C　3. D　4. F

第七章　韦格纳肉芽肿病

一、单选题

1. 韦格纳肉芽肿最常见的口腔黏膜症状是
   A. 唇肿胀　　B. 线状溃疡
   C. 坏死性溃疡　　D. 血痂
   E. 成簇水疱

【解析】韦格纳肉芽肿口腔黏膜表现:出现坏死性肉芽肿性溃疡,好发于软腭及咽部,牙龈和其他部位也可发生。溃疡深大,扩展较快,有特异性口臭,无明显疼痛。溃疡坏死组织脱落后骨面暴露,并继续破坏骨组织使口鼻穿通,抵达颜面;破坏牙槽骨,使牙齿松动、拔牙创面不愈合。

二、多选题

1. 典型的韦格纳肉芽肿病有三联征
   A. 上呼吸道病变
   B. 下呼吸道病变
   C. 肺病变
   D. 皮肤病变
   E. 肾病变

答案：1. C
　　　1. ACE

第八章 唇舌疾病

一、单选题

1. 关于慢性唇炎**错误**的是
   A. 慢性唇炎包括慢性脱屑性唇炎和慢性糜烂性唇炎
   B. 慢性糜烂性唇炎临床表现为鳞屑下方鲜红的“无皮”样组织
   C. 慢性糜烂性唇炎病情常反复
   D. 慢性脱屑性唇炎临床表现为唇红部干燥、开裂、黄白色或褐色脱屑
   E. 慢性脱屑性唇炎常累及上下唇红部，下唇为重

【解析】慢性唇炎按临床表现特点分为以脱屑为主的慢性脱屑性唇炎和以渗出糜烂为主的慢性糜烂性唇炎。慢性糜烂性唇炎以上下唇红部反复糜烂、渗出、结痂、剥脱为临床体征。慢性脱屑性唇炎表现为唇红部干燥、皲裂，有黄白色或褐色鳞屑。轻者为单层散在脱屑，重者鳞屑密集成片，可轻易无痛地撕下，暴露鳞屑下方鲜红的“无皮”样组织。

2. 光化性唇炎的治疗方法**不包括**
   A. 二氧化碳激光照射
   B. 局部防晒
   C. 手术切除
   D. 放射治疗
   E. 口服复合维生素 B

3. 地图舌的治疗正确的是
   A. 去除残根残冠
   B. 清除花纹
   C. 清除牙菌斑
   D. 无症状者一般不需治疗
   E. 服用抗生素

【解析】地图舌是一种浅表性非感染性舌部炎症，一般无明显不适感，不需要治疗。

4. 关于沟纹舌，下列说法**错误**的是
   A. 沟纹舌包括先天性和后天性两种
   B. 病因是舌的发育缺陷
   C. 该病不仅是舌的发育上的畸形，也可能是全身或系统疾病的口腔表现
   D. 舌体较大，表面有纵横交错的裂沟，似脑纹或阴囊的纹理
   E. 常导致舌的味觉及运动功能障碍

【解析】沟纹舌又称阴囊舌或脑回舌。病因尚不明确，可能的因素有：先天性舌发育异常、年龄因素、疾病因素如伤寒等、遗传因素、免疫因素等。临床表现为舌背一条中心深沟纹和多条不规则的副沟，即以舌背形态、排列、深浅、长短、数目不一的沟纹或裂纹为特征，也可发生在舌侧缘。一般无生理功能改变，患者常无自觉症状，偶有食物刺激痛。

5. 关于肉芽肿性唇炎唇部肿胀，下列说法正确的是

答案： 1. B 2. D 3. D 4. E 5. C

A. 迅速发生，唇部肿胀与周围组织无明显界限
B. 患处表面糜烂、溃疡
C. 唇肿胀反复发作，每次复发均较前次有所增大
D. 翻开肿胀唇内侧黏膜可见水珠状黏液
E. 唇红红肿、干燥、脱屑

【解析】肉芽肿性唇炎起病隐匿，进程缓慢，肿胀区以唇红黏膜颜色正常，病初肿胀可能完全消退，但多次复发后则消退不完全或不消退。随病程发展唇肿可至正常的2~3倍，形成巨唇，有渗出液。

6. 患者，女，65岁。糖尿病史15年，近2周口渴、口干加重，双侧口角开裂、出血，明显烧灼感。检查双侧口角皲裂，上下颌见全口义齿修复，义齿承托区黏膜发红，发红范围与义齿吻合。义齿表面涂片镜检见大量菌丝，临床治疗最有效的方法是
A. 3%~5%碳酸氢钠液含漱
B. 保持良好的口腔卫生
C. 改换或重衬义齿
D. 口含制霉菌素或达克宁霜局部涂擦
E. 补充铁/维生素 B_{12} 及叶酸

【解析】本病例考虑为义齿性口炎和感染性口角炎，针对菌丝检出结果，可判断为念珠菌感染。制霉菌素是抗霉药物，应为治疗首选药物；3%~5%碳酸氢钠液亦有辅助治疗作用。

7. 患者，女，28岁。使用新唇膏后唇红部干燥不适就诊，临床检查见唇红部轻度肿胀，干燥、脱屑。若患者既往从未接触该牌唇膏，诊断为
A. 湿疹糜烂性唇炎
B. 干燥脱屑性唇炎
C. 腺性唇炎
D. 血管神经性水肿
E. 光化性唇炎

【解析】慢性非特异性唇炎可能与温度、化学、机械性因素长期刺激有关，本病例有化学因素刺激史，结合干燥脱屑的临床表现，考虑为干燥脱屑性唇炎。

8. 患者，女，20岁。上唇肿胀1年就诊，检查见双唇肿胀，柔软，压之无凹陷性水肿，唇红部颜色正常。口内检查见舌背深沟，沿主线向周围放射状排列。诊断为
A. 湿疹糜烂性唇炎
B. 干燥脱屑性唇炎
C. 肉芽肿性唇炎
D. 梅-罗综合征
E. 沟纹舌

【解析】梅-罗综合征以复发性口面部肿胀、复发性面瘫、裂舌三联征为临床特征。多数患者表现为不完全的单症状型和不全型。本病例中患者有唇部肿胀和沟纹舌的临床表现，考虑为不全型梅-罗综合征。

9. 患儿，女，3岁。舌头花纹半年就诊。检查见舌背有2块红色剥脱区，直径5mm，剥脱区中央微凹陷，黏膜充血发红、表面光滑，剥脱区周边表现为丝状舌乳头增厚、呈黄白色条带状分布，可诊断为
A. 毛舌 B. 舌乳头炎
C. 萎缩性舌炎 D. 地图舌
E. 舌淀粉样变

【解析】地图舌病损形态和位置多变，类似地图标示的蜿蜒国界。病损由周边区和中央区组成。中央区表现为丝状舌乳头萎缩微凹、黏膜充血发红、表面光滑的剥脱样改变。周边区表现为丝状舌乳头增厚、呈黄白色条带状或弧线状分布，宽约数毫米，与

答案： 6. D 7. B 8. D 9. D

周围正常黏膜形成明晰的分界。一般无疼痛等不良感觉，偶有烧灼样疼痛或钝痛。

二、多选题

1. 腺性唇炎的分型
   A. 单纯型腺性唇炎
   B. 浅表化脓型腺性唇炎
   C. 深部化脓型腺性唇炎
   D. 肉芽肿性腺性唇炎
   E. 慢性非特异性腺性唇炎

2. 梅-罗综合征的三联症包括
   A. 复发性颅面自主神经系的症状
   B. 裂舌
   C. 复发性口面部肿胀
   D. 复发性周围性面瘫
   E. 口腔黏膜感觉异常

3. 关于地图舌，以下描述正确的是
   A. 是一种浅表性感染性的舌部炎症
   B. 其病损的形态和位置多变
   C. 儿童多发，尤以6个月至3岁多见
   D. 预后良好，无明显不适，一般不需要治疗
   E. 病损好发于舌背，可越过人字沟

【解析】地图舌是一种浅表性非感染性舌部炎症。病因尚不明确，可能病因有：遗传因素、免疫因素、精神心理因素等。儿童多发，尤以6个月至3岁多见，也可发生于中青年。病损多突然出现，初起为小点状，逐渐扩大为地图样，持续1周或数周内消退，同时又有新病损出现。新病损的位置及形态不断变化，似在舌背移动“游走”。病损多在舌前2/3游走，一般不越过人字沟。地图舌往往有自限性，可复发。患者一般无疼痛等不良感觉，该病预后良好，且无明显不适感，故一般不需治疗。

4. 慢性唇炎可表现为
   A. 瓦楞样改变　　B. 干燥、皲裂
   C. 黄白色鳞屑　　D. 黄色薄痂
   E. 唇红肿胀

【解析】慢性唇炎临床表现为慢性脱屑性唇炎和慢性糜烂性唇炎。慢性脱屑性唇炎表现为唇红部干燥、皲裂，有黄白色或褐色鳞屑，有继发感染时呈轻度水肿充血。慢性糜烂性唇炎表现为上下唇红部反复糜烂、渗出、结痂、剥脱。有炎性渗出时会形成黄色薄痂，也可形成血痂或脓痂。患者常不自觉咬唇、舔唇或用手揉擦，以致病损部位皲裂、疼痛，渗出更明显，继而又结痂。如此反复，致使唇红部肿胀或慢性轻度增生。

5. 以下可能是地图舌病因的是
   A. 舔舌的不良习惯
   B. 消化不良
   C. 肠寄生虫
   D. 病灶感染
   E. 遗传因素

【解析】地图舌的病因尚不明确。可能的主要因素有：①遗传因素：地图舌可与某些有遗传倾向的疾病伴发，如沟纹舌、银屑病、糖尿病；②免疫因素；③精神心理因素：可与心理压力、情绪波动等有关；④其他因素：包括人群起源差异因素、内分泌因素、营养缺乏、口腔的局部因素等。

6. 下列因素可能引起口角炎的有
   A. 营养不良　　B. 细菌刺激
   C. 霉菌感染　　D. 口角潮湿
   E. 寒冷刺激

【解析】口角炎可由多种局部因素和系统因素独立或联合作用导致。营养不良性口角炎由营养不良、维生素缺乏引起，或继发于全身疾病引起的营养不良。感染性口角

答案： 1. ABC　2. BCD　3. BCD　4. BCDE　5. BCDE　6. ABCD

炎由真菌、细菌、病毒等病原微生物引起，干冷的气候，颌间距离过短，舔唇、体质衰弱等为常见诱发因素。

7. 口角炎可表现为
   A. 皮肤、黏膜充血
   B. 黏膜丘疹
   C. 口角区皮肤黏膜增厚呈灰白色，伴细小横纹或放射状裂纹
   D. 口角处水平状浅表皲裂
   E. 口角区局部充血、水肿、糜烂

【解析】口角炎发生在上下唇结合处口角区，以皲裂、口角糜烂和结痂为主要症状，可伴有口角区充血、红肿，或因长期慢性感染使口角区皮肤黏膜增厚呈灰白色，伴细小横纹或放射状裂纹。营养不良性口角炎也可表现为口角处水平状浅表皲裂。

8. 下列为地图舌临床表现的有
   A. 丝状乳头片状剥脱
   B. 舌背形成红色光滑区
   C. 红色区可糜烂
   D. 剥脱区微凹陷
   E. 菌状乳头清晰可见

【解析】病损由周边区和中央区组成。中央区表现为丝状舌乳头萎缩微凹、黏膜充血发红、表面光滑的剥脱样改变。

三、共用题干单选题

（1~2 题共用题干）

患者，女，30 岁。上唇反复肿胀，无疼痛瘙痒，有垫褥感，压之无凹陷性水肿。上唇唇红肿胀，出现左右对称的瓦楞状纵行裂沟，有渗出，唇红区呈紫红色。

1. 根据以上临床表现，可诊断为
   A. 浆细胞性唇炎
   B. 肉芽肿性唇炎
   C. 良性淋巴组织增生性唇炎
   D. 腺性唇炎
   E. 光化性唇炎

【解析】肉芽肿性唇炎肿胀区以唇红黏膜颜色正常，局部柔软，无痛，无痒，有垫褥感，压之无凹陷性水肿为特征。病初肿胀可能完全消退，但多次复发后则消退不完全或不消退。随病程发展唇肿可至正常的 2~3 倍，形成巨唇，出现左右对称的瓦楞状纵行裂沟，有渗出液，唇红区呈紫红色，肿胀可波及邻近皮肤区。

2. 该病的治疗方法<u>**不包括**</u>
   A. 皮质激素局部封闭
   B. 抗组胺药
   C. 中医中药治疗
   D. 光动力治疗
   E. 手术切除

【解析】肉芽肿性唇炎的治疗包括①局部治疗：唇部肿胀区可采用局部注射醋酸氢化可的松、泼尼松龙、曲安奈德等注射液，每周 1~2 次。②全身治疗：可口服泼尼松，采用小剂量短疗程方案。对皮质类固醇疗效不佳或为避免长期应用皮质类固醇引起的副作用，可选用抗微生物类药物，如氯法齐明、甲硝唑、米诺环素等。有自主神经系统调节紊乱的患者可用抗组胺药，如特非那定又名敏迪。口服沙利度胺（反应停）也可有一定疗效。③手术治疗。④其他治疗：中医中药治疗、微波治疗与激光治疗。

（3~4 题共用题干）

患者，男，30 岁。舌背正中后 1/3 处，轮廓乳头前方，呈前后为长轴的菱形，边界清

答案： 7. ACDE 8. ABDE
1. B 2. D

楚，乳头萎缩，表面光滑，扪之柔软，无自觉症状，无功能障碍，局部刺激后疼痛不适。

3. 根据以上临床表现，该病的诊断为
   A. 舌乳头炎　　B. 萎缩性舌炎
   C. 正中菱形舌炎　　D. 地图舌
   E. 舌癌

【解析】正中菱形舌多见于成年人。损害区位于轮廓乳头前方，舌背正中后1/3处。一般呈前后为长轴的菱形，或近似菱形的长椭圆形，色红，舌乳头缺如。患者常无自觉症状，无功能障碍。

4. 该病的治疗<u>不包括</u>
   A. 避免频繁过度伸舌自检
   B. 及时治疗
   C. 耐心解释，消除恐惧感
   D. 结节型者如基底变硬，应行活检或手术治疗
   E. 可疑白念珠菌感染和糖尿病者做相应检查和对因治疗

【解析】一般不需治疗，但详细和耐心地解释可起到良好的心理作用，有助于患者消除恐惧感。怀疑有白念珠菌感染和糖尿病者应作相应检查和对因治疗。定期检查，如基底部出现硬结时，应做活检排除恶变，或用冷冻或激光治疗。

(5~8 题共用题干)

患者，男，48 岁。嘴唇反复肿胀 3 月余，起床时上下唇易粘连在一起。临床检查见下唇唇红肿胀明显，下唇唇红及下唇内侧黏膜可见针尖大小唇腺导管开口，中央凹陷，轻轻挤压可见有透明黏液溢出如露珠状，可扪及大小不等结节，无触痛。

5. 根据题干所提供的线索，患者最可能的诊断是
   A. 肉芽肿性唇炎
   B. 血管神经性水肿
   C. 腺性唇炎
   D. 超敏反应性唇炎
   E. 良性淋巴组织增生性唇炎

【解析】腺性唇炎是以唇腺增生肥大、下唇肿胀或偶见上下唇同时肿胀为特征的唇炎。单纯型腺性唇炎最为常见。临床可见唇部浸润性肥厚，并可扪及大小不等的小结节。唇红黏膜缘可见针头大小如筛孔样排列的小唾液腺导管口，中央凹陷，中心扩张，有透明的黏液自导管口排出，挤压唇部可见更多黏液，如露珠状。清晨睡醒可觉上下唇粘连，有浅白色薄痂形成。

6. 应与之进行鉴别诊断的疾病<u>不包括</u>
   A. 肉芽肿性唇炎
   B. 良性淋巴组织增生性唇炎
   C. 血管神经性水肿
   D. 唇部黏液腺囊肿
   E. 慢性非特异性糜烂性唇炎

【解析】唇部肿胀、有结节状突起物应与肉芽肿性唇炎和良性淋巴组织增生性唇炎鉴别。肉芽肿性唇炎常自唇的一侧发病后向另一侧进展，形成巨唇，且不易消退。良性淋巴组织增生性唇炎以干燥出血、糜烂脱皮为主，且可同时发生于颊、腭等部位。腺性唇炎结节状损害较大且数目较少时应与唇部黏液腺囊肿鉴别。唇部渗出明显时，应与慢性非特异性糜烂性唇炎相鉴别，前者渗出多为透明黏液，后者多为黄色渗出物或者出血形成血痂。

7. 假设患者唇部曾出现溃疡，挤压唇部可见脓性液体，考虑的临床类型是
   A. 干燥脱屑型　　B. 湿疹糜烂型
   C. 浅表化脓型　　D. 单纯型
   E. 深部化脓型

答案： 3. C　4. B　5. C　6. C　7. C

【解析】腺性唇炎临床上分为单纯型、浅表化脓型和深部化脓型。浅表化脓型腺性唇炎又称 Baelz 病，由单纯型继发感染所致。唇部有浅表溃疡、结痂，痂皮下集聚脓性分泌物，去痂后露出红色潮湿基底部，挤压可见腺口处排出脓性液体。在慢性缓解期，唇黏膜失去正常红润，呈白斑样变化。

8. 假设患者有碘过敏，可选择的治疗手段**不包括**

A. 手术局部切除

B. 糖皮质激素局部注射

C. 放射性核素 ^{32}P 敷贴

D. 光动力疗法

E. 去除刺激因素

【解析】腺性唇炎的临床处理手段包括：去除诱发因素及不良刺激，如戒烟戒酒、忌食辛辣食物、避免紫外线照射、保持唇部清洁。局部治疗可注射泼尼松龙混悬液、曲安奈德注射液等皮质激素制剂，或用放射性同位素 ^{32}P 贴敷。内服可用 10% 碘化钾溶液，应注意碘过敏者禁用。对于唇部肿胀明显、分泌物黏性较强者，在小心切除下唇增生的小唾液腺后，行唇部切除术及美容修复。

（9~12 题共用题干）

患儿，男，8 岁。舌头花纹 4 年，花纹形状常有变化，无自觉症状。临床检查：舌背丝状乳头萎缩，呈剥脱样红斑，周边丝状乳头增厚，呈黄白色带状围线，边界分明，无触痛。

9. 根据上述症状，患儿最可能的诊断是

A. 裂纹舌　　B. 贫血性舌炎

C. 游走性舌炎　　D. 沟纹舌

E. 消化不良性舌炎

【解析】地图舌由于其形态和位置多变，故又名游走性舌炎。

10. 该患儿可能出现的症状是

A. 自发性疼痛

B. 舌体活动不自如

C. 剥脱区微凹陷

D. 有明显的刺激性痛

E. 菌状乳头不清晰

【解析】地图舌表现为舌背丝状乳头呈片状剥脱，微凹陷，形成光滑的红色剥脱区。

11. 假设患儿和家长对此表现焦虑，患儿自诉有进食疼痛，可采取的处理方法**不包括**

A. 心理疏导

B. 局部抗感染

C. 避免局部刺激因素

D. 手术切除

E. 局部止痛剂

【解析】地图舌一般不需药物治疗，如果有疼痛、过敏反应、焦虑等症状，可局部用止痛剂、抗组胺剂、抗焦虑剂和类固醇激素等。伴发沟纹舌或念珠菌感染者，应局部抗炎和对症治疗。避免局部刺激因素。

12. 假设患者是成年人，外形消瘦、体质较差，舌部伴有沟纹且有进食刺激痛，建议再进一步做的实验室检查**不包括**

A. 血糖检查

B. 维生素水平检查

C. 活检

D. 病原微生物检查

E. 血清免疫学检查

【解析】地图舌病因尚不明确。可能的因素有①遗传因素：与某些有遗传倾向的疾病伴发，如沟纹舌、银屑病、糖尿病；②免疫因素；③精神心理因素：可与心理压力、情绪波动等有关；④其他因素：包括人群起源差异因素、内分泌因素、营养缺乏、口腔局部因素

答案：　8. D　9. C　10. C　11. D　12. C

等。针对体质较差的患者,建议排除全身系统因素和感染因素,进行全面评估。

四、案例分析题

【案例一】患者,男,50岁。舌根部烧灼样疼痛伴口干2个月。

第1问:询问病史时应注意的要点有

A. 疼痛性质　B. 疼痛节律性

C. 全身系统病史　D. 用药史

E. 牙科治疗史

F. 近期是否经历重大生活事件

【解析】口腔烧灼样疼痛应首先考虑灼口综合征,问诊时应注意询问疼痛性质、疼痛节律性、患者全身系统病史和用药史、日常生活习惯,评估患者精神心理状态等。

第2问:患者诉疼痛晨轻晚重节律性改变,空闲静息时加重,但工作、注意力分散时无疼痛加重。因有亲友患舌癌离世,每日伸舌自检多次,担心罹患癌症。检查见舌活动自如,舌体柔软,触诊反应正常,舌黏膜正常。该病的诊断为

A. 萎缩性舌炎　B. 灼口综合征

C. 舌乳头炎　D. 舌癌

E. 地图舌　F. 舌淀粉样变

【解析】灼口综合征以舌烧灼样疼痛为最常见的临床症状,舌痛呈现晨轻晚重的时间节律性改变,空闲静息时加重,但注意力分散时(如工作、熟睡、饮食)无疼痛加重;灼口综合征患者临床症状与体征明显不协调,口腔检查无明显阳性体征。

第3问:该病的病因包括

A. 局部刺激因素

B. 更年期综合征

C. 维生素和矿物质缺乏

D. 精神因素

E. 神经系统病变

F. 糖尿病

G. 医源性因素

【解析】灼口综合征的病因包括:(1)局部因素:包括牙石、残根残冠、不良修复体等。(2)系统因素:包括①更年期综合征;②系统性疾病,如甲状腺功能异常,类风湿等免疫性疾病,消化道疾病,激素水平改变等;③维生素和矿物质的缺乏:维生素B_1、B_2、B_6等缺乏;④医源性:长期滥用抗生素引起菌群失调。(3)精神因素。(4)神经系统病变等。

第4问:该病的临床处理包括

A. 消除局部刺激因素

B. 纠正患者伸舌自检的不良习惯

C. 伴有精神症状者可服用抗焦虑药物

D. 心理治疗

E. 口干唾液黏稠者可用溴乙锭或人工唾液

F. 放射治疗

【解析】灼口综合征的治疗包括①局部治疗:去除局部刺激因素,如牙石、残根残冠、不良修复体等;纠正患者伸舌自检等不良习惯;②系统治疗;③对症处理:伴有失眠、抑郁等精神症状者可服用抗焦虑药物,抗精神病药物,镇痛药物;口干唾液黏稠者可口服溴己定或使用人工唾液;④心理治疗等。

【案例二】患者,女,45岁。下唇溃烂1周。患者1周前外出钓鱼,随后下唇溃烂、疼痛妨碍进食,伴流血,经抗感染治疗后,症状减轻。临床检查见下唇唇红可见广泛充血糜烂,表面少量渗液,下唇肿胀、触痛,口内黏膜未见明显异常。

第1问:该病最可能的诊断是

A. 慢性糜烂性唇炎

答案:【案例一】1. ABCDEF　2. B　3. ABCDEFG　4. ABCDE　【案例二】1. C

B. 血管神经水肿
C. 光化性唇炎
D. 慢性盘状红斑狼疮
E. 浆细胞性唇炎
F. 坏死性口炎

【解析】急性光化性唇炎起病急，发作前常有曝晒史，表现为糜烂性唇炎。唇红区广泛水肿、充血、糜烂，表面覆以黄棕色血痂或形成溃疡，灼热感明显，伴有剧烈的瘙痒。往往累及整个下唇，影响进食和说话。一般全身症状较轻，2~4 周内可能自愈，也可转成亚急性或慢性。

第 2 问：应与本病相鉴别的是
A. 慢性糜烂性唇炎
B. 血管神经水肿
C. 扁平苔藓
D. 慢性盘状红斑狼疮
E. 浆细胞性唇炎
F. 良性淋巴增生性唇炎

【解析】本病湿疹糜烂样病损应与盘状红斑狼疮、扁平苔藓、唇疱疹、良性淋巴增生性唇炎等鉴别。该病干燥脱屑样病损应与非特异性慢性唇炎鉴别。

第 3 问：以下情况是本病可能转归的是
A. 自愈
B. 转成慢性
C. 唇部畸形
D. 反复发作
E. 癌变
F. 并发皮肤日光性湿疹

【解析】急性光化性唇炎一般全身症状较轻，2~4 周内可能自愈，也可转成亚急性或慢性。该病有明显的季节性，往往春末起病，夏季加重，秋季减轻或消退。长期不愈易演变成鳞癌。此外，可并发皮肤的日光性湿疹。

第 4 问：以下<u>**不是**</u>本病的处理方案的是
A. 局部治疗
B. 全身治疗
C. 手术治疗
D. 免疫治疗
E. 物理治疗
F. 增加户外体育锻炼

【解析】光化性唇炎应尽可能避免日光暴晒，停用可疑的药物及食物，治疗影响卟啉代谢的其他疾病。可有针对性地进行局部治疗、全身治疗。也可使用二氧化碳激光等物理方法进行治疗。对怀疑癌变或已经癌变的患者应尽早手术。

【案例三】患者，女，25 岁。嘴唇反复干裂、起皮 1 年。影响外观，起初涂唇膏可缓解，进来加重，患者自觉秋冬季节病情严重。临床检查：上下唇红充血结痂，伴有鳞屑、口角糜烂结痂，口内黏膜未见明显异常。

第 1 问：结合病史该病例最有可能的诊断是
A. 过敏性唇炎
B. 唇痈
C. 慢性非特异性唇炎
D. 唇部多形红斑
E. 唇疱疹
F. 肉芽肿性唇炎

【解析】慢性非特异性唇炎是不能明确其他特殊病理变化或病因的唇炎，病程迁延，反复发作。

第 2 问：本病诊断要点包括
A. 发病史
B. 临床表现
C. 排除各种特异性唇炎
D. 生活饮食习惯
E. 手术外伤史
F. 全身性疾病

答案： 2. ACDF 3. ABDEF 4. DF **【案例三】** 1. C 2. ABCDF

【解析】慢性非特异性唇炎是不能诊断为各种特异性唇炎的一类唇部疾病。其病因不明，可能与温度、化学、机械性阴虚的长期持续性刺激有关，如气候变化、烟酒烫食刺激、舔唇咬唇不良习惯等。也可能与精神因素有关。患者一般无全身性疾病。临床表现为唇部反复干燥、鳞屑、皲裂、渗出、结痂等。

第3问：关于该病下列说法是**错误**的是

A. 可反复发作

B. 患者常不自觉咬唇、舔舌，导致口周皮炎

C. 按临床表现可分为脱屑型、糜烂型和化脓型

D. 可使用抗病毒软膏、抗生素或激素类软膏局部涂布

E. 应以局部和全身治疗为主要治疗手段

F. 经抗感染治疗即可好转或消退

【解析】慢性唇炎可以反复发作，按临床表现可分为脱屑型、糜烂型。邻近皮肤和颊黏膜一般不累及，但患者不自觉咬唇、舔舌，容易导致口周皮炎。治疗应以唇部湿敷配合抗生素或激素类软膏局部涂布为主要治疗手段。

第4问：本病病因是

A. 寒冷刺激　　B. 舔唇咬唇

C. 进食槟榔　　D. 吸烟

E. HPV 感染　　F. 焦虑症

【解析】慢性非特异性唇炎病因不明，可能与温度、化学、机械性因素的长期持续性刺激有关，如气候变化、烟酒烫食刺激、舔唇咬唇不良习惯等。也可能与精神因素有关。

答案：3. CDEF　4. ABDF

第九章　性传播疾病的口腔表征

一、单选题

1. 尖锐湿疣的致病微生物是
   A. 巨细胞病毒
   B. 人乳头状瘤病毒
   C. 柯萨奇病毒
   D. 肠道病毒
   E. 人类免疫缺陷病毒

【解析】尖锐湿疣是由人乳头瘤病毒感染引起的以疣状病变为主的性传播疾病。尖锐湿疣主要由 HPV6、HPV11 引起,属低危性 HPV。

2. 梅毒硬下疳自行愈合的时间为
   A. 感染后 1~2 周
   B. 感染后 3~10 周
   C. 感染后 11~16 周
   D. 感染后 1~2 年
   E. 感染后 2 年以上

【解析】硬下疳从隆起性丘疹到溃疡,再到溃疡愈合约持续 3~10 周,愈合后不留痕迹或遗留暗红色表浅瘢痕或色素沉着。

3. 患者,女,35 岁。右舌腹无痛白斑 3 个月。检查发现右侧舌腹灰白色微隆斑块,大小约 8mm×4mm,边界清晰,表面光亮,质地稍韧。患者半年前曾有不洁性接触史。应考虑进行的检查是
   A. 病损临床标本真菌涂片
   B. 病损临床标本细菌培养
   C. 细胞 + 体液免疫功能检查
   D. 梅毒螺旋体抗原血清试验
   E. 人类免疫缺陷病毒抗体检测

【解析】二期梅毒最常见的口腔损害为黏膜斑,可发生于口腔黏膜任何部位,常见于舌、腭部,损害为灰白色、光亮而微隆的斑块,圆形或椭圆形,直径约 3~10mm,边界清楚。一般无自觉症状。确诊梅毒需同时符合临床表现和两类梅毒血清学试验(非梅毒螺旋体抗原血清试验、梅毒螺旋体抗原血清试验)均为阳性。

二、多选题

1. 梅毒的传播途径有
   A. 性接触传播　B. 母婴传播
   C. 虫媒传播　D. 经食物传播
   E. 血液传播

【解析】人是梅毒的唯一传染源,先天梅毒通过母婴传播,后天梅毒主要通过性接触传播,少数患者可通过接触带有梅毒螺旋体的内衣、被褥、毛巾、剃刀、文具、医疗器械以及哺乳、输血等间接途径感染。

2. 淋病的临床表现包括
   A. 淋菌性尿道炎　B. 淋菌性宫颈炎

答案: 1. B　2. B　3. D
1. ABE　2. ABCDE

C. 淋菌性口炎　　D. 淋菌性咽炎
E. 淋菌性结膜炎

【解析】男性淋病主要表现为淋菌性尿道炎，女性淋病最常受累的部位是宫颈内膜、尿道，淋病的口腔表现有淋菌性口炎、咽炎，多见于有口交史的患者。母亲患有淋病可经产道感染引起新生儿淋菌性结膜炎。

三、共用题干单选题

（1~2 题共用题干）

患者，女，35 岁。下唇增生物 2 个月。口腔检查发现下唇唇红 2 处菜花状赘生物，直径分别为 4mm、2mm，有蒂，色粉红，质地稍韧，醋酸白试验（+）。

1. 为明确诊断，可行的检查是
A. 真菌涂片
B. 活检病理学检查
C. 病原体血清试验
D. 血常规检
E. 暗视野显微镜检查

【解析】根据临床表现及醋酸白试验（+），初步临床印象为尖锐湿疣，为确诊应进行病理学检查。

2. 下列治疗措施可行的是
A. 局部抗真菌治疗
B. 全身抗生素治疗
C. 激光治疗
D. 补充复合维生素 B
E. 不推荐治疗

【解析】目前还没有根除 HPV 感染的方法，治疗主要以去除外生性疣为主，可用激光、冷冻、微波、光动力、手术切除等方法。

（3~6 题共用题干）

患者，男，37 岁。硬腭无痛性小结节 1 周。检查发现右侧软硬腭交界处一赘生物，呈乳头状，直径 5mm，无蒂，颜色粉红，紧邻可见数个针尖样粉色增生物。

3. 应仔细询问有无
A. 恶性肿瘤家族史
B. 毒性化学物质接触史
C. 过敏史
D. 特殊饮食习惯
E. 不洁性接触史

【解析】尖锐湿疣是我国最常见的性传播疾病，传染性强，易复发。

4. 如需确诊，应选用的检查方法是
A. 血清学检查　　B. 病理活检
C. 涂片检查　　D. 醋酸白试验
E. 微生物培养

【解析】尖锐湿疣依据流行病学史、临床表现和实验室检查进行诊断。一般医生可根据体格检查诊断肉眼可见的尖锐湿疣，如不能确诊，可进行活检。

5. 组织切片镜下见棘层增厚、空泡细胞形成，有此典型病理表现的病原微生物感染是
A. 白念珠菌　　B. 淋病奈瑟菌
C. HPV　　D. 梅毒螺旋体
E. HIV

【解析】尖锐湿疣的组织病理特征为乳头瘤或疣状增生、角化过度、角化不全、棘层肥厚、基底细胞增生、真皮浅层血管扩张，周围有淋巴细胞为主的炎性细胞浸润。表皮颗粒层和棘层上部细胞有明显的灶状、片状及散在分布的空泡化细胞。空泡细胞体大，核深染，核周可见程度不同的空泡化改变。有时可在角质形成细胞内可见大小不等浓染的颗粒样物质，即病毒包涵体。

答案：1. B　2. C　3. E　4. B　5. C

6. 如果对上腭病损进行治疗，下列处理<u>不可</u>选用的是
   A. 局部使用 0.5% 鬼臼毒素
   B. 局部使用糖皮质激素
   C. 光动力
   D. 激光
   E. 手术切除

【解析】尖锐湿疣的药物治疗可选用 0.5% 鬼臼毒素酊，物理治疗可选用激光、光动力以及手术切除。病毒感染增生物不得使用糖皮质激素。

四、案例分析题

【案例一】患者，女，28 岁。舌部溃疡 2 周，无明显疼痛。生殖器同时出现相似的无痛性溃疡。检查发现舌背前份左侧一处直径约 8mm 的溃疡，边界清楚，周缘微隆起，质稍硬，表面光滑，覆有灰白色假膜。左侧下颌下淋巴结肿大。外生殖器可见一处溃疡，直径约 1cm，边界清楚，周缘微隆起，质硬，表面可见浆液性分泌物。

第 1 问：应详细询问的病史为
   A. 吸烟史　　B. 用药史
   C. 家族史　　D. 不洁性接触史
   E. 嚼槟榔史　　F. 输血史

【解析】根据患者临床表现考虑其患梅毒可能性，因此要询问其可能感染途径，包括性传播、血液传播、接触梅毒患者内衣、毛巾等间接传播。

第 2 问：应考虑进行的检查有
   A. 血常规
   B. 细胞 + 体液免疫功能检查
   C. 过敏原筛查
   D. 真菌涂片
   E. 非梅毒螺旋体抗原血清试验
   F. 梅毒螺旋体抗原血清试验
   G. 病理活检

【解析】依据梅毒的诊断标准，应行非梅毒螺旋体抗原血清试验和梅毒螺旋体抗原血清试验。

第 3 问：该患者可诊断为
   A. 复发性阿弗他溃疡
   B. 药物过敏性口炎
   C. 一期梅毒
   D. 二期梅毒
   E. 三期梅毒
   F. 潜伏梅毒

【解析】该患者的临床病损为一期梅毒中最常见的硬下疳。

第 4 问：治疗该患者疾病的首选药物为
   A. 苄星青霉素　　B. 普鲁卡因青霉素
   C. 头孢曲松　　D. 阿昔洛韦
   E. 氟康唑　　F. 链霉素
   G. 多西环素

【解析】根据《中国性传播疾病（梅毒）临床诊疗及防治指南》，早期梅毒首选青霉素法治疗：普鲁卡因青霉素 G 80 万 U/d，肌内注射，连续 15 天；或苄星青霉素 240 万 U，分为双侧臀部肌内注射，每周 1 次，共 2 次。替代方案：头孢曲松 0.5~1g，1 次 /d，肌内注射或静脉给药，连续 10 天。对青霉素过敏用以下药物：多西环素 100mg，2 次 /d，连服 15 天；或盐酸四环素 500mg，4 次 /d，连服 15 天（肝、肾功能不全者禁用）。

答案： 6. B
【案例一】 1. DF　2. EF　3. C　4. AB

第十章　艾滋病的口腔表征

一、单选题

1. 获得性免疫缺陷综合征的病原体属于

A. DNA 病毒　　B. RNA 病毒

C. 革兰阳性菌　　D. 革兰阴性菌

E. 苍白螺旋体

【解析】获得性免疫缺陷综合征是由人类免疫缺陷病毒感染引起，HIV 为 RNA 病毒。

2. HIV/AIDS 患者最常见的口腔肿瘤是

A. 鳞癌

B. 乳头状瘤

C. Kaposi 肉瘤

D. 非霍奇金淋巴瘤

E. 黑色素瘤

【解析】Kaposi 肉瘤是 HIV 感染中最常见的口腔恶性肿瘤，是艾滋病的临床诊断指征之一。

3. 患者，男，27 岁。口腔发白疼痛 2 个月。近 3 个月来反复腹泻、低热，否认长期服药史。检查可见双唇内侧、舌背、口底及上腭黏膜广泛白色假膜，可擦去，周围黏膜充血。实验室检查示血清 HIV 抗体(+)，梅毒螺旋体抗原(-)。

引起该病的起始原因为

A. 免疫功能紊乱　　B. 病毒感染

C. 过敏反应　　D. 细菌感染

E. 维生素缺乏

【解析】艾滋病是获得性免疫缺陷综合征的简称，是由人类免疫缺陷病毒感染引起。口腔念珠菌病是 HIV 感染者最常见的口腔损害，且常在感染早期出现，是免疫抑制的早期征象。

二、多选题

1. 对人类免疫缺陷病毒的预防措施包括

A. 正确使用安全套，采取安全性行为

B. 不吸毒，不共用针具

C. 推行无偿献血，对献血人群进行 HIV 筛查

D. 严格消毒，控制医院交叉感染

E. 发现 HIV 感染者及时向疾控中心报告

【解析】根据《中国艾滋病诊疗指南(2018 版)》，有效预防的措施包括正确使用安全套，采取安全性行为；不吸毒，不共用针具；推行无偿献血，对献血人群进行 HIV 筛查；加强医院管理，严格执行消毒制度，控制医院交叉感染；预防职业暴露与感染；控制母婴传播；对 HIV/AIDS 患者的配偶和性伴、与 HIV/AIDS 患者共用注射器的静脉药物依赖者、HIV/AIDS 患者所生的子女，进行医学检查和 HIV 检测，为其提供相应咨询服务。发现 HIV 感染者及时向所在地疾病预防控制中心报告疫情属于传染病疫情报告的规定。

答案： 1. B　2. C　3. B

1. ABCD

2. HIV 感染者的口腔损害包括
A. 口腔念珠菌病　B. 毛状白斑
C. Kaposi 肉瘤　D. 牙龈线形红斑
E. 坏死性口炎

【解析】HIV 感染者的口腔损害主要为机会性感染，包括口腔真菌感染（口腔念珠菌病、组织胞浆菌病）、病毒感染（毛状白斑、单纯疱疹、带状疱疹、巨细胞病毒感染）、Kaposi 肉瘤、HIV 相关性牙周病（牙龈线形红斑、HIV 相关性牙周炎、坏死性牙周炎）、坏死性口炎、非特异性溃疡、唾液腺疾病、非霍奇金淋巴瘤等。

三、共用题干单选题

（1~2 题共用题干）

患者，男，47 岁。口腔溃烂半年余。否认全身系统病史及用药史。检查发现双颊及舌背大量白色凝乳状假膜，可擦去，基底黏膜充血。血清 HIV 抗体（+）。

1. 该患者可能的感染途径**不包括**
A. 异性性接触传播
B. 同性性接触传播
C. 输入含 HIV 的血液
D. 与 HIV 患者进餐
E. 与他人共用针头等医疗器械

【解析】HIV 存在于传染源的血液、精液、阴道分泌物、胸腹水、乳汁、脑脊液、羊水等体液中，可通过性接触、血液及血制品和母婴传播。日常生活的一般接触如握手、礼节性接吻、共同进餐，在同一房间办公，接触电话、便具，被蚊虫叮咬不会造成感染。

2. 治疗该患者口内病损可选用的药物**不包括**
A. 利巴韦林
B. 制霉菌素
C. 碳酸氢钠漱口水
D. 氟康唑
E. 伊曲康唑

【解析】针对 HIV 感染的口腔念珠菌病：局部和全身使用抗真菌药物。口腔念珠菌感染首选制霉菌素局部涂抹，碳酸氢钠漱口水含漱。口服氟康唑 100~200mg/ 次，1 次 /d，疗程 1~2 周。对口服氟康唑不能耐受的患者，静脉注射氟康唑 100~400mg/d，疗程 2~3 周，也可用伊曲康唑 200mg/ 次，1 次 /d，或口服伏立康唑 200mg，2 次 /d，疗程 2~3 周。口角炎可用咪康唑软膏涂擦。

（3~8 题共用题干）

患者，男，46 岁。舌部白膜 5 个月。口腔检查发现舌背舌腹、双颊及上腭黏膜广泛充血，伴散在白色假膜，可擦去。26 残冠，舌侧缘稍尖锐。血常规示淋巴细胞绝对值下降明显。

3. 患者舌部病损最有可能为
A. 口腔扁平苔藓
B. 口腔念珠菌病
C. 毛状白斑
D. 口腔白色角化病
E. 白色海绵状斑痣

【解析】根据患者淋巴细胞计数提示患者处于免疫抑制状态，其口腔病损最有可能为机会性感染，临床表现提示更有可能为口腔念珠菌病。

4. 针对该病损，可服用的药物是
A. 阿昔洛韦　B. 氟康唑
C. 甲硝唑　D. 沙利度胺
E. 阿莫西林

【解析】针对口腔念珠菌病可全身使用抗真菌药物。

答案： 2. ABCDE
1. D　2. A　3. B　4. B

5. 经询问病史，患者诉有同性不安全性生活史 5 年，该患者应首先行的检查是
   A. 真菌涂片
   B. 病损病理检查
   C. HIV 抗体检测
   D. 空腹血糖
   E. 过敏原筛查

【解析】根据流行病史，怀疑其 HIV 感染风险较高，应行 HIV 抗体检测以筛查是否为 HIV 感染。

6. 如果患者反复腹泻（>3 次 /d）1 月余，HIV 抗体（酶联反应吸附试验）结果阳性，若要诊断该患者为艾滋病，还需用下列 HIV 抗体检测法作为补充试验，则该检测法是
   A. 免疫荧光法
   B. 化学发光法
   C. 明胶颗粒凝集试验
   D. 免疫印迹法
   E. 免疫层析法

【解析】HIV 感染的诊断需结合流行病学史、临床表现和实验室检查等进行综合分析，慎重做出诊断。HIV 抗体检测包括筛查试验和补充试验。两种试验均为阳性可诊断为 HIV 感染。筛查试验包括酶联免疫吸附试验（ELISA）、化学发光或免疫荧光法、快速检测（斑点 ELISA 和斑点免疫胶体金或胶体硒、免疫层析等），简单试验（明胶颗粒凝集试验）等。补充试验常用免疫印迹法、条带 / 线性免疫试验和快速试验）和核酸试验（定性和定量）。

7. 下列药物<u>不属于</u>治疗艾滋病的 HAART 方案用药的是
   A. 阿巴卡韦　　B. 利匹韦林
   C. 利巴韦林　　D. 拉米夫定
   E. 替诺福韦

【解析】AIDS 患者临床上常联合应用多种药物高效抗反转录病毒治疗（又称鸡尾酒疗法），成人初次治疗推荐方案为 2 种 NRTIs 类骨干药物（如阿巴卡韦、拉米夫定、替诺福韦）联合第三类药物：NNRTIs（如利匹韦林）或增强型 PIs（如洛匹那韦 / 利托那韦）或 INSTIs（如拉替拉韦）治疗。

8. 如果该患者 26 发展为牙髓炎，需要进行治疗，下列口腔医护人员操作注意事项**错误**的是
   A. 佩戴眼罩、面罩
   B. 穿隔离衣
   C. 拔髓针使用后可选择高温高压消毒
   D. 操作过程中应小心避免被锐器扎伤
   E. 牙钻机头使用完后用紫外线照射消毒

【解析】保证治疗的同时，医护人员应注意自我保护。包括佩戴乳胶手套、眼罩、面罩、穿隔离衣，注意器械、工作台消毒，严格执行各项消毒灭菌程序。一般的消毒剂如 70% 乙醇、0.2% 次氯酸钠、1% 戊二醛、20% 乙醛等均可使 HIV 灭活，100℃处理 20 分钟可将 HIV 完全灭活，但 HIV 对紫外线、γ-射线处理则不敏感。

四、案例分析题

【案例一】患者，男，42 岁。口腔腭部红色肿块二十余天。初起时为小结节，后发展为肿块，无明显疼痛。近一个月来不明原因反复发热，体重减轻，有过不洁性接触史。临床检查发现软腭左侧有一直径为 1.5cm 的褐色肿块，质地中等，无压痛。右颈部及腹股沟触及肿大淋巴结。实验室检查：白细胞计数降低（2 900 个 /μl），$CD4^{+}T$ 淋巴细胞明显减少（<100 个 /μl），胸部 CT 检查提示双肺叶内多个小结节影，沿支气管血管束分布，结节影周围可见程度不一的磨玻璃样密度影。

答案：5. C　6. D　7. C　8. E

第1问：为了明确病因应做的检查有

A. 血常规检查
B. 血清反应素环状卡片状试验
C. 血清 HIV 抗体检查
D. 口腔念珠菌检测
E. 醋酸白试验
F. 免疫功能检查
G. 过敏原筛查
H. 病理活检

【解析】根据患者口腔表现及全身症状，初步判断其感染 HIV 风险较大，需进行血清 HIV 抗体检查。为明确其口腔病损是否为 Kaposi 肉瘤，需进行病理活检确诊。

第2问：最可能与该患者口内及肺部病损有关的病原体是

A. HSV-1　B. MCV
C. HPV-6　D. VZV
E. HIV-1　F. HHV-8

【解析】Kaposi 肉瘤是 HIV 感染中最常见的口腔恶性肿瘤，艾滋病合并肺部 Kaposi 肉瘤患者胸部 CT 表现为双肺各叶多发结节影和斑片状实变影。Kaposi 肉瘤的发生与 Kaposi 肉瘤相关疱疹病毒（KSHV）有关，该病毒也称为人类疱疹病毒 8 型（HHV-8）。

第3问：该患者口腔病损最可能的诊断是

A. 树胶肿　B. 乳头状瘤
C. 黑色素细胞痣　D. 丛状血管瘤
E. Kaposi 肉瘤　F. 黑色素瘤
G. 鳞状细胞癌

【解析】Kaposi 肉瘤在口腔中好发于腭部和牙龈，其发展阶段分为斑块期和结节期，呈单个或多个褐色或紫色的斑块或结节，初期病变平伏，逐渐发展高出黏膜，可有分叶、溃烂或出血。

第4问：下列为本病首选治疗措施的是

A. 抗反转录病毒治疗
B. 化疗
C. 局部切除
D. 放疗
E. 激素治疗
F. 基因治疗

【解析】晚期皮肤、口腔、内脏或淋巴结艾滋病相关 Kaposi 肉瘤患者的首选初治方案是抗反转录病毒治疗（ART）和临床试验或化疗（首选脂质体阿霉素）。对于无法参与临床试验或化疗的患者，放疗可与 ART 一起使用。

答案：【案例一】 1. CH　2. F　3. E　4. AB

第十一章　系统疾病的口腔表征

一、单选题

1. 血小板减少性紫癜的最常见口腔表现是
   A. 牙龈红肿糜烂
   B. 舌部白色假膜
   C. 黏膜瘀斑或血肿
   D. 口干，味觉减退
   E. 口腔溃疡

【解析】血小板减少性紫癜是一组因外周血中血小板减少而导致皮肤、黏膜、内脏出血的疾病，常见口腔表现有牙龈自发性出血、黏膜瘀点、瘀斑、血肿。

2. 关于缺铁性贫血，叙述正确的是
   A. 主要是机体对铁的吸收障碍
   B. 属于小细胞低色素性贫血
   C. 可表现为莫列 - 亨特舌炎
   D. 好发于以玉米为主食者
   E. 口腔损害特点为白色斑纹

【解析】缺铁性贫血的病因主要是：①机体对铁的摄入不足和(或)需求增加；②各种慢性失血导致铁的丢失过多；③系统性疾病、药物、基因突变等导致的铁吸收和利用障碍。其血象呈小细胞低色素性贫血。莫列 - 亨特舌炎是内因子缺乏导致维生素 B_{12} 吸收障碍引起。长期以玉米为主食者容易发生烟酸缺乏。

3. 巨幼细胞贫血的病因主要是
   A. 铁剂缺乏
   B. 维生素 C 缺乏
   C. 维生素 B_{12} 和叶酸缺乏
   D. 白细胞降低
   E. 血小板降低

【解析】巨幼细胞贫血是由于细胞核 DNA 合成障碍所致的一种贫血，主要是因为各种生理或病理因素导致维生素 B_{12}、叶酸绝对或相对缺乏或利用障碍引起。

4. 患者，女，40 岁。舌头疼痛 3 月，伴头晕乏力。检查发现皮肤、甲床、口腔黏膜苍白，舌背丝状乳头及菌状乳头萎缩。应首先进行的检查是
   A. 血常规　　B. 尿液检查
   C. 舌组织活检　　D. 过敏原检查
   E. 肝肾功能检查

【解析】缺铁性贫血常见的临床表现有皮肤和黏膜、甲床苍白，可有萎缩性舌炎表现。初步印象为贫血，应查血常规，可见小细胞低色素贫血形态学改变。

5. 患儿，女，9 岁。牙龈肿胀伴自发性出血 2 周。口腔检查发现全口牙龈肿大波及牙间乳头和附着龈，颜色苍白，牙龈缘局部可见坏死溃疡。外周血白细胞数增多并可见幼稚白细胞，血小板降低，血红蛋白降低。该患儿最有可能诊断为
   A. 血友病
   B. 再生障碍性贫血

答案：1. C　2. B　3. C　4. A　5. C

C. 急性白血病
D. 血小板减少性紫癜
E. 过敏性紫癜

【解析】各型白血病都可以出现口腔表现，最易受侵犯的部位是牙龈，尤以急性型更为明显，患者常因牙龈自发性出血而首先到口腔科就诊。牙龈明显增生肿大，病变波及边缘龈、牙间乳头和附着龈。牙龈出血常为自发性，且不易止住。牙龈和口腔黏膜颜色苍白，有时可有不规则的溃疡，常不易愈合，易继发感染。血象：大部分患者外周血白细胞数目明显增高，分类检查常见原始和幼稚细胞。常伴有不同程度的贫血和血小板减少。

二、多选题

1. 巨幼细胞贫血可能引起的口腔症状或体征包括
A. 舌尖、舌缘发红伴剧痛
B. 舌背乳头萎缩
C. 口角皮肤湿白糜烂
D. 味觉功能迟钝
E. 唇部肿胀干燥脱屑

【解析】巨幼细胞贫血是由维生素 B_{12}、叶酸缺乏所致的一种贫血，其口腔常出现明显的舌炎。急性期舌尖、舌缘或舌背广泛发红伴剧痛，后可演变为舌乳头萎缩，舌质红，称为“牛肉舌”，可伴有味觉功能减退或丧失。

2. 缺铁性贫血可能引起的口腔症状或体征有
A. 舌灼痛
B. 口腔黏膜色泽苍白
C. 萎缩性舌炎
D. 口角炎
E. 口干

【解析】缺铁性贫血的口腔表现为口腔黏膜颜色苍白，黏膜对外界刺激的敏感性增高，常有异物感、口干、舌灼痛等症状。可出现萎缩性舌炎、口角炎或口炎。

3. 白血病患者在急性期不宜进行的口腔操作有
A. 刷牙　　B. 牙周洁治
C. 浅龋治疗　　D. 牙周刮治
E. 拔牙

【解析】对白血病患者进行口腔治疗时，必须十分谨慎，以保守治疗为主。尽量避免在操作时引起出血和继发感染，切忌手术和活检，禁用具有刺激性或腐蚀性的药物，否则给患者带来更大痛苦，甚至可致命。

4. 下列关于麻疹的表述，正确的是
A. 好发于成人
B. 皮肤淡红色斑丘疹
C. 口腔黏膜可出现 Koplik 斑
D. 肺炎是麻疹的常见并发症
E. 发现后应隔离患者，开窗通风

【解析】麻疹是由麻疹病毒引起的儿童最常见的急性呼吸道传染病之一，传染性极强，发现后应隔离患儿，避免开窗通风。早期出现发热、咳嗽、流涕，眼结膜充血，2~3 天口腔出现损害，与双侧第二磨牙相对应的颊黏膜上出现直径约 1mm 的灰白色小点，周围有红晕环绕，称为麻疹黏膜斑或科普利克斑（Koplik spots），为本病早期特征之一，具有早期诊断价值。再经 1~2 天，皮肤出现淡红色斑丘疹。常见并发症为肺炎、喉炎、中耳炎。

5. 川崎病的临床表现包括
A. 持续发热
B. 皮肤向心性、多形性皮疹

答案：1. ABD　2. ABCDE　3. BDE　4. BCD　5. ABCDE

C. 结膜充血
D. 杨梅舌
E. 手足硬肿、掌趾红斑

【解析】皮肤黏膜淋巴结综合征(MCLS)又称川崎病,是一种病因未明的血管炎综合征,幼儿高发。日本MCLS研究会的诊断标准为:

(1) 持续发热5天以上;
(2) 结膜充血;
(3) 口唇鲜红、皲裂和杨梅舌;
(4) 手足硬肿、掌趾红斑、指趾脱皮;
(5) 多形红斑样皮疹;
(6) 颈淋巴结肿大。

6条中具备包括发热在内的5条即可确诊。

三、共用题干单选题

(1~2题共用题干)

患者,男,59岁。头晕、乏力、活动后心悸1年,舌发红6个月。询问既往史得知该患者3年前因胃十二指肠溃疡、胃穿孔行胃大部切除术。口腔检查发现舌背丝状乳头和菌状乳头萎缩消失,舌面光滑,舌质红。血常规显示:红细胞计数降低,血红蛋白降低,平均红细胞体积增高,红细胞平均血红蛋白浓度正常。

1. 该患者的舌部病损称为
A. 草莓舌　B. 裂纹舌
C. 毛舌　D. 萎缩性舌炎
E. 地图舌

【解析】贫血患者常出现明显的反复发作的萎缩性舌炎。在急性发作时,舌尖、舌缘或舌背广泛发红,伴有剧痛,且容易受创伤而出现小血疱、糜烂或浅溃疡。急性期后,舌背丝状乳头和菌状乳头萎缩消失,舌面光滑,舌质红,俗称牛肉舌。

2. 结合患者既往史及临床表现,判断该患者贫血的主要原因是
A. 叶酸摄入不足
B. 维生素 B_{12} 摄入不足
C. 铁缺乏
D. 内因子分泌减少
E. 维生素C吸收障碍

【解析】胃大部切除后,胃壁细胞分泌的内因子减少,维生素 B_{12} 破坏增多同时吸收减少,是产生贫血的主要原因。

(3~5题共用题干)

患者,女,21岁。发热、鼻出血、牙龈出血2周。检查发现口腔黏膜苍白,可见散在瘀斑,右下前磨牙牙龈乳头渗血,有少量血凝块黏附,牙石(-)。双下肢皮肤可见瘀斑。血常规显示血红蛋白降低,白细胞降低,血小板降低,网织红细胞绝对值下降。

3. 为明确诊断应做的检查是
A. B超　B. 血清学检查
C. 骨髓检查　D. MRI
E. 核素骨扫描

【解析】再生障碍性贫血为造血功能衰竭,为明确诊断,应进行骨髓检查。

4. 治疗该患者的全身疾病可考虑使用
A. 叶酸
B. 硫酸亚铁
C. 雄激素
D. 同种异基因造血干细胞移植
E. 促红细胞生成素

【解析】本题患者起病急,贫血、出血、发热明显,诊断考虑为重型再障,最适宜的治疗是骨髓移植。

5. 该患者的口腔处理原则是
A. 避免创伤,预防感染

答案: 1. D　2. D　3. C　4. D　5. A

B. 彻底牙周治疗
C. 减轻疼痛
D. 预防新病损
E. 去除局部刺激

【解析】再生障碍性贫血患者在处理口腔病损时应注意口腔卫生，避免局部创伤，防治继发感染。

（6~9 题共用题干）

患者，女，65 岁。舌灼痛 4 个月。口腔检查发现双侧口角皲裂，舌背光滑无苔，口腔黏膜干燥。

6. 首选检查有
A. 小便常规　　B. 血常规
C. 活检　　D. 变应原检测
E. 细菌检查

【解析】为了解该患者系统性疾病的可能性，首先可考虑进行血常规、血糖检查排查贫血、糖尿病等常见疾病。

7. 与该病没有关系的疾病是
A. 胃肠道疾病
B. 严重肝肾疾病
C. 甲状腺功能亢进
D. 血液病
E. 脑血管疾病

【解析】与舌灼痛相关的系统性疾病包括贫血、甲状腺功能亢进、卵巢功能减退、糖尿病、胃肠道疾病、心理因素等。

8. 假设患者空腹血糖为 11mmol/L，该患者口腔病损的处理措施**不包括**
A. 保持口腔卫生
B. 防治细菌感染
C. 防治口腔真菌感染
D. 给予患者口服降糖药或胰岛素
E. 内分泌科就诊，控制血糖水平

【解析】糖尿病的诊断与治疗需要到内分泌科就诊及治疗。控制血糖是维护口腔卫生、防治感染的前提。

9. 假设患者真菌涂片结果阳性，**不适合**使用的药物是
A. 2%~4% 碳酸氢钠液
B. 氯己定
C. 制霉菌素
D. 氟康唑
E. 泼尼松

【解析】糖尿病合并真菌性口角炎可考虑局部使用 2%~4% 碳酸氢钠液、氯己定、制霉菌素糊剂防治口腔真菌感染，全身抗真菌治疗可选口服氟康唑。

四、案例分析题

【案例一】患者，女，65 岁。口舌疼痛半年。患者纯素食 6 年，慢性腹泻 1 年。口腔检查：唇部鲜红，略干燥脱屑；双侧口角皮肤湿白糜烂、伴皲裂；舌背光滑无苔，色红发亮。

第 1 问：为了明确病因应做哪些检查
A. 血常规检查
B. 尿核黄素 / 肌酐比值
C. 过敏原筛查
D. 红细胞烟酸脱氢酶（NAD）含量
E. 真菌培养
F. 免疫功能检查

【解析】根据患者口腔表现及全身症状，考虑其症状可能由于营养缺乏造成，为明确诊断，可进行 ABD 检查。

第 2 问：可能造成该患者口腔病损的原因是
A. 维生素 B_2 缺乏　B. 维生素 C 缺乏

答案： 6. B　7. E　8. D　9. E
【案例一】 1. ABD　2. AC

C. 烟酸缺乏　　D. 糖尿病
E. 叶酸缺乏　　F. 维生素 B_{12} 缺乏

【解析】根据营养史和临床特征，考虑其缺乏维生素 B_2、烟酸可能性较大。

第3问：治疗该患者口角病损可使用的药物有
A. 0.05% 氯己定软膏
B. 2% 硼酸软膏
C. 表皮生长因子凝胶
D. 生长因子
E. 阿昔洛韦软膏
F. 红霉素软膏

【解析】针对核黄素或烟酸缺乏造成的口角炎，可对症治疗。口角糜烂者，可涂 0.05% 氯己定软膏或 2% 硼酸软膏等。

第4问：该患者的饮食应多食用
A. 瘦肉　　B. 牛奶
C. 豆制品　　D. 酸奶
E. 动物内脏　　F. 水果

【解析】多食用富含核黄素、烟酸的食物，如牛奶、鸡蛋、动物内脏、肉、豆类等。

【案例二】患者，女，57岁。口干口渴、牙龈红肿出血6个月。口腔检查：口腔干燥，唾液少而黏稠，舌体肿大，丝状乳头萎缩，菌状乳头充血。全口多数牙牙周袋深达5mm，松动Ⅰ~Ⅱ度，牙石（++），牙龈探诊出血。随机血糖31.1mmoL/L。

第1问：该患者口腔病损的主要原因为
A. 真菌感染　　B. 病毒感染
C. 糖尿病　　D. 贫血
E. 细菌感染　　F. 血糖偏高

【解析】根据随机血糖水平可判断该患者患有糖尿病，其口腔病损为糖尿病相关口腔表征。

第2问：考虑该患者口干的原因为
A. 多尿　　B. 酮症酸中毒
C. 高渗血浆　　D. 用药
E. 唾液功能下降　　F. 精神因素

【解析】根据患者口腔表现及系统病史，考虑其口干是由于血糖高导致血浆渗透压增高、并且因为多尿失去大量水分引起。

第3问：缓解该患者口干的措施有
A. 饮水
B. 口服环戊硫酮（茴三硫）
C. 酸刺激
D. 控制血糖
E. 口服溴己新
F. 人工唾液

【解析】针对糖尿病引起的口干，首先应积极控制血糖水平，其次可使用正确的日常护理手段及药物辅助缓解口干，以上选项均可起到不同程度的缓解作用。

第4问：治疗该患者何时进行牙周治疗效果最好
A. 糖尿病控制前
B. 控制糖尿病与牙周治疗同时进行
C. 除应急处理外，糖尿病控制后
D. 糖尿病控制后又失控时
E. 无需控制糖尿病
F. 糖尿病开始治疗后的任何时候

【解析】对于未进行血糖控制的患者，仅做对症应急处理；对于经过积极治疗已控制血糖的糖尿病患者，可按常规措施进行牙周治疗。

答案：3. ABC　4. ABCDE　【案例二】1. C　2. AC　3. ABCDEF　4. C

第十二章　口腔黏膜色素异常

一、单选题

1. 与色素沉着息肉综合征主要有关的全身系统性疾病是
   A. 神经系统　　B. 呼吸系统
   C. 消化系统　　D. 内分泌系统
   E. 心血管系统

【解析】色素沉着息肉综合征又名 Peutz-Jeghers 综合征，胃肠道多发性息肉是本病的重要特点，即与消化系统有关。

2. 口腔黏膜色素沉着包括外源性色素和内源性色素，属于内源性色素的是
   A. 黑色素　　B. 重金属
   C. 染料　　D. 药物
   E. 化妆品

【解析】由机体自身合成的色素称为内源性色素，包括黑素、血色素、胆红素等，如果上述色素在黏膜过度沉着，则可能为病理性改变。

3. Peutz-Jeghers 综合征又名黑斑息肉病，其临床特点下列叙述**错误**的是
   A. 可见消化道多发性错构瘤性息肉
   B. 可见口唇周围、口腔黏膜色素沉着
   C. 病变范围局限，一经诊断，需行根治性手术
   D. 可伴发肠套叠
   E. 肝脏、生殖器官的癌变风险性明显升高

【解析】Peutz-Jeghers 综合征又名色素沉着息肉综合征，可见消化道多发性错构瘤性息肉，息肉多见于小肠；约 50% 的患者在 20 岁以前出现过腹痛、反复发作的肠套叠和胃肠道出血；唇红、口周皮肤和颊黏膜可见损害为茶褐色的圆形、椭圆形或不规则的斑块，胰腺、肝、肺、生殖系统和其他器官发生恶性肿瘤风险增加，本病息肉较为广泛，很难通过手术治疗根治。

4. 下列一般**无**家族性发病倾向或基因易感性的是
   A. 黏膜黑斑
   B. 黏膜雀斑
   C. 色素痣
   D. Peutz-Jeghers 综合征
   E. Addison 病

【解析】黏膜黑斑有研究报道该病具有家族病史，可能与基因易感性有关。有研究发现 MC1R 基因的多态性与儿童黏膜雀斑的发展相关，另外其易感基因也可定位于 4q32-q34 的染色体上。色素痣为常染色体显性遗传病。Peutz-Jeghers 综合征是一种常染色体显性遗传疾病，可能与 STK11/LKB1 位点的基因突变有关。Addison 病与促肾上腺皮质激素增多有关。

5. 外源性色素沉着异常的病因**不包括**
   A. 重金属色素沉着

答案： 1. C　2. A　3. C　4. E　5. D

B. 银汞合金
C. 烟草
D. 高铁饮食
E. 药物

【解析】引起外源性色素沉着的病因主要包括重金属、银汞合金、药物、炎症、烟草等，高铁饮食是血红蛋白沉着症的病因，而该病属于内源性色素沉着异常。

6. 患者，男，40 岁。曾患肺结核，体检发现口腔黏膜出现蓝黑色素沉着斑片，指缝、乳晕等处也有色素沉着，病因最可能是
A. 肾上腺皮质功能减退症
B. 甲状腺功能亢进症
C. 甲状腺功能减退症
D. 肢端肥大症
E. Cushing 病

【解析】原发性慢性肾上腺皮质功能减退症又称 Addison 病，常由肾上腺结核、白血病或全身真菌感染等引起肾上腺皮质激素分泌不足，刺激腺垂体分泌促肾上腺皮质激素增多，进而最终导致黑色素增加而引起的疾病。全身皮肤弥漫性色素沉着，呈青铜色、褐色或黑褐色；口腔黏膜色素沉着好发于唇红、颊、牙龈、舌缘等，表现为大小不一的点状、片状的蓝黑色或暗棕色色素沉着。

7. 患者，男，16 岁。诉牙龈发黑 1 年。检查：全口牙龈见薄片状黑色素沉着，下唇黏膜见散在平伏黑色素斑。以下处理**错误**的是
A. 相应的全身检查以排除系统性疾病
B. 手术切除
C. 密切观察，定期随访
D. 若黑斑短期内出现溃疡，及时就诊
E. 若黑斑短期内快速长大，及时就诊

【解析】黏膜黑斑一般无须进行全身治疗。若病损在 5 年内出现色泽、大小的变化或发生溃疡出血等，则应手术切除。对于病损存在在 5 年以上者，若无特殊变化也应密切观察或手术切除。

8. 患者，男，40 岁。唇红黏膜黑色素沉着就诊，并伴有食欲不振、体重减轻、血压下降。诊断可能是
A. 慢性肾上腺皮质功能减退症
B. 色素沉着息肉综合征
C. Albright 综合征
D. 甲状旁腺功能减退症
E. 库欣综合征

【解析】慢性肾上腺皮质功能减退症分为原发性和继发性，前者是由于肾上腺皮质激素分泌不足所致，后者是由于促肾上腺皮质激素分泌不足所致。本病常见于成年人，临床表现为皮肤黏膜色素沉着、衰弱无力、体重减轻、血压降低等综合征。色素沉着息肉综合征的特征为口腔黏膜、口周皮肤等部位出现黑色素斑，且有腹痛、便血等症状和家族遗传史。Albright 综合征表现为口腔黏膜、皮肤色素沉着，多发性纤维骨发育异常和性早熟等。甲状旁腺功能减退症是指甲状旁腺素分泌过少或效应不足所导致的一组临床综合征，其特征为手足抽搐，癫痫样发作，低钙血症，高磷血症等。此外，皮肤黏膜也会出现色素沉着。库欣综合征是由于糖皮质激素分泌过多所产生的症候群，表现为满月脸、多血质外貌、向心性肥胖，高血压、骨质疏松等，皮肤颜色加深，可有色素沉着。

9. 患者，男，52 岁。从事焊接工作 30 年，因牙龈缘发黑就诊，检查发现左侧颊黏膜有棕黑色色素沉着斑，患者长期神经衰弱，伴有肌肉和关节酸痛。诊断可能是
A. 汞中毒　　B. 铋中毒

答案： 6. A　7. B　8. A　9. C

C. 铅中毒　　D. 磷中毒
E. 砷中毒

【解析】金属性色素沉着多见于职业暴露者,焊接过程中,会产生挥发性的氧化铅,长期吸入会导致慢性铅中毒,表现为牙龈边缘形成蓝黑色的铅线,唇、舌、颊黏膜可见棕黑色色素沉着斑。出现的全身症状包括:神经衰弱、多发性神经病、头晕、头痛、恶心呕吐、食欲不振、腹隐痛、便秘、贫血等。

二、多选题

1. 口腔黏膜黑色素沉着的可能原因包括
A. 重金属慢性中毒
B. 肠道息肉病
C. 肾上腺皮质功能减退
D. 黑棘皮病
E. 黑色素瘤

【解析】口腔黏膜黑色素沉着来源可分为内源性沉着及外源性沉着,内源性沉着包括肾上腺皮质功能减退、黑棘皮病、黑色素瘤、色素沉着息肉综合征;外源性色素沉着包括重金属慢性中毒、药物性色素沉着等。

2. 以下疾病可引起口腔黏膜色素沉着的有
A. 缺铁性贫血
B. 血小板减少性紫癜
C. 原发性慢性肾上腺皮质功能减退
D. 维生素 C 缺乏症
E. Albright 综合征

【解析】Albright 综合征即多发性骨性纤维发育异常,可在唇周、背部、腰臀部及下肢等处出现黄褐色或黑褐色斑块。原发性慢性肾上腺皮质功能减退症又称 Addison 病,可在唇红、颊、牙龈、舌缘等处表现为大小不一的点状、片状的蓝黑色或暗棕色色素沉着。

3. 患者,女性,中年。因"下唇唇红黏膜有黑点"前来就诊,经仔细检查后诊断为"口腔黏膜黑斑"。下列选项对口腔黏膜黑斑描述**错误**的是
A. 镜下可表现为上皮基底层的黑素细胞增多
B. 含铁血黄素沉积是造成黏膜黑斑的一个原因
C. 颜色越深,则发生恶变的可能性越大
D. 后代也可能存在口腔黏膜黑斑
E. 该病不需治疗,终身无任何症状及体征

【解析】口腔黏膜黑斑是由于黑素细胞分泌黑素的数量异常等造成,是与种族性黑素沉着、系统性疾病、外源性物质所致的口腔黏膜色素沉着无关的黑素沉着斑,病理可表现为上皮基底层的黑色素细胞增多;该疾病可能存在家族病史;患者病损的颜色可能与黑素在上皮中沉积的深浅有关,黑素沉积的越浅,则颜色越深,这种情况与恶变无明显相关性;该疾病一般不需治疗,但必须定期复查,可发生恶性变可能。

4. 下面关于胆红素沉积症说法,正确的是
A. 与黄疸密切相关,互为因果关系
B. 多由肝病、溶血性疾病引起
C. 可伴发全身症状,如腹痛、消化不良等
D. 口腔内可见软硬腭交界处及颊黏膜出现黄染
E. 该病是由于血清中胆红素浓度升高所造成的

【解析】胆红素沉着症是黄疸的一种常见临床表现,是由于血清内胆红素浓度增高(高胆红素血症),该症多由肝病、溶血性疾病及胆道阻塞所引起。临床表现为程度不同的巩膜、皮肤黄染伴有发热、体重减轻、消化不良、腹痛,尿粪颜色改变、肝脾及胆囊肿大

答案: 1. ABCDE　2. CE　3. BCE　4. BCD

等全身症状，并硬软腭交界处黏膜及颊黏膜可出现黄染。

5. 下列关于黑棘皮病说法，错误的是
A. 该病为恶性疾病，诊断后需尽快行手术治疗
B. 该病为副肿瘤性疾病
C. 该病在口腔内表现为不突出于黏膜表面的色素性斑点
D. 该病在皮肤上好发于颈部、腋窝部等处
E. 该病为少见疾病

【解析】黑棘皮病为少见疾病，可分为良性和恶性，恶性者为副肿瘤性疾病，而良性者为显性遗传病，该病在口内可表现为无色素的小乳头瘤样增生伴色素性斑点，在皮肤上好发于颈部、腋窝部等处。

6. 与白癜风发生相关的学说包括
A. 自身免疫学说
B. 遗传学说
C. 酪氨酸与铜离子相对缺乏学说
D. 角质形成细胞功能异常学说
E. 神经化学因子学说

【解析】本病的病因尚不完全清楚，与该病发生有关的学说包括自身免疫学说、黑素细胞自毁学说、神经化学因子学说、遗传学说、角质形成细胞功能异常学说、酪氨酸与铜离子相对缺乏学说等。

7. 引起黑色素沉着异常的疾病有
A. 黏膜黑斑
B. 色素沉着息肉综合征
C. 黑色素瘤
D. 胆红素沉着病
E. 肾上腺皮质功能减退

【解析】黑素沉着病包括黏膜黑斑、色素沉着息肉综合征、肾上腺皮质功能减退症、多发性骨性纤维发育异常、黑棘皮病、黑色素瘤等。胆红素沉着病即黄疸，可引起皮肤、巩膜及黏膜黄染，不属于黑色素沉着异常的疾病。

8. 下列是色素沉着息肉综合征特点的有
A. 口腔黏膜黑色素斑
B. 口周皮肤黑色素斑
C. 胃肠道多发性息肉
D. 家族遗传性
E. 性早熟

【解析】色素沉着息肉综合征的特点是口腔黏膜、口周皮肤等部位黑素斑，胃肠道息肉，并有家族遗传性。性早熟属于多发性骨性纤维发育异常的特征，该病还会出现口腔黏膜、皮肤色素沉着，多发性纤维骨发育异常。

三、共用题干单选题

（1~2 题共用题干）

患者，女，54 岁。10 日前无意间发现左颊部有一黑色斑点，平时无任何症状及体征，身体健康，无任何系统性疾病等全身性疾病，亲属未出现此现象，现至口腔黏膜科就诊。查体可见患者左颊黏膜可见散在孤立的黑色斑片，大小约为 5mm，边界清楚，不高出于黏膜表面。

1. 若要进一步确诊，应行的检查是
A. 骨 X 线检查
B. 内分泌检查
C. 分子遗传学检测
D. 组织病理检查
E. 血象检查

【解析】黏膜黑斑是指与种族性黑素沉着、系统性疾病、外源性物质所致的口腔黏膜色素沉着无关的黑素沉着斑。该病为良

答案： 5. ABC 6. ABCDE 7. ABCE 8. ABCD
1. D

性的色素沉着。病损多为孤立散在分布，常呈黑、灰或蓝黑色的均匀一致的片状或小团块状，直径一般小于 1cm；依据口腔黏膜有黑色斑片及病理特点即可诊断。

2. 接下来的治疗计划最合适的是
   A. 解释说明病情，消除患者的恐惧感
   B. 手术切除黑斑
   C. 激光切除黑斑
   D. 定期复查
   E. 转相应科室行进一步诊治

【解析】黏膜黑斑无须进行全身治疗。若病损在 5 年内出现色泽、大小的变化或发生溃疡出血等，则应手术切除。对于病损存在 5 年以上者，若无特殊变化也应密切观察或手术切除。

（3~4 题共用题干）

患者，男，45 岁。糖尿病史，半年前因患口腔扁平苔藓而焦虑，现口腔扁平苔藓基本治愈，但患者每日都要检查原病损处数十遍，近期发现原病损处变黑，十分恐慌，现至口腔黏膜科就诊。查体可见患者左侧颊黏膜可见少许黑色色素沉着，未见明显白纹，口腔卫生较差。

3. 该疾病最有可能的病因是
   A. 口腔卫生差
   B. 慢性炎症
   C. 含铁血黄素沉着
   D. 胆红素沉着
   E. 糖尿病

【解析】炎症后色素沉着是指皮肤黏膜在出现急性或慢性炎症后所发生的色素沉着。口腔扁平苔藓、慢性盘状红斑狼疮愈合后，常在黏膜上遗留色素沉着，多发生于唇红、口周皮肤及颊黏膜，更常见于深肤色人群，一般无明显全身症状和体征。

4. 现阶段最重要的是
   A. 解释说明病情，消除患者恐惧感
   B. 手术切除黑色病损区
   C. 不需要处理，但需定期观察
   D. 不需要处理，也不需要定期观察
   E. 转相应科室行进一步诊治

【解析】该疾病无须进行全身处理，同时口腔黏膜色素斑无须治疗。

（5~8 题共用题干）

患者，男，23 岁。发现口内有黑褐点数日至口腔黏膜科就诊，查体可见颊黏膜处有褐色斑块。

5. 首先<u>**不考虑**</u>的诊断是
   A. Laugier-hunziker 综合征
   B. 胆红素沉积症
   C. Peutz-Jeghers 综合征
   D. 黑棘皮病
   E. Albright 综合征

【解析】胆红素沉积症表现为黄色色素沉着而非褐色。

6. 患者自诉 3 年前患者因肠套叠行过手术治疗，平时时有腹痛，那么该患者最可能会出现以下的症状或体征是
   A. 易摩擦处色素沉着
   B. 内分泌异常
   C. 便血
   D. 胃肠道多发性息肉
   E. 皮肤最先出现色素沉着

【解析】根据病史应考虑 Peutz-Jeghers 综合征的可能，Peutz-Jeghers 综合征的特征为口腔黏膜、口周及皮肤黑素沉着伴胃肠道息肉。

7. 进仔细检查后，该患者最终诊断为 Peutz-Jeghers 综合征，那么接下来的治疗计划最合理的是

答案： 2. D　3. B　4. A　5. B　6. D　7. C

A. 手术切除褐色斑块
B. 药物治疗褐色斑块
C. 转相应科室治疗胃肠道疾病
D. 切除褐色斑块并根治全身其他疾病
E. 不行任何处理

【解析】Peutz-Jeghers 综合征患者的胃肠道息肉很难根治，而对于口腔色素斑一般不需治疗。

8. Peutz-Jeghers 综合征具有一定的家族遗传性，表现的遗传病类型是
A. 常染色体显性遗传
B. 常染色体隐性遗传
C. X 染色体显性遗传
D. X 染色体隐性遗传
E. Y 染色体遗传病

【解析】Peutz-Jeghers 综合征是一种常染色体显性遗传疾病。

(9~12 题共用题干)

患者，女，48 岁。口腔黏膜有一黑色斑块 20 余年，近期出现色泽加深，范围变大，前至口腔黏膜科就诊。

9. 首先采集的病史重点是
A. 口腔卫生习惯
B. 有无家族史
C. 有无外伤史
D. 有无服药史
E. 有无系统性疾病等全身性疾病

【解析】该患者病史时间长，应考虑口腔黏膜黑斑的可能，口腔黏膜黑斑是指与种族性黑素沉着、系统性疾病、外源性物质所致的口腔黏膜色素沉着无关的黑素沉着斑。因此应先排除是否有全身系统性疾病可以为进一步诊断提供参考。

10. 为进一步确诊，需重点进行的检查项目是
A. 黑斑的大小 B. 黑斑的位置
C. 黑斑的色泽 D. 组织病理表现
E. 血象检查

【解析】该患者病史较长，且近期颜色、范围发生变化，因此组织病理有利于明确黑斑病损的性质。

11. 经最后确诊为口腔黏膜黑斑，与该疾病有关的是
A. 种族性黑素沉着
B. 系统性疾病
C. 金属性色素沉着
D. 药物性色素沉着
E. 基因易感性

【解析】口腔黏膜黑斑是指与种族性黑素沉着、系统性疾病、外源性物质所致的口腔黏膜色素沉着无关的黑素沉着斑。该病具有家族病史，可能与基因易感性有关。

12. 该患者的治疗计划最合适的是
A. 局部手术切除，不需要全身处理
B. 局部不需要处理，但要转相应科室行全身处理
C. 局部及全身均需要处理
D. 局部及全身不需要处理，但要密切观察病情
E. 局部及全身不需要处理，也不需要观察

【解析】口腔黏膜黑斑一般无须进行全身治疗；但若病损在 5 年内出现色泽、大小的变化或发生溃疡出血等，则应手术切除。对于病损存在 5 年以上者，若无特殊变化也应密切观察或手术切除。

四、案例分析题

【案例一】患者，男，35 岁。蓄电池厂工人，因牙龈缘发黑就诊。于 2014 年来常感头

答案： 8. A 9. E 10. D 11. E 12. B

痛、头晕、失眠、记忆力减退、全身乏力、关节酸痛、食欲不振，近二年来上述症状加重，并出现经常性脐周、下腹部无固定的绞痛，用手压腹部可使其缓解，于2018年入院。体查：神志清楚，一般情况尚可，体温37.2℃，脉搏72次/min，呼吸20次/min，血压120/70mmHg，心肺功能正常，肝脾不大，腹软，脐周有轻微压痛，无反跳痛，四肢痛触觉未见异常，未引出病理反射。血、尿常规正常；肝功能、心电图正常。胸部X线片未见异常改变。专科检查：牙龈边缘形成蓝黑色的色素沉着带，左侧颊黏膜可见棕黑色色素沉着斑。

第1问：根据患者的临床表现，可能诊断为

A. 砷中毒　　B. 铅中毒
C. 铋中毒　　D. 汞中毒
E. 银中毒　　F. 金中毒

【解析】金属性色素沉着多见于职业暴露者，蓄电池加工过程中，会产生铅及其化合物，长期接触会导致慢性铅中毒，表现为牙龈边缘形成蓝黑色的铅线，唇、舌、颊黏膜可见棕黑色色素沉着斑。可能出现的全身症状包括：神经衰弱，多发性神经病，头晕，头痛，恶心呕吐，食欲不振，腹隐痛，便秘，贫血等。铅中毒、胃溃疡、癌瘤、阑尾炎、肠梗阻、肠穿孔、肠套叠、局部肠炎、腹膜炎、急性肠溃疡等疾病可出现腹绞痛。

第2问：腹绞痛<u>不会</u>出现在以下疾病中的是

A. 胃溃疡　　B. 阑尾炎
C. 肠梗阻　　D. 癌瘤
E. 汞中毒　　F. 局部肠炎

【解析】汞中毒时可能出现恶心、呕吐等消化道症状，无腹绞痛。

第3问：为明确诊断，还应做的临床检查是

A. 组织病理检查　　B. 血常规检查
C. 血铅、尿铅测定　　D. 血汞、尿汞
E. 血清铁测定　　F. 血清钠测定

【解析】考虑该病为慢性铅中毒是应行血铅、尿铅的测定有助于铅中毒的诊断，当血铅 >1.2μmol/L，尿铅 >0.39μmol/L 可诊断。

第4问：常用于治疗该病的药物<u>不包括</u>

A. 依地酸二钠钙　　B. 喷替酸钠钙
C. 二巯丁二钠　　D. 葡萄糖酸钙
E. 阿托品　　F. 氯化钠

【解析】依地酸二钠钙、喷替酸钠钙、二巯丁二钠等可用于驱铅治疗。当铅绞痛发作时，可静脉注射10%葡萄糖酸钙10~20ml或皮下注射0.5ml阿托品，以缓解疼痛。

【案例二】患者，女，47岁。无意间发现口腔黏膜有黑色斑块而就诊，身体健康，无全身性疾病，查体见：右侧颊部黏膜可见多处大小均一的孤立散在黑褐色斑块；边界清、互不相融，平坦而不高出黏膜面，压之不褪色。病理活检报告示上皮基底细胞黑色素母细胞增生。

第1问：结合病史及损害特点，考虑该病例的诊断印象

A. 黏膜黑斑
B. 黏膜雀斑
C. 色素痣
D. Peutz-Jeghers 综合征
E. Addison 病
F. 胆红素沉着症

【解析】口腔黏膜黑斑是指与种族性黑素沉着、系统性疾病、外源性物质所致的口腔黏膜色素沉着无关的黑素沉着斑。该病具有家族病史，可能与基因易感性有关。好发于唇部；黑斑周界清楚，不高出黏膜表面，其色泽依不同的种族、个体、黑素的数量以及黑素聚集部位的深浅和时间而有所

答案：【案例一】1. B　2. E　3. C　4. F　【案例二】1. A

差异，黑素在上皮中的部位愈浅，黑斑色泽愈黑。无明显全身症状和体征，多为偶然发现。

第2问：为进一步确诊，可行的最合适检查为

A. 血象检查

B. 内分泌检查

C. X线检查

D. 组织病理检查

E. 分子遗传学检测

F. 过敏原检查

【解析】考虑为口腔黏膜黑斑是除了通过临床表现、病史之外，还可行及组织病理检查即可确诊。

第3问：该疾病的临床特点，下列描述<u>不正确</u>的是

A. 与系统性疾病无关

B. 具有遗传性

C. 好发于舌部

D. 颜色深浅与恶性程度有关

E. 要与黑色素瘤相鉴别

F. 常无明显症状

【解析】口腔黏膜黑斑是指与种族性黑素沉着、系统性疾病、外源性物质所致的口腔黏膜色素沉着无关的黑素沉着斑。本病具有家族病史，可能与基因易感性有关。好发于唇部；黑斑周界清楚，不高出黏膜表面，其色泽依不同的种族、个体、黑素的数量以及黑素聚集部位的深浅和时间而有所差异，黑素在上皮中的部位愈浅，黑斑色泽愈黑。无明显全身症状，多为偶然发现。

第4问：对于该患者的治疗计划最合理的是

A. 药物治疗

B. 手术切除

C. 放射切除

D. 冷冻治疗

E. 不需要进行特殊处理

F. 定期观察

【解析】本病无须进行全身治疗；若病损在5年内出现色泽、大小的变化或发生溃疡出血等，则应手术切除。对于病损存在5年以上者，若无特殊变化也应密切观察或手术切除。

【案例三】患者，女，59岁。口内多处色素沉着15年，四肢多处色素沉着1年。15年前患者口腔内无明显诱因出现多处黑褐色色素沉着。1年前左上肢、左大拇指、右手掌、右食指、右足底相继出现褐色色素沉着，无任何自觉症状，无贫血、腹痛、腹泻、呕吐、便血等不适。检查见上下唇、牙龈、舌体周边、双侧颊黏膜及硬腭可见多发、散在或群集的黑褐色色素沉着斑，表面光滑，无糜烂、溃疡，周边无红肿。左上肢、左大拇指、右手掌、右示指、右足底可见针尖至黄豆大小褐色斑，部分皮损为圆形，边界清楚，部分皮损不规则，表面均光滑无异常。

第1问：结合病史及损害特点，考虑该病例的诊断印象

A. Albright 综合征

B. 黑棘皮病

C. 黑色素瘤

D. Peutz-Jeghers 综合征

E. 肾上腺皮质功能减退

F. Laugier-hunziker 综合征

【解析】该患者病史时间长，且无胃肠道症状及系统性疾病，考虑为Laugier-hunziker综合征的可能性较大。

第2问：若确为第1问的疾病，那么关于该疾病的临床特点下列说法最符合的是

答案： 2. D 3. CD 4. EF 【案例三】 1. F 2. F

A. 本病具有较强恶性潜能
B. 胃肠道多发性息肉
C. 具有家族遗传性
D. 具有季节性
E. 不需要任何治疗
F. 自发性、缓慢进展、并持续存在

【解析】Laugier-hunziker 综合征特征是病程进展缓慢，皮损常进行性加重，不伴有胃肠道疾病，一般不需进行特殊治疗。

第 3 问：若确为第 1 问的疾病，那么临床上最易相混淆的疾病是
A. Peutz-Jeughers 综合征
B. 血色素沉着症
C. 白癜风
D. 恶性黑色素瘤
E. Addison 病
F. Albright 综合征

【解析】Laugier-hunziker 综合征须与药物性色素沉着、Carney 综合征、Albright 综合征、Peutz-Jeughers 综合征等疾病相鉴别。

第 4 问：经过分子遗传学检测未检测到该疾病具有基因易感性及遗传学，那么对于该疾病最合适的治疗方式是
A. 药物治疗
B. 手术切除
C. 放射切除
D. 冷冻治疗
E. 免疫疗法
F. 不需要进行特殊处理

答案： 3. A　4. F

第十三章　口腔黏膜病的临床检查

一、单选题

1. 确诊舌部癌性溃疡的方法是
   A. 甲苯胺蓝染色
   B. 活体组织检查
   C. 真菌涂片检查
   D. 脱落细胞检查
   E. 免疫荧光检测

【解析】活体组织检查是确定口腔鳞状细胞癌的金标准。脱落细胞学检查和甲苯胺蓝染色主要了解上皮细胞的种类和性质，只可作为口腔潜在恶性疾患病的辅助诊断。

2. 复发性阿弗他溃疡的临床特点是
   A. 外生殖器有溃疡病史
   B. 溃疡周期性反复发作
   C. 溃疡与刺激物相契合
   D. 溃疡基底有颗粒状突起
   E. 溃疡假膜呈灰黑色

【解析】口腔溃疡具有发作期、愈合期和间歇期等周期规律，而且有自限性。首先应该考虑的疾病是复发性阿弗他溃疡。

3. 三期梅毒的树胶肿的好发部位是
   A. 牙龈　　B. 颊部
   C. 腭部　　D. 舌背
   E. 唇

【解析】口腔溃疡具有发作期、愈合期和间歇期等周期规律，而且有自限性。首先应该考虑的疾病是复发性阿弗他溃疡。

4. 常发出特殊腐败性臭味的疾病是
   A. 黏膜梅毒斑
   B. 疱疹性口炎
   C. 坏死性龈口炎
   D. 轻型阿弗他溃疡
   E. 口腔扁平苔藓

【解析】嗅诊在口腔黏膜病检查时很重要，一般的口腔黏膜细菌性感染为炎性口臭；坏死性龈口炎有特殊腐败性臭味；恶性肿瘤为组织腐败坏死性气味。

5. 愈合后会留有瘢痕的疾病是
   A. 口腔扁平苔藓
   B. 疱疹性龈口炎
   C. 轻型阿弗他溃疡
   D. 重型阿弗他溃疡
   E. 口腔白斑病

【解析】重型阿弗他溃疡，溃疡大而深，持续时间较长，可达 1~2 个月或更长，愈合后留有瘢痕。

二、多选题

1. 口腔黏膜常见的深大溃疡是
   A. 黏膜梅毒斑
   B. 口腔黏膜结核

答案： 1. B　2. B　3. C　4. C　5. D
1. ABCE

C. 重型阿弗他溃疡
D. 轻型阿弗他溃疡
E. 鳞状细胞癌

【解析】口腔黏膜常见的深大的溃疡有黏膜梅毒斑、口腔黏膜结核、重型阿弗他溃疡、创伤性溃疡和鳞状细胞癌。

2. 确诊口腔念珠菌病常用的检查是
A. 唾液真菌培养　B. 活体组织检查
C. 真菌涂片检查　D. 血液真菌培养
E. 脱落细胞检查

【解析】真菌涂片检查可在显微镜下直接观察到折光性强的芽生孢子和假菌丝，如查到大量的假菌丝，说明念珠菌处于致病状态，该方法对于确定念珠菌致病性有意义。涂片检查只能发现真菌而不能确定菌种，对于口腔黏膜干燥的患者阳性率也较低。唾液真菌培养法可以区别念珠菌的种类。对于慢性或肥厚性损害可进行活体组织检查，将组织切片用 PAS 染色，镜下可见增生的口腔黏膜上皮细胞间有芽生孢子和菌丝。

3. 可选用脱落细胞学辅助检查的疾病是
A. 黏膜梅毒斑
B. 天疱疮
C. 口腔白斑病
D. 口腔红斑病
E. 疱疹性口炎

【解析】通过脱落细胞学检查，可以了解上皮细胞的种类和性质，可作为口腔潜在恶性疾患、病毒性疾病和大疱性疾病的辅助诊断。

4. 常见异位皮脂腺的部位是
A. 唇红　B. 颊黏膜
C. 舌黏膜　D. 牙龈
E. 口底

5. 可以通过免疫组织化学检查确诊的疾病是
A. 扁平苔藓　B. 天疱疮
C. 带状疱疹　D. 类天疱疮
E. 口腔白斑病

【解析】免疫组织化学检查是利用特异免疫反应以定位组织中某类抗原成分分布的技术，具有敏感、快速且能在组织细胞原位检测目标抗原的优点，有助于某些黏膜疾病的诊断，如天疱疮和黏膜类天疱疮。

答案：2. ABC　3. BCDE　4. AB　5. BD

第十四章　辅助诊断技术

一、单选题

1. 以下<u>不是</u>“棘层细胞松解现象”的检查方法的是

A. 尼氏征试验

B. 揭皮试验

C. 斑贴试验

D. 探针试验

E. 免疫荧光检查法

【解析】斑贴试验用于检测潜在的过敏原或刺激物，多用于临床诊断变态反应性疾病。尼氏征试验、揭皮试验、探针试验、免疫荧光检查法都是检测“棘层细胞松解现象”的常用方法。

2. 下列对于口腔黏膜活体染色检查术的描述，<u>错误</u>的是

A. 甲苯胺蓝能与核酸结合后显色，当细胞代谢活跃、核酸大量增加时，黏膜呈现深蓝色

B. 可用于临床上辅助选择活检部位

C. 甲苯胺蓝染色检查在口腔黏膜的糜烂或充血部位，可能出现假阳性

D. 检查时，用消毒棉签蘸 1% 醋酸涂于隔湿后的病损表面，再用蘸有 1% 甲苯胺蓝溶液的消毒棉签擦拭病损表面，即可开始观察

E. 可用于评估病变程度及口腔癌前病损或口腔癌的边缘

【解析】进行口腔黏膜活体染色检查时，先嘱患者用清水漱口 3 次，每次 20 秒；使用消毒棉签擦干病损表面，保持病损表面干燥；用消毒棉签蘸 1% 甲苯胺蓝溶液涂于病损表面，停留 20 秒后用蘸有 1% 醋酸的消毒棉签擦拭病损表面，更换棉签直至棉签无染色。

3. 下列对于口腔黏膜自体荧光检查术的描述，正确的是

A. 裸眼可观察到口腔组织发出的天然荧光

B. 口腔黏膜自体荧光检查术是诊断口腔黏膜恶性病变的金标准

C. 检查时，保持仪器末端与照射部位距离为 8~10cm

D. 记录结果时，口腔黏膜自体荧光表现为黑色暗区时记录为阴性

E. 自体荧光检查极少在口腔黏膜的糜烂或充血部位出现假阳性结果

【解析】口腔黏膜组织内存在一定的内源性荧光基团可产生天然荧光，在适当波长的光激发下，其自身会发出波长更长的光，但由于反射光较强而难以发现该现象。自体荧光检查在口腔黏膜的糜烂或充血部位，可能出现假阳性，记录时应注意鉴别，最终检查结果以口腔组织病理活检结果为金标准。病损区域自体荧光检查时，检查者手持口腔黏膜自体荧光仪，使蓝光尽量垂直照射于受

答案： 1. C　2. D　3. C

检部位，照射时保持仪器末端与照射部位距离 8~10cm，检查者从目镜中观察受检部位，结果记为阴性（组织呈现绿色自体荧光，标记为“–”）、阳性（表现为黑色暗区，标记为“+”）或可疑（组织呈现较周围组织暗的绿色荧光，标记为“±”）。

4. 下列疾病不宜做活检的是

A. 天疱疮

B. 类天疱疮

C. 恶性黑色素瘤

D. 口腔白斑病

E. 疑有癌变的口腔扁平苔藓

【解析】天疱疮、类天疱疮须通过活检及病理特征才能确诊；口腔白斑病、疑有癌变的口腔扁平苔藓，须通过活检及病理特征确定上皮异常增生程度或有无癌变。而恶性黑色素瘤一般不做活检，以免造成肿瘤快速转移。

5. 关于舌部活检的注意事项，下列说法错误的是

A. 为减少出血及瘢痕形成，应采用较细的丝线缝合

B. 进针距创缘要大于 5mm

C. 进针不宜过浅，以免组织撕裂

D. 缝线松紧适度，以防因肿胀使创口裂开或缝线松脱

E. 舌部切口应按前后纵行方向设计和缝合，不影响舌的长度和运动

【解析】舌组织脆、血管丰富、活动性大，术后易肿胀，缝合处易撕裂，应采用较粗的丝线缝合，进针距创缘要大于 5mm，进针要深，缝线松紧适度，以防因肿胀使创口裂开或缝线松脱；舌部切口应按前后纵行方向设计和缝合，不影响舌的长度和运动。

6. 关于口腔黏膜不同部位特点及活检注意事项，下列说法错误的是

A. 舌组织脆、血管丰富、活动性大，术后易肿胀，缝合处易撕裂

B. 硬腭组织张力大，若活检创口小，可采用塞治剂压迫止血

C. 牙龈活检排查天疱疮时，应特别注意避免损伤上皮组织

D. 唇部活检时若损伤小涎腺，无需将受累腺体完整切除

E. 颊部近口角区应避免作沿咬合线走向的切口，以免术后张口活动时切口撕裂或愈合后瘢痕挛缩影响开口

【解析】唇部组织唾液腺丰富，应避免损伤唾液腺，如切取病损时损伤唾液腺，应将受损腺体完整切除，以免引起黏液囊肿。

7. 唾液总流量测定术的适应证不包括

A. 干燥综合征

B. 头颈部放疗术后

C. 糖尿病

D. 更年期综合征

E. 严重张口受限

【解析】唾液总流量测定术适用于干燥综合征、头颈部放疗术后、各种唾液腺疾病、糖尿病、更年期综合征、各种不明原因的口干症等多种疾病的诊断和疗效评估。但严重运动障碍不能直立头部者，严重张口受限或经口插管者，因精神或智力障碍无法配合检查者等存在器质病变或行为障碍的患者无法完成该项检查，视为唾液总流量测定术的禁忌证。

8. 以下属于动态唾液总流量的收集方放的是

A. 滴取法　　B. 吐取法

C. 方糖法　　D. 以上均是

E. 以上均不是

答案：4. C　5. A　6. D　7. E　8. C

【解析】测定唾液总流量包括测定静态唾液总流量和动态唾液总流量两大类。静态唾液总流量是指在一定时间内，无任何刺激状态下，唾液腺的分泌总量。静态唾液总流量的测定方法包括：滴取法、吐取法、吸引法。动态唾液总流量是指在一定时间内，唾液腺在刺激状态下的分泌总量。动态唾液总流量的测定方法包括：酸刺激法、咀嚼刺激法、方糖法。

9. 味觉实验中可以给予舌背的味觉刺激<u>不包括</u>

A. 酸　B. 甜　C. 苦
D. 辣　E. 咸

【解析】味觉实验是通过对舌背不同区域分别给予酸、甜、苦、咸四种刺激，评估舌背各区域味觉是否正常的一种临床检查方法。辣实质上是一种微灼痛的刺激感，而非味觉。

10. 味觉实验操作中<u>不正确</u>的操作方法是

A. 事先准备好柠檬酸溶液、奎宁溶液、氯化钠溶液、蔗糖溶液等试剂
B. 患者取坐位
C. 依次将试剂用棉签蘸于舌前2/3的左右侧、舌后1/3的左中右侧味觉乳头上
D. 辨出味觉后立即告知测试者
E. 更换试剂前需用温水漱口

【解析】味觉实验需准备2mmol/L柠檬酸溶液、8mmol/L奎宁溶液、10mmol/L氯化钠溶液、20mmol/L蔗糖溶液作为所需试剂。操作基本过程为：①患者取坐位，伸舌并保持不动。②依次将试剂用棉签蘸于舌前2/3的左右侧、舌后1/3的左中右侧味觉乳头上，然后请患者在卡片上指出所感觉的味道的字样。更换试剂前需用温水漱口。③记录味觉测试结果，未辨出味觉或辨错味觉则为相应区域味觉功能障碍。应注意，检查时患者不能说话，以免舌运动后试剂扩散而影响检查结果。

11. 患者，女，65岁。舌背发红，进食刺激性食物疼痛2个月。患高血脂、糖尿病3年，未用药物治疗，采用饮食控制，一般以素食为主。口腔检查：舌背乳头萎缩，舌背光滑，充血发红；舌背中部可见少量白色假膜，用力可以擦去，病损基底充血。应该进行的检查是

A. 活检组织检查　B. HIV抗体检测
C. 脱落细胞检查　D. 真菌涂片检查
E. 甲苯胺蓝染色

【解析】真菌涂片检查可在显微镜下直接观察到折光性强的芽生孢子和假菌丝，如查到大量的假菌丝，说明念珠菌处于致病状态，该方法对于确定念珠菌致病性有意义。

12. 患者，男，21岁。进食刺激性食物疼痛1个月。近3个月来反复腹泻、低热，否认长期服药史。HIV抗体检测阳性。口腔检查：双颊黏膜、唇黏膜及口角、舌背及腭黏膜均可见白色假膜覆盖，用力可擦去，黏膜充血。氢氧化钾涂片检查可见大量菌丝和孢子。计划抗真菌治疗，应进行的检查是

A. 梅毒血清学检测
B. 唾液真菌培养
C. 真菌涂片检查
D. 活体组织检查
E. 血清念珠菌培养

【解析】唾液真菌培养可以确定病原微生物的种类和微生物药敏情况。

答案： 9. D　10. D　11. D　12. B

13. 患者，女，45岁。诉左颊黏膜起疱，溃破后大面积糜烂。检查发现左颊残留疱壁，且有边缘扩展现象，糜烂面表面被覆较厚的黄白假膜。拟行口腔黏膜尼氏征试验，以下对该试验描述错误的是
    A. 尼氏征试验是口腔黏膜大疱性疾病辅助诊断中常用的临床检查方法之一
    B. 常用于检查临床印象为口腔黏膜大疱类疾病者
    C. 在口腔黏膜糜烂处进行操作
    D. 出现尼氏征阳性表现即停止试验
    E. 活跃期的寻常型天疱疮常出现尼氏征阳性

【解析】该试验应该在外观正常的黏膜上进行操作。

二、多选题

1. 关于口腔黏膜揭皮试验检查，以下描述正确的是
    A. 是棘层细胞松解现象检查法之一
    B. 用于检查水疱的位置是在表皮内还是在表皮下
    C. 在破溃水疱上皮的边缘即外观正常的黏膜上进行操作
    D. 揭皮过程中产生剧烈的疼痛
    E. 出现揭皮试验阳性表现即停止试验

【解析】用镊子将患者已破溃的水疱壁边缘提起轻轻撕去，可连同邻近外观正常的口腔黏膜一并无痛性地撕去，不会出现剧烈疼痛。

2. 关于口腔黏膜探针试验，以下描述正确的是
    A. 用于检查临床印象为口腔黏膜大疱类疾病者
    B. 检查前将患者调至检查椅位，调节灯光，准备口镜、探针等
    C. 出现探针试验阳性即停止试验
    D. 该试验在破溃水疱上进行
    E. 由于探针深入时会出现疼痛，需在麻醉下进行操作

【解析】探针试验在破溃水疱上皮的边缘即外观正常的黏膜上进行操作；在已破溃的水疱壁边缘将探针轻轻平行置入黏膜下方，由于棘层细胞出现松解，故探针无痛性深入。

3. 关于口腔黏膜尼氏征试验，以下描述正确的是
    A. 常用于检查临床印象为口腔黏膜大疱类疾病者
    B. 是棘层细胞松解现象检查法之一
    C. 用医用棉棒稍用力摩擦外观正常的口腔黏膜，可迅速形成水疱或脱皮者即为阳性
    D. 该试验检查的天疱疮患者均为阳性
    E. 出现尼氏征阳性表现即停止试验，忌扩大水疱或脱皮面积

【解析】活跃期的寻常型和落叶型天疱疮常出现尼氏征阳性，用药稳定期天疱疮不一定出现尼氏征阳性。

4. 以下是口腔黏膜活体染色检查术的适应证的有
    A. 有癌变倾向的白斑病损
    B. 评估舌癌的手术边缘
    C. 辅助选择天疱疮的活检部位
    D. 辅助选择有癌变倾向的扁平苔藓活检部位
    E. 复发性阿弗他溃疡的辅助检查

【解析】口腔黏膜活体染色检查术的适应

答案： 13. C
1. ABCE　2. ABC　3. ABCE　4. ABD

证有：辅助确认口腔黏膜潜在恶性病损是否发生癌变；口腔黏膜潜在恶性病损可疑病灶活检部位的辅助选择；口腔黏膜恶性病损的初筛；辅助确认口腔黏膜高危病损的范围；口腔潜在恶性病损的无创动态监测及恶性病损治疗后随访。

5. 以下疾病宜选用活检术辅助诊断的包括
   A. 天疱疮
   B. 类天疱疮
   C. 性质不明的黏膜肿物
   D. 疣状白斑
   E. 唇疱疹

【解析】天疱疮、类天疱疮、性质不明的黏膜肿物需通过活检辅助诊断；疣状白斑需通过活检及病理结果确定上皮细胞异常增生程度或有无癌变。唇疱疹通过病史及临床表现，多可做出诊断，一般无须行活检术。

6. 关于活检术的注意事项，以下叙述正确的是
   A. 活检术不宜采用局部浸润麻醉
   B. 切取的部位应较典型或具有代表性，不宜在坏死部位切取
   C. 对于有多处、多种损害的病变，可在不同部位分别取材
   D. 不宜使用染料类消毒剂，以免细胞变形或着色影响判断
   E. 宜使用电刀，以减少出血，保持术野清晰。

【解析】因电刀可引起细胞内蛋白变性，影响结果的判读，故活检时不宜采用。

三、共用题干单选题

(1~2 题共用题干)

患者，女，60 岁。口腔反复糜烂半年，曾有起疱史。临床检查：双颊大面积糜烂面，胸部、双足见数个透明水疱。

1. 下列检查中<u>不合理</u>的是
   A. 尼氏征试验
   B. 揭皮试验
   C. 探针试验
   D. 甲苯胺蓝染色试验
   E. 免疫荧光检查

【解析】甲苯胺蓝染色常用于判断病损是否属于口腔黏膜潜在恶性疾患。

2. 对患者进行口腔黏膜尼氏征试验，以下操作正确的是
   A. 患者平躺于椅位
   B. 用口镜背部用力摩擦黏膜
   C. 麻醉下无痛进行操作
   D. 推赶原水疱不会移动
   E. 在外观正常的黏膜上操作

【解析】依据要检查的部位将患者调至检查椅位而不是平躺。用医用棉棒稍用力摩擦外观正常的口腔黏膜而不是口镜。因该试验在外观正常的黏膜上进行操作，对口腔黏膜或患者不造成明显损伤或痛苦，无须麻醉下进行。用医用棉棒轻轻推赶原有的水疱，能使其在黏膜上移动。

(3~6 题共用题干)

患者，女，42 岁。半年来牙龈溃疡伴水疱。临床检查：上、下颌牙龈充血红肿，局部可见糜烂面，表面覆盖黄色假膜。上颌前牙区透明水疱，未见溃破。

3. 此患者<u>无须</u>进行的检查是
   A. 尼氏征试验　B. 真菌涂片检查
   C. 揭皮试验　D. 探针试验
   E. 免疫荧光检查

【解析】尼氏征试验、揭皮试验、探针试

答案：5. ABCD　6. ABCD
1. D　2. E　3. B

验、免疫荧光检查都是口腔黏膜大疱性疾病辅助诊断中常用的临床检查方法。而真菌涂片检查常用于真菌感染者检查，如白色念珠菌病等。

4. 根据题干所提供的线索，对该患者**不恰当**的检查操作是
   A. 将患者调至检查椅位，调节灯光
   B. 用医用棉棒轻轻推赶原有的水疱，观察水疱是否在黏膜上移动
   C. 用医用棉棒稍用力摩擦外观正常的口腔黏膜，观察是否形成水疱或脱皮
   D. 在原水疱上进行探针试验
   E. 出现尼氏征阳性表现即停止试验

【解析】探针试验需在破溃水疱上皮的边缘上进行操作，根据题干信息患者上颌前牙区透明水疱未溃破，可行尼氏征试验检查。

5. 假设患者病损处水疱已溃破，可进行的检查是
   A. 血常规检查
   B. 唾液总流量测定
   C. 揭皮试验
   D. 真菌涂片检查
   E. 口腔黏膜组织活检术

【解析】该试验在破溃水疱上皮的边缘上进行操作，用镊子将已破溃的水疱壁边缘提起轻轻撕去，可连同邻近外观正常的口腔黏膜一并无痛性地撕去，并遗留鲜红色创面。

6. 假设此患者尼氏征试验检查为阴性，且曾患有眼疾，还需进行的检查是
   A. 血常规检查
   B. 针刺试验检查
   C. 真菌涂片检查
   D. 免疫荧光检查法
   E. 肝功能检查

【解析】尼氏征试验为阴性，需免疫荧光检查法进一步鉴别是否为黏膜类天疱疮。

四、案例分析题

【案例一】患者，男，50岁。口腔黏膜反复溃疡伴水疱3月。患者有咳嗽史2个月，且治疗效果不佳。检查：双颊可见大面积糜烂面。上下颌龈缘充血，表皮剥脱，可见陈旧性糜烂愈合面。

第1问：患者下一步应进行的检查**不包括**的是
   A. 尼氏征试验检查
   B. 揭皮试验检查
   C. 真菌涂片检查
   D. 探针试验检查
   E. 免疫荧光检查
   F. 组织病理学检查

【解析】根据题干信息，需进行大疱类疾病的排查，常用的辅助诊断技术为尼氏征试验、揭皮试验、探针试验、免疫荧光检查、组织病理学检查。

第2问：患者需要补充的检查是
   A. 血常规　　　　B. 肺部检查
   C. 眼部检查　　　D. 真菌涂片检查
   E. 肝功能检查　　F. 唾液总流量测定

【解析】因患者有咳嗽病史，需进行肺部检查，用以排查“副肿瘤性天疱疮”的可能。

第3问：关于尼氏征试验检查，以下描述正确的是
   A. 是棘层细胞松解现象检查法之一
   B. 该试验在外观正常的黏膜上进行操作

答案： 4. D　5. C　6. D
　　【案例一】 1. C　2. B　3. ABCDEF

C. 医用棉棒稍用力摩擦外观正常的口腔黏膜，迅速形成水疱或脱皮即为阳性
D. 用医用棉棒轻轻推赶原有的水疱，能使其在黏膜上移动即为阳性
E. 出现尼氏征阳性表现即停止试验
F. 活跃期的寻常型和落叶型天疱疮常出现尼氏征阳性

【解析】口腔黏膜尼氏征试验是棘层细胞松解现象检查法之一，是口腔黏膜大疱性疾病辅助诊断中常用方法之一。用医用棉棒稍用力摩擦外观正常的口腔黏膜，迅速形成水疱或脱皮；用医用棉棒轻轻推赶原有的水疱，能使其在黏膜上移动，出现上述表现之一者即为尼氏征阳性。出现尼氏征阳性表现即停止试验，忌扩大水疱或脱皮面积；活跃期的寻常型和落叶型天疱疮常出现尼氏征阳性。

第4问：若最终患者确诊副肿瘤性天疱疮，该进行的治疗是
A. 胸外科会诊
B. 局部用药治疗
C. 手术治疗
D. 放疗或化疗
E. 保守治疗，密切观察
F. 全身支持治疗

【解析】已明确诊断，应根据病变程度进行相关肿瘤治疗，不应保守观察，贻误病情。

答案： 4. ABCDF

第十五章　辅助治疗技术

一、单选题

1. 生物反馈疗法可以用于辅助治疗的疾病是
   A. 口腔黏膜下纤维性变
   B. 复发性阿弗他溃疡
   C. 灼口综合征
   D. 地图舌
   E. 血管性水肿

【解析】生物反馈是借助设备帮助使用者通过意识来控制自身生理活动，从而改善生理活动紊乱状态的行为治疗技术，目前在改善慢性疼痛、调节情绪和身体状态方面的效果较为确切，而灼口综合征患者常伴随有焦虑、抑郁、失眠等精神症状，故可选生物反馈辅助治疗。

2. 口腔黏膜病损局部封闭治疗术<u>不可</u>用于
   A. 肉芽肿性唇炎
   B. 长期糜烂不愈的口腔扁平苔藓
   C. 复发性坏死性黏膜腺周围炎的口腔深大溃疡
   D. 恶性溃疡
   E. 盘状红斑狼疮的糜烂型病损

3. 对于糜烂或溃疡，选择进针点为
   A. 病损处
   B. 病损边缘旁 0.5cm 处的正常黏膜处
   C. 病损边缘旁 1.0cm 处的正常黏膜处
   D. 病损边缘旁 1.5cm 处的正常黏膜处
   E. 肿胀唇组织边缘处

4. 以下对于舌神经封闭治疗说法正确的是
   A. 磨牙后方，腭舌弓前有翼下颌韧带，其中点稍内方为进针点。
   B. 颊脂垫尖端，正居翼下颌韧带中点稍内方。
   C. 若遇颊脂垫尖不明显或磨牙缺失的病人，可在大张口时，以上、下颌牙槽突相距的中点作为进针点。
   D. 若遇颊脂垫尖不明显或磨牙缺失的患者，可在大张口时，以上、下颌牙槽突相距的中点线与翼下颌皱襞外侧 3~4mm 的交点作为进针点。
   E. 若遇颊脂垫尖不明显或磨牙缺失的患者，可在大张口时，以上、下颌牙槽突相距的中点线与翼下颌皱襞外侧 1~2mm 的交点作为进针点。

5. 以下关于舌神经封闭治疗的说法，正确的是
   A. 注射前无须局部消毒注射区域黏膜
   B. 将注射器放在对侧口角，即第一、第二前磨牙之间，与中线呈 60°
   C. 注射针应高于下颌骀平面 1cm 并与之平行，经进针点推进 1~1.5cm

答案： 1. C　2. D　3. B　4. D　5. C

D. 注射针应高于下颌殆平面 1cm 并与之平行，经进针点推进 2~3cm

E. 达到注射点后可直接注射药物

6. 患者，女，43 岁。口腔溃疡反复发作 10 年，大约每个 3 个月长 1 次，通常为 1~3 个溃疡，一周左右愈合。右舌侧缘及咽部溃疡一周，口腔检查：可见咽部有 2 处 0.5cm×0.4cm 溃疡，右舌缘可见 1 处 0.5cm×0.4cm 溃疡。应选用的治疗措施是

A. 超声雾化治疗　B. 抗真菌治疗

C. 局部放射治疗　D. 抗生素治疗

E. 手术治疗

【解析】根据患者病史口腔溃疡反复发作 10 年，大约每个 3 个月长 1 次，通常为 1~3 个溃疡，一周左右愈合。患者是复发性口腔溃疡。口腔超声雾化治疗术用专门的超声雾化装置将药物溶液雾化成微小颗粒，喷雾至口腔和咽喉黏膜病损部位，使药物沉积在病灶处治疗疾病的方法。适合治疗口腔黏膜广泛糜烂或口腔溃疡。

二、多选题

1. 如果将有创诊疗操作定义为“在临床诊疗活动过程中进行的具有一定创伤和风险的各种诊断、治疗性操作”，下列辅助治疗技术中属于有创诊疗操作的有

A. 口腔黏膜微波疗法

B. 口腔黏膜生物反馈疗法

C. 口腔黏膜病损局部封闭术

D. 口腔黏膜红外线照射疗法

E. 口腔黏膜 CO_2 激光疗法

【解析】虽然有创诊疗操作的定义尚不十分明确，但选项中微波疗法、局部封闭术和 CO_2 激光疗法均有“采用侵入、穿刺、穿透等方式，精确作用于人体内部相应部位进行诊疗”的特点，有一定创伤和风险，可能产生不良后果，重视知情同意和操作记录等管理要求，符合定义。而生物反馈疗法与红外线照射疗法不会直接造成或加重创伤，相对风险也较低。

三、共用题干单选题

(1~2 题共用题干)

患者，女，58 岁。诉舌缘麻木感、刺痛 6 月余，刺痛感午后较重，进食时缓解。自诉性格较急躁，易焦虑，睡眠较差。口腔检查：口内湿润度可，口腔黏膜未见明显异常，多颗牙残冠。

1. 当未检出口腔黏膜器质性病变时，下列病史中对明确或排除诊断较为重要的是

A. 有无药物过敏史

B. 患者体质情况

C. 家族史

D. 疼痛有无“扳机点”

E. 口腔卫生状况

【解析】根据舌部刺痛晨轻午重，进食缓解的典型特点及症状与体征的明显不协调，基本可诊断为灼口综合征，但须排除三叉神经痛、舌癌、舌淀粉样物质沉积等可能的器质性病变。

2. 对该患者采用的治疗措施，下列描述<u>不正确</u>的是

A. 调磨锐利的残冠

B. 局涂糖皮质激素

C. 服用抗焦虑药物

D. 生物反馈辅助治疗

E. 解释与心理疏导

答案：6. A

1. ACE

1. D　2. B

【解析】消除局部刺激因素，改善失眠、焦虑等精神症状，心理疗法都是常用有效的治疗灼口综合征的方法。

四、案例分析题

【案例一】患者，女，35 岁。发现双颊黏膜白色花纹 2 年，进食刺激性食物疼痛 2 周。口腔检查：双颊黏膜可见灰白色网纹花纹，左颊黏膜充血黏膜可见 1.2cm × 1.0cm 糜烂。其余黏膜未见明显异常。

第 1 问：本病的临床诊断是

A. 均质型白斑
B. 类天疱疮
C. 口腔念珠菌病
D. 复发性阿弗他溃疡
E. 口腔扁平苔藓
F. 黏膜下纤维性变
G. 疱疹性龈口炎

【解析】双颊黏膜白色花纹 2 年，进食刺激性食物疼痛 2 周。口腔检查：双颊黏膜可见灰白色网纹花纹。是典型的口腔扁平苔藓的临床表现。

第 2 问：假设患者有皮肤病损，典型病损表现是

A. 水滴样大疱　B. 多角形丘疹
C. 靶型红斑　D. 蝶形红斑
E. 成簇小水疱　F. 色素沉着

【解析】水滴样大疱是天疱疮的皮肤表现；多角形丘疹是扁平苔藓的皮肤表现；靶型红斑是多形红斑的皮肤表现；蝶形红斑是慢性盘状红斑狼疮的皮肤表现；成簇小水疱是病毒感染的皮肤表现。

第 3 问：要明确诊断，应该进行的检查是

A. 活检组织检查
B. HIV 抗体检测
C. 脱落细胞检查
D. 药物诊断性治疗
E. 甲苯胺蓝染色
F. 真菌涂片检查

【解析】确诊口腔扁平苔藓还需要组织病理检查证实。

第 4 问：假设确诊是扁平苔藓，应选的治疗措施是

A. 红外线照射疗法
B. 全身抗真菌治疗
C. 局部放射治疗
D. 局部抗生素治疗
E. 手术治疗
F. 全身抗生素治疗

【解析】红外线可治疗慢性炎症，能改善血液循环，增加细胞的吞噬功能，消除肿胀，促进炎症消散。常用治疗长期糜烂不愈的口腔扁平苔藓或盘状红斑狼疮的糜烂性病损。

答案：【案例一】 1. E　2. B　3. A　4. A

第四篇　儿童口腔医学

第一章　绪　　论

一、单选题

1. 儿童口腔医学研究的口腔器官的生长发育、保健和疾病防治的时期是
   A. 胎儿至青少年期
   B. 胎儿至学龄期
   C. 婴儿至学龄期
   D. 婴儿至青少年期
   E. 婴儿至青春期

【解析】儿童口腔医学是研究胎儿至青少年时期口腔器官的生长发育、保健和疾病防治的口腔医学分支学科。

2. 关于儿童口腔医学的概念叙述,**不正确**的是
   A. 是一门独立学科
   B. 研究生长发育期儿童
   C. 治疗涉及多专业技术和方法
   D. 是成人口腔医学的缩影
   E. 研究范围为牙齿及颌面部问题

【解析】儿童在解剖、生理、病理、免疫系统以及精神、心理等方面,都处在不断变化的状态。在疾病的诊断、治疗和预后诸方面都与成人有一定区别,"儿童不是小大人",不应把儿童口腔医学看成是成人口腔医学的缩影。

二、多选题

1. 儿童口腔医学的学科范畴包括
   A. 牙颌生长发育
   B. 乳恒牙牙齿疾患
   C. 儿童口腔软组织疾患
   D. 牙列和咬合关系异常
   E. 儿童遗传性疾病及相关综合征的口腔表现

【解析】儿童口腔医学包括儿童牙颌生长发育、乳恒牙牙齿疾患、儿童口腔软组织疾患、口颌系统疾患、牙列和咬合关系异常、残障儿童口腔治疗、儿童遗传性疾病及相关综合征的口腔表现、儿童口腔治疗的行为管理。

2. 儿童口腔医学的特点有
   A. 恢复儿童牙齿形态和功能

答案: 1. A　2. D
1. ABCDE　2. ABCE

B. 促进牙颌生长发育
C. 定期进行口腔健康管理
D. 医患关系是指医生和家长之间的关系
E. 治疗需征得家长同意

【解析】对儿童患者来说医患关系是医生、患儿和家长(监护人)三者之间的关系。

第二章　儿童龋病

一、单选题

1. 乳牙患龋最早的年龄为
   A. 3岁　　B. 2岁半
   C. 2岁　　D. 1岁
   E. 6个月

【解析】牙齿一旦萌出到口腔即有可能患龋，第一颗乳牙萌出的时间大约为6个月。

2. 乳牙有无患龋的主要临床检查手段为
   A. 视诊　　B. 探诊
   C. 叩诊　　D. 扪诊
   E. 影像学检查

【解析】乳牙龋损的临床检查有常规检查和辅助检查，尽量避免有创的检查手段。因龋病会引起牙齿色、形、质的改变，视诊可辨别牙齿变色和形态的改变，是儿童龋病的主要检查方法。

3. 患儿，女，3岁。因上前牙牙冠不断崩坏要求治疗，询问有长期奶瓶喂养史。检查见上颌乳前牙颈部环形龋。最合适该病损的诊断是
   A. 静止龋　　B. 喂养龋
   C. 湿性龋　　D. 猖獗龋
   E. 干性龋

【解析】有长期奶瓶喂养史、有特征性的乳前牙颈部环形龋损，即可诊断为婴幼儿喂养龋。题干中有"上前牙牙冠不断崩坏"的表述，显然不能诊断为"静止龋"；题干中并未对龋坏组织呈"湿性"还是"干性"进行表述，故不能按这种分类法进行诊断。D为该题的干扰项，要诊断为猖獗龋题干中需要提供"短期"或"下前牙是否受累"的说明。

二、多选题

1. 关于S-ECC的描述，下列叙述正确的是
   A. 3岁以下的儿童发生有光滑面的乳牙龋患
   B. 3~5岁的儿童发生一个以上的上颌乳前牙的光滑面龋损
   C. 3岁的儿童dmf>4
   D. 4岁的儿童dmf>6
   E. 5岁的儿童dmf>6

2. 关于深龋乳牙牙髓状态的判断，下列描述正确的是
   A. 有自发性疼痛一定存在乳牙牙髓炎症
   B. 深龋乳牙可无明显自觉症状
   C. 牙髓电活力测验可准确判断深龋乳牙是否存在活髓
   D. 乳牙深龋冷热刺激痛比成熟恒牙明显
   E. 乳牙深龋自觉症状个体间差异大

【解析】乳牙深龋时牙髓状态比较难以准确判定，可无明显自觉症状，个体间差异较大，有自发痛并不一定都是牙髓炎症引起，

答案： 1. E　2. A　3. B
1. ABCE　2. BE

食物嵌塞引起的急性龈乳头炎也可引起自发痛的发生；牙髓电活力测验结果因患儿难以准确表达和乳牙牙根生理性吸收或病理性吸收的存在，在乳牙牙髓状态的判定上仅供参考。

三、共用题干单选题

（1~3 题共用题干）

患儿，男，3 岁。主诉上前牙牙面变黑就诊。临床检查：患儿全口乳牙列，上颌两侧乳中切牙和乳侧切牙唇面及近远中邻面龋坏，龋损波及牙本质，探质软，部分区域呈黑色，冷热刺激反应正常，龈正常，松动度正常，余牙未见明显异常。询问得知患儿有长期奶瓶人工喂养史。

1. 该患儿的诊断是
   A. 奶瓶龋　B. 色素沉着
   C. 牙髓炎　D. 根尖周炎
   E. 静止龋

【解析】从题干的表述不难做出“奶瓶龋”的诊断。如果仅为“色素沉着”或“静止龋”不会存在“质软”的检查结果；从题干表述的体征不能得出牙髓感染和根尖周炎的诊断。

2. 此类疾病若早期发现，龋坏程度为唇面广泛浅龋，可进行治疗的方案是
   A. 观察，暂不处理
   B. 再矿化治疗
   C. 金属冠修复
   D. 瓷贴面修复
   E. 树脂修复

【解析】因乳牙龋进展迅速，出现乳前牙唇面广泛性浅龋不能不处理，应积极早期干预，可采取再矿化治疗。瓷贴面和树脂修复在乳前牙唇面浅龋并不合适。金属冠修复不符合微创和美观的理念。

3. 此类疾病主要发生的牙位
   A. 上颌乳前牙　B. 下颌乳前牙
   C. 上颌乳磨牙　D. 下颌乳磨牙
   E. 全口乳牙

【解析】喂养龋在临床上多表现为乳上前牙唇面、邻面的龋坏，较快发展成围绕牙冠的广泛性环形龋。

（4~7 题共用题干）

患儿，女，4 岁。因右下后牙食物嵌塞就诊。临床检查：下颌右侧第一乳磨牙远中边缘嵴呈墨浸状改变，无松动，无叩痛，龈正常。第二乳磨牙近中邻面及殆面见深大龋洞，龋洞内较多食物残屑，无松动，无叩痛，龈正常；余牙未见明显异常。

4. 为明确诊断，下列必要的最为恰当的辅助检查是
   A. 锥形束 CT
   B. 龋活跃性检测
   C. 咬合翼片
   D. 咬诊
   E. 牙髓电活力测验

【解析】锥形束 CT 在牙齿发育异常的诊断，特别是弯曲牙、多生牙和阻生牙的定位上应用较多，一般不用于低龄儿童的龋病检查；咬诊一般用于隐裂牙的检查；由于乳牙牙根生理性吸收的存在以及低龄幼儿主观表述不准确的特点，乳牙牙髓电活力测验仅供参考；咬合翼片用于检查乳磨牙区邻面龋的深度、根分歧病变、乳牙牙根及恒牙胚的情况有优势，应为最佳选择。

5. 进一步检查后发现该患儿的下颌右侧第一乳磨牙病变限于牙本质浅层，下颌右侧第二乳磨牙病变近髓，但未见患牙牙根及根分歧的病理性改变。患儿最合适的诊断为

答案： 1. A　2. B　3. A　4. C　5. A

A. 84 牙中龋,85 牙深龋
B. 85 牙慢性牙髓炎
C. 84 牙食物嵌塞
D. 74 牙中龋,75 牙深龋
E. 75 牙慢性牙髓炎

【解析】根尖题干表述的病变程度,不难做出 84 牙乳牙中龋的诊断;85 牙深龋需与 85 牙慢性牙髓炎进行鉴别,题干中出现的阴性体征均不支持 85 牙慢性牙髓炎的诊断。C 选项自身就是错误的描述,单颗牙不会出现食物嵌塞;D、E 选项是对左右分区的考核。

6. 该患儿最合适的治疗方案为
A. 85 牙髓切断术
B. 84,85 牙充填术
C. 84,85 牙直接盖髓术
D. 74,75 牙充填术
E. 75 牙根管治疗

【解析】84 牙充填术毋庸置疑,85 牙深龋应进行护髓充填或牙髓切断术。

7. 假如在 84 治疗过程中意外牙髓暴露,露髓点针尖大小,可采用
A. 间接盖髓术　B. 根管治疗
C. 直接盖髓术　D. 根尖诱导术
E. 血管再生术

【解析】84 牙诊断为乳牙口龋,若治疗过程中意外穿髓,牙髓视为非感染状态,本着微创原则,可选用直接盖髓术保存全部的生活牙髓。B、D、E 选项为非生活牙髓的治疗方法,不适合可以保存牙髓的意外穿髓的 84 牙中龋治疗。

四、案例分析题

【案例一】患儿,男,4 岁。家长诉有蛀牙求治,患儿及家长否认牙齿有自发痛、夜间痛及咀嚼痛病史,未曾做过任何牙病治疗。口腔检查:51,61 牙唇面、近中邻面龋,84、85 殆面窝沟龋,余未见异常。

第 1 问:在这个患儿的问诊中,下列选项应包括在内的有
A. 口腔卫生习惯
B. 氟化物使用情况
C. 饮食习惯
D. 牙刷的种类
E. 间食的情况
F. 喂养方式
G. 乳制品的食用情况

【解析】低龄儿童龋的相关因素中,儿童的口腔卫生习惯、饮食习惯、氟化物的使用、间食及婴幼儿的喂养方式均与 ECC 的发生密切相关,详细询问病史,了解其主要相关因素,对预防 ECC 及治疗后继发龋的发生、有的放矢地进行口腔卫生宣教有积极作用。

第 2 问:对该患儿最合适的诊断为
A. 中龋
B. 深龋
C. 窝沟龋
D. 低龄儿童龋
E. 重度低龄儿童龋
F. 喂养龋

【解析】题干中并没有对龋坏深度的表述;没有对患儿喂养方式的描述,不能下“喂养龋”的诊断;51,61 为邻面、唇面龋,显然不符合窝沟龋的诊断;患儿的 dmfs 为 6,符合 S-ECC 重度低龄儿童龋的诊断标准。

第 3 问:辅助影像学检查显示 51,61 牙龋坏达牙本质浅层,牙根及根周未见明显病理学改变。51,61 牙最合适的治疗方案为

答案: 6. B　7. C
【案例一】 1. ABCEF　2. E　3. C

A. 乳前牙复合树脂修复
B. 乳前牙 GIC 修复
C. 乳前牙复合树脂 + 透明成形冠套修复
D. 清洁牙面后涂氟
E. 38%SDF 处理龋坏牙面
F. 观察，出现自发痛或牙龈瘘后行根管治疗

【解析】乳前牙复合树脂直接修复容易脱落，GIC 充填美观性欠佳，复合树脂 + 透明成形冠套修复为最佳选择。单纯涂氟不能很好地抑制乳牙中龋的进展，38%SDF 会让牙齿着色而影响美观。对 S-ECC 的治疗应积极管理，而不是消极等待进展到牙髓再行根管治疗。

第 4 问：对该患儿进行龋病治疗后，应向家长进行的口腔卫生宣教包括
A. 有效刷牙
B. 使用含氟牙膏
C. 定期口腔检查
D. 使用牙线
E. 使用电动牙刷
F. 使用抗菌漱口水
G. 每次刷牙尽量多使用牙膏

【解析】使用电动牙刷还是手动牙刷对有效刷牙来说并没有明显差别，不用特别强调；刷牙时使用牙膏的量根据年龄不同可选择米粒大小或黄豆大小，不宜过多；抗菌漱口水不推荐儿童在防龋时使用。

答案： 4. ABCD

第三章　儿童牙齿发育异常

一、单选题

1. 多生牙最常见于
   A. 下颌磨牙区域　　B. 下颌前牙区域
   C. 上颌前磨牙区域　D. 上颌磨牙区域
   E. 上颌前牙区域

【解析】多生牙最常见发生于上颌前牙区域，上颌发生率大约是下颌发生率的8倍，最多见的多生牙是正中牙，位于两颗上颌中切牙之间。

2. 婴儿出生时口腔内已萌出的牙齿，称为
   A. 诞生牙　　B. 新生牙
   C. 融合牙　　D. 特纳牙
   E. 哈钦森牙

【解析】婴儿出生时口腔内已萌出的牙齿称为诞生牙，多见于下颌中切牙。

3. 患儿，女，4岁。右上颌见：51、53、54、55牙，且51牙明显大于对侧同名牙齿，其切端发育沟将该牙分为近中大、远中小两部分，探诊时卡探针，正确的诊断是
   A. 先天性牙齿缺失
   B. 融合牙
   C. 过大牙
   D. 乳牙早失
   E. 牙中牙

【解析】融合牙是指两个正常牙胚的釉质或牙本质融合在一起。根据融合时间的早晚，可以形成冠根完全融合，也可以形成冠部融合而根部分离，或冠部分离而根部融合。

4. 患儿恒中切牙、第一恒磨牙形态结构异常，呈半圆形、桶状形，双亲有梅毒史，可能的诊断是
   A. 诞生牙　　B. 新生牙
   C. 融合牙　　D. 特纳牙
   E. 哈钦森牙

【解析】先天性梅毒牙又称哈钦森牙，其诊断要点为：双亲有梅毒史；患者本人梅毒血清试验阳性；恒中切牙、第一恒磨牙形态结构异常；有的有听力和视力障碍等。

二、多选题

1. Turner牙的定义包括
   A. 与乳牙感染有关
   B. 感染引起继承恒牙成釉细胞损伤
   C. 感染引起继承恒牙釉质形成不全
   D. 感染引起继承恒牙矿化不全
   E. 创伤引起乳牙断裂

【解析】由于乳牙的慢性根尖周感染导致的继承恒牙釉质发育不全称为Turner牙。

2. 牙齿发育异常包括
   A. 牙齿数目异常　B. 牙齿形态异常

答案： 1. E　2. A　3. B　4. E
1. ABCD　2. ABCDE

C. 牙齿结构异常 D. 牙齿萌出异常
E. 牙齿脱落异常

三、共用题干单选题

（1~3 题共用题干）

患儿，女，10 岁。右下后牙咬合不适数月，口内检查：45 牙牙体未见龋洞，颊侧牙龈瘘管，𬌗面可见靶样折断痕迹，无探痛，叩痛(+)，无明显松动，X 线片显示 45 牙根尖呈喇叭口状，根尖周大面积透射影。

1. 45 牙可诊断为
   A. 急性牙髓炎 B. 急性牙周脓肿
   C. 牙髓坏死 D. 急性根尖周炎
   E. 慢性根尖周炎

【解析】急性牙髓炎探诊常可引起剧烈疼痛；急性牙周脓肿临床上患牙有牙周袋存在；牙髓坏死及急性根尖周炎患牙 X 线片显示患牙根尖周影像一般无明显异常。

2. 导致 45 牙出现该症状的原因为
   A. 咬合创伤
   B. 畸形中央尖折断
   C. 畸形舌侧尖折断
   D. 牙外伤
   E. 牙隐裂

【解析】口内检查 45 𬌗面可见靶样折断痕迹，畸形中央尖的好发牙位是下颌第二前磨牙。

3. 45 牙的治疗方法为
   A. 直接盖髓术
   B. 牙髓切断术
   C. 根管治疗术
   D. 根尖诱导成形术
   E. 拔除

【解析】45 牙为慢性根尖周炎，不能选择活髓保存治疗，45 牙根尖呈喇叭口状，应进行根尖诱导成形术，待牙根发育完成后行根管治疗。年轻恒牙即使不能保存牙髓，也应保存牙齿，不能首先考虑拔除。

（4~7 题共用题干）

患儿，女，6 岁。51、61 牙松动Ⅰ度，11、21 牙已于舌侧萌出。

4. 该患儿可能的诊断为
   A. 多生牙
   B. 牙齿异位
   C. 牙齿早萌
   D. 牙齿迟萌
   E. 乳牙滞留

【解析】患儿 6 岁，51、61 牙到达替换时期尚未脱落，继承恒牙于舌侧萌出，诊断为乳牙滞留。

5. 应选择的治疗方法为
   A. 拔除 51、61 牙
   B. 拔除 51、61，正畸牵拉 11、21 牙
   C. 拔除 11、21 牙
   D. 对 11、21 牙进行助萌
   E. 观察，待其自然替换

6. 若该患儿 51 牙较大，切端及唇面可见一线形浅沟，52 牙口内未见，X 线片示 12 牙牙胚缺失，51 牙的诊断为
   A. 诞生牙
   B. 新生牙
   C. 融合牙
   D. 特纳牙
   E. 哈钦森牙

【解析】融合牙是指两个正常牙胚的釉质或牙本质融合在一起。根据融合时间的早晚，可以形成冠根完全融合，也可以形成冠部融合而根部分离，或冠部分离而根部融

答案：1. E 2. B 3. D 4. E 5. A 6. C

合。乳牙的融合牙常并发其中一颗继承恒牙的先天缺失。

7. 若该患儿萌出的11牙舌侧有一圆锥形突起，可诊断为
   A. 特纳牙
   B. 畸形舌尖
   C. 畸形中央尖
   D. 牙釉质发育异常
   E. 牙本质发育异常

【解析】畸形舌尖多见于上颌侧切牙，其次是上颌中切牙，当舌隆突成圆锥形突起形成牙尖畸形时称为畸形舌尖。

四、案例分析题

【案例一】患儿，女，7岁。上前牙间较大间隙半年余，检查：11牙、21牙间约5mm间隙，余未见明显异常。

第1问：该患儿首先需要进行的辅助检查是
   A. 根尖片
   B. 𬌗翼片
   C. 全口牙位曲面体层X线片
   D. 头颅定位侧位片
   E. 面像及口内像
   F. CBCT

【解析】应拍摄全口牙位曲面体层X线片检查有无多生牙。

第2问：若检查结果显示11、21牙间埋伏倒置牙齿1枚，恒牙数目多于正常牙数，该患儿的诊断是
   A. 牙瘤　　B. 多生牙
   C. 双生牙　　D. 过大牙
   E. 过小牙　　F. 埋藏牙

【解析】多生牙是指多于正常牙类、牙数意外的额外牙。

第3问：该患儿的治疗方案是
   A. 观察，若患儿出现主观不适再拔除倒置牙齿
   B. 乳恒牙替换完成后拔除倒置牙齿
   C. 拔除倒置牙齿后观察
   D. 拔除倒置牙齿后行咬合诱导
   E. 不需处理，乳恒牙替换完成后正畸关闭间隙
   F. 不需处理，18岁后种植义齿修复11、21牙间隙

【解析】11、21牙间隙为5mm，应及时拔除多生牙关闭间隙，以保证侧切牙顺利萌出。

第4问：若检查结果显示11牙根尖区阻射影像，呈小的牙齿样结构，该患儿可能的诊断是
   A. 牙瘤　　B. 多生牙
   C. 双生牙　　D. 过大牙
   E. 过小牙　　F. 埋藏牙

【解析】组合性牙瘤多发于尖牙和切牙区，X线片表现为阻射影像，呈小的牙齿样结构，诊断为牙瘤。

【案例二】患儿，男，5岁。上前牙区萌出形态异常牙齿1枚，检查：61牙舌侧锥形牙1枚，61牙唇倾，松动Ⅲ度，余未见明显异常。

第1问：该患儿首先需要进行的辅助检查是
   A. 根尖片
   B. 全口牙位曲面体层X线片
   C. 头颅定位侧位片
   D. 𬌗翼片
   E. 面像及口内像
   F. CBCT

【解析】应拍摄全口牙位曲面体层X线片确诊是否为多生牙。

答案： 7. B

【案例一】 1. C　2. B　3. D　4. A　**【案例二】** 1. B

第2问：多生牙形成的原因可能有
A. 进化过程中的返祖现象
B. 牙胚的分裂
C. 牙板局部的活性亢进
D. 遗传因素
E. 综合征疾病
F. 牙板形成不足
【解析】多生牙的病因至今仍未认定，有数种推测：进化过程中的返祖现象；牙胚的分裂；牙板局部的活性亢进；遗传因素；综合征疾病的一种表现。

第3问：若患儿同时伴有头大、面小、有怪样表情，锁骨发育不全等表现，可能的诊断为
A. 遗传性外胚叶发育不全
B. 低磷酸酯酶症
C. Axenfeld-Rieger 综合征
D. 掌跖角化 - 牙周破坏综合征
E. Gardner 综合征
F. 锁骨颅骨发育不全综合征
【解析】锁骨颅骨发育不全综合征的典型体征是头大、面小、有怪样表情。锁骨有不同程度的发育不全，口腔表现为多生牙、牙齿发育不良，出牙或脱牙不正常。

第4问：可能有多生牙的综合征疾病为
A. 低磷酸酯酶症
B. 唇腭裂
C. 锁骨颅骨发育不全综合征
D. 掌跖角化 - 牙周破坏综合征
E. Gardner 综合征
F. Axenfeld-Rieger 综合征
【解析】多生牙可以是综合征疾病的一种表现，最常见的两种疾病是唇腭裂和锁骨颅骨发育不全综合征，其次为 Gardner 综合征。

【案例三】患儿，男，8岁。左上中切牙未萌出1年余。口内检查示11、12、21牙已萌出，61牙残根尚未脱落，61牙唇侧牙龈瘘管。
第1问：该患儿首先需要进行的检查是
A. 拍摄根尖片
B. 取研究模型并进行模型分析
C. 拍摄头颅定位侧位片
D. 殆翼片
E. 面像及口内像
F. 拍摄 CBCT
【解析】应拍摄 X 线片，检查有无 21 牙。

第2问：若拍摄前牙根尖片示21牙埋伏阻生，为明确牙冠方向而需要做的进一步检查是
A. 全口牙位曲面体层 X 线片
B. 手腕骨 X 线检查
C. 拍摄头颅定位侧位片
D. 殆翼片
E. 殆片
F. 拍摄 CBCT
【解析】应拍摄 CBCT 明确牙冠及牙根情况。

第3问：若拍摄 CBCT 显示 21 牙埋伏阻生，牙根发育 1/3，冠根方向改变，下一步治疗计划为
A. 拔除 61 牙
B. 拔除 61 牙，试行翻瓣牵引 21 牙
C. 观察
D. 拔除 21 牙
E. 拔除 61 牙及 21 牙后种植义齿修复
F. 拔除 61 牙及 21 牙后活动义齿修复
【解析】对于埋伏阻生牙，根据牙根形态、牙齿发育程度及牙齿位置等行开窗助萌或手术翻瓣结合牙齿牵引复位，患儿 21 牙牙根发育 1/3，冠根方向改变，应拔除 61 牙，手术翻瓣牵引 21 牙。

第4问：以下措施对预防埋伏阻生牙意义最大的是

答案：2. ABCDE 3. F 4. BCE 【案例三】1. A 2. F 3. B 4. BF

A. 调整饮食结构
B. 防治龋病
C. 防治扁桃体过大、慢性鼻炎、鼻窦炎等疾病
D. 适当的体育运动
E. 关注儿童心理健康
F. 定期进行口腔检查

【解析】埋伏阻生牙可能的病因为乳牙根尖周炎或外伤，因此防治龋病，定期进行口腔检查非常重要。

第四章 儿童牙髓病和根尖周病

一、单选题

1. 关于乳牙急性牙髓炎表述**错误**的是
   A. 曾有外伤史或有龋病、充填物
   B. 对冷热刺激可引起或加重疼痛
   C. 出现较剧烈的、影响患儿睡眠的自发痛
   D. X线片显示根尖周大面积暗影
   E. X线片显示根尖周可正常

【解析】乳牙急性牙髓炎X线片显示根尖周可正常，但随着病变范围的扩展，有的可见牙周膜间隙增宽、硬骨板破损等现象。

2. 患儿，8岁。因偶尔冷水刺激牙齿疼痛就诊，临床检查发现：右上中切牙远中深龋洞，叩诊无异常，牙龈正常。无松动。患牙的诊断为
   A. 中龋　　B. 深龋
   C. 急性牙髓炎　　D. 可复性牙髓炎
   E. 根尖周炎症

【解析】可复性牙髓炎临床表现为当患牙受冷、热、甜、酸等刺激时，立即出现瞬间疼痛反应。尤其对冷刺激反应更敏感、迅速和强烈。当去除刺激后，疼痛症状即可消除，或仅持续数秒随即缓解，不出现自发痛。

二、多选题

1. 关于乳牙牙龈窦道的描述，以下**不正确**的是
   A. 乳牙慢性根尖周炎在患牙附近都会出现窦道孔
   B. 窦道孔可出现在患牙根周两侧龈黏膜上，也可能出现在患牙根分歧部位
   C. 窦道孔不断流脓，窦道出现后就不会封闭
   D. 窦道的出现即表明患牙牙髓完全坏死
   E. 出现窦道的患牙可试行牙髓切断术治疗

【解析】乳牙根尖周炎时，由于其周围组织疏松，血运丰富窦道可出现，也可不存在；由于血运丰富，炎症可扩散，窦道愈合，由于炎症较为严重，牙髓存活可能性较小，行活髓切断术后，失败率较高。

2. 乳牙牙髓尖周病的诊断包括
   A. 疼痛　　B. 肿胀
   C. 松动　　D. 牙髓电活力测验
   E. X线片

【解析】儿童时期牙周组织具有牙槽骨疏松、骨皮质薄、血运丰富等特点，因此根尖周感染易扩散到骨膜下，导致牙龈局部肿胀或瘘管形成，是诊断根尖周病的可靠指标。患牙出现叩诊敏感意味着牙髓的炎症已累及牙根周围组织，松动度病理性增加常是由于根尖周急性炎症或患牙长期存在慢性炎症，牙槽骨或牙根吸收所致，因此，叩诊和牙

答案： 1. D　2. D
1. ACDE　2. ABCE

齿松动度检查对牙髓状态的判断很有意义。X线片是一项很重要的检查方法，可以获得龋病程度、根尖周组织病变状况等信息，对牙髓病和根尖周病的诊断和疗效的判断有重要意义。乳牙解剖及组织结构特点、儿童感知能力及语言表达能力的限制，均显著降低乳牙牙髓活力测验结果的可信度。

3. 年轻恒牙发生牙髓病变后，诱导根尖形成所依赖的组织有
   A. 牙乳头　　B. 牙髓组织
   C. 上皮根鞘　　D. 牙本质
   E. 牙槽骨

【解析】年轻恒牙发生牙髓、尖周病变后，诱导根尖形成所依赖的组织有：根尖部残留的生活牙髓，可分化为成牙本质细胞，沉积牙本质，继续发育牙根，所形成的牙根近似于正常牙根结构；根尖端的牙乳头，牙髓破坏后，根尖端全部或大部分保留存活的牙乳头，分化为成牙本质细胞，使牙根继续发育；根尖周组织中的上皮根鞘，牙髓坏死并发根尖周炎症，当控制感染及消除炎症后，幸存的上皮根鞘或上皮根鞘功能得以恢复，也可有硬组织形成屏障使根端闭合。

三、共用题干单选题

（1~2题共用题干）

患儿，女，7岁。诉左下颌后牙夜间痛1周余。口腔检查见：36牙大面积充填物，舌侧牙龈红肿。

1. 该患牙最佳的诊断是
   A. 深龋　　B. 可复性牙髓炎
   C. 急性牙髓炎　　D. 慢性牙髓炎
   E. 根尖周炎

【解析】慢性尖周炎多无自觉症状，有时感咀嚼不适，咬合无力。患牙有深龋、牙发育异常或其他牙体硬组织破损，或有充填修复史，或有牙外伤史等。患牙牙冠变色，失去光泽，叩诊时有轻微疼痛等。有的患牙有瘘管。瘘管口大多位于患牙根尖部的唇、颊侧牙龈表面，也有的位于舌、腭侧牙龈处。

2. 该患牙进行临床检查时的表现**不包括**
   A. 牙体组织发黑
   B. 叩诊疼痛
   C. 冷热刺激疼痛剧烈
   D. 患牙松动Ⅰ度
   E. X线片显示尖周有病变

【解析】慢性尖周炎多无自觉症状，有时感咀嚼不适，咬合无力。患牙有深龋、牙发育异常或其他牙体硬组织破损，或有充填修复史，或有牙外伤史等。患牙牙冠变色，失去光泽，叩诊时有轻微疼痛等。有的患牙有瘘管。瘘管口大多位于患牙根尖部的唇、颊侧牙龈表面，也有的位于舌、腭侧牙龈处；X线片显示尖周有病变或出现瘘管现象。

（3~6题共用题干）

患儿，女，5岁。诉右上颌后牙反复肿痛3个月余。口腔检查见：55牙残冠，松动Ⅱ度，颊侧牙龈沟内溢脓。

3. 该患牙出现龈沟内溢脓的主要原因
   A. 儿童患龋率高，症状不明显
   B. 患儿不易合作，治疗不彻底
   C. 病变进展快和牙槽骨疏松
   D. 乳牙根分歧大，髓腔大
   E. 患儿身体抵抗力差

【解析】病变进展快和牙槽骨疏松是导致瘘管形成的直接原因。

4. 该患儿进行了X线检查，显示55牙根分叉及根尖周大面积暗影，边界不清楚，该患牙的诊断是

答案： 3. ABC
1. E　2. C　3. C　4. D

A. 慢性尖周肉芽肿
B. 慢性尖周囊肿
C. 致密性骨炎
D. 慢性尖周脓肿
E. 颌骨囊肿

【解析】慢性尖周脓肿的X线片显示特征是尖周有边界不清的弥散性稀疏区。尖周肉芽肿的X线片显示特征是根尖周有边界清楚的圆形或椭圆形骨质稀疏区。尖周囊肿的X线片显示特征是根尖周有边界清楚、轮廓分明并有阻射白线的骨质透射区。致密性骨炎的X线片显示特征是根尖周局限性的骨质密度增大的阻射影像。颌骨囊肿所涉及的牙根尖周膜腔是连续的，而且其硬板完整。

5. X线检查中，还需观察的内容<u>不包括</u>
A. 观察恒牙胚的牙囊骨壁是否受损
B. 恒牙胚是否缺失
C. 恒牙胚的发育情况
D. 患牙牙根吸收情况
E. 患牙与下颌神经管的位置关系

【解析】X线片显示根尖部或根分叉部的牙周硬板破损和牙槽骨破坏。在X线片的观察中，还需注意观察恒牙胚的牙囊骨壁及恒牙胚是否受损，特别注意位于乳磨牙根分叉下方的恒牙胚发育是否受到影响。

6. 若患儿近日右侧面部出现肿胀，目前最<u>不适宜</u>的治疗方案是
A. 开髓引流
B. 全身抗生素治疗
C. 根管治疗术
D. 拔除患牙
E. 颊侧黏膜切开引流

【解析】右侧面部肿胀，说明已发生间隙感染，炎症急性期禁止拔牙。

四、案例分析题

【案例一】患儿，女，7岁。因发现龋齿就诊。检查发现右下第一恒磨牙近中邻面深龋，探痛，温度刺激敏感，去腐过程露髓，叩痛(±)，无松动，牙龈未见异常。

第1问：该患牙应考虑的诊断是
A. 不可复性牙髓炎
B. 急性牙髓炎
C. 慢性闭锁性牙髓炎
D. 深龋
E. 可复性牙髓炎
F. 急性根尖周炎

【解析】可复性牙髓炎是指炎症初期的病变较轻的，主要表现为组织血管扩张和充血的病变。当患牙受冷、热、甜、酸等刺激时，立即出现瞬间疼痛反应。尤其对冷刺激反应更敏感、迅速和强烈。当去除刺激后，疼痛症状即可消除，或仅持续数秒钟随即缓解。可复性牙髓炎不出现自发痛。深度龋病近髓，去净龋坏组织无穿髓孔，或前牙冠折近髓，髓角透红。所谓深龋，即龋病破坏接近牙髓或牙髓即将暴露。

第2问：该患牙首选的治疗方法
A. 安抚　　B. 根管充填
C. 活髓切断术　　D. 根尖诱导成形术
E. 直接盖髓术　　F. 间接盖髓术

【解析】直接盖髓术是用药物覆盖于新鲜暴露的牙髓面上，以保护牙髓并促进牙髓修复的治疗方法。

第3问：若该患牙在治疗过程穿髓孔较大，采取的治疗应注意<u>不包括</u>
A. 局部麻醉
B. 生理盐水冲洗清创

答案：5. E　6. D
【案例一】1. E　2. E　3. C

C. 加压覆盖盖髓剂

D. 无菌操作，轻巧操作

E. 定期复查

F. 安装橡皮障

【解析】穿髓孔较大时，采用的治疗术式为牙髓切断术，牙髓切断术中注意事项：①无菌操作，轻巧操作；②冲洗清创，覆盖盖髓剂；③定期复查。

第4问：患牙进行上述治疗时，可以采用的药物是

A. 氢氧化钙及其制剂

B. MTA

C. iRoot

D. 玻璃离子水门汀

E. 木榴油

F. 多聚甲醛

【解析】氢氧化钙及其制剂在年轻恒牙牙髓病、根尖周病的治疗中，既可作为盖髓剂、诱导剂，又可作为根管消毒剂的药物。矿物三氧化物凝聚体（MTA）主要成分为硅酸三钙、硅酸二钙等。iRoot主要成分为硅酸钙、硫酸钙、氧化锆等，生物相容性好，二者多用于活髓保存、根端封闭和穿孔修复等治疗，但是不能被吸收。木榴油作用与酚相似，但其毒性与刺激性均较小，有杀菌、防腐、除臭作用。多聚甲醛是一种牙髓失活剂。

第5问：若穿髓孔处渗出较多，X线片显示牙周膜间隙增宽，目前可采取的治疗方式有

A. 牙髓切断术　　B. 根尖诱导成形术

C. 根管治疗术　　D. 牙髓血运重建

E. 根尖屏障术　　F. 直接盖髓术

【解析】X线片显示牙周膜间隙增宽，可诊断为根尖周炎症，对于牙根未发育完全的年轻恒牙，当发生根尖周炎时，治疗关键是根尖闭合，B、D、E都可以达到根尖闭合的目的，A、F不适用于根尖周炎症的患牙，C适用于牙根发育完全的恒牙。

【案例二】患儿，女，10岁。右下后牙牙龈肿胀1周。检查：45牙牙冠完整，𬌗面可见靶样折断痕迹，无探痛，叩痛(+)，冷热刺激痛(-)，松动Ⅰ度，牙龈瘘管。

第1问：为帮助诊断，该患儿应进行的辅助检查是

A. CBCT　　B. 头颅定位侧位片

C. 牙髓活力测验　　D. 龋活跃性检测

E. 口内照片　　F. 根尖片

【解析】拍摄根尖片可以了解主诉牙龋坏深度、牙根发育情况及根尖周组织情况；CBCT虽然也可清楚获取上述信息，但辐射量相对较大，费用较高，对于该病例没有必要；拍摄头颅定位侧位片进行头影测量，常用于正畸病例；牙髓活力测验对于牙根未发育完成的年轻恒牙慎用，其阈值高，甚至最大刺激时也可能没反应；龋活跃性检测是指一定时间内新龋的发生和龋进行性发展速度的总和，也就是患龋的易感性和倾向性。

第2问：该主诉牙的病因是

A. 龋坏

B. 外伤

C. 化学灼伤

D. 偏侧咀嚼

E. 畸形中央尖折断

F. 牙周病

【解析】畸形中央尖最多见于下颌第二前磨牙，当此尖折断后，其基底部可见靶样的折断痕迹，外为环状牙釉质，中有偏黄的牙本质轴，中心颜色较深，为突入到尖内的髓角或形成的继发性牙本质。

答案：4. ABC　5. BDE　【案例二】1. F　2. E

第3问:该患牙应考虑的诊断是

A. 牙髓炎　B. 牙周炎

C. 根尖周炎　D. 深龋

E. 松动牙　F. 牙髓坏死

【解析】患牙出现叩诊敏感意味着牙髓的炎症已累及牙根周围组织,松动度病理性增加常是由于根尖周急性炎症或患牙长期存在慢性炎症,牙槽骨或牙根吸收所致,因此,叩诊和牙齿松动度检查对牙髓状态的判断很有意义。根尖周感染扩散到骨膜下,导致牙龈局部肿胀或瘘管形成,是诊断根尖周病的可靠指标。

第4问:该患牙可采用的治疗方案是

A. 根尖诱导成形术

B. 根尖屏障术

C. 牙髓血运重建术

D. 间接牙髓治疗

E. 牙周刮治

F. 直接盖髓术

【解析】患儿,10岁,45牙属于年轻恒牙,牙根未发育完成。临床上对于年轻恒牙发生严重病变或根尖周炎症,在控制感染的基础上,采用根尖诱导成形术,用药物及手术方法保存根尖部的牙髓或使根尖周组织沉积硬组织,促使牙根继续发育和根尖继续形成。根尖屏障术是指用非手术方法将生物相容性材料充填到根管根尖部,即刻在根尖部形成一个人工止点。牙髓血运重建术,是刺激根尖周血至根管内,形成的血凝块作为组织再生支架,同时,根尖周组织的多种干细胞会随血液进入根管内,进行增殖分化,形成新的组织。

【案例三】患儿,女,8岁。右上后牙疼痛一周,面部肿胀伴发热1天。检查:54大面积龋坏,松动Ⅱ度,叩痛(++),龈颊沟变浅,可扪及波动感。

第1问:为帮助诊断,该患儿应进行的辅助检查是

A. CBCT　B. 头颅定位侧位片

C. 牙髓活力测验　D. 龋活跃性检测

E. 口内照片　F. 根尖片

【解析】拍摄根尖片可以了解主诉牙龋坏深度、牙根发育情况及根尖周组织情况;CBCT虽然也可清楚获取上述信息,但辐射量相对较大,费用较高,对于该病例没有必要;拍摄头颅定位侧位片进行头影测量,常用于正畸病例;牙髓活力测验对于牙根未发育完成的年轻恒牙慎用,其阈值高,甚至最大刺激时也可能没反应;龋活跃性检测是指一定时间内新龋的发生和龋进行性发展速度的总和,也就是患龋的易感性和倾向性。

第2问:患牙诊断是

A. 慢性牙髓炎

B. 慢性根尖周炎

C. 可复性牙髓炎

D. 急性根尖周炎伴间隙感染

E. 急性牙髓炎

F. 急性牙周炎

【解析】患牙有大面积龋坏且叩痛明显,松动Ⅱ度,牙龈肿胀,是急性根尖周炎的临床表现。面部肿胀且可扪及波动感,说明已经发生间隙感染。

第3问:首诊当日的处理措施是

A. 观察　B. 活髓切断术

C. 根管治疗术　D. 髓腔开放引流

E. 脓肿切开　F. 全身使用抗生素

【解析】急性根尖周炎的患儿,应先应急处理,即建立髓腔引流,使炎性渗出物或脓液通过根管引流。患儿牙龈脓肿已经形成,应对脓肿进行切开引流。面部肿胀伴有发热应进行全身抗炎治疗。

答案: 3. C　4. ABC　【案例三】1. F　2. D　3. DEF

第 4 问：患儿急性炎症消退后，可采用的治疗方法是

A. 根管治疗术
B. 拔除，佩戴间隙保持器
C. 根尖诱导成形术
D. 间接牙髓治疗
E. 牙髓切断术
F. 充填术

【解析】乳牙根尖周炎，若根尖周状态较佳，可采用根管治疗术。若根尖周状态不佳，应拔除后佩戴间隙保持器。

答案：4. AB

第五章　儿童牙外伤

一、单选题

1. 乳牙外伤最大的危害是
   A. 影响美观
   B. 影响咀嚼
   C. 影响患儿心理
   D. 影响继承恒牙
   E. 影响患儿颌骨发育

【解析】乳牙外伤时一定要评估对恒牙的影响，因为其最大危害是对恒牙的发育和萌出产生影响，尤其乳牙牙挫入，必要时应选择拔除。

2. 复杂冠根折时，根折处近颈部，为促进断根愈合，需固定
   A. 2 周　　B. 3 周
   C. 4 周　　D. 4 月
   E. 6~8 月

【解析】IADT 牙外伤指南指出对于复杂冠根折，如果冠部断片有移位需要尽快复位并拍片检查正确复位；弹性固定 4 周，若根折接近牙颈部，则需更长时间固位(4 个月)。

3. 乳牙外伤好发年龄
   A. 出生 ~8 个月　　B. 1~2 岁
   C. 3~4 岁　　D. 5~6 岁
   E. 7~9 岁

【解析】1~2 岁时儿童活动范围扩大，但肢体协调性差，最易发生乳牙外伤。

4. 对于再植牙的处理，下列错误的是
   A. 年轻恒牙再植时，不能轻易摘除牙髓
   B. 复诊时应注意有无牙髓感染及炎症吸收等早期症状
   C. 不可用氢氧化钙制剂充填根管，以免引起牙根吸收
   D. 应用抗生素，可在一定程度上减少牙根吸收的发生
   E. 牙根发育在 NOLLA Ⅷ期以上时建议实施根尖诱导成形术

【解析】IADT 牙外伤指南建议再植后 7~10 天拆除固定之前开始根管治疗，根管内封氢氧化钙预防感染和牙根吸收。

5. 患儿，男，10 岁。上颌前牙外伤 12 小时。口腔检查：21 已萌出，牙冠纵向裂纹达龈下，松动Ⅰ度，叩痛(+)，远中侧呈游离状。X 线示 21 冠根纵向折裂。21 最佳处理方法是
   A. 结扎固定
   B. 根管治疗
   C. 一次性根管治疗后钉固位修复
   D. 拔除 21
   E. 上颌殆垫固定

【解析】对于恒牙冠根纵向折裂治疗效果差，是年轻恒牙牙齿拔除的适应证之一。

6. 患儿，女，3 岁半。曾有外伤史，现上颌前牙肿包，前来就诊。口腔检查：61 残冠，

答案： 1. D　2. D　3. B　4. C　5. D　6. D

探诊无不适，无叩痛，松动Ⅱ度，唇侧黏膜见瘘管。X线片示61根吸收约1/3，21牙胚存。61最合适的治疗方法为
A. 局部冲洗上药
B. 拔除61
C. 活髓切断
D. 根管治疗
E. 纳米树脂填充修复

【解析】61根尖周炎，排除C和E；因患儿年龄较小，61牙根吸收不超过1/3，故应行根管治疗试保留患牙。

二、多选题

1. 关于再植牙的愈合方式，以下正确的是
A. 牙周膜愈合
B. 表面吸收愈合
C. 牙齿固连
D. 替代性吸收
E. 肉芽组织愈合

【解析】再植牙不会发生肉芽组织愈合，其余均为牙再植后的愈合方式。

2. 以下关于乳牙外伤的描述正确的是
A. 乳牙外伤约一半发生在1~2岁儿童
B. 乳牙外伤常见的是牙齿移位
C. 乳牙外伤最常见的是牙齿折断
D. 乳牙挫入对儿童危害最大
E. 乳牙外伤可能导致继承恒牙发育萌出障碍

【解析】乳牙牙槽骨较薄，具有弹性，外伤时牙齿移位比较常见，而不是牙齿折断。

3. 根据Andreasen牙外伤分类法，属于牙体硬组织和牙髓组织损伤的是
A. 牙齿震荡　B. 牙齿折断
C. 简单冠折　D. 复杂冠折
E. 复杂冠根折

【解析】Andreasen牙外伤分类法中，牙齿震荡归类于牙周损伤，无牙齿折断。

三、共用题干单选题

（1~3题共用题干）

患儿，男，12岁。2天前碰伤左上第一中切牙，牙轻度松动，自觉有伸长感，检查牙髓活力试验同正常牙，轻叩痛，无咬合创伤。

1. 该牙诊断为
A. 牙震荡　B. 牙周炎
C. 牙髓坏死　D. 牙轻度脱位
E. 根折

【解析】牙震荡常见临床表现为触诊敏感，无松动移位。

2. 下列不是该诊断疾病的近期表现
A. 牙髓充血
B. 牙髓出血
C. 牙髓电测试无反应
D. 牙根吸收
E. 牙髓温度测试无反应

【解析】牙髓活力测验正常（外伤后3个月内可能出现假阴性），一般预后较好，与其他类型牙周组织损伤相比少见牙根吸收（外伤后一段时间以后可能出现，不属于近期表现）。

3. 该疾病诊治原则是
A. 消除咬合创伤，观察1个月左右
B. 可不做特殊处理，嘱患牙避免咬硬物，观察期应在6个月以上
C. 松牙固定，必要时用钢丝结扎固定
D. 患牙复位，结扎固定
E. 牙髓治疗，防止牙髓坏死后导致牙根吸收

答案： 1. ABCD　2. ABDE　3. CDE
1. A　2. D　3. B

【解析】IADT 建议单纯牙震荡无须处理，检测牙髓状态至少 1 年。

(4~7 题共用题干)

患儿，男。上前牙外伤折断 1 小时。局部检查：11 冠斜折，切角缺损，牙髓暴露，触痛明显，无松动。

4. 下列检查对确定患牙治疗方案有帮助的是
   A. 牙髓电活力测验
   B. 根尖片
   C. 全口牙位曲面体层 X 线片
   D. 咬合关系检查
   E. 光透照检查

【解析】年轻患牙牙外伤后要常规进行根尖片检查以明确是否伴发根折及牙根发育是否完成。

5. 若患儿 8 岁，检查中，最有可能发现的情况是
   A. 牙髓坏死，探触牙髓无反应，牙髓电活力测验(-)
   B. 咬合关系紊乱
   C. X 线片示根尖孔呈喇叭口状
   D. 牙周袋很深，唇侧牙龈瘘管
   E. 光透照检查，疼痛明显

【解析】上颌中切牙正常情况下在 7 岁半左右萌出，萌出后 3~5 年牙根完成发育，8 岁时根尖孔呈开放状态。

6. 若影像学检查示患牙牙根发育接近完成，首选的治疗方案是
   A. 根管治疗 + 桩冠修复
   B. 牙髓摘除术
   C. 根尖诱导成形术
   D. 冠髓切断术
   E. 戊二醛断髓术

【解析】牙外伤指南中指出青少年复杂冠折时应尽量选择活髓切断术保留活髓，该患儿外伤后时间较短，活髓切断术成功率较高。

7. 若家长要求修复缺损的牙，治疗方法选择
   A. 局麻备牙、全冠修复
   B. 桩冠修复
   C. 嵌体修复
   D. 光敏树脂修复
   E. 解释病情，待患儿成年后再做修复

【解析】该患儿可以进行过渡性树脂修复，待成年后行永久修复。

四、案例分析题

【案例一】患儿，女，13 岁。在操场运动时不慎摔倒，上前牙外伤后 3 小时就诊，神志清楚，无恶心呕吐症状。临床检查示患儿上前牙区牙龈肿胀，龈缘渗血，11 牙冠唇侧龈上 1mm 处有一近远中向横折线，唇侧已下垂，腭侧仍与牙龈相连，松动Ⅱ度；21 牙冠近远中向冠斜折，牙髓暴露，穿髓孔大，叩诊不适。

第 1 问：该患儿临床初步诊断可考虑为
   A. 11 简单冠根折；21 复杂冠折
   B. 11 简单冠根折；21 简单冠折
   C. 11 复杂冠根折；21 复杂冠折
   D. 11 复杂冠根折；21 简单冠折
   E. 11 复杂冠折；21 简单冠折
   F. 11 复杂冠折；21 复杂冠折

【解析】该患儿 21 冠折露髓即复杂冠折；11 如腭侧折线达牙根即为复杂冠根折；11 如腭侧折线未达牙根即为复杂冠折。

第 2 问：进一步临床检查显示 11 腭侧断端位于牙槽嵴顶以上，21 折断至髓腔，X 线片

答案： 4. B 5. C 6. D 7. D
【案例一】 1. CF 2. BCDF

示11、21牙根发育基本完成，根管较粗大，未见其他明显根折影像，11首诊处理可考虑的治疗方式

A. 11拔除

B. 11拔除断端＋根管治疗＋纤维桩＋临时冠

C. 11拔除断端＋根管治疗＋活动义齿修复

D. 11根管治疗＋试行断冠粘接

E. 11拔除断端＋根管治疗＋铸造桩核冠

F. 11拔除断端＋根管治疗＋正畸牵引后行过渡性修复

【解析】由于患儿年龄较小，故应尽量保留11牙根，防止牙槽骨吸收为成年后冠修复带来困难，排除A；复杂冠根折折断线位于牙槽嵴顶以上者，可以试行断冠粘接术作为过渡性修复，但因患儿牙龈状况不稳定，无法行桩核冠等永久性修复治疗，故排除E。

第3问：21牙可选择

A. 21直接盖髓术

B. 21活髓切断术

C. 21树脂修复

D. 21根管治疗术

E. 21根尖诱导成形术

F. 21间接盖髓术

【解析】21冠折露髓，直接盖髓术不易成功；此时行活髓切断术后期成功率更高。患儿牙根发育已完成，也可以选择根管治疗。

第4问：治疗过程中应注意

A. 尽量保证患儿无痛

B. 保持无菌操作

C. 冠方严密封闭

D. 盖髓剂的选择

E. 根管预备以化学预备为主

F. 根管预备以机械预备为主

【解析】牙外伤后即刻根管治疗时，牙髓有活力，感染轻微，根管预备是以化学预备为主，无需通过机械预备扩大根管。

【案例二】患儿，男，8岁。与同学玩耍时上前牙撞到课桌上，致牙齿折断1小时。神志清楚，无恶心呕吐症状。局部检查：11冠斜折，切角缺损，牙髓暴露，触痛明显，无松动。

第1问：对确定患牙治疗方案有帮助的检查是

A. 牙髓电活力测验

B. 牙髓多普勒血流检测

C. 根尖片

D. 全口牙位曲面体层X线片

E. 咬合关系检查

F. 光透照检查

【解析】牙外伤辅助检查以根尖片最为常用。

第2问：检查中，最有可能发现的情况是

A. 咬合关系紊乱

B. X线片示根尖孔呈喇叭口状

C. 牙周袋很深，唇侧牙龈瘘管

D. 光透照检查，疼痛明显

E. 多普勒血流检测结果阴性

F. 牙髓坏死，探触牙髓无反应，电活力测验无反应

G. 颞颌关节弹响

【解析】8岁儿童中切牙是年轻恒牙。

第3问：首选的治疗方法是

A. 根管治疗＋桩冠修复

B. 牙髓摘除术

C. 根尖诱导成形术

D. 活髓切断术

答案： 3. BD　4. ABCDE　【案例二】1. C　2. B　3. D

E. 戊二醛断髓术
F. 根管治疗 + 树脂修复

【解析】年轻恒牙应行活髓保存治疗。

第 4 问：缺损的牙齿修复，应考虑进行
A. 局麻备牙、全冠修复
B. 桩冠修复
C. 嵌体修复
D. 光敏树脂修复
E. 解释病情，待患儿成年后再做修复
F. 直接盖髓术后树脂修复

【解析】因患牙为年轻恒牙，目前的治疗方案应为暂时性修复，待成年后再做永久性修复。

答案： 4. D

第六章　儿童牙周组织疾病与常见口腔黏膜病

一、单选题

1. 引起儿童牙龈炎的主要原因是
   A. 食物嵌塞
   B. 牙石
   C. 牙菌斑
   D. 儿童牙齿之间存在的生理间隙
   E. 口腔不良习惯

【解析】食物嵌塞、牙结石、儿童牙齿之间的生理间隙及口腔不良习惯都是导致牙面牙菌斑堆积的原因，牙龈炎的始动因子仍然是牙菌斑。

2. 儿童“雪口”最易发生的年龄段是
   A. 2~3 岁的幼儿
   B. 6 个月以内的婴儿
   C. 青春期的儿童
   D. 学龄前儿童
   E. 替牙期的儿童

【解析】“雪口”是婴幼儿口腔黏膜感染了白念珠菌导致的一种急性假膜性念珠菌口炎，分娩时使新生儿受感染的重要环节，乳头或哺乳用具等感染白念珠菌时也常致婴儿的口腔黏膜发生感染。因新生儿及婴儿体内的抗真菌成分含量低，常在这一时期感染念珠菌。

3. 患儿，男，2 个月。近来母亲发现患儿唇、舌、颊黏膜出现大面积凝乳状白膜，无法完全擦除，使用纱布擦除后可见出血创面，引起该疾病的微生物最可能是
   A. 热带念珠菌
   B. 金黄色葡萄球菌
   C. 白念珠菌
   D. 牙龈卟啉单胞菌
   E. 变异链球菌

【解析】根据题干的表述，符合婴幼儿白念珠菌感染导致的“急性假膜型念珠菌口炎”，其病原菌为白念珠菌。

4. 患儿，女，1 岁 3 个月。家长诉刷牙时见右上后牙黏膜青紫长包，患儿无明显症状，口内检查见 52 牙 -62 牙，72 牙 -82 牙已萌出，54 牙牙位处牙龈黏膜稍肿胀，呈青紫色，囊性外观，触软，可扪及即将出龈的 54 牙牙尖。该疾病最可能的诊断为
   A. Riga-Fede 病
   B. 单纯性龈炎
   C. 创伤性溃疡
   D. 萌出性囊肿
   E. Bednar 溃疡

【解析】A 选项的 Riga-Fede 病专指发生于儿童舌腹的创伤性溃疡，E 选项的 Bednar 溃疡也是指婴儿上腭黏膜的创伤性溃疡，单纯性龈炎发生的前提是牙面菌斑堆积，尚未萌出的 54 牙部位青紫质软包块提示萌出性囊肿。

答案：1. C　2. B　3. C　4. D

二、多选题

1. 与侵袭性牙周炎相关的特定感染微生物有
   A. 伴放线菌聚集杆菌
   B. 牙龈卟啉单胞菌
   C. 福赛斯坦纳菌
   D. 变异链球菌
   E. 齿垢密螺旋体

【解析】目前侵袭性牙周炎的病因虽未完全明了,但大量研究还是证明一些特定微生物感染以及机体的防御能力缺陷可能是引起该病的两个主要原因。已被许多研究证明的特定微生物就包括了伴放线菌聚集杆菌、牙龈卟啉单胞菌、福赛斯坦纳菌和齿垢密螺旋体。变异链球菌是口腔中的主要致龋菌,为干扰项。

2. 下列溃疡属于创伤性溃疡的是
   A. Riga-Fede 病
   B. 阿弗他溃疡
   C. 局部麻醉后黏膜咬伤形成的溃疡
   D. Bednar 溃疡
   E. 乳牙残冠、残根致根尖外露,相对应的黏膜上形成的溃疡

【解析】Riga-Fede 病是发生于儿童舌腹的创伤性溃疡,Bednar 溃疡是指婴儿上腭黏膜因吸吮指头、橡胶乳头或玩具等摩擦而导致的上腭黏膜损伤形成的溃疡,这自然也是一种创伤性溃疡;根尖外露戳伤相应口腔黏膜形成的溃疡同样为创伤性溃疡。阿弗他溃疡是一种复发性口腔溃疡,与全身维生素、微量元素缺乏等因素相关。

三、共用题干单选题

(1~3 题共用题干)

患儿,男,2 岁半。因口腔疼痛、糜烂前来就诊。患儿几天前出现低热,口腔和咽喉部疼痛,流涎、拒食。检查发现唇、颊、舌、腭口腔黏膜及全口牙龈充血红肿,散在糜烂和溃疡。患儿手掌、手指、足趾背面及指甲周围见红色丘疹,有的丘疹上有半透明的小水疱,有的水疱已经破溃结痂。

1. 该患儿的最可能诊断是
   A. 手足口病　　B. 阿弗他溃疡
   C. 疱疹性口炎　　D. Riga-Fede 病
   E. 鹅口疮

【解析】3 岁以下的幼儿是手足口病的主要罹患者,题干所描述的症状符合该病的临床表现,口腔、手、足都有相应的疱疹病损。其余的 B、C、D、E 选项的病变都只存在于口腔中,不会在患儿手掌、手指、足部出现病损。

2. 该病损最可能的致病微生物是
   A. 柯萨奇 A4 型病毒
   B. 肠道病毒 71 型
   C. 单纯疱疹病毒
   D. 金黄色葡萄球菌
   E. 白假丝酵母菌

【解析】该题主要考量对手足口病、疱疹性口炎、念珠菌感染等致病微生物的了解及掌握情况。手足口病最常见的病原微生物为柯萨奇 A16 型病毒与肠道病毒 71 型,疱疹性咽峡炎的病原微生物为 A 选项的柯萨奇 A4 型病毒,疱疹性口炎的病原微生物为单纯疱疹病毒,白假丝酵母菌为念珠菌病的病原微生物。

3. 对该疾病的治疗中,下述<u>不正确</u>的是
   A. 尽快局部或全身使用皮质类固醇药物,以免病情扩散

答案: 1. ABCE　2. ACDE
1. A　2. B　3. A

B. 局部消炎防腐止痛剂涂布或撒敷
C. 皮肤损害的治疗以保持洁净、防止感染、促使干燥结痂为主
D. 体温升高者给退热剂，必要时可考虑补液
E. 保证患儿充分休息，并给以大量维生素B、C

【解析】对儿童手足口病的治疗主要采取对症和抗病毒治疗。B、C选项为局部对症治疗，D、E选项为全身支持治疗。对病毒感染者A选项明显错误。

（4~7题共用题干）

患儿，女，11岁。因刷牙出血，口腔异味3月求治。口腔检查为年轻恒牙列，下前牙轻度拥挤，舌面见轻度牙石；上前牙唇侧牙龈肿胀明显，颜色暗红或鲜红，松软发亮，探诊出血；舌侧和后牙区牙龈炎症较轻。X线片显示全口牙齿附着水平无变化，也无牙槽骨的吸收。

4. 该患儿最可能的诊断是
A. 青春期龈炎　B. 萌出性龈炎
C. 侵袭性龈炎　D. 增生性龈炎
E. 急性龈乳头炎

5. 该病损最主要的病因为
A. 牙列拥挤　B. 牙菌斑
C. 食物嵌塞　D. 内分泌水平改变
E. 创伤

【解析】牙列拥挤、食物嵌塞、创伤都可导致儿童牙龈炎的发生，青春期内分泌水平的改变可使龈炎加重，但儿童牙周组织疾病的始动因子仍然为牙菌斑。D选项为该题的干扰项。

6. 下述为治疗该病关键的是
A. 牙龈切除术
B. 内分泌治疗
C. 去除局部刺激因素、改善口腔卫生状况
D. 服用抗生素
E. 局部使用消炎防腐药物

【解析】去除局部刺激因素、改善口腔卫生状况仍然是青春期龈炎治疗的关键，多数患儿经基础治疗后可痊愈。

7. 假如该患儿经过牙周基础治疗后牙龈仍肥大，可选择的治疗是
A. 全身服用抗生素
B. 龈袋内放置缓释药物
C. 龈下刮治术
D. 根面平整术
E. 牙龈切除术

【解析】青春期龈炎的多数患儿经基础治疗后即可痊愈，对个别病程长且牙龈过度肥大增生的患儿可在必要时行牙龈切除术恢复牙龈外形，此时的牙龈肥大乃增生所致。D选项是针对有较深牙周袋的牙周炎患者进行的治疗，龈炎患儿不合适。

四、案例分析题

【案例一】患儿，女，12岁。因出现双侧后牙松动半年求治。口腔检查发现该患儿全口牙菌斑、牙石量少，牙龈炎症轻微，但却能探及双侧第一恒磨牙的深牙周袋，探诊后出血。

第1问：为明确诊断，应增加的检查项目是
A. 根尖片检查　B. 全景片
C. 牙髓电活力测验　D. 咬诊
E. 染色检查

【解析】患儿为12岁青春期的女性，出现双侧后牙松动，高度怀疑为局限型侵袭性牙周炎。需要明确诊断，应进一步对松动牙及全口牙进行影像学检查，因此A、B为必要

答案：4. A　5. B　6. C　7. E
【案例一】1. ABC

的辅助检查手段。牙髓电活力测验可以判断牙周病损是否累及牙髓,引起牙髓病变。咬诊和染色检查一般为牙隐裂的辅助检查手段,备洞试验为有创检查,不宜应用在年轻恒牙的辅助检查中。

第2问:该疾病在X线片上的典型损害为
A. 第一恒磨牙的邻面有垂直型骨吸收
B. 第一恒磨牙的邻面的水平型骨吸收
C. 上颌前牙区的垂直型骨吸收
D. 切牙区多为水平型骨吸收
E. 第一恒磨牙牙槽骨的弧形吸收
F. 上颌前磨牙区的水平型吸收
G. 下颌前磨牙区的垂直型吸收

【解析】A、D、E选项中的表述为局限型侵袭性牙周炎的典型临床影像学表征。

第3问:该疾病最可能的诊断为
A. 单纯性龈炎
B. 青春期龈炎
C. 局限性侵袭性牙周炎
D. 创伤性牙周炎
E. 广泛性侵袭性牙周炎
F. 慢性牙周炎

【解析】患儿能探及双侧第一恒磨牙的深牙周袋,排除A、B选项;创伤性牙周炎应在题干中有创伤因素的表述,E选项应除了第一恒磨牙和切牙,至少还有3颗牙齿受累的体征。

第4问:该疾病进行治疗时应注意
A. 早期、彻底消除感染
B. 可早期做松牙固定
C. 彻底的牙周基础治疗
D. 强调维护期的菌斑控制
E. 全身服用抗生素
F. 可在深牙周袋内放置缓释的抗菌制
G. 可全身短期应用糖皮质激素控制疾病

【解析】该病强调早期、彻底消除感染的治疗。通过彻底的牙周基础治疗大多数患者可有较好的疗效。但因伴放线放线杆菌可入侵牙周组织而不易清除,许多学者主张全身服用抗生素或在深牙周袋内放置缓释的抗菌制剂作为辅助疗法。

答案: 2. ADE 3. C 4. ACDEF

第七章　咬合发育异常

一、单选题

1. 下列乳牙早失后间隙变小的可能性较小的是
   A. 乳切牙
   B. 乳尖牙
   C. 第一乳磨牙
   D. 第二乳磨牙
   E. 乳切牙及乳尖牙

【解析】乳切牙早失，由于恒切牙均比乳切牙大，在颌骨的发育过程中，前牙区牙槽骨增长显著，以容纳恒切牙。所以，乳切牙早失，间隙变小或消失的可能性较小。乳尖牙早失，乳尖牙常常受恒侧切牙萌出时的压迫吸收而早期脱落。间隙极易变小，甚至消失，致使恒尖牙异位萌出。乳磨牙早失，第二乳磨牙早失发生间隙丧失的情况较第一乳磨牙多见，但上颌第一乳磨牙早失可能影响恒尖牙的萌出。如果第一恒磨牙正在萌出时，磨牙间隙很容易缩小或消失。尤其第二乳磨牙早失，间隙变化明显。

2. 患儿，女，5岁。左下后牙区有黄色脓液渗出1周。检查：74牙残根，松动Ⅱ度，颊侧牙根外露，余未见明显异常。该患儿的治疗方案是
   A. 74牙拔除后观察
   B. 74牙拔除后间隙保持
   C. 74牙根管治疗术
   D. 口服消炎药，等待74牙替换
   E. 挑破牙龈脓包，观察

【解析】74牙残根，且牙龈有黄色脓液渗出，属于慢性根尖周炎，已无法治疗和修复，若不处理，长时间慢性炎症必会影响继承恒牙的正常发育，只能选择拔除。患儿仅有5岁，若拔除后不做任何处理，必然会导致邻牙向间隙处倾斜，造成间隙丧失，因此，需要佩戴间隙保持器。

二、多选题

1. 咬下唇的临床表现包括
   A. 上前牙唇倾
   B. 下前牙舌倾
   C. 上前牙散在间隙
   D. 下前牙拥挤
   E. 下颌后缩

【解析】咬下唇增加了推上前牙向唇侧及下前牙向舌侧的压力，妨碍下牙弓及下颌向前发育，下前牙出现拥挤，同时使上前牙向唇侧倾斜移位而出现牙间间隙，使牙列稀疏。前牙形成深覆盖，深覆䝹，上前牙前突，下颌后缩，开唇露齿，前牙切割和发音功能障碍。

2. 造成乳前牙反䝹的原因包括
   A. 奶瓶哺乳不良姿势

答案：1. A　2. B
　　　1. ABCDE　2. ACDE

B. 长时间的咬下唇习惯
C. 乳尖牙磨耗不足
D. 乳前牙外伤可能导致发育中的继承恒牙损伤移位
E. 乳牙龋坏导致牙髓坏死而延迟脱落，有可能导致该区域恒牙移位

【解析】乳前牙反𬌗的后天局部原因包括：奶瓶哺乳不良姿势；乳尖牙磨耗不足；口腔不良习惯；多数乳磨牙早失；乳磨牙邻面龋。唇侧萌出的多生牙可能导致切牙的扭转和舌倾，继而导致咬合关系的错乱及反𬌗关系。乳前牙的外伤可能导致发育中的继承恒牙损伤移位，从而在反𬌗位置萌出。乳切牙因外伤或龋坏导致牙髓坏死而延迟脱落，有可能导致该区域恒牙移位。无牙髓乳牙通常无法完成正常的根吸收过程，常常在咬合发育的过程中造成严重并发症。

三、共用题干单选题

（1~3 题共用题干）

患儿，男，6 岁。右下后牙自发痛、夜间痛 1 天，口内检查：84 牙（远中面、𬌗面、颊面）大面积龋坏，探痛（+），冷热刺激痛（+），叩痛（±），无明显松动，牙龈未见异常，85 牙残根，牙根外露，46 牙未萌出。

1. 该患儿需要进行的辅助检查是
A. 牙髓电活力测验
B. 牙髓温度测验
C. 龋活跃性检测
D. CBCT
E. 根尖片

【解析】牙髓电活力测验及牙髓温度测验无法准确反映乳牙的牙髓状态，且患儿年龄小，无法准确表达，在临床上很少使用。对于该病例，医生最想知道患牙的龋坏深度，牙根状态，继承恒牙发育情况，拍摄根尖片就可以获得该信息，不需要拍摄 CBCT，增加辐射量及检查费用。龋病活跃性检测并非该患儿首诊当日需要进行的检查。

2. 主诉牙可能的诊断及治疗方法是
A. 84 牙深龋，充填术
B. 84 牙深龋，直接盖髓术
C. 84 牙牙髓炎，间接盖髓术
D. 84 牙牙髓炎，根管治疗术
E. 85 牙尖周炎，拔除

【解析】患儿以右下后牙自发痛及夜间痛就诊，典型的牙髓炎表现。85 牙残根，且牙根外露，一般不会出现自发痛及夜间痛。84 牙有龋坏，探痛（+），冷热刺激痛（+），叩痛（±），符合牙髓炎的临床表现。乳牙牙髓炎，一般采用根管治疗术。

3. 85 牙的治疗方法是
A. 85 牙观察，暂不处理
B. 85 牙拔除，待 46 牙萌出后再佩戴间隙保持器
C. 85 牙拔除，等待继承恒牙萌出
D. 85 牙拔除，佩戴间隙保持器
E. 口服消炎药

【解析】85 牙残根，牙根外露，无法治疗及修复，需要拔除。患儿仅有 6 岁，离继承恒牙萌出还有 4 到 5 年时间，且 46 牙即将萌出，需要佩戴间隙保持器。该患儿可以以 84 牙作为基牙制作远中导板式间隙保持器，待 46 牙萌出后，再更换丝圈式间隙保持器。

（4~7 题共用题干）

患儿，男，6 岁。右下后牙牙龈反复肿胀 3 月。检查：84 牙（远中面、𬌗面）大面积龋坏，无探痛，冷热刺激痛（-），叩痛（+），松动Ⅱ度，牙龈瘘管，无明显肿胀。46 牙部分牙冠萌出。余未见明显异常。

答案：1. E 2. D 3. D

4. 该患儿需要进行的辅助检查是
   A. 牙髓电活力测验
   B. 牙髓温度测验
   C. 龋活跃性检测
   D. 根尖片
   E. CBCT

【解析】牙髓电活力测验及牙髓温度测验无法准确反映乳牙的牙髓状态，且患儿年龄小，无法准确表达，在临床上很少使用。对于该病例，医生最想知道患牙的龋坏深度，牙根状态，继承恒牙发育情况，拍摄根尖片就可以获得该信息，不需要拍摄 CBCT，增加辐射量及检查费用。龋病活跃性检测并非该患儿首诊当日对于主诉牙需要进行的检查。

5. 通过辅助检查得知 84 牙牙根已吸收至牙颈部，根分叉下方暗影，继承恒牙胚上方牙槽骨板已吸收，该主诉牙的治疗方案是
   A. 84 牙牙周冲洗，观察
   B. 84 牙试行根管治疗术
   C. 84 牙拔除，佩戴间隙保持器
   D. 84 牙拔除，等待继承恒牙萌出
   E. 口服消炎药

【解析】辅助检查得知 84 牙牙根已吸收至牙颈部，根分叉下方暗影，继承恒牙胚上方牙槽骨板已吸收，无法进行根管治疗术，需要拔除。患儿仅有 6 岁，离继承恒牙萌出还有 4 到 5 年时间，且 46 牙正在萌出，需要佩戴间隙保持器。

6. 为减少患儿的复诊次数，首诊当日的处理措施是
   A. 85 牙试带环，取模后拔除 84 牙
   B. 拔除 84 牙，1 周后复诊
   C. 85 牙试带环，取模，1 周后复诊
   D. 84 牙开放，1 周后复诊
   E. 口服消炎药，1 周后复诊

【解析】在临床实践中，对于患牙无明显炎症性肿胀，需要拔除后佩戴丝圈式间隙保持器的患儿，为减少复诊次数，可先在基牙上试带环，取模型，随后拔除患牙，1 周后复诊，佩戴间隙保持器。

7. 患儿按期复诊，8 岁时，发现右下后牙区新牙萌出，来院检查发现 44 牙部分萌出，处理措施是
   A. 继续观察，等待 44 牙完全萌出
   B. 拆除 44 牙区丝圈式间隙保持器
   C. 拆除 44 牙区丝圈式间隙保持器，制作阻萌器
   D. 仅磨除丝圈，等待 44 牙完全萌出
   E. 切除 44 𬌗面部分牙龈，促进 44 牙尽早萌出

【解析】佩戴间隙保持器的目的是维持间隙促进继承恒牙顺利萌出，该患儿 44 牙已部分萌出，需要拆除间隙保持器，若继续佩戴，反而会增加 44 牙龋坏及异位萌出的可能性。根据现阶段的共识，已很少再做阻萌器阻萌，嘱患儿勿食过黏过硬食物。对于全冠丝圈式间隙保持器，在继承恒牙萌出时，可磨除丝圈，基牙上的金属预成冠继续发挥保护基牙的作用，而该患儿佩戴的是带环丝圈式间隙保持器。

四、案例分析题

【案例一】患儿，男，5 岁。"地包天"2 年。检查：乳牙列，前牙反𬌗，下颌乳尖牙磨耗不足，乳牙末端平面关系为近中型，侧面型为凹面型。余未见明显异常。

第 1 问：若要对患儿的反𬌗类型进行准确诊断，需要进行的辅助检查是

答案： 4. D　5. C　6. A　7. B
【案例一】 1. C

A. 殆翼片
B. 全口牙位曲面体层X线片
C. 头颅定位侧位片
D. CBCT
E. 根尖片
F. 头颅定位正位片

【解析】拍摄头颅定位侧位片进行头影测量，获得代表上下颌骨发育、上下颌前牙倾斜度和突度的数据，根据数据判断该患儿是牙性反殆、功能性反殆或骨性反殆。

第2问：若患儿完成上述辅助检查，所获数据证实上前牙唇侧倾斜，下前牙舌侧倾斜，上颌骨发育不足，下颌骨发育正常。则该患儿的反殆类型是

A. 牙性反殆　　B. 骨性反殆
C. 功能性反殆　　D. 病理性反殆
E. 生理性反殆　　F. 习惯性反殆

【解析】X线头影测量结果为上颌骨发育不足，下颌骨发育正常，说明该患儿为上颌骨发育不足所致的骨性反殆，而上前牙唇侧倾斜，下前牙舌侧倾斜，是因为前牙要切咬食物产生的牙齿代偿。

第3问：该患儿的处理措施是

A. 调磨磨耗不足乳尖牙
B. 口内佩戴上颌殆垫式活动矫治器
C. 面部佩戴前方牵引器
D. FRⅢ
E. 颏兜
F. 下颌斜面导板

【解析】调磨磨耗不足乳尖牙去除咬合干扰，解除导致乳牙反殆的可能病因是我们首先要做到的。因该患儿是骨性反殆，需要口内佩戴上颌殆垫式矫治器，打开咬合，并利用前方牵引器牵引上颌向前。FRⅢ适用于功能性乳前牙反殆，颏兜适用于下颌骨发育过度的骨性反殆。下颌斜面导板会使上颌前牙更加唇倾。

第4问：患儿复诊时的处理措施是

A. 继续调磨磨耗不足乳尖牙
B. 调整上颌殆垫式活动矫治器箭头卡，增加固位力
C. 根据前牙咬合情况，逐渐调磨后牙区殆垫高度
D. 重新试戴前方牵引器，确保无变形，牵引方向正常
E. 继续口腔卫生宣教
F. 若矫治器破损，需及时修理或重新制作

【解析】口内佩戴上颌殆垫式活动矫治器，面部佩戴前方牵引器，矫治骨性反殆，需4周定期复诊。乳尖牙磨耗不足，不能一次调磨完成，会刺激损伤牙髓，需多次调磨。矫治器随佩戴时间的增加，固位力会降低，需调整箭头卡，增加固位力。当咬合锁结解除后，可分次逐渐磨除后牙区殆垫，使后牙区重新建立咬合。前方牵引器在患儿使用过程中可能因挤压等原因发生变形，需要调整，确保正常牵引方向。佩戴矫治器后口腔卫生更难维持，需要更加认真对待。若矫治器破损，需及时修理或重新制作。

答案： 2. B　3. ABC　4. ABCDEF

第八章 有口腔表征的系统性疾病

一、单选题

1. 下列关于血友病儿童口腔治疗原则的描述，<u>不正确</u>的是
   A. 行下颌阻滞或上牙槽阻滞，凝血因子浓度应达到50%水平
   B. 可以在局麻下行活髓切断术或牙髓摘除术
   C. 乳牙正常脱落通常不会导致出血
   D. 血友病患者可以行洁治术
   E. 血友病患者可以行正畸治疗

【解析】行下颌阻滞或上牙槽阻滞，凝血因子浓度应达到40%水平，而不是50%。

2. <u>不符合</u>锁骨-颅骨发育不全综合征的临床表现是
   A. 囟门延迟闭合或不闭合
   B. 多数恒牙先天缺失
   C. 锁骨发育不全
   D. 短头畸形
   E. 身材矮小

【解析】锁骨颅骨发育不全综合征临床表现包括囟门延迟闭合或不闭合，锁骨发育不全，短头畸形，身材矮小等全身表现。口腔内常见牙齿迟萌，并非恒牙先天缺失，相反常会出现多生牙。

3. 关于唐氏综合征的描述，<u>不正确</u>的是
   A. 口腔卫生差，牙周病发病率高
   B. 错殆畸形的发生率高
   C. 龋齿患病率高
   D. 对唐氏综合征患者应积极进行牙周治疗
   E. 可以进行正畸治疗

【解析】唐氏综合征患者龋病发生率较低，可能与牙齿的萌出时间延迟有关。

4. 患儿，男，4岁。父母诉患儿牙龈出血半年。检查发现全口乳牙松动，首先应警惕发生的疾病是
   A. 心肌炎
   B. 糖尿病
   C. 掌跖角化-牙周破坏综合征
   D. 艾滋病
   E. 急性肾炎

【解析】掌跖角化-牙周破坏综合征皮损及牙周病损常在4岁前共同出现，牙周病损在乳牙萌出后不久即可发生，因此本病例应继续检查患儿是否手掌、足底、膝部以及肘部存在局限性的过度角化及鳞屑、皲裂等。

5. 患儿，男，8岁。6个月前诊断为低磷酸酯酶症，关于其表现的描述<u>不正确</u>的是
   A. 牛牙样牙
   B. 乳牙早失
   C. 牙骨质发育不全
   D. 颅内压增高性突眼
   E. 腿骨畸形

答案： 1. A 2. B 3. C 4. C 5. A

【解析】低磷酸酯酶症是一种罕见的遗传性疾病，其特点为骨骼和牙齿矿化不全。骨骼矿化不全可造成腿骨畸形，颅缝过早融合，导致颅内压增高性突眼和脑损伤。牙根牙骨质形成不全是口腔主要表现，亦可造成乳牙早失。牛牙样牙属于牙齿形态异常，非低磷酸酯酶症的表现。

二、多选题

1. 下列关于白血病的描述，正确的是
   A. 白血病患者常表现牙龈肿胀、出血
   B. 白血病侵犯牙龈可涉及龈乳头、边缘龈和附着龈
   C. 牙龈肿胀严重者可覆盖整个牙面
   D. 白血病患者不能进行龈上洁治
   E. 白血病患者不能进行手术治疗

【解析】牙龈是白血病最易侵犯的组织，常见表现牙龈肿胀、出血；可涉及龈乳头、边缘龈和附着龈；严重者可覆盖整个牙面；可进行适当的龈上洁治；但不可进行手术或活检等创伤性处理，避免出血和感染。

2. 糖尿病患者的口腔表现有
   A. 牙龈炎
   B. 口腔白念珠菌病
   C. 扁平苔藓
   D. 口干症
   E. 灼口症

【解析】糖尿病患者绝大多数易患牙周病，通常被称为糖尿病的第六症状。其唾液分泌异常、免疫功能低下和高糖唾液容易导致口干症，扁平苔藓以及白念珠菌感染。在血糖控制不佳的患者中，灼口症的发病因素与唾液分泌功能紊乱、念珠菌感染和神经感觉异常等有关。

3. 关于掌跖角化 - 牙周破坏综合征的叙述正确的是
   A. 手掌、足底皮肤过度角化
   B. 牙槽骨丧失、牙齿早期脱落
   C. 牙齿萌出正常
   D. 患牙尽可能保留，避免拔牙
   E. 男性多于女性

【解析】掌跖角化 - 牙周破坏综合征是一种较为罕见的常染色体隐性遗传病，男女发病率相同。其典型特征是皮肤过度角化，严重的牙周破坏，导致牙槽骨丧失和牙齿脱落。牙齿萌出正常。治疗基本原则是关键时间内拔除一切患牙，以减少或破坏致病菌生存的环境，防止新病变发生。

4. 关于朗格汉斯细胞组织细胞增生症的叙述，**错误**的是
   A. 病变只侵犯骨骼系统
   B. 影像学可见溶骨性骨质破坏
   C. 病变可以是单灶性，也可以是多灶性
   D. 需多学科综合治疗，但一般不建议手术治疗
   E. 有些患者的病变有自限性

【解析】朗格汉斯细胞组织细胞增生症常见特征为单发性或多发性溶骨性骨病变。大部分患者有自限性过程，但病程的不可预知性可能带来不同的结果。肝脏、肺和骨髓多脏器累及是病程恶化的重要因素。通常需要多学科配合治疗，抗菌药物治疗、化疗、放疗及外科手术。

三、共用题干单选题

（1~3 题共用题干）

患儿，女，2 岁。乳牙逐渐松动，乳前牙全部脱落，脱落的牙齿牙根完整，患儿身材较矮小，其余未见异常。

答案： 1. ABCE 2. ABCDE 3. ABC 4. AD

1. 首先考虑的诊断是
   A. 佝偻病
   B. 外胚叶发育不全综合征
   C. 低磷酸酯酶症
   D. 成骨不全症
   E. 无软骨形成

【解析】患儿身材矮小，乳前牙渐行性完整脱落，符合低磷酸酯酶症典型表现。外胚叶发育不全综合征口腔表现为牙齿先天缺失。佝偻病、成骨不全症、无软骨形成一般无特殊口腔表现。

2. 确诊的依据是
   A. 影像学检查显示普遍性骨密度减低
   B. 生化检查显示维生素 D 缺乏
   C. 低血钙
   D. 血清 ALP 水平低下
   E. 外周血白细胞数目减少

【解析】低磷酸酯酶症患者血清碱性磷酸酶水平呈现反常性、特异性降低。

3. 关于患儿脱落的乳前牙的描述中，<u>不正确</u>的是
   A. 牙本质表面存在深的吸收区
   B. 可见牙根表面牙骨质缺失
   C. 牙本质吸收区内存在大量细菌
   D. 根尖部有大量螺旋体附着
   E. 牙本质钙化不规则

【解析】低磷酸酯酶症患者牙根表面牙骨质缺失，牙本质表面存在深的吸收区，牙根表面存在一层厚的菌斑，在吸收窝内有大量的细菌。掌跖角化 - 牙周破坏综合征患者在根尖部有大量螺旋体聚集。

（4~7 题共用题干）

患儿，男，3 岁。家长诉孩子至今不长牙，要求治疗，临床检查发现患儿全口无牙，上下颌牙槽嵴低平，毛发稀疏，皮肤干燥无汗。

4. 首先考虑的诊断是
   A. 佝偻病
   B. 外胚叶发育不全综合征
   C. 低磷酸酯酶症
   D. 唐氏综合征
   E. Axenfeld-Rieger 综合征

【解析】外胚叶发育不全综合征具有典型的三联征，包括毛发稀少（无毛或少毛）、牙齿缺如（无牙或少牙）、汗腺缺少而不能出汗（无汗症或少汗症）。

5. 如果需进一步明确诊断，最有助于诊断的辅助检查是
   A. 血常规
   B. 血生化检查
   C. 全口牙位曲面体层 X 线片
   D. 头颅正位片
   E. 病理检查

【解析】外胚叶发育不全综合征口腔表现为患儿先天缺牙，乳牙和恒牙常常全部缺失。最明显的特征是男性缺牙且形态异常，通常因为牙齿迟萌而就诊。全口牙位曲面体层 X 线片明确患儿乳恒牙缺牙数目。

6. 如患儿配合，则治疗计划为
   A. 全身补钙　　B. 义齿修复
   C. 手术切开助萌　　D. 造血干细胞移植
   E. 输血

【解析】主要治疗措施应尽早进行全口或部分义齿修复，在患儿能够配合的前提下，一般建议 2~3 岁就应开始进行。

7. 如患儿成年后，则最佳治疗计划为
   A. 全身补钙　　B. 局部义齿修复

答案： 1. C　2. D　3. D　4. B　5. C　6. B　7. C

C. 种植牙修复　　D. 造血干细胞移植
E. 输血

【解析】外胚叶发育不全综合征口腔表现为患儿先天缺牙，乳牙和恒牙常常全部缺失。患儿应尽早进行义齿修复，成年后考虑主要考虑种植修复。

四、案例分析题

【案例一】患儿，男，13岁。除下切牙和四颗第一恒磨牙外，余恒牙均未萌出，求治。临床检查患儿身材较矮小，头大，眼距宽，鼻梁塌陷，双肩下垂，向前胸靠拢。口腔卫生较差，腭盖高拱，16、26、36、46、31、32、41、42萌出，余恒牙未萌，相应乳牙存在。影像学检查显示颅缝宽，并可见缝间骨，锁骨缺如，全口牙位曲面体层X线片示恒牙胚均在，发育8~9期，位置低，上前牙区及区多颗埋伏多生牙，横位或牙冠倾斜，乳牙根无明显吸收。

第1问：目前考虑的疾病为
A. Gardner综合征
B. 外胚叶发育不全综合征
C. 低磷酸酯酶症
D. 成骨不全症
E. 锁骨颅骨发育不全综合征
F. 先天性甲状腺功能减退症

【解析】锁骨颅骨发育不全综合征典型临床表现头大囟门延迟闭合，面骨小眼距宽；双肩下垂，活动度大；出牙或脱牙不正常，迟萌或乳牙滞留。

第2问：为明确诊断应进行的检查为
A. 血生化
B. 胸片
C. 头颅正位片
D. 全口牙位曲面体层X线片
E. 手腕骨片
F. 尿常规

【解析】胸片可提示锁骨缺如或缺损；头颅正位片可明确囟门和颅缝情况；全口牙位曲面体层X线片可提示口内牙胚数量及有无多生牙。

第3问：其可能的发病机制为
A. 缺乏Ⅺ因子导致的常染色体隐性遗传
B. 感染HIV病毒而发病
C. 外胚叶发育不全综合征基因，该基因突变引起
D. RUNX2基因突变而引起
E. 第21号染色体组型多了一条染色体
F. PITX2和FOXC1基因突变而引起

【解析】锁骨颅骨发育不全综合征致病基因经遗传连锁分析定位于6p21，并于1997年证实RUNX2基因为致病基因。

第4问：治疗计划为
A. 补充维生素D和钙剂
B. 拔除滞留乳牙
C. 拔除多生牙
D. 开窗暴露迟萌恒牙
E. 正畸牵引
F. 正畸扩弓

【解析】锁骨颅骨发育不全综合征病变影响膜内成骨和软骨内成骨，补充维生素D和钙剂无效；口腔治疗处理原则通过一系列外科及正畸方法综合治疗包括拔除滞留乳牙和多生牙，开窗暴露迟萌恒牙，正畸牵引、扩弓等，以达到正常咬合关系。

【案例二】患儿，男，4岁。全口乳牙松动，上下颌乳前牙脱落，检查全口牙龈普遍红肿，部分牙龈退缩，有深牙周袋。

第1问：为明确诊断应进一步进行的检查有
A. 皮肤

答案：【案例一】1. E　2. BCD　3. D　4. BCDEF　【案例二】1. ACDEF

B. 眼睛
C. 头颅 X 线检查
D. 全口牙位曲面体层 X 线片
E. 血常规
F. 血生化

【解析】患儿 4 岁，乳牙松动脱落伴深牙周袋高度怀疑掌跖角化 - 牙周破坏综合征。应进一步检查皮肤有无过度角化，头颅 X 线检查及全口牙位曲面体层 X 线片确认牙周情况以及血常规、血生化明确诊断。

［提示］进一步检查发现双侧手掌皮肤红斑、轻度角化，双侧脚掌皮肤角化，血常规正常，血清 ALP 水平正常，组织蛋白酶 C 活性降低，X 线片显示牙槽突重度破坏。

第 2 问：考虑可能的疾病为
A. 硬皮病
B. 组织细胞增多症 X
C. 低磷酸酯酶症
D. 粒细胞减少症
E. 掌跖角化 - 牙周破坏综合征
F. 青少年牙周炎

【解析】掌跖角化 - 牙周破坏综合征的典型特征是皮肤过度角化，严重的牙周破坏，表现为深牙周袋和严重的炎症状态。检测到 CTSC 基因突变及组织蛋白酶 C 活性降低是确诊的金标准。

第 3 问：口腔治疗措施包括
A. 牙周洁治　　B. 牙周刮治
C. 牙周手术　　D. 松动牙固定
E. 拔除患牙　　F. 口服抗生素

【解析】掌跖角化 - 牙周破坏综合征治疗基本原则是关键时间内拔除一切患牙，以减少或破坏致病菌生存的环境，防止新病变发生。

第 4 问：下列关于该疾病的临床表现的叙述中，正确的是
A. 恒牙萌出后按序发生牙周破坏
B. 患儿智力及身体发育异常
C. 乳牙萌出后不久即可发生深牙周袋
D. 皮损及牙周病变常在 4 岁前出现
E. 特点是手掌和脚掌部位的皮肤过度角化、皲裂和脱屑
F. 患者牙周主要菌群与慢性牙周炎相似，但在根尖部的牙周袋内多量螺旋体聚集

【解析】掌跖角化 - 牙周破坏综合征，其特点是手掌和脚掌部位的皮肤过度角化、皲裂和脱屑，牙周组织严重破坏，皮损及牙周病变常在 4 岁前出现。患儿智力及身体发育正常。牙周病损在乳牙萌出不久即可发生。恒牙萌出后又按萌出的顺序相继发生牙周破坏。患者牙周主要菌群与慢性牙周炎相似，但在根尖部的牙周袋内多量螺旋体聚集。

答案： 2. E　3. E　4. ACDEF

第九章 儿童口腔检查及治疗计划的制订

一、单选题

1. 下列关于临床检查注意事项的描述，不正确的是
   A. 避免灯光直接照射患儿眼睛
   B. 传递器械时尽量避开患儿的视线
   C. 检查时应先检查疼痛部位，再检查其他部位
   D. 检查前应先清洁牙齿表面
   E. 应有家长陪伴

【解析】在对患儿进行临床检查时，应先从不易引起疼痛的部位和检查开始，进行全面检查，对患儿有刺激的检查方法和检查部位应放在最后进行。

2. 判断磨牙邻面早期龋的最佳影像学检查方法是
   A. 根尖片　　B. 殆翼片
   C. CBCT　　D. 平行投照根尖片
   E. 上颌后部殆片

3. 牙髓出血时牙冠呈现
   A. 白色　　B. 粉红色
   C. 灰色　　D. 暗红色
   E. 黄色

【解析】牙髓出血时牙冠呈粉红色，牙髓钙化时牙冠呈淡黄色，牙髓坏死时牙冠常呈灰色。

4. 患儿，男，8岁。因牙齿一直未替换就诊，检查可见患儿为混合牙列，16，26萌出1/3，其余乳牙均未替换，未见龋坏，无松动。此时应对患儿进行的X线检查是
   A. 根尖片
   B. CBCT
   C. 咬合翼片
   D. 全口牙位曲面体层X线片
   E. 上颌前部殆片

【解析】8岁患儿牙齿未替换，需要检查患儿口腔内恒牙胚数目及发育状况，应拍摄全口牙位曲面体层X线片。

5. 患儿，女，7岁。因上前牙外伤松动1日就诊，可见患儿面部对称，开口度开口型正常，无软组织损伤。以下不是必要检查的是
   A. 外伤牙视诊
   B. 外伤牙松动度检查
   C. 根尖片
   D. 咬合创伤检查
   E. 全口牙位曲面体层X线片

【解析】外伤牙的检查应关注牙根及根尖周的细微结构，首选根尖片。

二、多选题

1. 关于儿童口腔治疗计划内容的描述，正确的是

答案： 1. C　2. B　3. B　4. D　5. E
1. BCE

A. 治疗计划一经制定，必须严格遵守，不可改动
B. 对紧急情况，应尽快缓解疼痛、控制感染
C. 复杂病例需请相关学科会诊
D. 治疗结束时进行口腔卫生宣教
E. 3个月到半年定期复查

【解析】治疗计划不是一成不变的，随着病情的变化和治疗进展，原有计划可能有所变动；口腔卫生宣教应贯穿于整个治疗过程中。

2. 关于不同年龄阶段儿童检查与治疗计划的描述，**不正确**的是
A. 儿童第一次口腔检查应在3岁之前
B. 如发现婴幼儿有不良吮咬习惯应及时予以纠正，以免导致错𬌗畸形的发生
C. 对乳牙列有患龋风险的乳磨牙，可以做窝沟封闭
D. 对混合牙列阶段儿童，第一恒磨牙是防龋重点
E. 青少年时期由于激素水平的变化，应注意牙周疾病的防治

【解析】儿童应该在第一颗乳牙萌出后就进行第一次口腔检查；3岁以内的婴幼儿由于心理和生理上的需求常常有各种吮咬习惯，不必强行破除。但是如果持续到3岁以后，则属于口腔不良习惯，可以导致不同的错𬌗畸形，需要纠正。

3. 龋病风险评估工具“Cariogram”，在评估时综合考虑的受试者的危险因素包括
A. 患龋经历
B. 口腔卫生习惯
C. 氟化物使用情况
D. 唾液分析结果
E. 父母患龋情况

【解析】“Cariogram”是一种计算机龋病风险评估软件，将受试者的危险因素，包括患龋经历、口腔卫生习惯、氟化物使用情况、唾液分析结果，输入后进行分析，进行风险评估。

三、共用题干单选题

（1~3题共用题干）

患儿，男，8岁。2小时前跌倒致上前牙松动前来就诊。

1. 问诊内容**不包括**
A. 有无头晕恶心
B. 有无身体其他部位损伤
C. 是否曾经于外院治疗
D. 既往有无牙痛史
E. 有无出血

【解析】既往牙痛史与急性的牙齿外伤无关。

2. 应拍摄的X线片是
A. 全口牙位曲面体层X线片
B. 根尖片
C. 𬌗翼片
D. CBCT
E. 上颌前部𬌗片

【解析】选择X线投照的种类，在尽可能获取最佳质量影像的同时将辐射剂量控制在尽可能低的水平。相比全口牙位曲面体层X线片，根尖片可以更好地显示牙齿根尖周的细微结构，且较CBCT辐射量小，为首选X线片。

3. X线片的主要观察内容包括
A. 牙根发育状态
B. 是否有牙根折断
C. 根尖周膜是否均匀
D. 是否有牙槽骨折断影像
E. 以上都是

答案： 2. AB　3. ABCD
1. D　2. B　3. E

【解析】年轻恒牙外伤松动应进行X线检查判断是否存在根折或脱位，同时要关注牙根发育状况，以指导制定治疗计划，同时外伤牙X线检查均应观察周围牙槽骨是否有折断。

(4~7题共用题干)

患儿，男，6岁。主诉右下后牙进食痛3天，检查右下第二乳磨牙近中殆面深大龋洞，无松动，牙龈无红肿，叩诊无不适。

4. 最有助于诊断的其他问诊相关内容是
   A. 有无自发痛
   B. 是否曾有牙龈肿痛
   C. 是否曾经于外院治疗
   D. 有无食物嵌塞痛
   E. 有无发热

【解析】深龋和慢性牙髓炎均有可能出现进食后疼痛，但慢性牙髓炎会伴随自发痛，而深龋不会，是鉴别点。

5. 最有助于诊断的辅助检查是
   A. 牙髓温度测验　B. 牙髓电活力测验
   C. 根尖片　D. 殆翼片
   E. 咬诊

【解析】牙髓活力测验是根据患牙对外界刺激的反应来检查牙髓的状态，测试结果的判定多依赖于患者的主观感觉，而儿童受感知和语言表达能力的限制，难以客观反映牙髓的活力。根尖片可以观察龋洞与髓腔的关系，根尖周膜的情况，辅助判断牙髓状况。

6. 假设患儿拍摄X线片后发现85龋坏达髓腔，根分歧处根周膜模糊，根尖周未见低密度影，恒牙胚存在，冠方硬骨板连续，对患儿的治疗计划<u>不包括</u>
   A. 医患沟通
   B. 根管治疗术
   C. 局部麻醉
   D. 口服药物镇静
   E. 口腔卫生宣教及定期复查

【解析】6岁儿童，无全身系统疾病或精神智力障碍，一般通过医患沟通及非药物性行为诱导即可完成口腔治疗，通常不需要使用药物性行为管理的方法。

7. 85腐质去净后剩余牙体组织薄，最佳牙冠修复计划是
   A. 树脂充填
   B. 树脂充填+带环加固
   C. 玻璃离子水门汀充填
   D. 树脂嵌体修复
   E. 金属预成冠修复

【解析】对于大面积牙体缺损的乳磨牙，尤其是根管治疗之后，最佳修复方式是金属预成冠，可以有效恢复牙体形态、预防牙齿劈裂、继发龋坏。

四、案例分析题

【案例一】患儿，女，4岁。主诉右上后牙痛1周，口腔检查发现右上第一乳磨牙远中殆面深龋洞，除主诉牙外多颗龋齿，dt11。

第1问：对主诉牙应问诊的相关内容有
   A. 有无冷热痛
   B. 有无自发痛
   C. 疼痛是否放散到左侧
   D. 有无牙龈肿痛
   E. 有无头痛
   F. 有无夜间痛

【解析】牙齿疼痛一般为同侧放散性痛。

第2问：对主诉牙的临床检查内容应包括
   A. 视诊牙龈有无红肿
   B. 探诊有无露髓孔
   C. 叩诊有无叩痛

答案： 4. A　5. C　6. D　7. E

【案例一】 1. ABDF　2. ACEF

D. 探查龈袋深度
E. 根尖区有无扪痛
F. 牙齿有无松动

【解析】如明确有露髓孔，探诊会引起疼痛，不建议在未行局麻时进行探诊。

第 3 问：对该牙诊断应采取的辅助检查有
A. 龋活跃性检测
B. 根尖片
C. 冷热测有无敏感
D. 牙髓电活力测验是否有感觉
E. 细菌培养
F. 模型测量

【解析】从病史和临床检查分析，患牙初步印象可能为牙髓炎或根尖周炎，应拍摄 X 线片明确是否存在慢性根尖周病变，及病变范围，是否已破坏恒牙胚硬骨板等。

第 4 问：对患儿的治疗计划应包括
A. 口腔清洁指导　B. 饮食习惯分析
C. 定期复查　D. 观察
E. 医患沟通　F. 龋活跃性检测

【解析】患儿口内多颗龋坏牙，在对其制定治疗计划时应注意菌斑控制及口腔健康指导，包括必要的洁治、饮食指导和口腔卫生宣教和口腔清洁指导。同时，应注意定期复查，以评估治疗效果，对发现的新问题给予及时处理，并且在复查时给予患儿必要的预防措施。同时患儿为龋高危人群，龋活跃性检测对其预防与监控有重要意义。

【案例二】患儿，女，9 岁。上前牙外伤折断 2 天，自觉冷热敏感，牙齿松动，不敢进食，检查发现左上及右上恒中切牙近中切角缺损，近中断面位于龈下，可见针尖大小露髓孔，牙冠唇倾明显。

第 1 问：临床检查内容包括
A. 牙冠有无变色
B. 探查断缘位于龈下的深度
C. 有无叩痛
D. 松动度情况
E. 牙龈有无撕裂
F. 有无咬合创伤

第 2 问：进一步采取的辅助检查有
A. 牙髓温度测验　B. 牙髓电活力测验
C. 根尖片　D. 根管长度测量
E. 咬诊　F. CBCT

【解析】外伤牙应对其牙髓活力进行检查，并首先拍摄根尖片观察是否有牙根折断，牙齿移位，及观察外伤牙牙根发育状态等。

第 3 问：根尖片上应观察的内容包括
A. 牙髓有无炎症
B. 牙根发育程度
C. 牙囊是否存在
D. 有无牙根折断
E. 有无埋伏多生牙
F. 根周膜间隙是否清晰、完整

【解析】外伤后两天 X 线片无法显示牙髓炎症状况，B、D、E、F 选项为外伤牙齿根尖片观察内容。

第 4 问：对患儿外伤牙的治疗计划应包括
A. 外伤牙复位固定
B. 牙髓切断术
C. 观察牙根发育状况
D. 牙齿外形修复，维持间隙
E. 医患沟通
F. 与修复科会诊制定后续修复方案

【解析】对外伤牙应根据外伤类型、牙根发育状况制定详细、全面的治疗计划，并于家长沟通治疗中及后期可能出现的问题，必要时要与相关科室会诊。

答案： 3. B　4. ABCEF　【案例二】1. ABCDEF　2. ABC　3. BDEF　4. ABCDEF

第十章　儿童口腔科行为管理

一、单选题

1. 不属于儿童口腔行为管理的方法是
   A. 正强化　　B. TSD
   C. 惩罚　　D. 分散注意力
   E. 保护性固定

2. 不属于笑气 - 氧气吸入镇静的优点是
   A. 起效快
   B. 需要患者配合
   C. 副作用小
   D. 可快速恢复
   E. 有一定镇痛作用

【解析】因笑气 - 氧气吸入镇静需要患儿有一定配合程度，因此在选择患者时会有一定的限制，是该方法的局限性。

3. 儿童口腔行为管理的主要参与者不包括
   A. 医生　　B. 护士
   C. 家长　　D. 孩子
   E. 幼儿园老师

【解析】在儿童口腔诊疗过程中，所有参与者，包括医护、家长及患儿均会参与到行为管理中。

4. 患儿，5 岁。因左下后牙自发痛 3 天就诊，检查可见 75 深大龋坏，叩痛(+)，无松动，牙龈未见异常，X 线检查发现 75 龋坏近髓，根尖周未见病变。对 75 进行治疗时适宜的麻醉方式为
   A. 表面麻醉
   B. 牙周膜麻醉
   C. 下颌神经阻滞麻醉
   D. 局部浸润麻醉
   E. 全身麻醉

【解析】儿童骨质较疏松，使用局部浸润麻醉效果较好，在乳牙深龋近髓可能进行牙髓治疗时可局部浸润麻醉。

5. 患儿，7 岁。因上颌多生牙就诊，检查发现 11、21 间多生牙，已萌出，建议拔除。但患儿情绪紧张，不敢进行局麻注射，此时适宜的行为管理方法为
   A. 保护性固定
   B. 笑气 - 氧气吸入镇静
   C. 全身麻醉
   D. 静脉镇静
   E. 口服药物镇静

【解析】患儿年龄较大的，有一定的配合能力，但害怕注射，不适宜进行静脉镇静，因操作在上颌前牙区，笑气吸入镇静鼻罩可能影响术区视野，口服药物镇静操作简单，避免了静脉穿刺，比较适合。

二、多选题

1. 药物性行为管理方法包括
   A. 口服药物镇静

答案：　1. C　2. B　3. E　4. D　5. E
　　　　1. ABC

B. 静脉给药镇静
C. 笑气 - 氧气吸入镇静
D. 催眠
E. 局部麻醉

【解析】药物性行为管理是指用药物管理接受牙科治疗的儿童的行为，所使用的药物种类可能有吸入性气体、口服药物、静脉注射用药物、肌肉注射用药物等。

2. 全身麻醉下口腔治疗的适应证是
A. 患儿有智力或全身疾病等方面的问题，无法配合常规治疗
B. 非常不合作、恐惧、焦虑、抵抗或不能交流的儿童或青少年，多牙需要治疗，并且在短期内其行为不能改善者
C. 患儿有多牙需要治疗，患儿或 / 和监护人无多次就诊条件
D. 因急性感染、解剖变异或过敏等原因使患儿进行充填治疗或外科手术时局部麻醉无效
E. 为避免束缚下牙齿治疗可能会对患儿心理造成的伤害，使用全身麻醉可以保护其心理免受伤害并避免医疗危险

3. 对拟进行全身麻醉下口腔治疗的患儿进行全身病史采集时，应包括的内容有
A. 患儿药物及食物过敏史
B. 全身各种相关系统性疾病、遗传性疾病
C. 既往镇静、麻醉治疗史及不良反应
D. 近期是否有呼吸道感染病史等
E. 惊厥或癫痫发作情况

【解析】进行全身麻醉下口腔治疗前应对患儿进行详细的全身病史采集，包括：母亲孕期及患儿出生时情况；药物及食物过敏史、服药情况；全身各种相关系统性疾病、遗传性疾病等；既往相关住院史；既往镇静、麻醉治疗史及不良反应；相关家族史，尤其与麻醉相关病史；近期是否有呼吸道感染病史等。

三、共用题干单选题

（1~3 题共用题干）

患儿，女，3 岁。因“自检多个牙齿龋坏伴右下后牙肿痛”来院。查体：84 残冠，大量腐质，松动Ⅱ度，牙龈充血脓肿，X 线示 84 深龋及髓，根分歧下骨密度减低。51、61 深龋露髓；52、62、55、54、65、64、74 深大龋洞；75、85 窝沟探软，有着色。患儿不配合治疗，拒绝上牙科诊疗椅。

1. 84 的诊断是
A. 深龋
B. 牙髓炎
C. 慢性根尖周炎
D. 慢性根尖周炎急性发作
E. 残冠

【解析】X 线片显示 84 根分歧下骨密度减低，为慢性根尖周炎表现，结合临床表现，牙龈脓肿，牙齿松动明显，为慢性根尖周炎急性发作。

2. 对该患者最有效的行为管理方法是
A. 笑气 - 氧气吸入镇静
B. 口服药物镇静
C. 全身麻醉下牙齿治疗
D. TSD
E. 语音语调控制

【解析】患儿年龄较小，龋坏严重，治疗量大，为全身麻醉下牙齿治疗适应证。

3. 在问诊过程中<u>不需要</u>了解的信息是
A. 孩子的口腔清洁习惯

答案： 2. ABCDE　3. ABCDE
1. D　2. C　3. C

B. 孩子的进食习惯
C. 孩子在幼儿园和小朋友相处的情况
D. 孩子饮用饮料的情况
E. 孩子监护人的口腔卫生习惯

【解析】患儿龋坏严重，问诊中应详细了解饮食及口腔卫生习惯，给予有针对性的口腔卫生指导。C与患儿病情与治疗计划无关。

(4~7题共用题干)

患儿，男，3岁半。因“上前牙外伤1日”就诊，初步采集病史如下：1日前玩耍时不慎摔伤上前牙，上前牙折断，无松动及移位，摔伤后患儿不敢用前牙进食，刷牙时不能触碰。

4. 对该患儿年龄段儿童心理及行为管理特点的描述，错误的是
A. 理解和交流沟通能力有限
B. 喜欢观察和触摸
C. 可以使用TSD的方法
D. 可能需要束缚下治疗
E. 因沟通能力有限，无法正强化方法

【解析】3~6岁幼儿虽然心理活动带有很大的不稳定性，但周围环境对其心理有很大影响，并希望学会更多的自主能力，医生可以鼓励儿童自我控制和约束，在每一诊疗单元结束时都应采取正强化的方式，给予口头表扬，以强化患儿的主动合作性。

5. 假如临床检查可以见到51牙冠折断1/2，牙髓暴露，初步诊断“51复杂冠折”拟行“51根管治疗术”。但患儿哭闹不合作，无法进行沟通，此时最有可能会采取的行为管理方式是
A. 笑气-氧气吸入镇静
B. 全身麻醉
C. 保护性固定
D. 静脉镇静
E. 分散注意力

【解析】患儿年龄较小，哭闹不合作，但因外伤疼痛需进行急症处理，可暂时采取保护性固定方式进行治疗。

6. 如临床检查发现患儿除51外伤牙外，口腔内多颗龋齿，dt13，且龋坏均较严重，此时最佳的行为管理方式是
A. 笑气-氧气吸入镇静
B. 全身麻醉
C. 保护性固定
D. 静脉镇静
E. 正强化

【解析】患儿年龄较小，需治疗量较大，哭闹剧烈，符合全身麻醉下口腔治疗适应证。

7. 全口牙齿治疗结束后患儿定期复查，1年后发现4颗牙齿有继发龋坏，患儿依然哭闹不合作，此时最佳的行为管理方式是
A. 笑气-氧气吸入镇静
B. 全身麻醉
C. 保护性固定
D. 静脉镇静
E. 正强化

【解析】患儿此时已经4岁半，不适合行保护性固定，仅4颗牙的继发龋坏，可以在静脉镇静下治疗。

四、案例分析题

【案例一】患儿，5岁。以主诉“自检发现有龋坏牙无不适”就诊，临床检查发现：75远中𬌗面龋，深大，牙龈无明显充血肿胀，叩诊无不适。X线片示75深龋近髓，根尖周未见明显异常。35牙胚在。84、85、74窝沟龋坏，叩诊无不适，牙龈未见异常。检查过程

答案：4. E 5. C 6. B 7. D

中患儿紧张,但尚能遵医嘱配合检查。但反复询问要不要打针。

第1问:75最有可能的诊断是

A. 浅龋　B. 中龋
C. 深龋　D. 牙髓炎
E. 根尖周炎　F. SECC

【解析】根据病史及检查,患儿龋坏深,但无自觉症状,临床检查无阳性体征,X线片无根尖炎症表现,推测可能的诊断为深龋。

第2问:如果家长坚持要求本次治疗75,需采取的措施包括

A. 知情同意　B. 局部麻醉
C. 母子分离　D. 牙髓治疗
E. TSD　F. 正强化
G. 分散注意力

【解析】患儿5岁,有一定的交流沟通能力,可以尝试对患儿进行TSD、正强化、分散注意力等行为管理方式,诱导其接受口腔治疗。但深龋去腐过程中可能产生疼痛,需进行局部麻醉,避免由于初次治疗的疼痛史对患儿产生不良影响。

第3问:如果能由医生选择治疗顺序,在第一次诊疗中医生可以选择做的治疗及采用的行为管理方法有

A. 74充填　B. 口腔卫生宣教
C. 龋易感性分析　D. 全身麻醉
E. 口服药物镇静　F. TSD
G. 正强化

【解析】对于初次治疗的患儿,可选择一些不易产生疼痛或刺激的操作,并对患儿进行鼓励,以使患儿能逐步适应口腔治疗。同时对患儿进行必要的口腔卫生宣教。

第4问:如果本次治疗75,最合适的局部麻醉方式是

A. 表面麻醉
B. 喷射麻醉
C. 下颌局部浸润麻醉
D. 75牙周膜麻醉
E. 下齿槽神经阻滞麻醉
F. 舌神经阻滞麻醉

【解析】乳牙深龋治疗时可采用局部浸润麻醉。

答案:【案例一】1. C　2. ABEFG　3. ABCFG　4. C

第十一章　儿童龋病的治疗

一、单选题

1. 乳磨牙深龋最适宜的治疗方法为
   A. 间接牙髓治疗　　B. 根管治疗
   C. 牙髓摘除术　　D. 牙髓血运重建术
   E. 根尖诱导成形术

【解析】乳磨牙深龋的治疗需要尽量保存活髓，选项B、C、D、E均为坏死牙髓的治疗方法，且D、E选项一般不用于乳牙。

2. 患儿，女，4岁。食冷饮时左下后牙感到酸痛1周，无自发痛史，检查发现75 $\overline{\text{殆}}$面深龋，龋蚀范围较广，腐质软而湿润，易挖除，但敏感，无叩痛，龈正常。首次就诊时，对该患牙应做的处理为
   A. 双层垫底即刻充填
   B. 置放失活剂，复诊时再行根管治疗
   C. 护髓后行玻璃离子水门汀暂时修复
   D. 牙髓切断术
   E. 局麻下牙髓摘除术

【解析】乳牙深龋无明显自发痛时难以与乳牙慢性牙髓炎鉴别，在目前乳牙深龋治疗的微创理念下，可采用过渡性充填治疗的方法予以观察，尽量保存活髓。

二、多选题

1. 与年轻恒牙活髓保存成功主要相关的因素是
   A. 治疗前的诊断
   B. 患儿的口腔卫生习惯
   C. 治疗中的无菌操作
   D. 家长的口腔保健意识
   E. 良好的牙齿封闭性

【解析】A、C、E选项是大数据显示与年轻恒牙活髓保存主要相关的成功要素，B、D选项为此题的干扰项，这两项与患儿继发龋的发生有关，但并不是年轻恒牙活髓保存的主要成功要素。

2. 年轻恒牙龋修复治疗具有的特点包括
   A. 制备洞形时宜用金刚砂车针减速切削
   B. 对中龋以上的窝洞充填时宜用磷酸锌粘固粉直接垫底
   C. 年轻恒牙深龋在去腐时应尽量去净，若穿髓可行牙髓治疗
   D. 年轻恒牙沟裂龋治疗时可选用预防性树脂充填术
   E. 对中龋以上的窝洞制备时应在局部麻醉下进行

【解析】年轻恒牙龋修复时要尽量保存活髓，以促进牙根继续发育。中龋及以上龋坏去腐备洞时牙髓容易刺激，建议在局部麻醉下进行。年轻恒牙患龋说明患儿为高龋风险个体，在进行沟裂龋的充填治疗时应将咬合面患龋风险高的窝沟进行窝沟封闭。

答案：1. A　2. C
　　　1. ACE　2. ADE

三、共用题干单选题

（1~3 题共用题干）

患儿，男，4 岁。家长诉蛀牙求治。临床检查：患儿口腔行为评估 Frankl 4 级，全口乳牙列，51、61 牙近远中邻面、唇侧龋坏，探质软，冷热刺激反应正常，龈正常，无松动；54 牙远中及咬合面未见明显龋洞，但远中边缘嵴呈墨浸状改变，无叩痛，无松动，龈正常。影像学检查显示 51、61 牙龋损达牙本质浅层，54 牙病变达牙本质中层，未见牙根吸收，未见根尖周及根分歧暗影，11，21 及 14 继承恒牙胚未见异常。余牙未见明显异常。

1. 51、61 牙最恰当的治疗计划为
   A. 涂氟
   B. 乳前牙透明成形冠套树脂修复术，
   C. 玻璃离子充填术
   D. 渗透修复术
   E. 复合树脂充填术

【解析】患儿 Frankl 评估为 4 级，属于合作儿童，可选用前牙美容修复的方案修复乳前牙。透明成形冠套树脂修复 51、61 牙近远中唇侧牙本质浅层龋坏，既能恢复牙体形态美观，又能保证粘接强度，为最为恰当的治疗方案。

2. 为明确 54 牙诊断，下列辅助检查最为恰当的是
   A. 全口牙位曲面体层 X 线片
   B. 锥形束 CT
   C. 咬合翼片
   D. 根尖片
   E. 头颅侧位片

【解析】乳磨牙远中边缘嵴呈墨浸状改变高度怀疑为远中邻面龋坏，咬合翼片是观察乳磨牙邻面龋最恰当的辅助检查方法。锥形束 CT 一般用于检查弯曲牙、额外牙、阻生牙，不作为低龄儿童龋病检查的常规手段。

3. 患儿 54 牙最恰当的治疗方案为
   A. 磨除龋坏组织，涂氟
   B. 护髓后行玻璃离子充填 +SSC 修复术
   C. 玻璃离子充填修复术
   D. 渗透修复术
   E. 复合树脂充填术

【解析】根据临床检查，54 牙诊断为深龋，龋坏涉及远中邻面及咬合面，护髓后行玻璃离子充填术 + 乳磨牙金属预成冠修复术可恢复患牙牙体外形、保护健康牙面，修复后可达到良好的边缘封闭，为最恰当的治疗计划。

（4~7 题共用题干）

患儿，男，11 岁。左下蛀牙求治。无自发痛，偶诉冷热痛；口腔专科检查发现 37 牙𬌗面部分萌出，𬌗面近中窝沟龋坏，探诊敏感，无叩痛；影像学检查显示 37 牙冠透射影达牙本质中层，根尖孔尚未闭合，根尖未见密度减低影像。

4. 以下治疗方案中**不正确**的是
   A. 尽力保存活髓组织
   B. 腐质去净后应护髓充填
   C. 可选用 GIC 材料进行护髓暂时性充填
   D. 对于覆盖𬌗面的龈瓣，去腐前可先切除
   E. 直接行根尖诱导成形术

【解析】对于年轻恒牙龋的治疗原则应为尽力保存活髓，促进牙根继续发育；根尖诱导成形术是针对牙髓已失去活力的年轻恒牙采用的保存患牙的方法，显然对该题 37 牙深龋的治疗不合适。

5. 在进行 37 牙去龋时，下列选项正确的是
   A. 窝洞侧壁和洞底均应去龋至硬化牙本质

答案：1. B　2. C　3. B　4. E　5. E

B. 窝洞侧壁和洞底均应去龋至韧化牙本质

C. 窝洞侧壁应去龋至硬化牙本质，洞底至韧化牙本质

D. 窝洞侧壁应去龋至硬化牙本质，洞底至皮革样牙本质

E. 窝洞侧壁应去龋至硬化牙本质，洞底保留部分近髓软化牙本质

【解析】该题需要考生了解龋坏牙的病理学分层结构及临床微创去龋、深龋尽力保存生活牙髓的理念。选项E可减少露髓的可能及对牙髓的刺激，符合微创及保存年轻恒牙深龋生活牙髓的理念。

6. 对患牙最合适的治疗方案应为

A. 直接盖髓术

B. 间接牙髓治疗术

C. 牙髓切断术

D. 磷酸锌垫底 + 复合树脂充填术

E. 牙髓血运再生术

【解析】直接盖髓术是针对有细小穿髓孔、尚未牙髓感染症状的年轻恒牙；牙髓切断术的适应证为年轻恒牙的可逆性牙髓炎或牙髓感染局限于牙冠部分的患牙；年轻恒牙由于牙本质小管粗大，不宜采用对牙髓有刺激的磷酸锌粘固粉垫底；牙髓血运再生术适合于牙髓坏死或牙髓弥漫性炎症的年轻恒牙，显然不适合此题中患牙的治疗。

7. 假如该患牙进行保髓治疗失败，出现根尖感染的症状与体征，应进行的治疗较为合适的是

A. 根管治疗

B. 部分根髓切断术

C. 根尖诱导成形术

D. 冠髓切断术

E. 间接牙髓治疗术

【解析】牙根长度发育基本完成、根尖孔尚未完全闭合的年轻恒牙若出现牙髓感染，应进行去髓、根管消毒后根尖诱导成形，封闭根尖孔。A选项的根管治疗是对根尖孔已闭合的成熟恒牙的根尖周疾病治疗方法；B、D选项保留了部分牙髓，可适用于牙髓感染局限于冠髓、无根尖周病变的年轻恒牙；E选项是保存全部牙髓的治疗，不适合已出现根尖周感染的年轻恒牙。

四、案例分析题

【案例一】患儿，女，8岁。右下后牙龋坏就诊，否认自发痛和夜间痛，检查见患儿口腔卫生差，46牙冠呈无光泽的黄褐色，𬌗面龋坏，质软，无叩痛，龈正常；85牙远中𬌗面龋坏，无叩痛，龈正常。余牙(－)。

第1问：为进一步明确诊断，还应采取的辅助检查手段包括

A. 温度测试

B. 全口牙位曲面体层X线片

C. 牙髓电活力测验

D. 根尖片

E. 咬诊

F. 锥形束CT

G. 胸部X线检查

【解析】A选项的温度测试对累及牙本质中层及以上的年轻恒牙龋可表现为阳性体征，可作为辅助检查；题干中虽仅对46及85牙有阳性表述，但鉴于儿童龋发生有对称性的特点，可选择全口牙位曲面体层X线片排除对侧同名牙的患病情况；电活力测验结果对年轻恒牙牙髓状态的判定仅供参考，咬诊为怀疑隐裂牙的必要辅助检查；锥形束CT一般用于检查牙发育异常。

第2问：影像学检查结果如图4-1所示，考虑可能的诊断为

答案： 6. B 7. C

【案例一】 1. ABD 2. BCG

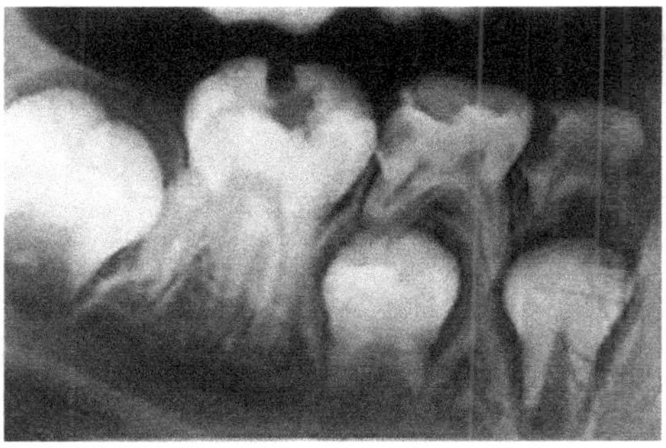

图 4-1 影像学检查结果

A. 85 牙中龋
B. 46 牙深龋
C. 85 牙深龋
D. 46 年轻恒牙慢性根尖周炎
E. 85 牙慢性根尖周炎
F. 46 牙深窝沟
G. 46 牙釉质矿化不良

【解析】46 牙根尖孔未闭合，为年轻恒牙，X 线片显示牙冠大面积透射影，达牙本质中层，未见根尖周影像学改变，无明显临床症状，故应诊断为深龋；题干中表述 46 牙牙冠呈无光泽的黄褐色，说明存在牙釉质矿化不良，故应选 G；85 牙龋坏达到牙本质深层，未见根分歧影像学改变，无明显临床症状，应为深龋，题干表述不支持慢性牙髓炎和慢性根尖周炎的诊断。

第 3 问：根据第 2 题中对 46 牙的诊断，46 牙此次就诊最合适的治疗方案应为

A. SSC 修复
B. 瓷嵌体修复
C. 牙髓血运重建术
D. 间接牙髓治疗
E. 根尖屏障术
F. 根尖诱导成形术
G. 根管治疗
H. 冠髓切断术

【解析】年轻恒牙深龋初诊最佳的治疗方案应尽量保存生活牙髓，对题干中可能存在的 46 牙釉质发育不全伴缺损较大的第一恒磨牙在确定牙髓活力后可行金属预成冠暂时性修复，故选项中瓷嵌体与 SSC 的修复可能为后期的治疗选择，不应为初诊的治疗。E、F、G 选项为年轻恒牙牙髓坏死的方案，显然不适合本题中 46 深龋的治疗方法。

第 4 问：若 85 牙远中、殆面深龋，去腐净后见一细小穿髓孔，此时应选择的最佳治疗方案是

A. 护髓充填术
B. 牙髓切断术
C. 牙髓再生术
D. 拔除后行间隙维持治疗
E. 直接盖髓术
F. 根管治疗
G. 根尖诱导成形术
H. 间接牙髓治疗

【解析】根据题干对 85 牙专科检查及辅助的影像学检查，患牙可诊断为深龋。乳牙深龋的治疗原则为尽量保存生活牙髓。如果在去净腐质后发现细小穿髓孔，可行冠髓切断术尽量保存生活的根髓组织。A、H 选项均为髓腔未穿通的保髓治疗方法，C、F、G 选项为牙髓坏死的治疗方法。

答案： 3. D 4. B

第十二章　儿童牙齿发育异常的治疗

一、单选题

1. 弯曲牙形成的原因<u>不包括</u>
   A. 乳牙外伤
   B. 乳牙慢性根尖周炎
   C. 多生牙
   D. 埋伏多生牙拔除时手术创伤
   E. 乳牙龋病

【解析】弯曲牙形成的主要原因主要是乳牙外伤，其次是乳牙慢性根尖周炎，偶尔可见多生牙造成邻近恒牙的弯曲畸形，或在拔除多生牙过程中的手术创伤，尤其是埋伏多生牙的拔除过程中，若损害恒牙胚也可造成牙齿弯曲。

2. 患儿，女，8 岁。11 牙已萌出，61 牙缺失，21 牙未萌，CBCT 示 21 牙埋藏，冠根呈一定角度，正确的诊断是
   A. 牙齿迟萌　　B. 弯曲牙
   C. 乳牙滞留　　D. 过大牙
   E. 过小牙

【解析】弯曲牙是牙冠和牙根形成一定角度，萌出困难或不能自动萌出，多见于上颌中切牙。

二、多选题

1. 畸形中央尖可发生于
   A. 下颌第一前磨牙
   B. 下颌第二前磨牙
   C. 上颌第一前磨牙
   D. 上颌第二前磨牙
   E. 上颌侧切牙

【解析】畸形中央尖是指在前磨牙的中央窝处，或接近中央窝的颊尖三角嵴上，突起一个圆锥形的牙尖，E 错误，其最多出现于下颌第二前磨牙、其次为下颌第一前磨牙、上颌第二前磨牙、上颌第一前磨牙。

2. 乳牙早失的原因包括
   A. 根尖周病　　B. 恒牙异位萌出
   C. 牙外伤　　D. 先天性牙齿缺失
   E. 牙龈炎

3. 以下对𬌗发育会产生影响的牙齿发育异常疾病有
   A. 多生牙　　B. 乳牙固连
   C. 牙齿形态异常　　D. 先天性牙齿缺失
   E. 乳牙滞留

三、共用题干单选题

(1~3 题共用题干)

患儿，男，4 岁。因“乳牙未萌出”来诊。口腔检查：全口无牙，上、下颌牙槽嵴低平，毛发稀疏，皮肤干燥无汗。

1. 首先考虑的诊断是
   A. 佝偻病

答案： 1. E　2. B
1. ABCD　2. ABCD　3. ABCDE
1. B

B. 外胚叶发育不全综合征
C. 低磷酸酯酶症
D. 唐氏综合征
E. Axenfeld-Rieger 综合征

【解析】外胚叶发育不全有典型的三联征，毛发稀少、牙齿缺如、汗腺缺少而不能出汗。

2. 最有助于诊断的检查是
A. 血常规
B. 血生化
C. 全口牙位曲面体层 X 线片
D. 颅脑正位 X 线片
E. 病理检查

【解析】患儿全口无牙，且有外胚叶发育不全的特殊面容，通过全口牙位曲面体层 X 线片可确诊其缺牙状况。

3. 该患儿的治疗计划为
A. 全身补钙　B. 义齿修复
C. 手术切开助萌　D. 造血干细胞移植
E. 输血

【解析】先天缺牙患儿的治疗为在其能够配合时尽早制作活动性义齿修复体，以恢复咀嚼功能，改善营养状况，促进颌面骨骼和肌肉的发育，同时改善面容。

（4~7 题共用题干）

患儿，女，10 岁。左下后牙牙龈脓包 1 周，面部肿胀 1 日。检查：35 牙牙体未见龋坏，殆面可见一靶样折断痕迹，无探痛，叩痛（+），冷热刺激痛（–），松动Ⅲ度，颊侧牙龈脓肿，左侧面部肿胀。

4. 该主诉牙的病因是
A. 龋病
B. 外伤
C. 牙周病
D. 畸形中央尖折断
E. 牙内陷

【解析】35 牙无龋坏，殆面可见一靶样折断痕迹，为畸形中央尖折断。

5. 该主诉牙的诊断是
A. 35 牙牙髓炎
B. 35 牙根尖周炎伴间隙感染
C. 35 牙牙周炎
D. 35 牙简单冠折
E. 35 牙深龋

【解析】根据口内检查 35 牙无探痛，叩痛（+），冷热刺激痛（–），松动Ⅲ度，颊侧牙龈脓肿，左侧面部肿胀，可作出诊断。

6. X 线片示 35 牙根尖孔呈漏斗状，根尖暗影。该主诉牙的治疗方案是
A. 35 牙充填术
B. 35 牙直接盖髓术
C. 35 牙牙髓切断术
D. 35 牙根管治疗术
E. 35 牙根尖诱导成形术

【解析】35 牙根尖孔未闭合，应先行根尖诱导成形术。

7. 若经过 6 个月的治疗，35 牙根尖孔已经闭合，接下来的处理方法是
A. 35 牙充填术
B. 35 牙直接盖髓术
C. 35 牙牙髓切断术
D. 35 牙根管治疗术
E. 35 牙根尖诱导成形术

【解析】年轻恒牙经根尖诱导成形术使根尖孔闭合后应行根管治疗术。

答案： 2. C　3. B　4. D　5. B　6. E　7. D

四、案例分析题

【案例一】患儿,男,7岁。曾于外院诊断为上前牙区多生牙,现前来就诊。

第1问:确诊多生牙的依据是

A. 牙冠形态　　B. 牙齿大小
C. 萌出时间　　D. 萌出位置
E. X线检查　　F. 牙齿数目

【解析】临床发现或怀疑有多生牙时,需要拍摄X线片明确诊断,牙齿数目过多还可表现为牙瘤。

第2问:若该患儿的X线表现为根尖区阻射影像,呈小的牙齿样结构,应诊断为

A. 牙瘤　　B. 多生牙
C. 双生牙　　D. 过大牙
E. 过小牙　　F. 埋藏牙

【解析】组合性牙瘤多发于尖牙和切牙区,X线表现为阻射影像,呈小的牙齿样结构,诊断为牙瘤。

第3问:多生牙对牙列发育的影响<u>不准确</u>的是

A. 含牙囊肿
B. 恒牙迟萌
C. 恒牙异位萌出
D. 邻牙扭转
E. 有碍美观
F. 恒牙釉质发育不全

【解析】多生牙不会造成恒牙釉质发育不全。

第4问:若患儿为埋藏多生牙,且恒中切牙已萌出并伴扭转,以下首要临床处理正确的是

A. 观察
B. 正畸牵拉多生牙
C. 拔除多生牙
D. 全瓷冠修复恒中切牙
E. 贴面修复恒中切牙
F. 正畸排齐上前牙

【解析】多生牙导致恒中切牙扭转,首先应拔除埋藏多生牙。

【案例二】患儿,女,9岁。左下后牙牙龈脓肿2周,检查可见74𬌗面中龋,松动Ⅱ度,颊侧牙龈脓肿。

第1问:为帮助诊断,该患儿应进行的辅助检查是

A. 根尖片
B. 头颅定位侧位片
C. 牙髓状态检测
D. 龋活跃性检测
E. 口内照片
F. CBCT

【解析】应拍摄根尖区检查74牙牙根及根尖周情况,再行诊断。

第2问:若患儿辅助检查发现74牙牙根完全吸收,34𬌗面可见中央尖,牙根发育2/3,根尖周低密度影像,最有可能的诊断为

A. 74根尖周炎
B. 74牙髓炎
C. 74中龋
D. 牙龈炎
E. 34牙髓炎
F. 34根尖周炎

【解析】74𬌗面中龋,牙根完全吸收,34𬌗面可见中央尖,且34牙根尖周暗影,最有可能是34牙畸形中央尖折断引起的根尖周炎。

第3问:根据第2问的检查,74牙的治疗计划为

答案:【案例一】1. E　2. A　3. F　4. C　【案例二】1. A　2. F　3. E

A. 充填术
B. 间接盖髓术
C. 乳牙根管药物治疗术
D. 活髓切断术
E. 拔除术
F. 直接盖髓术
【解析】74 牙根完全吸收,34 牙根发育 2/3,可诊断为乳牙滞留,拔除滞留乳牙即可。

第 4 问:根据第 2 问的检查,34 牙的治疗计划为
A. 根尖诱导成形术
B. 间接盖髓术
C. 根管治疗术
D. 充填术
E. 拔除术
F. 直接盖髓术
【解析】34 牙根尖周炎,牙根发育 2/3,需在控制炎症的基础上行根尖诱导成形术,待牙根发育完成后行根管治疗术。

【案例三】患儿,女,6 岁。71、81 牙松动Ⅱ度,31 牙已于舌侧萌出,41 牙未萌出。
第 1 问:该患儿最可能的诊断是
A. 多生牙　　B. 牙齿异位
C. 牙齿早萌　　D. 牙齿早失
E. 牙齿迟萌　　F. 乳牙滞留
【解析】患儿 6 岁,为牙齿替换期,可诊断为乳牙滞留。

第 2 问:最适当的治疗方式是
A. 拔除 71 牙
B. 拔除 71 牙,正畸牵拉 31 牙
C. 拔除 31 牙
D. 阻萌 31 牙
E. 观察,待其自然替换
F. 拔除 71 牙及 81 牙
【解析】乳牙滞留的治疗为拔除滞留乳牙即可。

第 3 问:若 72 牙对 31 牙也有阻挡,以下措施正确的是
A. 拔除 72 牙
B. 正畸牵拉 72 牙
C. 拔除 32 牙
D. 扩弓缓解拥挤
E. 观察
F. 拔除 72 牙,正畸牵拉 31 牙
【解析】儿童替牙列期可能出现暂时性牙列拥挤,可以先行观察,不建议拔除邻近乳牙,可能会导致更严重的牙弓长度不足。

第 4 问:若患儿口内多颗牙齿松动脱落,放射学检查可见腿骨畸形,牙槽骨矿化度低,牙本质厚度降低,髓腔和根管腔增大,可能的诊断为
A. 唐氏综合征
B. 低磷酸酯酶症
C. 锁骨颅骨发育不全综合征
D. 掌跖角化 - 牙周破坏综合征
E. 遗传性外胚叶发育不全综合征
F. 朗格汉斯细胞组织细胞增生症
【解析】低磷酸酯酶症的临床表现多样,临床和放射学上腿骨畸形是最常见的表现,其次是无腿骨畸形,乳牙早失。

答案: 4. A　**【案例三】** 1. F　2. A　3. E　4. B

第十三章　儿童牙髓根尖周病的治疗

一、单选题

1. 乳牙由于容易误诊,窝洞较小不易操作,意外露髓后最好采用
   A. 干髓术
   B. 直接盖髓术
   C. 间接盖髓术
   D. 牙髓切断术
   E. 根管治疗

【解析】乳牙牙髓切断术适用于以下情况:乳牙深龋露髓或外伤冠折露髓,不宜进行直接盖髓者;乳牙部分冠髓牙髓炎。

2. 患儿,8岁。右上中切牙远中深龋洞,叩诊无异常,牙龈正常。无松动。处理:去腐干净,深,近髓。治疗方法较好的是
   A. 氧化锌丁香油糊剂间接牙髓治疗
   B. 二次去腐
   C. 牙髓切断术
   D. 根尖诱导成形术
   E. 间接牙髓治疗

【解析】间接牙髓治疗适用于深龋近髓患牙,没有不可逆性牙髓炎症状和体征,X线检查无病理性改变,二次去腐适用于腐质不能一次去净或一次去净易导致穿髓的患牙,牙髓切断术及诱导成形术适用于牙髓有感染的患牙。

3. 患儿,女,7岁。外伤致21牙冠折露髓,X线片示21牙根尖孔敞开,未见根折影像。患者就诊及时牙髓污染少,则应行
   A. 根管牙胶尖充填
   B. 根管碘仿充填
   C. 根尖诱导成形术
   D. 活髓切断术
   E. 干髓术

【解析】以上选项适应证不同,A和B选项适用于牙根已经发育完全的恒牙,C选项适用于牙髓有感染的年轻恒牙,D适用于前牙外伤冠折、牙髓外露不宜直接盖髓者的年轻恒牙,E应用于乳牙。

4. 乳牙根管治疗术与恒牙根管治疗术最根本的区别是
   A. 洞型制备不同　　B. 消毒药物不同
   C. 垫底材料不同　　D. 根充材料不同
   E. 充填材料不同

【解析】乳牙的根管治疗术中根管充填勿用不可吸收材料充填根管,仅可以采用可吸收的,不影响乳恒牙替换的糊剂充填,以利于乳牙牙根的生理性吸收。

二、多选题

1. 乳牙牙髓病和根尖周病的疼痛特点描述,不正确的是

答案: 1. D　2. E　3. D　4. D
1. ABDE

A. 乳牙牙髓炎对各种刺激引起的疼痛反应一般非常强烈
B. 急性根尖周炎的疼痛伴有咬合痛，不能指出患牙的部位
C. 乳牙牙髓炎对各种刺激引起的疼痛反应不一，有的对刺激无明显反应
D. 牙髓已有病变或牙髓坏死者，都有或曾经有疼痛症状
E. X线片中均表现为根尖周暗影或牙根部分吸收

【解析】一般来说，急性牙髓炎可引起跳痛、锐痛及难以忍受的剧痛；急性根尖周炎可表现为持续性剧痛、肿痛或跳痛；慢性炎症表现为钝痛、隐痛或不适等。由于乳牙自身的结构特点及儿童的神经发育不完善等，并不是所有的牙髓炎及根尖周炎症都会疼痛，如慢性根尖周炎症，一般无自觉症状，常在X线检查时发现。X线片仅在炎症波及根尖周及根分叉时才会有暗影出现。

2. 乳牙根管治疗术的根管充填药物<u>不包括</u>
A. 氢氧化钙制剂
B. Vitapex
C. MTA
D. iRoot SP
E. 根充糊剂及牙胶尖

【解析】乳牙的根管充填材料仅采用可吸收的、不影响继承恒牙胚发育及乳恒牙替换的糊剂充填。常用的乳牙根管充填材料有：氧化锌丁香油糊剂、氢氧化钙制剂、碘仿制剂、氢氧化钙碘仿混合制剂等。Vitapex是氢氧化钙制剂的一种类型，在临床上使用广泛。矿物三氧化物凝聚体（MTA）主要成分为硅酸三钙、硅酸二钙等，iRoot SP主要成分为硅酸钙、硫酸钙、氧化锆等，生物相容性好，多用于活髓保存、根端封闭和穿孔修复等治疗，但是不能被吸收。根充糊剂和牙胶尖是恒牙的永久性根充材料，不能被吸收，影响乳恒牙替换。

3. 年轻恒牙活髓保存治疗包括
A. 间接牙髓治疗
B. 直接盖髓术
C. 牙髓切断术
D. 根管治疗术
E. 根尖诱导成形术

【解析】年轻恒牙牙髓治疗的原则是：尽量多地保存活髓、尤其是保存活的根尖牙乳头使牙根继续发育完成。年轻恒牙保存活髓的治疗方法很多，从广义上来讲包括：间接牙髓治疗术、直接盖髓术、部分牙髓切断术、牙髓切断术等。

三、共用题干单选题

（1~2题共用题干）

患儿，女，6岁。诉右下颌后牙夜间痛1周余。口腔检查见46牙残冠，舌侧牙龈红肿。

1. 该患牙最佳的治疗方案是
A. 干髓术
B. 根尖诱导形成术
C. 根管治疗
D. 拔除
E. 服用抗生素消炎

【解析】根尖诱导成形术适用于：①牙髓炎症已波及根髓，而不能保留或不能全部保留根髓的年轻恒牙；②牙髓坏死或并发根尖周炎症的年轻恒牙；③影像学指征表现为骨髓炎的患牙。

2. 该治疗术后牙根能否继续形成取决于
A. 是否有残留的活的根髓

答案：2. CDE 3. ABC
1. B 2. E

B. 是否炎症得到控制
C. 根管内感染坏死牙髓是否去尽
D. 身体是否健康
E. 牙乳头和上皮根鞘是否存活

【解析】根尖诱导成形术所依赖的组织：①根尖部残留的生活牙髓；②根尖部的牙乳头；③根尖周组织的上皮根鞘。

（3~6 题共用题干）

患儿，男，8 岁。因左上后牙牙面龋坏就诊。检查：36 牙𬌗面深龋，探诊无不适，叩诊无不适，X 线片示深龋近髓，26 牙根未完全发育。患牙治疗时发生意外穿髓，穿髓孔直径小于 0.5mm。

3. 该牙适合的治疗方法是
A. 直接盖髓术　B. 间接盖髓术
C. 牙髓切断术　D. 根尖诱导成形术
E. 根管治疗术

【解析】直接盖髓治疗适用于外伤、备洞意外穿髓造成的牙髓新鲜暴露，暴露点为针尖大小，无明显症状或症状轻微的深龋露髓。

4. 若未露髓，治疗过程中可保留部分龋坏牙本质，其目的是
A. 观察牙髓状况
B. 促进牙本质的形成
C. 杀灭细菌
D. 保护牙髓
E. 再矿化

【解析】为避免露髓带来的损伤和感染，去龋时应采用球钻轻轻操作，尤其洞底近髓处的去龋宜采用慢速球钻小心操作为宜。因软化牙本质为感染牙本质，非软化的变色牙本质细菌侵入较少，治疗时应将大部分感染的软化牙本质去除，仅保留近髓处少量软化的牙本质或变色的非软化牙本质。

5. 影响患牙治疗方案的因素<u>不包括</u>
A. 龋坏组织是否去除干净
B. 牙髓断面的处理药物
C. 患者的年龄、牙位
D. 患牙的病变程度
E. 患者的全身情况

【解析】活髓保存治疗主要与患牙本身的发育情况及牙髓暴露情况有关，全身状况相对于其他选项，影响较小。

6. 该患牙治疗成功的标准<u>不包括</u>
A. 无异常松动
B. 无龈瘘、无肿胀
C. 根尖延长、管腔缩小
D. 管壁增厚
E. X 线片示根尖周无病变

【解析】年轻恒牙牙髓保存治疗成功的表现包括：出现根尖延长、管腔缩小、管壁增厚等牙根继续发育。

四、案例分析题

【案例一】患儿，4 岁。左上后牙食物嵌塞痛。检查：深龋，探痛，无叩痛，未见穿髓孔，温度刺激敏感，无松动，牙龈未见异常。于外院就诊，行 FC 牙髓切断术治疗。

第 1 问：乳牙 FC 牙髓切断术中，甲醛甲酚对牙髓组织的作用是
A. 促进牙髓组织钙化
B. 促进牙髓组织的修复
C. 保护牙髓免受细菌感染
D. 引起牙髓血运障碍而使牙髓坏死
E. 在牙髓断面接触区产生凝固性坏死
F. 增加牙髓组织血运

【解析】甲醛甲酚（FC）处理牙髓创面并覆盖其糊剂，利用甲醛甲酚的作用，使其接触的牙髓组织固定防腐。

答案： 3. A　4. B　5. E　6. C
【案例一】 1. E

第 2 问:乳牙牙髓切断术牙髓切断药物所具备的特性包括

A. 抗菌性

B. 对牙髓和周围组织结构无害

C. 促进根髓恢复

D. 不影响牙根的生理性吸收

E. 同乳牙牙根一样的吸收速率

F. 必要时容易取出

【解析】理想的牙髓切断术所选择的覆盖根髓的药物应具备的特性:抗菌性;对牙髓和周围组织结构无害;促进根髓恢复;不影响牙根的生理性吸收。E 和 F 选项为理想的根管充填材料应具有的特性。

第 3 问:该患牙牙髓切断术中影响牙本质桥形成的因素有

A. 血凝块

B. 牙本质碎屑

C. 修复性牙本质的钙化速度

D. 牙髓的健康状况

E. 盖髓剂的种类

F. 冲洗剂的种类

【解析】影响牙本质桥形成的因素:①血凝块;②牙本质碎屑;③修复性牙本质的钙化速度;④牙髓的健康状况;⑤盖髓剂的种类。

第 4 问:若患牙未露髓,治疗过程中保留了部分龋坏牙本质,其目的**不包括**

A. 观察牙髓状况

B. 促进牙本质的形成

C. 杀灭细菌

D. 保护牙髓

E. 促进牙本质再矿化

F. 避免露髓

【解析】深龋近髓,治疗时,为了避免露髓,可保留洞底近髓处少量龋坏牙本质,由于深龋的牙髓难免受到龋病感染的影响,其组织状况难以确定。通过盖髓治疗,不仅可促进龋坏牙本质再矿化,以及其下方修复性牙本质沉积,而且还可使牙髓组织,即使是可复性炎症或早期轻度的炎症,在消除感染的基础上也可恢复健康。

答案: 2. ABCD　3. ABCDE　4. ABC

第十四章　儿童牙外伤的治疗

一、单选题

1. 乳牙外伤最大的危害是
   A. 影响美观
   B. 影响咀嚼
   C. 影响患儿心理
   D. 影响继承恒牙
   E. 影响患儿颌骨发育

【解析】乳牙外伤时一定要评估对恒牙的影响，因为其最大危害是对恒牙的发育和萌出产生影响，尤其乳牙牙挫入，必要时应选择拔除。

2. 复杂冠根折时，为促进断根愈合，需固定
   A. 一周左右　　B. 2周
   C. 3周　　D. 4周
   E. 4周至4个月

【解析】IADT牙外伤指南指出对于复杂冠根折，如果冠部断片有移位需要尽快复位并拍片检查正确复位；弹性固定4周，若根折接近牙颈部，则需更长时间固位(4个月)。

3. 对于再植牙的处理，下列错误的是
   A. 年轻恒牙再植时，不能轻易摘除牙髓
   B. 复诊时应注意有无牙髓感染及炎症吸收等早期症状
   C. 不可用氢氧化钙制剂充填根管，以免引起牙根吸收
   D. 应用抗生素，可在一定程度上减少牙根吸收的发生
   E. 牙根发育在NOLLA Ⅷ期以上时建议实施根尖诱导成形术

【解析】IADT牙外伤指南建议再植后7~10天拆除固定之前开始根管治疗，根管内封氢氧化钙预防感染和牙根吸收。

4. 患儿，男，10岁。上颌前牙外伤12小时。口腔检查：21已萌出，牙冠纵向裂纹达龈下，松动Ⅱ度，叩痛(+)，远中侧呈游离状。X线片示21冠根纵向折裂。21最佳处理方法是
   A. 结扎固定
   B. 根管治疗
   C. 一次性根管治疗后钉固位修复
   D. 拔除21
   E. 上颌殆垫固定

【解析】对于恒牙冠根纵向折裂治疗效果差，是年轻恒牙牙齿拔除的适应证之一。

二、多选题

1. 关于再植牙愈合方式，以下正确的是
   A. 牙周膜愈合　　B. 表面吸收愈合
   C. 牙齿固连　　D. 替代性吸收
   E. 肉芽组织愈合

【解析】再植牙不会发生肉芽组织愈合，其余均为牙再植后的愈合方式。

答案： 1. D　2. E　3. C　4. D
1. ABCD

2. 关于年轻恒牙复杂冠折以下说法正确的是
   A. 若露髓孔不大，外伤时间短，可以行直接盖髓术
   B. 牙髓切断术是治疗年轻恒牙外伤露髓的首选方法
   C. 牙髓切断术只能在外伤后短时间内进行
   D. 断冠再接术是一种过渡性修复方式
   E. 牙髓坏死后不能行牙髓血运重建术

【解析】外伤露髓后相当长的时间内都可以尝试使用牙髓切断术，牙髓坏死后亦可以行牙髓血运重建术来治疗患牙。

3. 对于再植牙的处理，正确的是
   A. 年轻恒牙再植时，不能轻易摘除牙髓
   B. 复诊时应注意有无牙髓感染及炎症吸收等早期症状
   C. 使用氢氧化钙制剂充填根管，易引起牙根吸收
   D. 应用抗生素，可在一定程度上减少牙根吸收的发生
   E. 牙根发育在 NOLLA Ⅷ期以上时建议实施根尖诱导成形术

【解析】氢氧化钙制剂是首选的根管充填材料，其对于预防牙根吸收有一定益处。

三、共用题干单选题

(1~3 题共用题干)

患儿，男，12 岁。2 天前碰伤左上第一中切牙，牙轻度松动，自觉有伸长感，检查牙髓活力试验同正常牙，轻叩痛，无咬合创伤。

1. 该诊断为
   A. 牙震荡　　B. 牙周炎
   C. 牙髓坏死　　D. 牙轻度脱位
   E. 根折

【解析】牙震荡常见临床表现为触诊敏感，无松动移位。

2. 下列不是该诊断疾病近期表现的是
   A. 牙髓充血
   B. 牙髓出血
   C. 牙髓电测试无反应
   D. 牙根吸收
   E. 牙髓温度测试无反应

【解析】牙髓活力测验正常(外伤后 3 个月内可能出现假阴性)，一般预后较好，与其他类型牙周组织损伤相比少见牙根吸收(外伤后一段时间以后可能出现，不属于近期表现)。

3. 该疾病诊治原则是
   A. 消除咬合创伤，观察 1 个月左右
   B. 可不做特殊处理，嘱患牙避免咬硬物，观察期应在 6 个月以上
   C. 松牙固定，必要时用钢丝结扎固定
   D. 患牙复位，结扎固定
   E. 牙髓治疗，防止牙髓坏死后导致牙根吸收

【解析】IADT 建议单纯牙震荡无须处理，检测牙髓状态至少 1 年。

(4~7 题共用题干)

患儿，女，11 岁。上前牙外伤 1 天来诊，临床检查示 11 冠折无移位，牙冠断端松动Ⅱ度，唇侧折断线位于龈上 2mm，腭侧折断至龈下，牙龈红肿出血。

4. 患儿已于当地医院拍摄根尖片，但无法判断 11 腭侧折断线位置和根折情况，为了进一步确定临床诊断，考虑进行的检查是
   A. 根尖片
   B. 全口牙位曲面体层 X 线片
   C. 锥体束 CT 片

答案： 2. ABD　3. ABDE

1. A　2. D　3. B　4. C

D. 翼殆片
E. 螺旋 CT

【解析】锥体束 CT 片可以更加清楚地显示牙折位置和牙根情况，常规 X 线检查无法判断牙折情况时，可考虑进行 CBCT 检查，其对于外伤牙的进一步诊治具有重要指导意义。

5. 若检查结果示 11 腭侧折断线位于牙槽嵴顶以上，无根折影像，此时可以考虑进行
A. 根管治疗 + 断冠直接粘接
B. 根管治疗 + 断冠间接粘接
C. 断冠直接粘接
D. 断冠间接粘接
E. 拔除

【解析】由临床表现和辅助检查可以判断 11 复杂冠折，且折断线位于牙槽嵴顶以上无移位，唇侧断端位于龈上，松Ⅱ度，可考虑进行断冠粘接（直接粘接），患儿牙根发育完成，考虑一次性根管治疗。

6. 此种治疗方法优点<u>不包括</u>
A. 操作相对简单　B. 术中出血少
C. 粘接方便　D. 粘接面积大
E. 操作用时少

【解析】复杂冠根折的直接粘接法的特点是操作相对简单，术中断端出血少，易行粘接操作。但由于没有取下断端，近远中和舌侧存在粘接盲区，粘接面积相对减少，粘接力降低。

7. 为增加断端固位，纤维桩长度应满足的要求是
A. 根折线以下 2~3mm
B. 根折线以上 2~3mm
C. 跨越根折线 2~3mm
D. 根管上段 1/2
E. 根管上段 2/3

【解析】根管充填完成后应清理根管上段 1/2~2/3，粘接纤维状（最好跨越唇舌侧根折线 2~3mm），修复断端。

四、案例分析题

【案例一】患儿，男，11 岁 5 个月。家长诉患儿 1 小时前运动时不慎摔伤，致上前牙脱落，10 分钟内置于牛奶中保存，遂来诊，无头晕恶心，口内检查示右上中切牙脱落，近中切角釉质 - 牙本质折断，左上中切牙近中切角釉质 - 牙本质折断，叩诊不适，松动Ⅰ~Ⅱ度。

第 1 问：患儿最佳诊断为
A. 11 亚脱位 21 简单冠折
B. 11 亚脱位 21 复杂冠折
C. 11 全脱出 21 复杂冠折
D. 11 全脱出 21 简单冠折
E. 11 简单冠折 21 复杂冠折
F. 11 简单冠折 21 简单冠折

【解析】根据患儿临床表现可判断 11 全脱出，21 釉质 - 牙本质折断即简单冠折。

第 2 问：对于脱落患牙首诊处理正确的是
A. 用手或上前牙钳夹住牙冠，生理盐水冲洗清洁牙齿表面
B. 用小棉球蘸生理盐水小心轻柔地把表面污物蘸掉
C. 用生理盐水冲出牙槽窝内的血凝块
D. 用轻柔的力量将牙齿再植
E. 弹性固定 4 周
F. 必须使用全牙列殆垫

【解析】对于再植牙建议用弹性固定方式固定 7~10 天，若有正中殆存在明显早接触者，使用全牙列殆垫。其余选项均为再植牙首诊处理方法。

答案：5. A　6. D　7. C
【案例一】 1. D　2. ABCD

第3问：离体牙保存介质中不正确的是

A. Hanks平衡盐溶液（HBSS）
B. 唾液
C. 牛奶
D. 生理盐水
E. 无菌蒸馏水
F. 过氧化氢溶液

【解析】目前离体牙最理想的保存介质是Hanks平衡盐溶液（HBSS）和Via Span，但通常难以在事故地点获得。也可以用生理盐水和牛奶（最好是4℃左右）及唾液来替代。

第4问：再植牙进行牙髓治疗最佳时间为

A. 再植后即刻　B. 再植后2周内
C. 再植后3周内　D. 再植后4周内
E. 再植后6周内　F. 再植后8周内

【解析】再植牙应在牙髓坏死分解前行牙髓摘除术，一般来说，在再植后2周内。

【案例二】患儿，男，10岁。因上前外伤1天就诊，检查发现患儿处于混合牙列期，11完全萌出，叩诊不适，无松动，唇侧牙龈红肿；21完全萌出，牙冠完整，较11牙冠伸长，腭向移位，松动Ⅲ度，龈沟出血。12部分萌出，叩诊不适，无松动，唇侧牙龈红肿。22牙冠明显短于12，切端釉质折裂，近远中方向扭转，无叩痛，叩诊高调金属音，无松动，唇侧牙龈触痛明显。

第1问：关于患儿诊断正确的是

A. 11牙震荡　B. 21部分脱出
C. 12牙震荡　D. 22牙挫入
E. 22釉质折裂　F. 22简单冠折

【解析】简单冠折是牙釉质-牙本质折断未露髓，22应诊断为釉质折裂。

第2问：X线片示21牙周膜间隙增宽，牙根发育完成；22牙周膜间隙丧失，根周膜模糊不清，牙根发育Ⅶ期；余未见明显异常，首诊处理应为

A. 11暂观察　B. 12暂观察
C. 21复位固定　D. 22暂观察
E. 22正畸牵引　F. 22外科牵引

【解析】年轻恒牙挫入后应观察2~3周能否自行萌出，若无萌出迹象，再视挫入程度选择正畸牵引或外科牵引复位。

第3问：复位固定治疗过程中应注意

A. 局麻下进行
B. 可直接进行
C. 手法轻柔
D. 弹性固定
E. 坚固固定
F. 通常需固定5颗牙齿

【解析】儿童牙外伤挫入后复位固定应在局麻下进行，应选择弹性固位，更有利于牙周牙髓愈合。

第4问：复位固定时间为

A. 1周　B. 2周
C. 3周　D. 4周
E. 5周　F. 6周

【解析】部分脱出患牙固定时间一般为2周。

【案例三】患儿，男，8岁。1天前前牙摔伤折断，临床检查发现11冠斜折，牙髓暴露，远中断端齐龈，近中折断线位于中1/3，叩痛（+），无松动，龈正常。11仅有一个折断片且保存完整，可与牙冠断面吻合。21部分冠水平折断，近中髓角透红未露髓，探诊敏感，无叩痛和松动，牙龈正常，折断片丢失。

第1问：患儿诊断为

A. 11简单冠折　B. 11复杂冠折
C. 21简单冠折　D. 21复杂冠折
E. 11牙震荡　F. 21牙脱位

答案： 3. EF　4. B　**【案例二】** 1. ABCDE　2. ABCD　3. ACDF　4. B　**【案例三】** 1. BCE

【解析】11牙髓暴露为复杂冠折,21未露髓为简单冠折,11有叩痛无松动,为牙震荡;21无叩痛松动,推测牙周无明显损伤。

第2问:辅助检查X线片示11冠折露髓,根尖发育未完成,未见明显根折影像,21折断线近髓,根尖未闭合,无根折。首诊处理应选择

A. 11牙髓切断术
B. 11断冠粘接术
C. 11根管治疗+断冠粘接
D. 21直接盖髓
E. 21间接盖髓
F. 21树脂修复

【解析】11牙髓已暴露但牙根发育未完成,首选牙髓切断术保存牙髓活力,促进牙根进一步发育,另外11牙冠保存完整,可以行断冠粘接作为过渡性修复。21牙髓未暴露,可以行间接盖髓术后树脂修复。

第3问:11断冠保存介质首选

A. 生理盐水　　B. EDTA
C. 次氯酸钠　　D. 双氧水
E. 75%酒精　　F. 甲醛

【解析】选项中生理盐水保存断冠效果最好,能够有效维持断冠的颜色,提高粘接力。

第4问:为保证患儿长期预后效果,后期随访中应重点关注的是

A. 树脂材料老化
B. 牙髓活力测验
C. 钙化桥的形成
D. 牙根进一步发育
E. 根管钙化
F. 牙根吸收

【解析】年轻恒牙外伤进行牙髓治疗后要定期随访,选项均为随访需要关注的方面,据此综合评估患牙预后并及时作出相应处理。

答案: 2. ABEF　3. A　4. ABCDEF

第十五章 咬合诱导

一、单选题

1. 丝圈式间隙保持器的丝圈颊舌径要比继承恒牙冠部颊舌径
   A. 宽很多　B. 稍窄　C. 稍宽
   D. 窄很多　E. 相等

【解析】丝圈式间隙保持器的丝圈颊舌径要比继承恒牙冠部颊舌径宽，才能使继承恒牙顺利萌出，不受阻挡，但如果宽很多，则异物感和不适感会明显增强，所以稍宽即可。

2. 患儿，女，6岁。左上第一乳磨牙拔除，右上中切牙因外伤缺失，应选择的间隙保持器是
   A. 丝圈式间隙保持器
   B. 可摘式间隙保持器
   C. 充填式间隙保持器
   D. 远中导板式保持器
   E. Nance弓式间隙保持器

【解析】患儿，女，6岁。上颌切牙已经到替换期，所以不需考虑中切牙缺失的间隙保持器问题，左上第一乳磨牙拔除，距离继承恒牙萌出还有4至5年，需要进行间隙保持，单侧第一乳磨牙早失，佩戴丝圈式间隙保持器。

二、多选题

1. 以下属于固定式间隙保持器的是
   A. 丝圈式间隙保持器
   B. 充填式间隙保持器
   C. 舌弓式间隙保持器
   D. 可摘式间隙保持器
   E. Nance弓式间隙保持器

【解析】间隙保持器按照是否可以自由摘戴分为固定式和活动式两种。固定式：远中导板式、丝圈式、充填式、舌弓式、Nance弓式间隙保持器。活动式即为可摘式间隙保持器。

2. 前庭盾适用于破除的不良习惯包括
   A. 偏侧咀嚼　B. 夜磨牙
   C. 口呼吸　D. 咬唇
   E. 吐舌

【解析】前庭盾可帮助建立口腔的前部封闭，而使口呼吸终止，可以间接地诱导舌回到正常位置，并帮助建立口腔的后封闭。咬唇习惯，前庭盾可使唇与牙隔离，防止吮吸。对于吐舌伴开殆的患儿，也可使用前庭盾，阻挡舌前伸，还可内收前突的上前牙，这种方法还可产生唇功能训练作用。因前庭盾位于口腔前庭，无法破除偏侧咀嚼及夜磨牙习惯。

三、共用题干单选题

（1~2题共用题干）

患儿，男，7岁。家长自觉患儿"变丑"数月。检查：开唇露齿，上前牙前突，腭盖高拱，牙弓狭窄，下颌下垂。

答案： 1. C　2. A
1. ABCE　2. CDE

1. 造成患儿出现该临床变现的原因是
   A. 偏侧咀嚼　B. 夜磨牙
   C. 口呼吸　D. 咬唇
   E. 吐舌

【解析】由于过敏性鼻炎、鼻咽结构异常、扁桃体肥大或上呼吸道感染等原因引起。由于张口呼吸破坏了口腔、鼻腔气压的正常平衡，影响了口腔和鼻腔的正常发育，口腔气压加大，而鼻腔相对气压减小，致使鼻腔不能向下扩展，而造成腭盖高拱。又因口呼吸时，两侧颊肌压迫牙弓两侧，妨碍了牙弓宽度的发育，造成牙弓狭窄，上前牙前突，出现开唇露齿。为了扩大鼻咽通道，经常将头抬起前伸，下颌被牵引向下，下颌下垂，久之可发展为下颌后缩畸形。

2. 该患儿的治疗方案是
   A. 佩戴前庭盾
   B. 嘱患儿采用鼻呼吸
   C. 患儿睡觉时，采用贴纸使其上下唇闭合
   D. 治疗呼吸道疾病后，佩戴矫治器
   E. 成年后手术治疗

【解析】首先应治疗急性或慢性呼吸道疾病，方可从根本上纠正口呼吸，也有利于所致错𬌗畸形的矫治。待病因去除后，方可佩戴矫治器，破除口腔不良习惯。若已形成错𬌗畸形，则需佩戴相应的矫治器矫治畸形。

（3~6题共用题干）

患儿，女，7岁。下后牙残根6月。检查：74、75、84牙残根，牙根外露，松动Ⅰ度，无法治疗和修复，36、46牙已萌出，余未见明显异常。

3. 患儿需要进行的辅助检查是
   A. 𬌗翼片
   B. 全口牙位曲面体层X线片
   C. 头颅定位侧位片
   D. CBCT
   E. 头颅定位正位片

【解析】需要通过辅助检查获取74、75、84牙牙根情况及其下方继承恒牙发育情况，拍摄全口牙位曲面体层X线片可以获得口内所有乳牙及恒牙的信息，𬌗翼片无法获取继承恒牙信息。CBCT虽可以更加精确获取该信息，但辐射量相对增加，费用相对增加，对于该病例没有必要。头颅定位侧位片及头颅定位正位片是在错𬌗畸形患儿头影测量时使用。

4. 若辅助检查显示74、75、84牙下方继承恒牙可见，牙根仅发育至牙颈部1/3，该患儿的治疗方案是
   A. 注意口腔卫生，口服消炎药
   B. 74、75、84牙拔除后等待继承恒牙萌出
   C. 74、75、84牙拔除后佩戴间隙保持器
   D. 74、75、84牙拔除后引导继承恒牙尽早萌出
   E. 74、75、84牙上方制作覆盖义齿

【解析】为确保继承恒牙能够正常生长发育，应尽早拔除74、75、84牙残根，但患儿仅有7岁，X线片示继承恒牙牙根仅发育至牙颈部1/3，需要制作间隙保持器维持现有间隙。

5. 若完成上述处理后，家长要求恢复患儿的咀嚼功能，合适的处理措施是
   A. 佩戴丝圈式间隙保持器
   B. 佩戴Nance弓式间隙保持器
   C. 佩戴可摘式间隙保持器
   D. 佩戴远中导板式间隙保持器
   E. 佩戴舌弓式间隙保持器

答案： 1. C　2. D　3. B　4. C　5. C

【解析】可摘式间隙保持器能够保持近远中间隙，同时可以控制牙齿垂直方向移动；能够有效恢复咬合高度；减少错𬌗畸形的发生；提高患儿咀嚼能力，促进颌骨正常发育，保障全身发育；利于发音和患儿心理健康；美观，可以改变颜面外形，特别是前牙缺失造成的上唇凹陷。

6. 上述处理完成后，该患儿的注意事项是
   A. 该间隙保持器不需取下
   B. 患儿根据自己意愿决定是否佩戴
   C. 定期复查，如果无明显不适，不需要更换
   D. 定期复查，定期更换，调整基托的边缘位置
   E. 无须定期复查，不适随诊即可

【解析】为避免影响牙槽骨正常生长发育，基托的外形线亦应随着年龄的增加做相应的改变：①4 岁之前，基托外形线应位于牙槽嵴顶到前庭沟距离的 1/2 以内；②4~5 岁，基托外形线应位于牙槽嵴顶到前庭沟距离的 1/3 以内；③5~6 岁，基托外形线应位于牙槽嵴顶到前庭沟距离的 1/4 以内。另外，可摘式间隙保持器常用于依从性高的患儿，且需要每日取下清洗。

四、案例分析题

【案例一】患儿，女，6 岁。左下后牙反复牙龈肿胀 1 月，检查：74 牙（远中面、𬌗面）龋坏，无探痛，冷热刺激痛（-），叩痛（+），松动Ⅰ度，牙龈瘘管，75 牙（近中面、𬌗面）龋坏，探痛（+），冷热刺激痛（+），叩痛（±），牙龈正常。余未见明显异常。

第 1 问：该患儿需要进行的辅助检查是
   A. 牙髓电活力测验
   B. 牙髓温度测验
   C. 龋病活跃性检测
   D. 根尖片
   E. CBCT
   F. 头颅定位侧位片

【解析】牙髓电活力测验及牙髓温度测验无法准确反映乳牙的牙髓状态，且患儿年龄小，无法准确表达，在临床上很少使用。对于该患儿，医生最想知道患牙的龋坏深度，牙根状态，继承恒牙发育情况，拍摄根尖片就可以获得该信息，不需要拍摄 CBCT，增加辐射量及检查费用。龋病活跃性检测并非该患儿首诊当日需要进行的检查。头颅定位侧位片用于头影测量。

第 2 问：若患儿 X 线片显示 74 牙牙根出现吸收，根分叉大面积暗影，下方继承恒牙胚牙轴方向改变，75 牙龋坏及髓。该患儿的诊断是
   A. 74 牙尖周炎　　B. 74 牙牙髓炎
   C. 34 牙畸形牙　　D. 75 牙深龋
   E. 75 牙牙髓炎　　F. 75 牙尖周炎

【解析】74 牙龋坏，无探痛，冷热刺激痛（-），叩痛（+），松动Ⅰ度，牙龈瘘管，且 X 线片显示 74 牙牙根出现吸收，根分叉大面积暗影，临床表现及影像学检查均可诊断 74 牙根尖周炎。75 牙龋坏，探痛（+），冷热刺激痛（+），叩痛（±），牙龈正常，X 线片示 75 牙龋坏及髓，临床表现及影像学检查均可诊断 75 牙牙髓炎。34 牙牙轴方向改变，为 74 牙长期根尖周炎导致，并不能证明 34 牙为畸形牙。

第 3 问：该患儿的治疗方法是
   A. 74 牙根管治疗术 + 金属预成冠修复
   B. 74 牙拔除，观察继承恒牙萌出情况
   C. 74 牙拔除，以 75 牙为基牙制作全冠丝圈式间隙保持器

答案： 6. D

【案例一】 1. D　2. AE　3. CD

D. 75 牙根管治疗术 + 金属预成冠修复
E. 75 牙试行间接牙髓治疗
F. 74 牙拔除，佩戴远中导板式间隙保持器

【解析】74 牙为根尖周炎，且 74 牙牙根出现吸收，下方继承恒牙牙轴方向改变，为确保恒牙健康发育，应尽早拔除 74 牙，而患儿仅有 6 岁，距离新牙萌出还有 4~5 年，应该佩戴间隙保持器。75 牙牙髓炎，常规进行根管治疗术及金属预成冠修复，作为 74 牙区丝圈式间隙保持器的基牙。

第 4 问：患儿 8 岁时复诊，发现 34 牙牙冠部分萌出，合适的处理方式是

A. 整体拆除全冠丝圈式间隙保持器，观察
B. 整体拆除全冠丝圈式间隙保持器，更换阻萌器
C. 磨除丝圈
D. 75 牙的金属预成冠不必拆除
E. 待 34 牙完全萌出后，再拆除间隙保持器
F. 嘱患儿 34 牙区勿食过黏过硬食物

【解析】佩戴丝圈式间隙保持器后需要定期复查，若继承恒牙萌出，则需拆除，对于全冠丝圈式间隙保持器仅需磨除丝圈，全属预成冠无须拆除，因 34 牙属于早萌牙，牙根长度不足，嘱患儿勿食过黏过硬食物。

答案：　4. CDF

第十六章　儿童口腔外科治疗

一、单选题

1. 下列<u>不是</u>乳牙拔除的适应证的是
   A. 龋坏形成残冠难以修复
   B. 乳牙根尖已露于龈外，局部黏膜形成创伤性溃疡
   C. 根尖周组织和牙槽骨有急性化脓性炎症
   D. 乳牙外伤致近颈部 1/2 折断
   E. 替换期的继承恒牙已萌出，乳牙未脱落

【解析】急性期拔牙易导致炎症扩散，另外麻药效果差，患儿配合度不佳。

2. 年轻恒牙拔除的适应证<u>不包括</u>
   A. 因龋坏等致牙冠缺损，根尖明显暗影
   B. 根尖周病变严重，髓室底破坏，无法治愈
   C. 外伤导致牙纵向冠根折
   D. 因正畸需要拔除的牙
   E. 残根，根面外露，龈红肿

【解析】年轻恒牙根尖周炎应选择根管治疗或根尖诱导等治疗方法尽量保留患牙。

3. 有关牙瘤的正确描述是
   A. 牙齿中结缔组织所发生的良性肿瘤
   B. 由单个或多个牙胚组织异常增生而形成
   C. 由牙及牙周组织发生异常增殖而形成
   D. 表现为规则的高密度钙化团块
   E. 多发性牙瘤常见

【解析】牙瘤是由一个或多个牙胚组织异常增生而形成。

4. 有关含牙囊肿的正确描述是
   A. 又称滤泡囊肿，多发于乳牙
   B. 是一种颌骨牙源性囊肿
   C. 表现为圆形或椭圆形的钙化肿物
   D. 治疗需要手术摘除囊肿及牙齿
   E. 预后不良，易复发

5. 拔除严重破坏的第一恒磨牙使第二恒磨牙代替第一恒磨牙的最佳时间是
   A. 6~7 岁　　B. 8~9 岁
   C. 11~12 岁　　D. 3~14 岁
   E. 14 岁以后

【解析】儿童第一恒磨牙拔除最佳时机是患儿 8~9 岁，此时第二恒磨牙尚未萌出，牙冠已形成而牙根未形成，牙胚位于第一恒磨牙颈线以下，第三恒磨牙无缺失，使第二磨牙移动替代第一磨牙，否则，应尽量保守治疗第一磨牙，维持第二磨牙萌出后拔除作义齿修复。

6. 锥体束 CT 是目前比较理想的判定多生牙位置的技术，但不能清楚显示埋伏多生牙
   A. 在骨内的位置、方向

答案： 1. C　2. A　3. B　4. B　5. B　6. E

B. 离唇腭侧骨皮质的距离
C. 与邻近恒牙的关系
D. 与鼻底及鼻腭神经等重要结构的关系
E. 牙髓发育状况

【解析】利用锥体束CT可以帮助判断多生牙的具体位置及其与邻近组织的关系，对多生牙拔除有重要的辅助作用，但其并不能反映牙髓的发育状况。

7. 小儿先天性舌系带异常宜进行修整的年龄是
A. 1~2岁　　B. 2~3岁
C. 3~4岁　　D. 4~5岁
E. 5岁以上

【解析】小儿先天性舌系带异常会造成创伤性溃疡，影响舌的正常活动，从而影响小儿喂养和发音，应在确诊后尽早手术，1~2岁时多数患儿可以耐受手术。

8. 下列对上唇系带修整术的描述，正确的是
A. 唇系带附丽过低需要尽快手术修整
B. 但凡唇系带附丽过低均可采取唇系带切断术
C. 推荐在11或12岁前施行上颌唇系带切断术
D. 唇系带附丽过低是上颌恒中切牙间正中间隙的唯一致病因素
E. 唇系带附丽过低是指位于牙槽嵴中切牙间，影响牙的正常排列

【解析】目前对于唇系带切除术采取保守态度，只有在唇系带异常时上颌中切牙间隙的致病因素时才考虑切除，而这种情况直到恒尖牙萌出后才能确诊，因此不推荐在11~12岁之前进行上唇系带修整术。

9. 患儿，女，10岁。右下颌后牙烂牙不敢咀嚼。检查：85残冠，近颊根面外露，探诊无不适，无叩痛，松动Ⅱ度，颊侧黏膜见瘘管。X线片示85根吸收大于1/2，根尖及根分叉大面积暗影，累及45牙胚。85最合适的治疗方法为
A. 拔除85
B. 去龋，备洞，氧化锌安抚治疗
C. 开髓引流
D. 活髓切断
E. 待患牙自行脱落

【解析】乳牙根尖周炎致牙根外露以及严重根尖周炎累及到继承恒牙胚均是乳牙拔除适应证，应及早拔除后行间隙保持，以免影响继承恒牙胚的发育。

10. 患儿，女，6岁。左上后牙烂牙，咀嚼不适。检查：64邻殆面大面积龋，邻面缺损至龈下，探诊无不适，叩痛(±)，松动Ⅱ度，龈红肿见瘘管。X线片示64根吸收大于1/2，根分叉及根尖大面积暗影累及24牙胚。64首选的治疗方法为
A. 拔除，创口愈合后做间隙保持器
B. 口服抗生素，溃疡局部涂2%碘甘油
C. 根管治疗
D. 活髓切断
E. 开髓开放

【解析】该患儿诊断为64根尖周炎，牙根吸收超过1/2不能行根管治疗，根尖暗影已经累及恒牙胚，应尽早拔除减小对恒牙的影响；因患儿年龄较小，应制作间隙保持器利于恒牙萌出。

11. 患儿，女，5岁。左下后牙进食时疼痛，前来就诊。口腔检查：75残冠，探诊无不适，叩痛(+)，松动Ⅰ度，颊侧牙龈脓肿，36未萌出。X线片示75根未见明

答案：7. A　8. E　9. A　10. A　11. C

显吸收，根尖及根分叉大面积暗影，累及35牙胚。75最合适的治疗方法为
A. 局部冲洗上药
B. 拔除75
C. 75试行根管治疗
D. 75开放引流
E. 嘱口服消炎药

【解析】该患儿诊断为75根尖周炎，A、D、E对于减轻痛苦消除病因来说效果不佳；患儿36未萌，拔除75后会导致35萌出间隙缩小甚至丧失，故应进行根管治疗试保留患牙。

二、多选题

1. 以下属于乳牙拔除适应证的是
A. 牙冠破坏严重已无法再修复的乳牙
B. 近生理性替换时的露髓牙，乳牙牙根吸收1/3以上者
C. 或乳牙牙根因感染而吸收，乳牙松动明显
D. 乳牙外伤后发生根尖周炎
E. 有全身病灶感染迹象而不能彻底治愈的乳牙

【解析】乳牙外伤后发生根尖周炎患儿若炎症范围未累及恒牙胚，牙根吸收不超过1/3，可以试行根管治疗保留患牙，其他选项牙齿已经无法保留或没有保留意义，应拔除处理。

2. 儿童乳牙或年轻恒牙的拔除应该注意的有
A. 若估计术中有疼痛时，不应该直接告知患儿
B. 应避免在患儿空腹时拔牙
C. 手术用具应该放在患儿直接看到的位置，增加患儿安全感
D. 拔除松动明显、即将脱落的乳牙时可以选择表面麻醉
E. 急性化脓性炎症区域应首先控制炎症

【解析】术中估计会有疼痛时，应真诚地告知患儿：会有点感觉，并安慰患儿这种疼痛是可以忍受的，避免患儿产生不信任；手术用具应放在患儿不能直视的位置，避免产生恐惧；B、D、E均是儿童拔牙应该注意的事项。

3. 关于乳牙拔除方法正确的是
A. 上颌乳前牙拔除时应唇舌向摆动并向牙槽窝外直线牵引
B. 拔除下颌融合牙应慢慢转动并向上做直线牵引
C. 上颌乳磨牙拔除时应先向腭侧用力扩展牙槽窝
D. 拔除下颌乳磨牙时需要颊舌向摆动扩展牙槽窝
E. 乳牙牙槽窝的处理应去除残留的残片和肉芽组织

【解析】上颌乳前牙拔除时应稍加转动，若用力摆动易导致根折；若下颌牙是融合牙，不宜使用旋转力，可以适用颊舌向的摇动力，配合牙挺进行拔除。

三、共用题干单选题

（1~3题共用题干）

患儿，女，11岁。诉左下颌后牙反复肿痛3个月余。口腔检查见；75残冠，松动Ⅱ度，颊侧牙龈沟内溢脓。36残冠，髓腔内大量食物残渣，探诊无不适，叩痛(+)，松动Ⅰ度，龈红肿。X线片示75根部分吸收，根分叉及根尖暗影，暗影累及35牙胚。36龋坏及髓，根尖暗影，根尖未完全闭合。

1. 75最合适的治疗方法
A. 干髓术

答案：1. ABCE 2. BDE 3. CDE
1. D

B. 根尖诱导形成术
C. 根管治疗
D. 拔除
E. 服用抗生素消炎

【解析】患者诊断为75根尖周炎,36根尖周炎;因75根尖暗影已经累及恒牙胚,应拔除以减少对35的影响。

2. 36最合适的治疗方法为
A. 干髓术
B. 根尖诱导形成术
C. 根管治疗
D. 拔除
E. 服用抗生素消炎

【解析】36应采取保守的方法进行保留,因根尖发育未完成无法进行根管治疗,故应进行根尖诱导成形术,待形成根尖闭合后再行根管治疗。

3. 儿童拔牙的并发症不包括
A. 牙根折断
B. 疼痛和出血
C. 拔除的患牙误吸入呼吸道
D. 拔牙时误伤对颌牙
E. 特纳牙

【解析】牙根折断、疼痛和出血、拔除的患牙误吸入呼吸道、拔牙时误伤对颌牙均属于拔牙后并发症。而特纳牙多是由乳牙严重根尖周感染未得到及时处理所致。

(4~7题共用题干)

患儿,男,9岁。上前乳牙脱落1年余新牙未萌。检查见51、61脱落,11、21未萌,龈正常。

4. 为了进一步确定临床诊断,以下检查手段最精确的是
A. 根尖片
B. 全口牙位曲面体层X线片
C. 锥体束CT片
D. 翼殆片
E. 螺旋CT

【解析】锥体束CT片可以清楚地显示多生牙的位置、方向、离唇腭侧骨皮质的距离及与邻近恒牙等重要结构的关系,是目前比较理想的判断多生牙位置的检查方式,对于临床手术入路和方法具有重要指导意义。

5. 若检查结果示11、21牙胚存,21牙根处见一重叠倒置牙影像。最有可能的诊断是
A. 上前牙骨埋伏阻生
B. 含牙囊肿
C. 牙瘤
D. 多生牙
E. 成釉细胞瘤

【解析】由临床表现和辅助检查可以判断21牙根处高密度影像是阻生牙。

6. 临床检查该患儿前牙区腭侧膨隆,质硬,最合适的治疗方法为
A. 继续观察　　B. 切龈助萌
C. 腭侧翻瓣拔除　　D. 开窗导萌
E. 唇侧切开拔除

【解析】由于多生牙已经影响了恒牙的萌出,故应及早拔除,临床检查显示多生牙位置偏腭侧,腭侧翻瓣拔除最易操作。

7. 此疾病多发生于
A. 上颌前牙区　　B. 下颌前牙区
C. 上颌前磨牙区　　D. 下颌前磨牙区
E. 下颌磨牙区

【解析】多生牙最常见部位是上颌前牙区。

四、案例分析题

【案例一】患儿,男,2岁。诉舌运动困难求

答案: 2. B　3. E　4. C　5. A　6. C　7. A

治。口腔检查：舌上抬困难，伸舌时舌尖部呈“M”形。

第 1 问：引起舌运动困难的可能原因是

A. 舌体疾病　B. 有心理障碍

C. 发育迟缓　D. 舌系带过短

E. 唇系带过短　F. 不良口腔习惯

【解析】该患儿临床检查示舌尖部呈“M”形，是舌系带过短时的典型表现，因舌系带过短或其附着位置靠前影响舌正常活动。

第 2 问：该疾病还有可能造成的影响包括

A. 平舌音异常　B. 创伤性溃疡

C. 发音异常　D. 唇闭合不全

E. 不良咬合习惯　F. 牙齿萌出异常

【解析】舌系带异常；常常因舌前伸时与下切牙边缘摩擦导致创伤性溃疡，其他选项中的表现与舌系带异常无必然联系。

第 3 问：根据诊断，最合适的治疗方法是

A. 请儿科医生诊治智力发育问题

B. 进行儿童心理指导

C. 舌系带修整术

D. 纠正不正确的发音

E. 矫正口腔不良习惯

F. 行舌肌训练

【解析】小儿先天性舌系带异常宜在 1~2 岁时进行舌系带修整术。

第 4 问：进行治疗的最佳时间是

A. 1 岁以内　B. 1~2 岁

C. 2~3 岁　D. 3~5 岁

E. 4~5 岁　F. 6 岁以后

【解析】1~2 岁时一般患儿可以耐受手术，并将舌系带异常对患儿的影响减小到最小。

答案：【案例一】 1. D　2. B　3. C　4. B

第十七章 残疾儿童口腔治疗

一、单选题

1. 12 岁的自闭症患者,dt12,最适合的行为管理的方法是
   A. 口服药物镇静
   B. 静脉给药镇静
   C. 笑气 - 氧气吸入镇静
   D. 全身麻醉
   E. 保护性固定

【解析】患儿为自闭症患者,年龄较大,且治疗量较大,此类患者一般需要进行全身麻醉下口腔治疗

2. 下肢躯体残疾的患者在口腔诊疗过程中,以下措施**没有**必要的是
   A. 口腔卫生宣教
   B. 饮食习惯分析
   C. TSD
   D. 定期复查
   E. 药物介导的行为管理措施

【解析】下肢躯体残疾患者其交流沟通能力与正常患儿无异,其口腔治疗方式基本与非残疾儿童相同,无须进行药物介导的行为管理。

3. 7 岁听力障碍患儿,目前戴助听器,因发现龋坏牙就诊,在口腔诊疗中不应采取的措施是
   A. 注意加强医患交流
   B. 治疗时一直佩戴助听器
   C. 使用“告知 - 展示 - 感觉 - 操作”的行为管理方式
   D. 正强化
   E. 分散注意力

【解析】牙科机头和超声器械所产生的高频噪音有可能干扰患儿所戴的助听器,这将增加他们合作治疗的难度;同样,这些噪音的骨传导对听障患儿干扰很大,因此在必须使用这些器械时应该在治疗开始前取下或关闭助听器,在口腔治疗结束后再重新戴上。

4. 患儿,女,8 岁。有视力障碍,要求进行口腔检查,在对其进行检查和治疗时以下说法正确的是
   A. 此类患儿常有交流障碍
   B. 为避免影响治疗操作,应嘱患儿摘掉眼镜
   C. 可应用 TSD 的行为管理方式
   D. 患儿视觉损伤的程度与治疗无关
   E. 患儿牙齿外伤及患牙龈炎的概率较高,应注意检查

【解析】视力障碍儿童通常不伴有耳聋及智力障碍,可以正常语言交流,但由于其智力受损,应采取“告知 - 展示 - 感觉 - 操作”(tell-show-feel-do,TSFD)的交流方法,同时当患儿因为安全和保护的需要时,应允许他们在操作过程中继续佩戴眼镜。在治疗前

答案: 1. D 2. E 3. B 4. E

也应评估其视觉损伤程度，评估其对灯光的敏感程度，在操作时加以注意。

二、多选题

1. 残疾的分类方法的依据有
   A. 性质　　B. 部位
   C. 残疾类别　　D. 年龄
   E. 工作性质

【解析】残疾的分类方法有多种，可以按残疾的性质、部位和类别进行分类。

2. 对残疾儿童进行尝试性治疗（第一次治疗）的意义是
   A. 观察孩子对治疗的反应
   B. 观察家长对治疗的反应
   C. 帮助孩子适应口腔诊疗环境
   D. 帮助家长了解现代口腔诊疗技术
   E. 找理由拒绝为患者进行治疗

【解析】对残疾儿童的第一次的治疗带有尝试的性质，对医生来说主要是观察孩子对实际治疗的反应并判断其配合治疗的能力与潜力，并通过实际的治疗来帮助认识现代口腔治疗并树立对口腔治疗的良好态度以便为孩子提供相应的心理支持。同时在整个治疗过程中医生应耐心细致的应用 TSD 等行为管理方法，帮助患儿适应口腔治疗环境，通过一切可能的方式与残疾儿童建立有效交流，以帮助残疾儿童及其监护人克服恐惧心理。而不应该有畏难情绪甚至是拒绝为此类患儿治疗。

三、共用题干单选题

（1~3 题共用题干）

患儿，5 岁。以主诉“多个牙龋坏要求治疗”就诊，患者患自闭症，生活不能自理，不能与人交流，检查发现：dt16，龋坏严重，多个牙齿需要进行牙髓治疗。

1. 该患者的口腔诊断是
   A. 自闭症
   B. 残疾人
   C. 龋
   D. 重度低龄儿童龋
   E. 牙髓炎

2. 该患者最佳的治疗方案是
   A. 保护性固定下治疗
   B. 口服镇静下牙齿治疗
   C. 全身麻醉下口腔治疗
   D. 观察
   E. 局部麻醉下治疗

【解析】患儿为自闭症患者，无交流沟通能力，且治疗量加大，适合进行全身麻醉下口腔治疗。

3. 完整的治疗计划**不包括**
   A. 口腔清洁指导　　B. 饮食习惯分析
   C. 定期复查　　D. 观察
   E. 医患沟通

【解析】在对精神发育障碍患儿进行口腔治疗时，不仅要进行必要的牙齿治疗，同时要与患儿及家长进行良好的沟通，进行有针对性的病因分析，同时通过定期复查医生能进行有针对性的口腔卫生指导，并对口腔疾病做到早发现，早治疗。

（4~7 题共用题干）

患儿，男，3 岁半。因左上后牙牙龈肿痛 2 日就诊，检查可见 64 龋坏，叩痛(+)，Ⅰ度松动，牙龈肿胀明显，同时伴左侧面部肿胀，患儿患有脑性瘫痪。

4. 以下**不是**脑性瘫痪常见临床表现的是
   A. 智力障碍　　B. 言语障碍

答案： 1. ABC　2. ABCD
1. D　2. C　3. D　4. D

C. 关节痉挛 D. 先天性心脏病

E. 癫痫

【解析】脑性瘫痪与先天性心脏病的发生无相关性，其他都是其常见的临床表现。

5. 关于脑性瘫痪儿童可能的口腔健康状况，以下描述是**不正确**的是

A. 龋病发生率高

B. 常伴有先天缺牙

C. 可能伴有一定程度的牙龈增生

D. 牙外伤发生率高

E. 错殆畸形患病率较正常儿童高

【解析】由于脑瘫患者保持口腔卫生困难，且吞咽咀嚼困难，进食软的易吞咽的食物较多，因此其龋病和牙周病发病率均较高，对服用苯妥英钠控制癫痫的患者，一般会有一定程度的牙龈增生，同时脑瘫患者错殆畸形及牙外伤发病率也较高。但脑瘫与牙齿数目异常无明显关系。

6. 该患儿此次就诊诊断为64急性根尖周炎，需行开髓治疗缓解急性炎症，在对其治疗时以下说法**不正确**的是

A. 治疗过程中，尽量固定患儿头部

B. 可考虑采取保护性固定的方式

C. 尽量缩短治疗时间

D. 治疗过程中应使用橡皮障

E. 治疗时患儿尽量后仰，保持呼吸道通畅

【解析】在对脑瘫患儿进行自治疗时，应使患者上身轻度抬高，以降低吞咽动作的困难程度。

7. 假设患儿口内有多颗龋坏牙，dt13，且多颗牙齿可能需行牙髓治疗，应对其采取的行为管理方式是

A. 口服药物镇静

B. TSD

C. 全身麻醉

D. 静脉镇静

E. 笑气-氧气吸入镇静

【解析】对治疗复杂，治疗需求多的脑瘫患者采用全身麻醉的方式。

四、案例分析题

【案例一】患儿，男，4岁。自幼诊断为智力残疾，目前智商为39。口腔检查发现，口腔卫生差，大量菌斑软垢，牙龈充血红肿。dt 18，54残根，61残根。

第1问：该患者牙齿的诊断是

A. 浅龋 B. 中龋

C. 深龋 D. 牙髓炎

E. 根尖周炎 F. 残根

G. 重度低龄儿童龋

【解析】患儿4岁，dt18，诊断应为重度低龄儿童龋。

第2问：54的最佳治疗方案是

A. 拔除

B. 拔除后功能性间隙保持

C. 拔除后丝圈式间隙保持

D. 观察

E. 充填

F. 根管治疗

【解析】54残根，应考虑拔除，拔除后14不能及时萌出，应行间隙保持，因患儿有智力残疾，不适宜进行活动式间隙保持。

第3问：61的最佳治疗方案是

A. 拔除

B. 拔除后功能性间隙保持

C. 拔除后丝圈式间隙保持

D. 观察

答案： 5. B 6. E 7. C

【案例一】 1. G 2. C 3. A

E. 充填治疗
F. 根管治疗

【解析】61残根，应拔除，前牙拔除后一般不需进行间隙保持。

第4问：在整个治疗过程中需要采取的措施包括

A. 详细的病史采集
B. 细致的口腔检查
C. 笑气-氧气吸入镇静
D. 全身麻醉下治疗
E. 口腔卫生指导
F. 定期复查
G. 医患充分交流

【解析】智力残疾患儿无配合能力，笑气-氧气吸入镇静不适用。

答案：4. ABDEFG

第五篇　口腔预防医学

第一章　绪　　论

一、单选题

1.《"健康中国2030"规划纲要》中提出加强口腔卫生，目标是

A. 5岁儿童患龋率控制在50%以内

B. 12岁儿童患龋率控制在25%以内

C. 15岁儿童患龋率控制在30%以内

D. 35岁成人患龋率控制在60%以内

E. 55岁成人患龋率控制在75%以内

【解析】本题考查口腔预防工作的方向和目标。2016年中共中央、国务院发布《健康中国2030"规划纲要》，提出加强口腔卫生，12岁儿童患龋率控制在25%以内。

二、多选题

1. 关于口腔预防医学的概念正确的是

A. 以人群为主要研究对象

B. 发现并掌握口腔疾病发生、发展的规律

C. 研究影响口腔健康的各种因素

D. 制定口腔疾病预防措施和策略

E. 对社区口腔问题进行诊断

【解析】口腔预防医学是口腔医学的重要组成部分，主要以人群为研究对象，应用生物学、环境医学、预防医学、临床医学及社会医学的理论，宏观与微观相结合的方法，研究口腔疾病发生、发展及分布的规律，研究影响口腔健康的各种因素以及制定预防措施和策略，达到预防口腔疾病，促进口腔健康及提高生活质量的目的。而社区口腔问题进行诊断属于社区口腔医学的内容。

2. 在口腔疾病的分级预防中属于三级预防的是

A. 饮水氟化

B. 预防性树脂充填

C. 根管治疗

D. 种植牙

E. 非创伤性充填

【解析】三级预防又称临床预防，即当疾病发展到严重或晚期阶段时，采取积极有效的治疗措施，防止病情恶化，预防并发症和后遗症，尽量恢复或保留口腔功能。包括两

答案： 1. B

1. ABCD　2. CD

个阶段:第一阶段,防止功能障碍,如牙髓根管治疗、牙周手术等;第二阶段,修复,如活动或固定修复、种植牙等。饮水氟化充填属于一级预防,是针对疾病发生的致病因素采取的预防措施。预防性树脂充填、非创伤性充填属于二级预防,即在疾病发生的早期阶段,做到早期发现、早期诊断和早期治疗。

第二章　龋病的流行特征及影响因素

一、单选题

1. 龋均是指受检查人群中
   A. 每人口腔中平均龋、失、补牙数
   B. 每人口腔中平均患龋的牙数
   C. 每人口腔中平均患龋的牙面数
   D. 每人口腔中平均龋、失、补牙面数
   E. 每人口腔中平均因龋失牙数

【解析】本题考查龋均的概念。龋均是指受检人群中每个人口腔中平均龋、失、补牙数。恒牙龋均数值范围为0~32，乳牙龋均数值范围为0~20。

二、多选题

1. 下列关于龋病的流行特征的说法，正确的是
   A. 2015年第四次全国口腔健康调查数据显示，我国12岁儿童恒牙患龋率较十年前有所下降。
   B. 15岁前是恒牙龋病的易感时期，患龋率开始上升。25岁以后由于釉质的再矿化，增强了牙对龋的抵抗力，使患龋情况趋向稳定。
   C. 关于性别与龋病的关系，目前已有明确的定论，即患龋率女性略高于男性。
   D. 从2014年WHO公布的全球各国12岁儿童龋均情况看，北美、澳洲、西欧、东亚等地区患龋率为“很低”或“低”等级，而南美、中东和非洲部分地区患龋率较高。
   E. 在发展中国家，一般城市居民的患龋率低于农村。

【解析】本题主要考查龋病流行特征：①地区分布。从2014年WHO公布的全球各国12岁儿童龋均情况看，北美、澳洲、西欧、东亚等地区患龋率为“很低”或“低”等级，而南美、中东和非洲部分地区患龋率较高。②时间分布。2015年第四次全国口腔健康调查数据显示，我国12岁儿童恒牙患龋率为38.5%，比十年前上升了9.6个百分点。5岁儿童乳牙患龋率为71.9%，比十年前上升了5.9个百分点。儿童患龋情况已呈现上升态势。③人群分布。年轻恒牙尚未矿化完全，亦易患龋病，如第一恒磨牙，又称六龄齿，萌出后数年内易患龋。所以，15岁前是恒牙龋病的易感时期，患龋率又开始上升，此时加强年轻恒牙的防龋措施十分重要。25岁以后由于釉质的再矿化，增强了牙对龋的抵抗力，使患龋情况趋向稳定。关于性别与龋病的关系，目前尚无明确的定论，大多数调查显示乳牙患龋率男性略高于女性，而恒牙患龋率女性略高于男性。在发展中国家，一般城市居民的患龋率高于农村。

答案： 1. A
1. BD

三、共用题干单选题

（1~2 题共用题干）

某学习小组正在进行龋病相关评价指标的学习，其中关于龋失补指数的评价及应用，他们展开了下述的讨论。

1. 关于恒牙龋、失、补指数，以下正确的是
   A. 一个属于静止龋的龋洞，不能记为“龋”
   B. 一个牙只剩下一点残根，记为“失”
   C. 一位 30 岁受检者，未萌出的智齿应记为“失”
   D. 一个牙见到有充填物，均记为“补”
   E. 一个牙见到有充填物，又有龋，同时记为“补”和“龋”

【解析】按照标准，30 岁以上的人，无论任何原因，只要牙齿不存在，均记为“失”。

2. 下列情况中，评价指数使用**不正确**的为
   A. 在评价某人群患龋程度高低时，多使用该人群的平均龋失补牙数或牙面数
   B. 为了更敏感地反映人群患龋病的情况，应使用患龋率而不是龋均
   C. 龋补充填比可用于反映地区口腔保健工作的需求程度
   D. 患龋率主要用于龋病的流行情况研究，如描述和比较龋病的分布
   E. 龋病发病率用于估计龋病流行强度，探讨疾病发生因素，评价预防措施效果

【解析】患龋率和龋均都反映受检查人群龋病的严重程度，但两者性质不一样，不宜互相比较敏感度。其他选项表述均正确。因此正确答案为 B。

四、案例分析题

【案例一】2018 年对某市一所中学 100 名 15 岁学生进行口腔检查，发现患龋 50 人，龋失补牙数为：D=60，M=4，F=6，龋失补牙面数为：D=180，M=20，F=20。1 年后再对这 100 名学生检查，发现其中有 15 名学生有新的龋损，患新龋的牙数为 20，牙面数为 32。

第 1 问：2018 年调查样本龋均为
A. 0.6　　B. 6.4
C. 0.7　　D. 1.8
E. 2.0　　F. 2.2

【解析】本题考查评价龋病查用指数的概念。龋均 = 龋、失、补牙数之和 / 受检人数。2018 年龋均 =（60+4+6）/100=0.7。

第 2 问：2018 年调查样本龋面均为
A. 0.6　　B. 0.7
C. 1.8　　D. 2.0
E. 2.2　　F. 2.4

【解析】本题考查评价龋病查用指数的概念。龋面均 = 龋、失、补牙面数之和 / 受检人数。2018 年龋面均 =（180+20=20）=2.2。

第 3 问：一年后调查样本发病率为
A. 15%　　B. 20%
C. 32%　　D. 50%
E. 52%　　F. 65%

【解析】本题考查评价龋病查用指数的概念。龋病发病率（caries incidence rate）通常是指至少在一年时间内，某人群新发生龋病的频率。龋病发病率 = 发生新龋的人数 / 受检人数 ×100%。1 年内龋病发病率为 =15/100=15%。

第 4 问：为了降低龋病发病率，下列行为值得推荐的是
A. 提高耗糖量
B. 用漱口代替刷牙
C. 推广使用含氟牙膏

答案： 1. C　2. B

【案例一】 1. C　2. E　3. A　4. C

D. 用硬毛牙刷
E. 大力刷牙
F. 饮水氟浓度 0.7~1.2ppm

【解析】龋病的发生发展与下列影响因素有关。糖耗量的增加可能会导致龋病发病率增加。漱口并不能有效去除牙菌斑,与有效的刷牙相比,漱口不是推荐的口腔卫生清洁措施。刷牙一般宜用中软毛牙刷,不宜大力。我国规定饮水氟浓度不大于 1ppm,否则可能会导致氟中毒。使用含氟牙膏,能有效降低龋病发病率。

第三章 牙周病的流行特征及影响因素

一、单选题

1. 关于简化口腔卫生指数说法,不正确的是
   A. 软垢检查以视诊为主
   B. 每人检查 6 个牙面,包括 16、11、26、31 的舌面,36、46 的唇(颊)面
   C. 根据软垢面积按标准记分
   D. 简化软垢指数的计分标准中 2 分为软垢覆盖面积占牙面 1/3 与 2/3 之间
   E. 简化牙石指数的计分标准中 3 分为龈上牙石覆盖面积占牙面 2/3 以上,或牙颈部有连续而厚的龈下牙石

【解析】本题主要考查简化口腔卫生指数的相关定义及应用。简化口腔卫生指数是 Greene 和 Vermillion 提出的。检查软垢以视诊为主,根据软垢面积按标准记分,当视诊困难时,可用镰形探针自牙切缘 1/3 处向颈部轻刮,再根据软垢的面积按标准记分。DI-S 的计分标准为:0= 牙面上无软垢;1= 软垢覆盖面积占牙面 1/3 以下,或者没有软垢但有面积不等外来色素沉着;2= 软垢覆盖面积占牙面 1/3 与 2/3 之间;3= 软垢覆盖面积占牙面 2/3 以上。CI-S 的计分标准为:0= 龈上、龈下无牙石;1= 龈上牙石覆盖面积占牙面 1/3 以下;2= 龈上牙石覆盖面积在牙面 1/3 与 2/3 之间,或牙颈部有散在龈下牙石;3= 龈上牙石覆盖面积占牙面 2/3 以上,或牙颈部有连续而厚的龈下牙石。每人检查 6 个牙面,包括 16、11、26、31 的唇(颊)面,36、46 的舌面。

2. 牙龈指数的 6 个指数牙为
   A. 16、11、24、32、36、44
   B. 16、12、24、32、36、44
   C. 16、12、26、32、36、44
   D. 16、12、26、31、36、44
   E. 16、12、26、32、36、46

【解析】本题考查牙龈指数的 6 个指数牙,分别为 16、12、24、32、36、44。需要与简化口腔卫生指数的指数牙 16、11、26、31、36、46 区分开。

二、多选题

1. 以下关于评价牙周健康指数中,说法正确的是
   A. 简化口腔卫生指数可以用于个人,但主要用于人群口腔卫生状况评价
   B. 菌斑指数由 Silness 和 Löe 在 1964 年提出,用于测量口腔中牙菌斑的沉积情况
   C. Turesky 改良的 Q-H 菌斑指数检查包括第三磨牙在内的所有牙的唇舌面,也可以只检查指定的六颗牙
   D. 牙龈指数不考虑有无牙周袋及牙周袋深度,只观察牙龈情况,检查牙龈颜色和质的改变以及出血倾向

答案: 1. B　2. B
1. ABDE

E. 牙龈出血指数检查采用视诊和探诊相结合的方法

【解析】本题主要考查评价牙周健康指数的基础知识。简化口腔卫生指数可以用于个人,但主要用于人群口腔卫生状况评价。菌斑指数由 Silness 和 Löe 在 1964 年提出,用于测量口腔中牙菌斑的沉积情况。牙龈指数由 Löe 和 Silness 于 1963 年提出,并于 1967 年修订。该指数不考虑有无牙周袋及牙周袋深度,只观察牙龈情况,检查牙龈颜色和质的改变以及出血倾向。牙龈出血指数 GBI 可以检查全部牙齿或只检查指数牙,检查采用视诊和探诊相结合的方法。1970 年 Turesky 等对 Quigley 和 Hein 的菌斑指数作了修改,提出了更为客观的具体明确的记分标准。检查除第三磨牙以外的所有牙的唇舌面,也可以按照 1959 年 Ramfjord 提出的方法,只检查指定的六颗牙,即 16、21、24、36、41、44,称为 Ramfjord 指数牙。

三、共用题干单选题

(1~3 题共用题干)

某市在一次社区口腔卫生工作中,对一组退休老人进行了口腔健康的检查。其中王伯因口腔健康状况较差,受到检查者的注意。经检查,发现王伯牙龈色红,水肿发亮,探诊出血。多个牙有附着丧失。16、17、18 及 26、28 缺失。研究人员检查后告知王伯他有较严重的牙周病,建议早日专科医院就诊。

1. 王伯的牙龈指数记为
   A. 0　　B. 1　　C. 2
   D. 3　　E. 4

【解析】牙龈指数的记分标准为 0= 牙龈正常;1= 牙龈轻度炎症:牙龈的色有轻度改变并轻度水肿,探诊不出血;2= 牙龈中等炎症:牙龈色红,水肿光亮,探诊出血;3= 牙龈严重炎症:牙龈明显红肿或有溃疡,有自动出血倾向。

2. 对于王伯的附着丧失记录,右上后牙及左上后牙区段分别记录的牙位是
   A. 14、15;27
   B. 14、15;24、25
   C. 14、15;24、25、27
   D. 不记录;27
   E. 不记录;24、25、27

【解析】附着丧失在记录时,每个后牙区中的第一和第二磨牙作为指数牙,如果一个缺失,就只检查剩下的一个。如果区段中没有指数牙,就检查区段中剩下的所有牙齿。上后牙区段检查的指数牙为 16、17、26、27。

3. 牙周病的发生与下列因素关系较小的是
   A. 口腔卫生　　B. 吸烟
   C. 饮红酒　　D. 营养
   E. 糖尿病

【解析】牙周病的主要影响因素包括口腔卫生,吸烟,营养,全身性疾病。

答案: 1. C　2. A　3. C

第四章　其他口腔主要疾病的流行特征

一、单选题

1. 我国最常见的口腔癌是

   A. 舌癌　　B. 牙龈癌

   C. 唇癌　　D. 颊癌

   E. 腭癌

【解析】口腔癌在我国以舌癌、颊黏膜癌、牙龈癌、腭癌最为常见。尤其是舌癌，近年有直线上升的趋势，占口腔癌的41.8%。其次是颊黏膜癌，占口腔癌的30.2%。

二、多选题

1. 下列关于口腔某些疾病流行特征的说法，正确的是

   A. 我国生活饮用水卫生标准中规定：氟化物限值为1.0mg/L

   B. 牙本质敏感好发部位以尖牙和前磨牙的颊侧面居多

   C. 牙酸蚀症是一种多因素的疾病

   D. 错殆畸形在男女性别有显著差异，男性患病率高

   E. 儿童及青少年是牙外伤的高发人群

【解析】本题考查口腔其他疾病，包括氟牙症、牙本质敏感、牙酸蚀症、牙外伤、口腔癌、错殆畸形的流行特征。错殆畸形在男女性别之间无显著差异，男女均可患病。

2. 关于牙外伤，下列说法正确的是

   A. 牙外伤多数发生在上前牙，上颌侧切牙最多，其次是上颌中切牙

   B. WHO牙齿及口腔疾病国际分类法中，牙外伤记录2表示单纯牙釉质折断

   C. 乳牙外伤多发生在10~24个月的幼儿，恒牙牙外伤高发人群是6~13岁的儿童

   D. 牙外伤可单独破坏一种组织，也可使多种组织同时受累

   E. WHO牙齿及口腔疾病国际分类法中，牙外伤记录5表示牙外伤露髓

【解析】本题考查外伤的特征。牙外伤多数发生在上前牙，上颌中切牙最多，其次是上颌侧切牙。牙外伤可单独破坏一种组织，也可使多种组织同时受累。乳牙外伤多发生在10~24个月的幼儿，恒牙牙外伤高发人群是6~13岁的儿童。2013年WHO根据牙外伤不同类型，记录代码如下：0=没有牙外伤；1=因牙外伤已做治疗；2=单纯牙釉质折断；3=牙釉质和牙骨质折断；4=牙外伤露髓；5=因外伤而丢失牙齿；6=其他损害；9=除外牙。

三、共用题干单选题

（1~3题共用题干）

一科研小组到某氟牙症流行地区调查流行状况及其影响因素。根据研究计划，他们的工作涉及以下一些情况。

答案： 1. A

1. ABCE　2. BCD

1. 一般认为适宜的饮水氟浓度是
   A. 0.1~0.4ppm　B. 0.5~0.8ppm
   C. 0.9~1.2ppm　D. 1.3~1.6ppm
   E. 1.7~2.0ppm

【解析】一般认为饮水氟含量以0.5~1mg/L为适宜浓度，超过这个浓度将引起氟牙症的流行。

2. 下列适合使用饮水加氟的情况是
   A. 水氟浓度 <0.5ppm，氟牙症指数 <0.2
   B. 水氟浓度 >0.5ppm，氟牙症指数 >0.7
   C. 水氟浓度 >1.1ppm，氟牙症指数 >0.7
   D. 水氟浓度 <0.5ppm，氟牙症指数 >0.7
   E. 水氟浓度 >1.1ppm，氟牙症指数 <0.5

【解析】本题考查氟牙症的相关知识。我国生活饮用水卫生标准中规定：氟化物限值为1.0mg/L。一般认为饮水氟含量以0.5~1mg/L为适宜浓度，超过这个浓度将引起氟牙症的流行。社区氟牙症指数的公共卫生意义是：一个地区的氟牙症指数在0.0~0.4范围内，发生率<10%，属于正常范围。氟牙症指数在0.4~0.6之间为许可范围，很轻度>10%、<35%。当指数超过0.6时，很轻度>35%、<50%，中度<35%，即为氟牙症轻度流行，需采取公共卫生措施，以降低氟牙症患病率。当氟牙症指数超过0.6时，需采取除氟措施。

3. 检查中发现氟牙症表现多为小的、纸白色的不透明区不规则地分布在牙齿上，但不超过唇面的25%，按分类标准应为
   A. 可疑　B. 很轻度
   C. 轻度　D. 中度
   E. 重度

【解析】本题考查氟牙症相关内容。Dean氟牙症分类系统标准如下：正常(0)：釉质表面光滑，有光泽，通常呈浅乳白色；可疑(0.5)：釉质半透明度有轻度改变，可从少数白纹斑到偶见白色斑点，临床不能诊断为很轻型，而又不完全正常的情况，釉质上的白色程度浅，有时呈云雾状；很轻度(1)：小的似纸一样白色的不透明区不规则地分布在牙齿上，但不超过唇面的25%；轻度(2)：釉质的白色不透明区更广泛，但不超过牙面的50%；中度(3)：齿的釉质表面有明显磨损，棕染，常很难看；重度(4)：釉质表面严重受累，发育不全明显，以致可能影响牙齿的整体外形。有几颗缺损或磨损区，棕染广泛，牙齿常有侵蚀现象。

四、案例分析题

【案例一】患者，女，45岁。左下后牙冷热刺激痛1个月。患者诉近1个月来每于进冷热饮食就出现左下后牙针刺样疼痛，每次痛数秒钟即缓解。临床检查可见：34至37未见龋坏，36殆面中度磨损，颊侧牙龈退缩，近中根表面牙骨质稍缺损，探针轻划即有较强烈酸痛。冷热试验敏感，但刺激移去后疼痛立即消失。叩诊无异常。初步诊断为牙本质敏感症。

第1问：关于牙本质敏感症，下列说法**不正确**的是
   A. 牙本质敏感症的好发部位以磨牙的颊侧面居多
   B. 牙本质敏感是指暴露的牙本质对外界刺激所产生的短而尖锐的疼痛
   C. 排除其他特定原因引起的牙体缺损或病变导致的疼痛，才能诊断
   D. 牙周病导致的牙龈退缩、牙本质暴露也会引起牙本质敏感
   E. 不正确的刷牙方法导致的牙龈退缩、牙本质暴露也会引起牙本质敏感
   F. 性别因素方面，女性牙本质敏感的患病率高于男性

答案： 1. B　2. A　3. B

【案例一】 1. A

【解析】好发部位以尖牙和前磨牙的颊侧面居多。牙本质敏感(dentin hypersensitivity)是指暴露的牙本质对外界刺激所产生的短而尖锐的疼痛，并且不能归因于其他特定原因引起的牙体缺损或病变。一些原因导致的牙龈退缩、牙本质暴露也会引起牙本质敏感，如牙周病、不正确的刷牙等。

第2问：检查牙本质敏感症通常<u>不使用</u>的方法是

A. 牙髓温度测验　B. 冷空气喷吹
C. 探针探测　D. 压力测试
E. 牙髓电活力测验　F. 热牙胶测试

【解析】检查牙本质敏感的方法通常采用牙髓温度测验、冷空气喷吹，探针探测和压力测试等。

第3问：关于冷空气吹喷敏感性评价，下列说法正确的是

A. 使用牙科综合治疗台的气枪在离开敏感牙齿1cm距离喷吹2秒
B. 使用牙科综合治疗台的气枪在离开敏感牙齿2cm距离喷吹1秒
C. 使用牙科综合治疗台的气枪在紧贴敏感牙齿牙面喷吹3秒
D. 冷空气吹喷敏感性评价常用O'Sullivan及Schiff指数评价
E. 吹气时将手指放在邻牙以避免邻牙症状影响结果的准确性
F. 进行冷空气吹喷敏感性评价时吹气温度为16~18℃

【解析】使用牙科综合治疗台的气枪在离开敏感牙齿1cm距离喷吹1秒，吹气温度为19~21℃，吹气时将手指放在邻牙以避免邻牙症状影响结果的准确性。用Schiff冷空气敏感指数评价，该参数低的记分表示牙齿敏感性低，反之亦然。O'Sullivan指数为酸蚀症评价指数。

第4问：对该患者进行冷空气吹喷敏感性评价时，牙及受试者对空气刺激有反应，刺激导致疼痛，请求停止。该患者用Schiff冷空气敏感指数评分为

A. 1　B. 2
C. 3　D. 4
E. 5　F. 6

【解析】用Schiff冷空气敏感指数评价，计分如下：0=牙及受试者对空气刺激不反应，1=牙及受试者对空气刺激有反应，但不请求中止刺激，2=牙及受试者对空气刺激有反应，请求中止刺激或去除刺激，3=牙及受试者对空气刺激有反应，刺激导致疼痛，请求停止。该参数低的记分表示牙齿敏感性低，反之亦然。

答案： 2. E　3. E　4. C

第五章　流行病学调查

一、单选题

1. 关于样本含量，以下说法正确的是
   A. 调查要求的把握度小，样本量要大
   B. 患病率高，样本量要大
   C. 样本越大，抽样误差就越小
   D. 样本越大越好
   E. 决定样本量主要凭经验

【解析】本题主要考查样本含量的特征。调查要求的把握度越大，样本就要越大。调查人群中，具有欲调查特征的个体所占的比例小，样本就要大；反之，样本就可以小些。样本量过大，会造成不必要的成本等缺点。样本越大，抽样误差就越小。

2. 为了解某镇所有初中生的龋病患病状况，在调查方法上应采用
   A. 普查　　B. 随机调查
   C. 预调查　　D. 捷径调查
   E. 社会调查

【解析】为了了解所有人的情况，选择普查更合适。

二、多选题

1. WHO 推荐的口腔健康状况调查的指标年龄 / 年龄组包括
   A. 3 岁　　B. 12 岁
   C. 18 岁　　D. 35~44 岁
   E. 65~74 岁

【解析】本题考查 WHO 推荐的口腔健康状况调查的指标年龄 / 年龄组，包括 5 岁，12 岁，15 岁，35~44 岁，65~74 岁。

三、共用题干单选题

（1~2 题共用题干）

某研究团队欲了解某市学生的口腔健康状况，计划进行一次口腔健康调查。研究人员就调查问卷设计的相关内容进行了讨论。

1. 关于问卷的质量控制，下列说法<u>不正确</u>的是
   A. 根据研究目的初步设计出问卷后，对问卷做预调查
   B. 问卷调查前应先对问卷调查员进行培训
   C. 问卷回复率是回收的有效问卷份数与回收的总份数的比率
   D. 问卷调查效度越高，表示测量结果越能显示出所要测量的对象的真正特征
   E. 在口腔流行病学调查中，多采用面对面访谈和送发式问卷调查

【解析】通常所说的问卷回复率是回收的问卷份数与发出的份数的比率。

答案： 1. C　2. A
1. BDE
1. C

2. 问卷调查中，Cronbach α 系数、折半信度用于评价内部一致性。一般认为，内部一致性系数表明问卷的内部一致性较好需大于

A. 0.5 B. 0.6 C. 0.7

D. 0.8 E. 0.9

【解析】问卷调查信度分析有两种，即内部一致性分析和稳定性（重复性）分析。Cronbach α 系数、折半信度用于评价内部一致性，一般认为，内部一致性系数大于 0.7 表明问卷的内部一致性较好。重测信度、复本信度等用于评价稳定性，一般认为稳定性系数大于 0.5 为可接受范围。

四、案例分析题

【案例一】某市拟开展全市范围内的口腔流行病学调查，在进行准备工作时，研究团队拟采用分层抽样调查，根据 WHO 推荐，分别选择幼儿、青少年、中年人和老年人四个群体。其中，对 12 岁学生进行患龋情况的调查时，从既往资料中，已知该市 12 岁学生患龋率为 50%，要求抽样误差为 10%，其中将 μα 设为 2。

第 1 问：代表乳牙列的指标年龄（年龄组）为

A. 2 岁 B. 3 岁

C. 4 岁 D. 5 岁

E. 2~4 岁 F. 3~5 岁

【解析】根据 WHO 推荐，代表乳牙列的指标年龄为 5 岁。

第 2 问：代表老年人的年龄（年龄组）为

A. 60 岁 B. 65 岁

C. 60~65 岁 D. 60~70

E. 65~74 岁 F. 60~80 岁

【解析】根据 WHO 推荐，代表老年人的指标年龄组为 65~74 岁。

第 3 问：需要调查的 12 岁学生人数为

A. 100 人 B. 200 人

C. 260 人 D. 400 人

E. 450 人 F. 500 人

【解析】本题考查抽样调查时样本量的计算。对率作抽样调查时样本量的计算公式为 $n=(\mu\alpha/\delta)^2\times p(1-p)$。当 p=10% 时，δ=0.1p，因此 $n=[2/(0.1\times0.5)]^2\times0.5\times0.5=400$。

第 4 问：关于口腔健康状况调查，以下**不正确**的是

A. 可收集人群口腔健康状况的信息

B. 可选择预防保健措施和评价预防保健措施效果

C. 收集一个人群口腔疾病分布及流行规律的资料

D. 可了解和分析影响口腔健康的有关因素

E. 可监测口腔疾病患病水平和变化规律

F. 可收集人群治疗需要的信息

【解析】本题主要考查口腔健康状况调查的目的。口腔健康状况调查是口腔流行病学研究的常用方法，它是一种横断面研究，在一个特定时间内收集一个人群口腔疾病患病频率、分布及流行规律的资料。口腔健康状况调查的目的是收集人群口腔健康状况和治疗需要的信息，监测口腔疾病患病水平和变化规律，了解和分析影响口腔健康的有关因素。

答案： 2. C

【案例一】 1. D 2. E 3. D 4. B

第六章　自我口腔保健方法

一、单选题

1. 能使牙面清洁、美观、发亮的牙膏成分是
   A. 摩擦剂　B. 洁净剂　C. 保湿剂
   D. 胶粘剂　E. 防腐剂

【解析】本题考查牙膏的基本成分与作用。牙膏中的摩擦剂可帮助清洁与磨光牙面，使牙面清洁、光滑、发亮。洁净剂降低表面张力，润湿剂保持膏体湿润，胶粘剂防止在贮存期间固体与液体成分分离，防腐剂防止细菌生长。

2. 可穿通、松解牙齿表面沉积物与色素的牙膏成分是
   A. 摩擦剂　B. 洁净剂
   C. 保湿剂　D. 胶粘剂
   E. 防腐剂

【解析】本题考查牙膏的基本成分与作用。牙膏中的洁净剂可降低表面张力，穿通与松解表面沉积物与色素，乳化软垢。摩擦剂帮助清洁与磨光牙面，保湿剂保持膏体湿润，胶粘剂防止在贮存期间固体与液体成分分离，防腐剂防止细菌生长。

3. 使用漱口液含漱一次的用量是
   A. 1~2ml　B. 3~4ml
   C. 5~10ml　D. 11~14ml
   E. 15~20ml

【解析】本题考查漱口方法。漱口的效果与漱口液用量、含漱力量、鼓漱的次数有关。通常含漱一次用量为 5~10ml。

二、多选题

1. 关于牙刷的保管方法，正确的是
   A. 刷牙后用清水多次冲洗牙刷
   B. 将刷毛上的水分甩干
   C. 置于通风处充分干燥
   D. 用煮沸法消毒尼龙牙刷
   E. 应 3 个月左右更换牙刷

【解析】本题考查牙刷的保管方法。尼龙牙刷不可浸泡在沸水中，更不能用煮沸法消毒，因为刷毛受高热易弯曲变形。刷牙后用清水多次冲洗牙刷、将刷毛上的水分甩干、置于通风处充分干燥、3 个月左右更换牙刷均为正确的牙刷保管方法。

2. 以下功效牙膏的作用机制，正确的是
   A. 含氟化钠牙膏通过释放氟离子达到防龋效果
   B. 含氯己定牙膏通过抗菌作用可减轻牙龈炎症
   C. 含氟化亚锡牙膏可通过封闭牙本质小管减轻牙本质敏感
   D. 含乙酸锶牙膏可以抑制神经疼痛信号传导缓解牙本质敏感
   E. 含过氧化物牙膏通过化学漂白作用减少外源性着色

答案： 1. A　2. B　3. C
1. ABCE　2. ABCE

【解析】本题考查功效牙膏的作用机制。含氟牙膏通过氟化物发挥防龋作用。含洗必泰牙膏通过抗菌作用可减轻牙龈炎症。抗敏感牙膏可分为两类：一类以可溶性钾盐为主，如硝酸钾和氯化钾，其作用于神经细胞外部，通过去极化抑制神经疼痛信号传导，从而减轻外部刺激带来的痛觉；另一类通过在暴露的牙本质表面形成沉淀物封闭开放的牙本质小管，阻隔外界冷热酸甜的刺激，从而减轻或预防牙齿敏感，这一类常见的有氟化亚锡或其他亚锡盐类、乙酸锶、磷硅酸钙钠和精氨酸。增白牙膏主要通过摩擦剂和化学制剂发挥美白作用，以去除外源性色素为主。

3. 确定牙刷刷毛硬度的因素有
   A. 刷毛的种类和类型
   B. 刷毛的直径和长度
   C. 植毛孔径的大小
   D. 每束刷毛的数目和弹性
   E. 毛束的多少

【解析】本题考查牙刷刷毛的设计。刷毛的硬度由以下几个方面来确定：刷毛的种类和类型、刷毛的直径和长度、毛束的多少和植毛孔径的大小、每束刷毛的数目和弹性。

三、共用题干单选题

（1~3 题共用题干）

患者，男，25 岁。刷牙时牙龈出血 3 天。检查可见 32-42 龈缘充血，牙周探诊深度为 0~2mm，2% 碱性品红染色后 32-42 龈缘及牙间隙见散在着色区域，未见明显牙龈萎缩。医生对患者进行口腔卫生指导，教患者用正确刷牙方法，维护口腔健康。

1. WHO 推荐成人使用的刷牙方法是
   A. 水平颤动拂刷法　B. 圆弧刷牙法
   C. 竖刷法　D. 横刷法
   E. 转动刷牙法

【解析】本题考查刷牙方法及特点。水平颤动拂刷法是一种有效清除龈沟内和牙面菌斑的刷牙方法，WHO 推荐成人使用。圆弧刷牙法易为年幼儿童学习理解和掌握。

2. 关于水平颤动拂刷法的操作要领，<u>**错误**</u>的是
   A. 将刷头放置于牙颈部龈缘处
   B. 刷毛指向牙冠方向，与牙长轴大约呈 45°
   C. 轻微加压，使刷毛部分进入牙龈沟内
   D. 以 2~3 颗牙为一组短距离水平颤动
   E. 刷前后两组牙时保持有重叠的区域

【解析】本题考查水平颤动拂刷法的操作要领。其操作要领为：将刷头放置于牙颈部龈缘处，刷毛指向牙根方向（上颌牙向上，下颌牙向下），与牙长轴大约呈 45°，轻微加压，使刷毛部分进入牙龈沟内，部分置于牙龈上；从后牙颊侧以 2~3 颗牙为一组开始，用短距离水平颤动的动作在同一个部位刷牙数次，然后将牙刷向牙冠方向转动，拂刷颊面。刷完第一个部位之后，将牙刷移至下一组 2~3 颗牙的位置重新放置，注意与前一部位保持有重叠的区域。选项 B 中，“刷毛指向牙冠方向”表述错误。

3. 最适合该患者牙间隙清洁的自我口腔保健方法是
   A. 漱口　B. 牙线
   C. 牙签　D. 洁治
   E. 刷牙

【解析】本题考查牙间隙清洁的自我保健方法。牙线、牙签属于牙间隙清洁的自我口腔保健方法，牙签适用于牙龈退缩、根面暴露、邻间隙较大的部位。本题中，患者牙间

答案： 3. ABCDE
1. A　2. B　3. B

隙大小正常，故牙线为最适合患者进行牙间隙清洁的自我口腔保健方法。

四、案例分析题

【案例一】患儿，女，4岁。家长带来医院进行口腔健康检查，检查发现：口腔卫生状况欠佳，下前牙牙面可见软垢堆积，两乳中切牙近中邻面龋坏，探诊无不适，无叩痛，冷热诊(-)，双侧乳磨牙均已完全萌出，船面窝沟较深。医生在处理患牙后进行口腔卫生指导。

第1问：医生推荐该儿童使用的刷牙方法是

A. 水平颤动拂刷法　B. 圆弧刷牙法

C. 竖刷法　D. 横刷法

E. 转动刷牙法　F. 提拉刷牙法

【解析】本题考查适合儿童的刷牙方法。圆弧刷牙法又称Fones法刷牙法，易为年幼儿童学习理解和掌握。

第2问：关于圆弧刷牙法的操作要领，<u>错误</u>的是

A. 刷后牙颊侧时，上下牙齿呈闭合状态

B. 用较快、较宽的圆弧动作从上颌牙龈拖拉至下颌牙龈，再从下颌牙龈到上颌牙龈

C. 刷前牙唇侧时，上下前牙切端相对，刷头做连续圆弧形刷牙动作

D. 刷后牙腭侧时，将刷头用轻微压力长距离水平来回刷

E. 刷前牙舌侧时，将刷头用轻微压力自龈缘向切缘往返颤动

F. 刷咬合面时，将刷毛指向咬合面，稍用力做前后短距离来回刷

【解析】本题考查适合圆弧刷牙法的操作要领。刷后牙腭侧时，应将刷头水平放置于最后磨牙腭面，用轻微压力“往返颤动”，而不是“长距离水平来回刷”。

第3问：医生同时建议该儿童使用含氟牙膏刷牙，每次使用的量约为

A. 0.2g　B. 0.5g

C. 0.8g　D. 1.0g

E. 1.5g　F. 2.0g

【解析】本题考查含氟牙膏的使用量。3~6岁的儿童，每次牙膏用量约为“豌豆”大小(约0.5g)，6岁以上的儿童和成人，每次用量约1克，可达到有效的预防效果。本病例中患儿年龄为4岁，每次使用量仅为0.5g。

第4问：适合该儿童使用的含氟牙膏浓度为

A. 100~300mg/kg

B. 300~500mg/kg

C. 500~1 100mg/kg

D. 700~1 500mg/kg

E. 1 000~1 500mg/kg

F. 1 500~2 000mg/kg

【解析】牙膏中的含氟浓度与防龋效果间存在着剂量-效应关系，根据中国含氟牙膏的国家标准，成人含氟牙膏中氟浓度为500~1 500mg/kg，儿童含氟牙膏中氟浓度为500~1 100mk/kg。

第5问：最合适预防该儿童双侧乳磨牙的防龋措施是

A. 矿化液漱口　B. 窝沟封闭术

C. 预防性树脂充填　D. 涂布氟化物

E. 调船抛光　F. 非创伤性治疗

【解析】该儿童双侧乳磨牙在临床检查时被查出有深窝沟，深窝沟易患龋。窝沟封闭术对窝沟龋的预防有较好的效果，氟化物对光滑面龋的预防有较好的效果，矿化液对已脱矿的早期龋有效，但对窝沟龋的预防效果不如窝沟封闭术，非创伤性治疗用于已经有龋病的情况，而调船抛光不具有防龋效果。

答案：【案例一】 1. B　2. D　3. B　4. C　5. B

第七章 氟化物的局部应用

一、单选题

1. 使用 0.05% 氟化钠漱口液含漱的合适频率是

A. 每天一次　　B. 每两天一次
C. 每三天一次　　D. 每五天一次
E. 每七天一次

【解析】本题考查含氟漱口液的种类及使用。使用 0.05% 氟化钠溶液漱口时，应每天使用一次。

2. 适合每周使用一次的氟化钠漱口液氟浓度为

A. 0.01%　　B. 0.05%
C. 0.10%　　D. 0.15%
E. 0.20%

【解析】本题考查含氟漱口液的种类及使用。使用 0.20% 氟化钠溶液漱口时，使用频率为每周使用一次。

3. 5 岁儿童每次使用含氟漱口水的量为

A. 1ml　　B. 3ml
C. 5ml　　D. 7ml
E. 10ml

【解析】本题考查含氟漱口液的使用方法。使用含氟漱口水时，根据儿童的年龄，5~6 岁儿童每次用 5ml，6 岁以上儿童每次用 10ml。

二、多选题

1. 以下属于专业用氟的方法是

A. 1.23% 氟化泡沫
B. 1.23% 含氟凝胶
C. 0.9% 含氟涂料
D. 38% 氟化氨银
E. 0.05% 氟水漱口

【解析】本题考查局部用氟的使用方法。低浓度(0.05%)含氟漱口水可由个人直接使用；含氟涂料、高浓度(1.23%)含氟凝胶及含氟泡沫、氟化氨银等应由经过培训的专业人员实施，属于专业用氟。

2. 影响含氟牙膏防龋效果的因素有

A. 牙膏的摩擦剂系统
B. 牙膏的含氟浓度
C. 人群患龋基线水平
D. 专业人员的指导
E. 使用者年龄

【解析】本题考查含氟牙膏防龋效果的影响因素。含氟牙膏的防龋效果与牙膏的摩擦剂系统、牙膏的含氟浓度、基线水平和专业人员的指导有关。与使用者年龄无关。

三、共用题干单选题

(1~2 题共用题干)

患儿，男，7 岁。后牙出现黑点 1 周，来

答案：1. A　2. E　3. C
1. ABCD　2. ABCD

医院就诊，检查见左侧下颌第一磨牙船面龋洞，探诊无不适，无叩痛，冷热诊(-)，医生在治疗患牙后建议使用含氟凝胶预防其他牙的龋坏。

1. 供专业人员使用的含氟凝胶是
   A. 0.5%APF 凝胶
   B. 0.5%NaF 凝胶
   C. 0.5%AmF 凝胶
   D. 0.1%SnF2 凝胶
   E. 1.23%APF 凝胶

【解析】本题考查含氟凝胶的种类。含氟凝胶有不同的含氟浓度。自我保健使用 0.5% 的 APF 凝胶和 NaF 凝胶以及 0.1% 的 SnF2 凝胶；专业人员使用 1.23%APF 凝胶。

2. 关于使用含氟凝胶的优点，以下说法**错误**的是
   A. 使用托盘一次可处理全口牙
   B. 操作简单
   C. 操作花费时间较短
   D. 没有恶心、呕吐等不良反应
   E. 可被大多数儿童接受

【解析】本题考查含氟凝胶的优缺点。含氟凝胶的优点是：用托盘放置含氟凝胶一次可以处理全口牙；操作简单；操作花费时间少；可被大多数儿童接受。其缺点是对胃肠道有刺激，可引起恶心和呕吐反应。

四、案例分析题

【案例一】2019 年，口腔医院对辖区中小学生进行龋病流行病学调查，结果显示学生龋病患病情况较严重。医院建议教育管理部门在学生中开展局部用氟预防龋病的干预项目，并邀请专家学者就局部用氟的作用机制、使用方法、适用人群等相关话题进行探讨。

第 1 问：以下方法中**不属于**局部用氟措施的是

A. 含氟牙膏　　B. 氟水漱口
C. 氟片　　D. 含氟涂料
E. 含氟凝胶　　F. 氟化氨银

【解析】本题考查氟化物的使用途径。氟片经口腔进入消化道进入人体，属于全身用氟的作用方法，其他选项均属于局部用氟方法。

第 2 问：局部用氟时氟离子进入菌斑中形成“氟库”的储存形式是

A. 氟化钠　　B. 氟化钾
C. 氟化镁　　D. 氟化钙
E. 氟磷酸钠　　F. 氟磷酸钙

【解析】本题考查局部用氟的作用机制。局部用氟时，唾液中高浓度的氟离子很快进入菌斑中，形成“氟库”，以氟化钙的形式储存。

第 3 问：可由学生个人直接使用的局部用氟方法是

A. 1 000mg/kg 含氟牙膏
B. 0.2% 氟化钠漱口液
C. 0.9% 含氟涂料
D. 5% 含氟涂料
E. 1.23%APF 凝胶
F. 38% 氟化氨银

【解析】本题考查局部用氟的使用方法。在局部用氟方法中，含氟牙膏可由个人直接使用，0.2% 氟化钠漱口液属于高浓度含氟漱口液，学生需在老师、家长或专业人员监督下使用。1.23%APF 凝胶属于高浓度含氟凝胶，与含氟涂料一起，均属于专业用氟，应由专业人员进行操作。

答案： 1. E　2. D
【案例一】 1. C　2. D　3. A

第 4 问：关于局部用氟的使用建议，<u>不正确</u>的是

A. 儿童使用含氟漱口水需在家长或学校医务人员监督下进行

B. 在饮水氟含量过高的地区，6 岁以下儿童不推荐使用含氟牙膏

C. 对于 6 岁以下有患龋风险的儿童，推荐使用 5% 含氟涂料

D. 对于 6 岁以上有患龋风险的人群，可使用 5% 含氟涂料和 1.23%APF 凝胶

E. 含氟凝胶每年应至少使用两次

F. 对易患龋人群，含氟涂料一年使用一次即可达到理想防龋效果

【解析】本题考查各自局部用氟方法的使用建议。对于易患龋人群，一年应使用 2~4 次含氟涂料。

答案：4. F

第八章　窝沟封闭技术

一、单选题

1. 窝沟龋通常最先发生于

A. 窝沟顶　B. 窝沟底　C. 牙本质

D. 窝沟外　E. 窝沟壁

【解析】窝沟龋最先发生的部位在窝沟壁,此处窝沟相对狭窄,易于附着菌斑,造成窝沟壁表面脱矿,表现为狭窄处相对的沟壁上牙釉质龋损的形成。因而在龋形成的早期阶段,窝沟底部相对没受到影响,随着龋病继续发展,沟壁病损逐渐扩大,最后累及沟底,形成金字塔形的损害。

二、多选题

1. 与窝沟易患龋有关的因素是

A. 窝沟内牙髓位置较高血管神经暴露

B. 窝沟的深度不能直接为清洁所达到

C. 窝沟被有机物充塞阻止氟化物进入

D. 窝沟接近釉牙本质界牙釉质层较薄

E. 窝沟的解剖形态易为细菌聚集定植

【解析】窝沟内壁虽然牙釉质层较薄或有时缺如,但牙髓神经和血管不会直接暴露于窝沟内。

三、共用题干单选题

(1~2 题共用题干)

根据窝沟封闭术的操作规范,为提高窝沟封闭术的成功率,有效预防龋齿,开展窝沟封闭术有严格的适应证。

1. 下面属于窝沟封闭术适应证的情况是

A. 牙面无深的沟裂点隙、表面平滑

B. 患者不能配合正常操作

C. 有牙龈覆盖的牙齿

D. 牙齿尚未完全萌出

E. 对侧同名牙患龋或有患龋倾向的牙

【解析】选项中 A、B、C、D、都是窝沟封闭的非适应证,窝沟封闭后易造成封闭剂脱落。如果对侧同名牙有患龋倾向或已经患龋,这侧的牙齿患龋的可能性增大,因此需要封闭。

2. 最合适窝沟封闭术的年龄人群是

A. 第一恒磨牙 13~14 岁

B. 第一恒磨牙 11~12 岁

C. 第二恒磨牙 7~8 岁

D. 第二恒磨牙 9~10 岁

E. 第二恒磨牙 11~13 岁

【解析】由于第一恒磨牙的萌出时间大多是在 6~8 岁,第二恒磨牙的萌出时间大多在 11~14 岁,由此可见上述恒磨牙窝沟封闭术最佳年龄应该是 11~13 岁年龄段。

四、案例分析题

【案例一】患儿,女,7 岁。主诉双侧下面后牙龋齿。临床检查见该儿童为混合牙列,双

答案: 1. E

1. BCDE

1. E　2. E

侧上下颌乳磨牙𬌗面龋，双侧上颌乳中切牙和乳侧切牙邻面龋，双侧上颌乳尖牙唇面龋。双侧下颌恒中切牙、下颌第一恒磨牙已完全萌出，后者𬌗面深窝沟。个人简化牙石指数为1，个人简化软垢指数为3。

第1问：该儿童的简化口腔卫生指数是

A. 0　　B. 1
C. 2　　D. 3
E. 4　　F. 5

【解析】个人简化口腔卫生指数是个人简化软垢指数与个人简化牙石指数相加得出。该儿童个人简化软垢指数为3，个人简化牙石指数为1，两者相加为4。

第2问：该儿童双侧下颌第一恒磨牙最合适的防龋措施是

A. 窝沟封闭术　　B. 涂布氟化物
C. 牙间刷清洁　　D. 矿化液漱口
E. 超声波洁治　　F. 非创伤性治疗

【解析】该儿童新萌出的双侧下颌第一恒磨牙在临床检查时被查出有深窝沟，深窝沟易患龋。窝沟封闭术对窝沟龋的预防有较好的效果，氟化物对光滑面龋的预防有较好的效果，矿化液对已脱矿的早期龋有效，但对窝沟龋的预防效果不如窝沟封闭术，非创伤性治疗用于已经有龋病的情况，而牙间刷只用于口腔卫生，清除牙邻面的软垢，不具有保护牙齿𬌗面的效果。

第3问：在对该儿童做窝沟封闭术时，应该

A. 酸蚀前用酒精棉球清洁牙面
B. 酸蚀的面积为牙尖斜面的1/3
C. 乳牙酸蚀30秒，恒牙酸蚀1分钟
D. 酸蚀时要避免酸溢出牙面到软组织
E. 酸蚀时间的长短取决于涂布酸蚀剂的工具
F. 酸蚀过程中需用蘸取酸蚀剂的小棉球擦拭牙面

第4问：窝沟封闭时，用含磷酸凝胶酸蚀牙面后的冲洗时间应保持

A. 10秒　　B. 15秒
C. 20秒　　D. 40秒
E. 80秒　　F. 90秒

【解析】窝沟封闭时，酸蚀后应该用水彻底冲洗牙面10~15秒，如用含磷酸的凝胶酸蚀，冲洗时间应加倍。

第5问：窝沟封闭后，影响封闭效果的因素有

A. 封闭剂的种类
B. 操作者的技术
C. 封闭对象的年龄
D. 诊室内温度高低
E. 封闭的牙位和牙面
F. 操作者的工作态度

答案：【案例一】 1. E　2. A　3. D　4. C　5. ABCEF

第九章 预防性树脂充填术

一、单选题

1. 预防性树脂充填术可以分为多个类型，针对洞深已完全在牙本质的操作属于
   A. 类型 A　　B. 类型 B
   C. 类型 C　　D. 类型 D
   E. 类型 E

【解析】预防性树脂充填术可以分三类：类型 A，洞深在釉质内，用最小号圆钻去除脱矿釉质，用不含填料的封闭剂充填；类型 B，洞深基本在釉质内，用小号或中号圆钻去除龋损组织，用流动树脂材料充填；类型 C，洞深已达牙本质，用中号或较大圆钻去除龋坏组织，垫底，涂布粘接剂、树脂充填。本题洞深已完全在牙本质，属于类型 C。

二、多选题

1. 预防性树脂充填的适应证是
   A. 殆面窝沟和点隙有龋损能卡住探针
   B. 沟裂有早期龋迹象釉质呈白垩色
   C. 深的点隙和窝沟有患龋倾向
   D. 窝沟龋较深已达牙本质
   E. 后牙邻面龋

【解析】答案 D 窝沟龋已经到达牙本质，应该做充填而不是做预防性树脂充填；答案 E 后牙邻面龋不适合做树脂充填。

三、共用题干单选题

（1~2 题共用题干）

患儿，男，8 岁。右下第一恒磨牙殆面点隙处有小的潜行龋，色黑，探针可达牙本质，探时有轻度酸疼感。

1. 该预防性树脂充填术属于
   A. 类型 A　　B. 类型 B
   C. 类型 C　　D. 类型 D
   E. 类型 E

【解析】预防性树脂充填术可以分三类：类型 A，洞深在釉质内；类型 B，洞深基本在釉质内；类型 C，洞深已达牙本质。本题洞深已达牙本质，属于类型 C。

2. 该型预防性树脂充填术在操作时需要做到
   A. 洞型底平壁直
   B. 洞底高于龈缘
   C. 做预防性扩展
   D. 氢氧化钙垫底
   E. 点隙裂沟封闭

【解析】由于这是针对类型 C 的预防性树脂充填，这种病损已经达到牙本质，需要在充填前垫底，以减轻对牙髓的刺激，所以答案 D 的氢氧化钙垫底是正确答案。预防性树脂充填都不需要强调洞的形态。类型 C 的充填需要用复合树脂保持一定的强度。

答案：1. C
1. ABC
1. C　2. D

四、案例分析题

【案例一】患儿,女,13岁。全口恒牙列,左右上下颌第一磨牙𬌗面沟裂深,色黑。其中,右上第一磨牙探诊有滞针感,但沟壁无软化,无痛感;左下第二磨牙探诊有沟壁和沟底组织软化,探诊敏感;其他牙齿探诊时感觉质硬,无沟壁软化现象。患儿主诉以往有严重乳牙龋史。

第1问:对该患儿的右上第一磨牙,合适的治疗方法是

A. 氟化物涂布　B. 窝沟封闭术
C. 预防性充填　D. 非创伤性治疗
E. 常规树脂充填　F. 用含氟漱口水

【解析】右上第一磨牙的诊断应该是窝沟的早期龋或可疑龋,没有在𬌗面形成实质性的龋洞,此时的治疗原则应该是预防龋病,保护牙齿;答案D和E用于牙齿有龋洞形成的情况;答案A和F多用于光滑面龋的预防。

第2问:对该患儿的左下第二磨牙,合适的治疗方法是

A. 氟化物涂布　B. 窝沟封闭术
C. 预防性充填　D. 非创伤性治疗
E. 常规树脂充填　F. 用含氟漱口水

【解析】左下第二磨牙的诊断应该是累及牙本质的窝沟龋,它的治疗原则应该是尽量保存牙体组织,阻止龋病进一步发展;答案B和C用于龋洞还没有形成的时候;答案A和F多用于光滑面龋的预防。

第3问:除右上第一磨牙和左下第二磨牙外的其他恒磨牙,合适的治疗方法是

A. 氟化物涂布
B. 窝沟封闭术
C. 预防性充填
D. 非创伤性治疗
E. 常规树脂充填
F. 用含氟漱口水

【解析】其他磨牙的诊断应该是𬌗面深的窝沟,对于预防窝沟龋,最有效的防龋措施是窝沟封闭术,预防性充填术也是有效措施之一。

第4问:对该患儿的前牙,合适的防龋方法是

A. 氟化物涂布　B. 窝沟封闭术
C. 预防性充填　D. 非创伤性治疗
E. 常规树脂充填　F. 用含氟漱口水

【解析】前牙的龋齿都发生在光滑面,氟化物是预防光滑面龋的有效方法。

答案:【案例一】 1. BC　2. DE　3. BC　4. AF

第十章　非创伤性充填技术

一、单选题

1. 非创伤性充填治疗所用的充填材料是
   A. 流动树脂　　B. 玻璃离子
   C. 复合树脂　　D. 水门汀
   E. 银汞

【解析】根据非创伤性充填治疗的定义，非创伤性充填治疗指“使用手用器械去除龋坏组织，然后用有黏结性、耐压和耐磨性能较好地玻璃离子材料将龋洞充填的技术。”

二、多选题

1. 非创伤性充填治疗的优点是
   A. 术者容易操作
   B. 不需电动牙科设备
   C. 兼有治疗和预防效果
   D. 避免去除过多牙体组织
   E. 充填使用的材料强度较高

【解析】根据教科书的描述，非创伤性充填治疗的优点包括：不需电动牙科设备、术者容易操作、患者易于接受、玻璃离子的化学性黏结可避免去除过多牙体组织、材料中氟离子的释放可使牙本质硬化以阻止龋的发展、兼有治疗和预防效果等。因此，除了选项E，其他都是正确的。

三、共用题干单选题

（1~2题共用题干）

由于某县山区居民远离城区，口腔疾病长期得不到治疗。为解除这部分居民的口腔疾病困扰，提高他们的生活质量，县口腔医院组织口腔预防小分队到这些居民所在的山区开展送医上门服务，为解决山区缺电和运输困难的情况，决定采用非创伤性充填治疗手段给他们治疗

1. 这种方法使用的充填材料是
   A. 银汞　　B. 树脂
   C. 复合体　　D. 玻璃离子
   E. 氧化锌水门汀

【解析】非创伤性充填治疗使用的充填材料只有一种，即：玻璃离子材料。

2. 这种方法的不足之处是
   A. 操作难
   B. 成本高
   C. 患者不喜欢
   D. 长期保留率低
   E. 不易控制交叉感染

【解析】非创伤性充填治疗使用的充填材料是玻璃离子材料，这种材料强度低，受冷热易变形，长期容易脱落。

答案： 1. B
1. ABCD
1. D　2. D

四、案例分析题

【案例一】患儿，男，4岁。右下第一乳磨牙近中𬌗面釉质龋。由于其居住在偏远山区，居住地没有通电，去医院治疗路途遥远。口腔预防小分队正好在该男孩居住的村庄开展口腔预防保健工作，拟对该患儿做非创伤性治疗。

第1问：在扩大洞型去除无基釉时用的器械是

A. 金刚砂车针
B. 涡轮车针
C. 镰形探针
D. 雕刻刀
E. 锄形器
F. 挖匙

【解析】选项A和B只能用于电动手机，选项C和F没有扩大洞型的作用，挖匙只能去除软化的牙体组织。只有锄形器可以切割釉质，扩大洞口。

第2问：清洁窝洞用的处理剂是

A. 10%弱聚丙烯酸
B. 15%弱聚丙烯酸
C. 20%弱聚丙烯酸
D. 25%弱聚丙烯酸
E. 30%弱聚丙烯酸
F. 35%弱聚丙烯酸

【解析】备洞后窝洞需要用清洁处理剂清洁窝洞，以促进玻璃离子材料与牙面的化学性黏结，处理剂一般为10%弱聚丙烯酸。

第3问：调拌玻璃离子粉和液混合的时间应该<u>不超过</u>

A. 30秒　B. 40秒
C. 50秒　D. 60秒
E. 70秒　F. 80秒

【解析】调拌玻璃离子粉和液的时间应在20~30秒内完成，然后尽快将调拌好的材料放入要充填的洞内，超过这个时间玻璃离子材料将逐渐变干，对以后的充填和塑形造成影响。

第4问：将玻璃离子材料放入龋洞后需用手指压迫

A. 约10秒　B. 约20秒
C. 约30秒　D. 约40秒
E. 约50秒　F. 约60秒

【解析】用手指压迫后，需等到玻璃离子材料干燥才能移开，这个时间需要约30秒。

答案：【案例一】 1. E　2. A　3. A　4. C

第十一章　牙脱敏技术

一、单选题

1. 氟化钠治疗牙本质敏感的机理是
   A. 阻滞牙本质小管神经传导
   B. 生成继发性牙本质
   C. 生成新的牙釉质
   D. 堵塞牙本质小管
   E. 使牙髓失活

【解析】氟化物可以分布在牙本质表面，堵塞牙本质小管，减少牙本质小管内的液体流动，从而使牙本质对外界的刺激不敏感。氟化物没有其他答案的作用，所以D是正确答案。

2. 抗敏感中堵塞牙本质小管的化学制剂有
   A. 氯化钾
   B. 氯化锶
   C. 硝酸钾
   D. 镓铝钾
   E. 二氧化碳

【解析】堵塞牙本质小管这类化学制剂有氯化锶、氟化物如氟化亚锡、氟化钠、氟化硅和氟化氨银、乙酸锶、钙复合物等，选项中只有B氯化锶正确。而氯化钾、硝酸钾属于阻滞牙本质小管内神经传导的化学制剂，镓铝钾和二氧化碳是激光仪的名称，属于干扰答案。

二、多选题

1. 常用的牙本质敏感的脱敏方法有
   A. 激光脱敏
   B. 粘接剂脱敏
   C. 过氧化物脱敏
   D. 冷凝集法脱敏
   E. 化学制剂脱敏

【解析】在治疗牙本质敏感时，常用的脱敏方法包括三类，即化学制剂脱敏、粘接剂脱敏和激光脱敏。过氧化物没有脱敏作用，选项D为干扰答案。

三、共用题干单选题

（1~2题共用题干）

患者，女，46岁。主诉牙齿酸痛，遇冷热刺激敏感，以往有横向刷牙习惯。经医生检查，诊断为牙本质敏感。

1. 这种疾病最好发的牙位是
   A. 上前牙
   B. 上颌前磨牙
   C. 上颌磨牙
   D. 下颌前牙
   E. 下颌磨牙

【解析】牙本质敏感好发于上颌前磨牙，其次是上颌第一磨牙，切牙的牙本质敏感发生率最低。

答案： 1. D　2. B
1. ABE
1. B

2. 这种疾病在遇到刺激时出现的疼痛性质是
   A. 持续时间长而且尖锐
   B. 持续时间长逐渐加重
   C. 时断时续地无法预测
   D. 持续时间短而且尖锐
   E. 持续时间短而且顿挫

【解析】暴露的牙本质对外界刺激产生短而尖锐的疼痛是牙本质敏感的特征。

答案： 2. D

第十二章　口腔健康促进

一、单选题

1. 椅旁健康教育属于口腔健康教育方法中的

A. 课堂讲授　　B. 大众传媒
C. 社区活动　　D. 小型讨论会
E. 个别交谈

【解析】本题考查口腔健康教育的方法。口腔健康教育的方法包括大众传媒、社区活动。小型讨论会和个别交谈。其中，个别交谈的方法是指口腔专业人员就口腔健康问题与预防保健问题与就诊患者、单位领导、儿童家长、社区保健人员等进行交谈、讨论。因此椅旁教育属于个别交谈的方法。

2. 以下口腔健康促进措施中属于高危人群途径的是

A. 饮水氟化
B. 戒烟限酒
C. 培养良好口腔卫生习惯
D. 宣传“减盐、减油、减糖”饮食习惯
E. 适龄儿童窝沟封闭

【解析】本题考查口腔健康促进的途径。口腔健康促进的途径包括全民途径、共同危险因素控制途径和高危人群途径。饮水氟化属于全民途径。针对不利于健康的因素，如不良卫生习惯、不良饮食习惯、吸烟、酗酒等的控制属于共同危险因素途径。对适龄儿童进行窝沟封闭属于高危人群途径。因此正确选项为E。

二、多选题

1. 判断健康促进干预价值的标准包括

A. 效果
B. 效率
C. 适合性
D. 可接受性
E. 平等性

【解析】本题考查口腔健康促进评价的相关影响因素。效果、效率、适合性、可接受性、效率、平等均为判断健康促进干预价值的标准。

2. 口腔健康促进的任务包括

A. 制定有利于口腔健康的政策
B. 提高个人和群体口腔保健知识和技能
C. 创造促进口腔健康的支持性环境
D. 调整口腔健康服务方向
E. 加强社区行动

【解析】本题考查口腔健康促进的任务。口腔健康促进的任务主要有5个方面：制定有利于口腔健康的政策；提高个人和群体口腔保健知识和技能；创造促进口腔健康的支持性环境；调整口腔健康服务方向；加强社区行动。

答案： 1. E　2. E
1. ABCDE　2. ABCDE

三、共用题干单选题

(1~2题共用题干)

口腔医院对辖区内适龄学生开展了龋病综合干预项目,项目内容包括口腔健康检查、窝沟封闭及口腔健康教育。一年后,专家组通过学生问卷调查对该项目进行评价。

1. 了解该项目是否改变学生的口腔健康行为,此部分评价内容属于

A. 影响评价　　B. 过程评价

C. 结果评价　　D. 效率评价

E. 管理评价

【解析】影响评价是了解项目怎样改变行为、怎样影响未来的行为。过程评价是评价项目的可接受性、适合性与平等性。结果评价是对项目所涉及的长期作用的评价,可比较项目前后健康行为变化。效率评价和管理评价不属于健康促进项目的评价。

2. 对口腔健康教育的评价<u>不包括</u>

A. 口腔健康意识的变化

B. 口腔健康知识的变化

C. 对口腔健康问题所持态度的变化

D. 口腔健康行为的变化

E. 口腔财政投入的变化

【解析】本题考查口腔健康教育的评价内容。口腔健康教育的评价内容包括口腔健康意识的变化、口腔健康知识的变化、对口腔健康问题所持态度的变化和口腔健康行为的变化。口腔财政投入的变化不属于口腔健康教育的评价内容。

答案: 1. C　2. E

第十三章　全生命周期口腔健康管理

一、单选题

1. 儿童第一次口腔检查的时间是
　A. 儿童一出生就应检查
　B. 第一颗乳牙萌出以前
　C. 第一颗乳牙萌出 6 个月内
　D. 第一颗乳牙萌出 1 年内
　E. 第一颗乳牙萌出 2 年内

【解析】儿童的第一次口腔检查应在第一颗乳牙萌出后 6 个月内，便于医生判断儿童乳牙萌出情况并评估其患龋病的风险，提供有针对性的口腔卫生指导并建立婴儿的口腔健康档案。

二、多选题

1. 婴儿期儿童最常见的口腔问题有
　A. 牙不齐
　B. 牙缺失
　C. 鹅口疮
　D. 出生牙
　E. 氟斑牙

【解析】鹅口疮是由白念珠菌感染引起的真菌性口炎，出生牙多见于出生至 30 天萌出的牙，都是新生儿多发。婴儿期儿童口腔中仅有几颗乳牙，刚开始萌出，因此很少出现牙列不齐或牙缺失，而氟斑牙多见于恒牙。

三、共用题干单选题

（1~5 题共用题干）

患儿，女，5 岁。因右下后牙进食时疼痛就医。20 颗乳牙全部萌出，双侧上颌乳中切牙和乳侧切牙龋，右下 E 颌面深龋，口腔检查菌斑指数为 3。

1. 该患儿的口腔卫生情况属于
　A. 好　　B. 良好
　C. 中等　　D. 可以
　E. 差

【解析】菌斑指数计分为 0~3，0 为牙齿上没有菌斑，3 为牙齿上有大量菌斑。该患儿口腔检查菌斑指数为 3，说明口腔卫生状况差。

2. 该儿童的龋病称为
　A. 婴儿龋　　B. 幼儿龋
　C. 喂养龋　　D. 奶瓶龋
　E. 甜食龋

【解析】双侧上颌乳前牙龋多因婴幼儿时期父母喂养不当造成，晚上喂奶没有清洁口腔，细菌发酵产酸，造成牙齿脱矿龋坏，这是奶瓶龋的典型表现。

3. 该儿童刷牙时含氟牙膏用量应该是
　A. 米粒大小　　B. 绿豆大小

答案： 1. C
1. CD
1. E　2. D　3. C

C. 豌豆大小　　D. 黄豆大小
E. 蚕豆大小

【解析】该儿童年龄5岁，处于学龄前期，此时儿童吞咽功能尚未发育完全，每次刷牙含氟牙膏用量只限于豌豆大小，并且需在父母帮助下使用。

4. 该时期儿童应该间隔多长时间去医院定期检查
A. 1个月　　B. 3个月
C. 6个月　　D. 9个月
E. 12个月

【解析】儿童1岁以后应每6个月进行一次常规的口腔检查。

5. 治疗该儿童右下E颌面的龋病应该用
A. 拔牙
B. 传统充填
C. 窝沟封闭术
D. 非创伤性治疗
E. 预防性树脂充填

【解析】该儿童右下E颌面龋为深龋已达牙本质深层，不是窝沟封闭术、预防性树脂充填和非创伤性治疗的适应证，该牙齿的替换时间约为10岁左右，不能被拔除。

四、案例分析题

【案例一】某养老院生活着100多名70岁以上的老年人。院方为提高这批老年人的口腔健康水平，特地邀请该市口腔医院口腔预防科医生来院对这些老人开展口腔预防保健工作。在对这些老人进行口腔健康检查时，发现许多老人有牙齿松动、牙根面龋、部分牙齿缺失，以及口腔卫生不良。在为他们制定口腔保健计划时。

第1问：为提高口腔健康水平，他们至少应该多长时间检查一次口腔情况
A. 15天　　B. 30天
C. 60天　　D. 120天
E. 180天　　F. 240天

【解析】老年人定期口腔健康检查最好半年进行一次。

第2问：对老年人开展口腔保健，他们的口腔健康目标是
A. 牙齿更加亮丽　　B. 牙列更加整齐
C. 康复口腔功能　　D. 保留功能牙齿
E. 去除口腔异味　　F. 减少致龋细菌

【解析】老年人的口腔保健目标主要是保留更多的功能牙，使老年人能够正常进食和讲话，所以针对老年人的口腔保健都是以保留牙齿和康复功能为主要目标。

第3问：在去除老年人邻面的食物残渣时，选用牙签的材料最好是
A. 塑料　　B. 金属
C. 象牙　　D. 木质
E. 纸质　　F. 胶木

【解析】老年人使用的牙签应该安全、价廉、具有一定的弹性，应选用优质、清洁、扁平或楔状的木质牙签。

第4问：老年人在拔牙后应及时修复缺失牙，做义齿修复的最好时期是
A. 拔牙后即刻　　B. 拔牙后一周
C. 拔牙后1个月　　D. 拔牙后3个月
E. 拔牙后6个月　　F. 拔牙后9个月

【解析】老年人不论失牙多少，都应及时做义齿修复，恢复口腔的基本功能。修复缺失牙一般在拔牙后2~3个月再进行。

答案： 4. C　5. B
【案例一】 1. E　2. CD　3. D　4. D

第十四章　社区口腔卫生服务

一、单选题

1. 社区口腔卫生服务评估的内容包括
   A. 适宜程度，足够程度，进度，效率
   B. 足够程度，进度，效率，效果，影响
   C. 足够程度，进度，效率，效果
   D. 效果，效率，适当，适合、成本分析
   E. 适宜程度，足够程度，进度，效率，效果，影响

【解析】社区口腔卫生服务评估包括适宜程度、足够程度、进度、效率、效果、影响6个方面。

2. 保证社区口腔卫生服务质量的关键所在是
   A. 制定日程表
   B. 组建实施的组织机构
   C. 对现场实施工作人员进行系统、统一的培训
   D. 配备实施所需设备及材料
   E. 对活动进程、内容和经费进行监督

【解析】对现场实施工作人员进行系统、统一的培训，关系到社区口腔卫生服务计划实施的成败，是保证社区口腔卫生服务质量的关键所在。培训内容应包括社区口腔卫生服务项目所涉及的专业和相关知识、干预方法的专业技能训练、指标的测量与评估等。应特别注意对各种指标含义、指标测量的方法和技术的培训，要选择最佳的培训方式方法、时间、地点、师资、教材或资料。

二、多选题

1. 社区口腔卫生服务<u>不同于</u>口腔临床医疗服务在于
   A. 重点在预防
   B. 采取的措施为个别处理
   C. 采取的措施为公共预防与干预
   D. 采用社会与流行病学调查的方法
   E. 目标是提高群体的口腔健康水平

【解析】社区口腔卫生服务重点在预防，采取的措施为公共预防与干预而非个别处理，采用社会与流行病学调查的方法，目标是提高群体的口腔健康水平。

2. 进行社区诊断需收集的资料包括
   A. 人口学特征
   B. 口腔健康状况
   C. 口腔卫生保健知识的认识和态度
   D. 口腔卫生资源
   E. 口腔卫生服务利用情况

【解析】社区诊断需要收集人口学特征、口腔健康状况、口腔卫生保健知识的认识和态度、口腔卫生资源、口腔卫生服务利用情况。

答案： 1. E　2. C
1. ACDE　2. ABCDE

三、共用题干单选题

(1~3 题共用题干)

社区卫生服务中心组织口腔医生进入在社区开展咨询义诊活动,王女士一家前来咨询。

1. 王女士的儿子小宝 3 岁,口腔医生能够给予的健康指导**不包括**
   A. 牙齿萌出和生长发育知识
   B. 前牙意外伤害的防护知识
   C. 营养指导和饮食习惯教育
   D. 龋齿充填治疗
   E. 口腔卫生维护知识

【解析】社区口腔卫生服务的健康指导包括传播科学知识,指导良好的卫生习惯和饮食管理,但不包括治疗服务。

2. 在回答关于儿童口腔卫生问题的咨询时,**不正确**的说法是
   A. 儿童没有必要使用含氟牙膏刷牙
   B. 应控制儿童甜食的摄入
   C. 学龄前儿童应由家长帮助刷牙
   D. 应避免睡前进食甜食
   E. 儿童没有必要使用电动牙刷

【解析】含氟牙膏有明确的防龋效果,是社区卫生服务的口腔预防措施主要内容,因此,儿童口腔健康咨询的内容之一是推荐儿童使用含氟牙膏防龋。

3. 经口腔检查发现,小宝上颌乳中切牙和侧切牙唇面见白垩色脱矿斑块,医生安排其到口腔科就诊,口腔医生可采取的措施为
   A. 洁牙　　B. 充填治疗
   C. 局部涂氟　　D. 透明冠修复
   E. 拔牙

【解析】局部涂氟防龋具有明确的效果,社区口腔卫生服务的口腔预防措施主要内容之一就是局部涂氟。

四、案例分析题

【案例一】口腔医生李大夫从北大口腔医院支援新街口社区门诊,发现该社区没有任何口腔卫生服务计划,因此,决定从制定社区口腔健康计划入手。

第 1 问:李大夫首先要进行社区调查,他要调查内容包括
A. 社区人口数量和年龄分布
B. 社区人群的口腔卫生习惯
C. 社区人群的慢性病患病状况
D. 社区人群的口腔疾病状况
E. 社区的医疗服务资源
F. 社区人群的健康素养

【解析】社区口腔卫生调查要包括几个方面的内容:社区人口学资料、社区自然和社会环境因素、社区居民口腔健康状况、社区口腔卫生服务需要与需求状况、社区口腔卫生资源及服务能力等。

第 2 问:李大夫在社区调查之后进行了社区诊断,社区诊断的目的**不包括**
A. 确定社区主要口腔健康问题
B. 确定社区主要口腔健康问题的优先顺序
C. 分析社区口腔健康问题产生的影响因素
D. 了解和发掘社区资源
E. 争取社区广泛参与
F. 修订口腔医疗保险制度

【解析】社区诊断的目的包括确定社区主要口腔健康问题及优先顺序、分析社区口腔健康问题产生的主要原因及影响因素、了解

答案: 1. D　2. A　3. C
【案例一】 1. ABCDEF　2. F

和发掘社区资源、争取社区广泛参与,但社区诊断不能用于修订口腔医疗保险制度。

第3问:李大夫在制订计划时需要确定工作目标,下列确定目标的原则<u>**不包括**</u>

A. 可实现性
B. 可测量性
C. 时效性
D. 有挑战性
E. 时间性
F. 可定量性

【解析】制定目标的原则包括可实现性、可测量性、有挑战性和时间性而非时效性,目标可以是定性的也可以是定量的。

第4问:李大夫在制定计划时需要确定工作目标,下列他选择目标时应该注意的内容<u>**不包括**</u>

A. 符合社区需求
B. 切实可行
C. 有可测量的指标
D. 有足够的资源
E. 有国际标准
F. 有可参考的标准

【解析】选择目标时应该注意符合社区需求、切实可行、有可测量的指标、有可参考的标准但不一定需要有国际标准,还应考虑是否能争取到足够的资源实现目标,而不是已经具备足够的资源。

答案: 3. CF　4. DE

第十五章 口腔医疗保健中的感染与控制

一、单选题

1. 口腔科医生操作中最易感染的是
   A. 真菌 B. 病毒 C. 细菌
   D. 原虫 E. 微生物

【解析】病毒是口腔医生在临床操作中最容易感染的致病微生物。

2. 对口腔科医生来说,最常面临的感染疾病是
   A. 疱疹 B. 肠炎
   C. 痢疾 D. 乙肝
   E. 脑炎

【解析】乙肝病毒通过直接接触患者的血液、唾液、龈沟液以及接触被污染的环境都可能感染疾病,在口腔临床中的传播方式主要是接触传播。由于乙肝病毒携带者没有任何症状,且人群中约占10%,因此,口腔临床工作中最常面临的感染时乙肝。

3. 口腔科医生个人防护<u>不包括</u>
   A. 手套
   B. 口罩
   C. 紫外线消毒
   D. 临床防护衣
   E. 护目镜

【解析】紫外线消毒是环境消毒措施,不是个人防护措施。

二、多选题

1. 口腔科医生受感染的途径中<u>没有</u>
   A. 器械刺伤皮肤
   B. 操作后不洗手
   C. 空气消毒不严
   D. 食物消毒不严
   E. 接触患者血液和唾液

【解析】口腔科医生受感染的途径包括器械刺伤皮肤操作后不洗手、接触患者血液和唾液,不包括空气消毒不严和食物消毒不严。

2. 乙肝病毒在口腔临床中的传播方式主要是
   A. 直接接触患者的血液
   B. 污染的针头划伤
   C. 空气传播
   D. 直接接触患者的唾液、龈沟液
   E. 接触被污染的环境

【解析】乙肝病毒通过直接接触患者的血液、唾液、龈沟液以及接触被污染的环境都可能感染疾病,在口腔临床中的传播方式主要是接触传播。直接接触患者的血液、污染的针头划伤、直接接触患者的唾液、龈沟液、接触被污染的环境都可能传播乙肝病毒。

3. 标准预防的特点为
   A. 防止血源性疾病的传播

答案: 1. B 2. D 3. C
1. CD 2. ABDE 3. ABCD

B. 防止非血源性疾病的传播
C. 双向防护
D. 采取相应的隔离措施
E. 使用消毒剂

【解析】标准预防是防止血源性、非血源性疾病的传播，要采用双向防护，采取相应的隔离措施。

三、共用题干单选题

（1~4 题共用题干）

口腔医生王大夫在社区口腔门诊工作，每天接待口腔科患者 5 人左右，主要开展社区口腔卫生服务和基本口腔医疗服务。在每天的口腔诊疗中都需要进行个人防护。

1. 关于医务人员的个人防护，以下**错误**的是
A. 所有医务人员都应该能评估感染传播的风险和后果
B. 医务人员只是传染病病毒的携带者时，应该坚持上班工作
C. 医务人员应该进行乙肝疫苗接种
D. 女性医务工作者应该特别接种风疹病毒疫苗
E. 医务人员应掌握医院感染“标准预防”的基本原则和具体措施

【解析】一旦发现医务人员为传染病病毒携带者，应停止工作，彻底治疗后才能返回临床工作。

2. 关于工作服的穿戴，**错误**的是
A. 推荐穿长袖工作服
B. 工作服一旦被血液污染应立即更换
C. 更换工作服应有固定场所
D. 工作环境中指定的休息地方可以穿工作服
E. 工作服可以避免工作人员在治疗过程中受到喷雾、颗粒的污染

【解析】工作环境中指定的饮食和休息区不能穿工作服。

3. 关于手套的使用，**错误**的是
A. 即使戴上手套，污染仍有可能发生
B. 看完一个患者，才需要更换手套
C. 使用后的手套作为医疗废物丢弃
D. 手套是一次性物品，不能清洗后使用
E. 戴着手套的手不能触摸患者的病历

【解析】手套是一次性用品，在接诊不同患者时需更换手套，使用后的手套作为医疗废物丢弃。手套只有在完整无损时才是有效的。完整指没受损、没撕裂、未划破、无微渗漏等，如果出现手套破损，必须立即更换。

4. 关于口罩的使用，以下**错误**的是
A. 口腔诊疗时，可以使用消毒后的纱布口罩
B. 整个口腔检查及治疗过程，医护人员都必须保持佩戴口罩
C. 在治疗中，不能用手套触摸口罩
D. 口罩一旦潮湿或污染了，必须更换
E. 接诊每个患者都应使用新的口罩

【解析】整个口腔检查及治疗过程，医护人员都必须保持佩戴口罩。接诊每个患者都应使用新的口罩；在治疗中，不能用手套触摸口罩；治疗结束后先脱手套再摘口罩。口罩一旦潮湿或污染了，必须更换，因为湿润的口罩不仅不舒服，而且降低了阻隔病原体的作用。

四、案例分析题

【案例一】患者，女，18 岁。主诉右下后牙自发性肿胀痛一年，反复发作。临床检查见患者 48 垂直阻生，无对颌牙，远中龈瓣覆盖，牙龈红肿松软，盲袋深。诊断为 48 阻生齿。口腔医生张大夫使用拔牙钳拔除患者的阻生智齿后。

答案： 1. B　2. D　3. B　4. A

第 1 问：关于拔牙钳的清洗，下列说法**错误**的是

A. 可通过使用表面活性剂、洗涤剂和水进行清洗
B. 可通过使用洗涤剂进行清洗
C. 如果不能马上进行清洗，应将拔牙钳浸泡保湿
D. 因为要进行灭菌处理，可以不用清洗
E. 清洗时水温宜为 15~30℃
F. 清洗时应该戴厚的橡胶手套

【解析】拔牙钳接触患者血液或龈沟液，属于高度危险器械，需要灭菌处理，但首选需要清洗。

第 2 问：对拔牙钳的包装，以下说法**错误**的是

A. 灭菌后再进行包装
B. 先包装再灭菌
C. 纸塑袋、纸袋等密封包装其密封宽度≥6mm
D. 蒸汽能够进入包装袋中进行灭菌
E. 包内器械距包装袋封口处≥2.5cm
F. 包外应设有灭菌化学指示物

【解析】拔牙钳要先清洗，包装之后再进行消毒。

第 3 问：对拔牙钳的处理，以下说法**错误**的是

A. 拔牙钳是高危器械，必须进行灭菌
B. 灭菌后能杀灭物品上的一切致病和非致病微生物，除了芽孢
C. 拔牙钳的灭菌首选压力蒸汽法
D. 拔牙钳要清洗，包装后再灭菌
E. 灭菌效果多采用化学监测法来确定
F. 各种因素如装载、包装、温度、暴露时间等都影响灭菌的效果

【解析】灭菌是杀灭物品上的一切致病和非致病微生物，包括芽孢。

第 4 问：关于拔牙钳的储存，下列说法**错误**的是

A. 拔牙钳必须无菌储存
B. 储存区温度应该低于 24℃
C. 储存区温度应该低于 30℃
D. 储存区湿度不影响储存
E. 牙科器械盒的储存有效期为 7 天
F. 一次性纸塑袋的有效期为 180 天

【解析】储存区温度应该低于 24℃而不是 30℃，灭菌后的物品储存区湿度影响储存效果。

答案：【案例一】 1. D 2. A 3. B 4. CD

附录一　口腔内科学模拟试卷（副高级）

一、单选题

1. 窝沟龋的龋损不包括
   A. 磨牙咬合面
   B. 前磨牙咬合面
   C. 磨牙颊面沟
   D. 上颌前牙舌面龋损
   E. 上颌前牙切角

2. 窝沟发生龋损的特点为
   A. 在窝沟侧壁产生损害，最后扩散至基底
   B. 从窝沟基底部开始
   C. 龋损沿着任意方向发展
   D. 龋损垂直于釉牙本质界发展
   E. 窝沟龋早期在釉质表面即有明显破坏

3. 龋病的诊断方法为
   A. 探诊龋损、叩诊牙面、温度刺激试验、X 线检查
   B. 视诊牙面、触诊牙面、温度刺激试验、X 线检查
   C. 视诊牙面、触诊牙面、叩诊牙面、温度刺激试验
   D. 视诊牙面、探诊龋损、叩诊牙面、X 线检查
   E. 视诊牙面、探诊龋损、温度刺激试验、X 线检查

4. 需要与浅龋进行鉴别的疾病是
   A. 釉质钙化不全、釉质发育不全和氟牙症
   B. 釉质钙化不全、釉质发育不全
   C. 釉质发育不全和慢性牙髓炎
   D. 釉质钙化不全和氟牙症
   E. 氟牙症和可复性牙髓炎

5. 以下关于根管预备的描述，正确的是
   A. 采用牙胶尖和根管糊剂进行根管充填，根管应比原来直径至少扩大 3 个器械号
   B. 为便于根管入路，根管口可用球钻、扩孔钻或裂钻扩大
   C. 对于根管狭窄、钙化或根管内异物的病例，可用氯仿来处理
   D. 手用根管锉的使用手法是连续顺时针旋转，直至遇到阻力
   E. 根管冲洗时应将注射器尽量插入根管深部并加一定压力冲洗，才能达到根管清理的目的

6. 关于根管充填的时机，正确的是
   A. 窦道完全愈合
   B. 暂封材料破损或脱落不超过 24 小时
   C. 根管内细菌学检测阴性
   D. X 线片显示根尖透射影缩小或消失
   E. 髓腔内棉球无异味

7. 乳前牙邻面浅龋及乳磨牙𬌗面广泛性浅龋，1 年内将被恒牙替换的患者采用的治疗方法是
   A. 药物治疗
   B. 再矿化治疗

C. 预防性树脂充填
D. 浸润治疗
E. 窝沟封闭

8. 牙周韧带中数量最多、力量最强的一组纤维是
A. 牙槽嵴纤维 B. 横纤维
C. 斜纤维 D. 根间纤维
E. 根尖纤维

9. 关于牙周显微外科的说法，**错误**的是
A. 在 10 倍放大倍率下，手术精度由 1mm 增加到 10μm(上皮细胞的直径)
B. 锋利的显微刀片能制造细胞直径级别的创口
C. 缝合时达到精确对位避免产生龈瓣间的间隙和错位，使创口在术后数小时内便达到一期愈合
D. 用显微镜辅助进行根面平整操作并不能获得更好的效果
E. 牙周显微外科手术常选择 6-0 至 9-0 大小的缝线

10. 植体周组织与牙周组织特点比较，**错误**的是
A. 植体周组织和牙周组织均有牙槽嵴顶上方附着组织，且距离相对恒定
B. 牙周组织中含有大量血管，但种植体周围组织内只有少量血管
C. 较牙周组织炎症，种植体周围组织破坏进展较快，组织内炎症浸润较强
D. 牙周组织中胶原纤维一端埋入牙骨质内，另一端呈放射状排列伸入结缔组织中，而植体周为环状胶原纤维束
E. 结合上皮均以半桥粒和基底板附着于牙骨质 / 种植体

11. 以下因素与殆创伤**无关**的是
A. 修复体有高点
B. 正畸时加力过猛
C. 重度牙周炎
D. 修复体邻面接触点恢复不良
E. 牙龈增生

12. 当发生根面龋坏，或牙折断达到龈下数毫米，甚至伴有牙龈增生或息肉长入，牙无松动，如进行修复应采取的治疗是
A. 牙冠延长术暴露断端，牙槽嵴顶至断端的理想距离为 3mm
B. 牙冠延长术，术后即刻进行修复
C. 正畸牵引后即刻进行修复
D. 正畸缓慢牵引患牙后不需要再行牙冠延长术
E. 牙齿折断至龈下 2mm 以上需要行改良冠延长术

13. 生物反馈疗法可以用于下列疾病辅助治疗的是
A. 复发性阿弗他溃疡
B. 血管性水肿
C. 灼口综合征
D. 地图舌
E. 口腔黏膜下纤维性变

14. 以下关于白癜风的叙述，**错误**的是
A. 青壮年多见
B. 多见于暴露及摩擦的部位
C. 进展期，皮肤可出现同形反应
D. 稳定期时，脱色斑周边无色素沉着
E. 皮损呈乳白色，大小不等，形态各异

15. 儿童就诊时的不良心理行为反应**不包括**
A. 恐惧 B. 焦虑
C. 拮抗 D. 歇斯底里
E. 冷漠

16. 关于年轻恒牙下列情况下可行直接盖髓术的是
A. 牙髓坏死、化脓

B. 冠折露髓
C. X 线片示髓室内有钙化性改变
D. X 线片示有内吸收
E. 根尖有病变

17. 牙膏中的羧甲基纤维素钠属于
A. 摩擦剂 B. 洁净剂
C. 润湿剂 D. 胶粘剂
E. 防腐剂

18. 窝沟封闭后需要调整咬合的情况是
A. 封闭剂无填料咬合不高
B. 封闭剂无填料咬合高
C. 封闭剂有填料咬合不高
D. 粘接剂有填料咬合高
E. 封闭剂有填料咬合高

19. 社区口腔医疗服务的单位是
A. 个人 B. 家庭
C. 社区 D. 居委会
E. 全人群

20. 关于 ICDAS 指数,下面的说法**不正确**的是
A. ICDAS 指数可以检测龋病从早期到晚期各个阶段的病损情况
B. 根据龋损发展的严重程度分 7 个等级
C. 使用该系统不能对牙当前的悬龋情况进行等级评分
D. 国际上较为接受,推广度较高
E. 检查过程烦琐,耗时长

21. 患者因右下后牙龋坏就诊,一次复合树脂充填完成,治疗后咬物疼痛、自发痛。检查:右下第一磨牙远中面充填体完好,与右下第二磨牙接触不良,无叩痛,无松动,右下第一、二磨牙间龈乳头红肿。该牙应做的处理是
A. 脱敏治疗
B. 去除原充填体,重新充填
C. 去除原充填体,氧化锌丁香油糊剂安抚
D. 开髓治疗
E. 调观察

22. 患者,男,20 岁。左下后牙近年来常嵌塞食物疼痛,遇冷热酸甜刺激时敏感但无自发痛,检查时发现左下 6 𬌗面深龋,探洞底敏感,无叩痛。治疗前应当判明主要的问题是
A. 龋洞的大小
B. 龋坏组织的多少
C. 龋洞的位置
D. 腐质颜色的深浅
E. 牙本质 - 牙髓复合体的反应

23. 患者,男,35 岁。左下前磨牙疼痛就诊。检查:左下 5 邻面龋损,无叩痛,无松动,龈正常。冷热测一过性疼痛。治疗过程中,应该注意的事项**不包括**
A. 备洞时应减速切削
B. 注意无痛操作
C. 不必去净腐质,强调保存原则
D. 强调邻面接触点的恢复
E. 注意保护牙髓

24. 患者因 $\lceil 7^{DO}$ 深龋,充填治疗一段时间后脱落。可能的原因**不包括**
A. 未严格隔湿
B. 垫底物太厚
C. 继发龋发生
D. 接触点恢复不良
E. 充填材料比例不当

25. 患者,女,30 岁。因左上后牙剧烈自发痛、夜间痛 3 天就诊,疼痛放散至同侧头部。诊断:左上 6 急性牙髓炎。开髓后封“三聚甲醛”,氧化锌暂封窝洞,但

封药后疼痛未缓解反而加重。以下与治疗后疼痛无关的是

A. 开髓后未充分引流即封入失活剂
B. 应在开髓后封入三氧化二砷,使牙髓迅速失活
C. 未穿通髓腔即封入失活剂
D. "三聚甲醛"移位,未与牙髓创面接触
E. 封药时压力过大

26. 患者,男,30岁。左下后牙遇冷热水疼痛半年。左下后牙进食冷热食物时感短暂的疼痛不适,近一周来出现阵发性自发疼痛,遇冷水疼痛加重,偶有夜间疼痛,不能入睡。检查:35近中骀面深龋洞,其内大量腐质,探诊敏感,叩痛(±),无松动,龈无异常。为明确诊断,首选的进一步检查是

A. 牙周探诊
B. 选择性麻醉
C. 牙髓温度测验
D. 牙髓电活力测验
E. 根尖片

27. 患者,男,40岁。曾患肺结核,体检发现口腔黏膜出现蓝黑色素沉着斑片,指缝、乳晕等处也有色素沉着,病因最可能是

A. 肾上腺皮质功能减退症
B. 甲状腺功能亢进症
C. 甲状腺功能减退症
D. 肢端肥大症
E. Cushing病

28. 患者,男性,40岁。自觉左颊黏膜粗糙感2个月,进食伴有刺激痛。临床检查见双颊黏膜有环状白纹伴充血。请问最可能的诊断是

A. 扁平苔藓
B. 白斑
C. 红斑
D. 白色水肿
E. 盘状红斑狼疮

29. 患儿,男,6个月。腹泻10天,用抗生素治疗1周,发现上下唇黏膜白色凝乳状的斑片3天。诊断应首先进行的检查是

A. 活体组织检查
B. 脱落细胞检查
C. 真菌涂片检查
D. 血液常规检测
E. 甲苯胺蓝染色

30. 患者,女,35岁。右舌腹无痛白斑3月。检查发现右侧舌腹灰白色微隆斑块,大小约8mm×4mm,边界清晰,表面光亮,质地稍韧。患者半年前曾有冶游史。应考虑进行的检查是

A. 病损临床标本真菌涂片
B. 病损临床标本细菌培养
C. 细胞+体液免疫功能检查
D. 梅毒螺旋体抗原血清试验
E. 人类免疫缺陷病毒抗体检测

31. 患者,女,45岁。半年来口腔内发生大小不等的水疱,水疱易破且疼痛明显,同时伴有腋窝和腹股沟处的大疱和疱破后遗留的糜烂面和痂壳。查体发现尼氏征阳性,揭皮试验阳性。口腔黏膜活检结果显示棘细胞层松解伴上皮内疱形成。诊断应首先考虑

A. 多形红斑
B. 疱型扁平苔藓
C. 斯-约综合征
D. 寻常型天疱疮
E. 良性黏膜类天疱疮

32. 患儿,男,7岁。右下后牙进食时有食物嵌塞痛两天。专科检查发现46牙咬合面有深、大龋洞,根尖片显示牙根尚未发育完成,根尖孔开阔,未见牙根周围及根尖存在任何病理学改变。对该患牙宜采取的治疗方案是
  A. 直接盖髓术
  B. 间接牙髓治疗术
  C. 牙髓切断术
  D. 牙髓摘除术
  E. 根尖诱导成形术

33. 患儿,女,15个月。家长诉刷牙时见右上后牙黏膜青紫长包,患儿无明显症状,口内检查见52-62牙,72-82牙已萌出,54牙牙位处牙龈黏膜稍肿胀,呈青紫色,囊性外观,触软。该青紫色肿物最可能的诊断为
  A. Riga-Fede病　B. 单纯性龈炎
  C. 创伤性溃疡　D. 萌出性囊肿
  E. Bednar溃疡

二、多选题

1. 预防根管预备时根中1/3穿孔应采用的措施是
  A. 选择具有弹性的根管预备器械
  B. 湿润情况下进行根管预备
  C. 再治疗时软化牙胶后再去除
  D. 桩道形成时不要过度磨除牙本质
  E. 使用预备器械时尽可能加力

2. 以下关于恒牙上颌中切牙根管形态的描述,正确的是
  A. 单根管
  B. 髓室与根管无明显界限
  C. 根管中1/3区约24%有侧支根管
  D. 从横断面看,根管在牙颈部类似三角形,向根尖孔方向逐渐变圆
  E. 根管多在根尖1/3偏向腭侧或近中

3. 平滑面浅龋与牙颈部浅龋的治疗目前多采用非手术治疗,常用的方法有
  A. 采用窝沟封闭与窝沟龋充填相结合的预防性措施
  B. 应用氟化物增加牙齿对酸的抵抗力
  C. 再矿化治疗
  D. 浸润治疗
  E. 充填治疗

4. 以下属于牙再植后的愈合方式的是
  A. 牙周膜愈合　B. 骨性粘连
  C. 置换性吸收　D. 炎症性吸收
  E. 纤维性粘连

5. 牙根纵裂的可能原因有
  A. 咬合创伤　B. 解剖结构
  C. 过度根管预备　D. 根充过大压力
  E. 根管桩道预备

6. 促进菌斑性龈病的局部牙齿因素包括
  A. 牙解剖因素　B. 牙修复体
  C. 矫正器　D. 牙根折裂
  E. 牙颈部吸收

7. 垂直型食物嵌塞的原因是
  A. 牙面溢出沟消失
  B. 边缘嵴高低不平
  C. 对颌尖陡的充填式牙尖
  D. 磨损造成邻面接触区变宽
  E. 牙龈乳头退缩,牙周支持组织降低,龈外展隙增大

8. 以下对根分叉病变的描述,正确的是
  A. 根柱越长易发生根分叉病变
  B. 下颌第一磨牙的发生率最高,上颌前磨牙最低
  C. Ⅰ度根分叉病变可以探入根分叉病变内部

D. X线片所见的病变总是比临床实际要严重些
E. 釉质突起是根分叉病变的重要解剖因素

9. 关于牙周显微外科手术中创口的初期被动关闭,以下说法正确的是
A. 进针与出针的角度:要求缝针以90°垂直穿过组织面
B. 进针与出针的距离:适当的距离应该为组织厚度的1.5~2倍
C. 线结保持必要的最小的张力
D. 进针点和出针点到切口的距离应该保持一致,而缝合的间距则与此距离无关
E. 选择更小的缝针、更细的缝线以及显微镜放大技术可以减少无效腔,防止组织撕裂

10. 患者,男,36岁。以口腔溃烂疼痛半月余为主诉就诊。口腔检查:唇部广泛糜烂,覆有黑紫色血痂,双颊及舌背大面积糜烂,表面有黄白色假膜。下肢皮肤多个红斑,外阴糜烂渗出。诊断<u>不考虑</u>的疾病是
A. 真菌性口炎 B. 疱疹性口炎
C. 寻常型天疱疮 D. 白塞综合征
E. 多形红斑

11. 口腔白色角化病与白斑的区别是
A. 去除刺激后,前者可自行消退,后者多不消退
B. 前者固有层无或轻度炎细胞浸润,后者固有层和黏膜下层有炎细胞浸润
C. 前者损害大,后者小
D. 前者质软,后者质硬
E. 前者病理变化为单纯性的上皮增生,后者则为上皮异常增生

12. 下列关于血友病儿童口腔治疗原则的描述,正确的是
A. 行下颌阻滞或上牙槽阻滞,凝血因子浓度应达到40%水平
B. 可以在局麻下行活髓切断术或牙髓摘除术
C. 为避免出血即便乳牙正常脱落也需要凝血因子治疗
D. 血友病患者可以行洁治术
E. 血友病患者可以行正畸治疗

13. 咬下唇不良习惯可能造成的错𬌗畸形有
A. 上前牙唇倾 B. 下前牙舌倾
C. 下颌后缩 D. 深覆盖
E. 反𬌗

14. 社区口腔卫生服务计划的实施环节有
A. 联系社区负责人
B. 组建组织机构
C. 培训工作人员
D. 配备设备及材料
E. 控制质量

15. 小黄是一名13岁初中生,因上前牙"龅牙"影响美观于某院就诊。检查发现,上下前牙区覆𬌗覆盖Ⅱ度,第一磨牙近中关系,第二磨牙萌出不全。医生诊断为错𬌗畸形,建议正畸治疗。下列说法正确的是
A. 从乳牙全部萌出到恒牙全部萌出,错𬌗畸形的患病率随年龄增长而升高
B. 错𬌗畸形在恒牙期因龋病、替牙时间紊乱等原因患病率会升高
C. 错𬌗畸形在男性中患病率较女性为高,有明显的性别差异
D. 不良习惯、疾病、替牙紊乱、发育异常、遗传等都会导致错𬌗畸形
E. 由于对错𬌗畸形的诊断标准不同,各地区的调查结果难以横向比较

三、共用题干单选题

(1~3 题共用题干)

患者,男,50 岁。右下后牙冠部充填体脱落数年余,今不适前来我院就诊。检查:35 远中咬合面充填体脱落,叩诊(+),X 线片显示 35 已行 RCT,根充欠密实,可见根尖低密度影,拟行根管再治疗。

1. 以下**不适合**根管再治疗的情况有
   A. 根管治疗后出现临床症状和体征的患牙,如疼痛、牙龈肿胀、窦道等
   B. X 线片根尖周透射影在牙根侧方且谈及窄深牙周袋
   C. 根管治疗欠填、根尖周病损仍持续存在的根管治疗牙
   D. 根管治疗牙旧的修复体出现破损和裂隙,唾液进入根管系统超过 30 天
   E. 根管治疗 4 年后需重新进行根管桩和冠修复的患牙,疑似遗漏根管、根尖周有低密度影、临床无症状

2. 关于根管再预备工作长度的确定,**不正确**的是
   A. 根管再治疗工作长度确定时,患牙常常存在根管钙化、弯曲、台阶等,因此工作长度测量较困难
   B. 根管再治疗工作长度确定的基本原则与根管治疗一样
   C. 临床测定根管工作长度时,信号出现,则提示锉针还在根管充填材料内
   D. 采用根尖孔定位仪,可以获得较准确的工作长度,测量结果误差均在 ±1mm 范围内,90% 在 ±0.5mm 范围内
   E. 根尖孔定位仪应与 X 线片联合应用

3. 于根管再治疗的化学预备和诊间封药,**错误**的是
   A. 去除根管内牙胶充填物,未到达根管工作长度时选用 17%EDTA 或 10% 柠檬酸液大量冲洗
   B. 根管再预备成形,选用 1.5%~2.5% 次氯酸钠侧方开口针尖全长工作长度冲洗
   C. 去除玷污层和碎屑,选用 17%EDTA 或 10% 柠檬酸全工作长度冲洗
   D. 化学消毒采用 2% 氯己定溶液全工作长度冲洗
   E. 氯己定对粪肠球菌无杀菌作用,氢氧化钙而对该菌具有强的杀菌作用

(4~6 题共用题干)

患者,女,43 岁。左下后牙肿痛 3 天。检查:左下第二磨牙远中颈部龋坏深及牙髓,无探痛,叩痛(+++),松动Ⅲ度,颊侧根尖部黏膜红肿,扪诊疼痛,有波动感,牙髓电活力测验 37 无活力,对照牙 47 有反应,X 线片示 37 远中颈部龋坏及髓,根尖周组织未见明显异常。患者左面下部轻度肿胀,体温 38℃。目前诊断为 37 急性化脓性根尖周炎,拟行 37 根管治疗术。

4. 患牙开髓部位应设计为
   A. 就颊舌向而言,应在中央窝偏舌侧约 1mm 处
   B. 就近远中径而言,应在近远中径中点偏远中
   C. 近中壁和远中壁均应斜向远中
   D. 开髓洞形呈方形
   E. 开髓洞形基本在牙冠面的中央窝

5. 对患牙进行根管清理首选的冲洗液是
   A. 3% 过氧化氢　B. 5.25% 次氯酸钠
   C. 17%EDTA　D. 0.2% 氯己定
   E. 生理盐水

6. 根管充填时,充填的终止点应位于
   A. 解剖根尖孔
   B. 生理根尖孔
   C. 距解剖根尖孔 2mm 内
   D. 距生理根尖孔 2mm 内
   E. X 线片所示的根尖

(7~8 题共用题干)

患者,男,75 岁。主诉为左上后牙冷热敏感半年,查:26 远中龋洞,部分累及根面,达龈下 1mm,探敏,无叩痛,冷测正常牙面反应同对照牙,进入龋洞时引起疼痛,去除刺激立即消失。

7. 诊断前应该判明的主要问题是
   A. 龋洞的大小
   B. 龋坏组织的多少
   C. 龋洞的位置
   D. 腐质颜色的深浅
   E. 牙髓 - 牙本质复合体的反应

8. 拟去腐后充填修复患牙,最适宜的做法是
   A. 复合树脂充填
   B. 玻璃离子充填
   C. 开放式三明治技术
   D. 封闭式三明治技术
   E. 复合体充填

(9~11 题共用题干)

患者,男,63 岁。诉右上牙肿痛 2 天。检查:全口牙石(+),16 牙颊侧牙龈局限性隆起,波动感,有深牙周袋,患牙无龋坏。

9. 该患牙最可能的诊断是
   A. 急性龈乳头炎　B. 急性牙龈脓肿
   C. 急性牙周脓肿　D. 急性牙槽脓肿
   E. 根分叉病变

10. 牙周脓肿与牙槽脓肿的主要区别是感染来自
   A. 牙髓病　B. 牙周袋
   C. 根尖周病变　D. 血源性感染
   E. 外伤性感染

11. 该病变的临床特点中<u>不包括</u>
   A. 有牙周炎病史
   B. 有深牙周袋
   C. 牙龈呈椭圆形隆起,波动感
   D. 伴明显的牙齿松动
   E. 脓肿局限于龈乳头及龈缘

(12~14 题共用题干)

患者,女,40 岁。右下 6 检查发现颊舌侧均有Ⅱ度根分叉病变,PD=5~6mm,BI=3~4,无松动。

12. 对于该病例应该采取的治疗策略正确的是
   A. 直接进行牙周翻瓣术
   B. 进行牙周基础治疗后 2~3 个月复查牙周状况
   C. 进行根向复位瓣术暴露根分叉区
   D. 进行牙周基础治疗后行牙半切术
   E. 进行牙周基础治疗后行截根术

[提示]该患者已完善牙周基础治疗,复查仍发现右下 6 颊舌侧均有Ⅱ度根分叉病变,PD=5~6mm,BI=3~4,无松动。X-ray 显示右下 6 近远中牙槽骨水平吸收约 20%,根分叉区牙槽骨影像正常。

13. 若该病例根柱较长,牙龈能充分覆盖根分叉开口处,水平探诊深度不超过 3mm,对该病例采取进一步治疗策略最佳的选择是
   A. 行隧道成形术暴露根分叉区便于菌斑控制
   B. 行牙半切术消除根分叉病变,并行连冠修复
   C. 行引导组织再生术
   D. 行牙周翻瓣术清创
   E. 多次进行牙周基础治疗刮除根面牙骨质

14. 关于 GTR 治疗磨牙根分叉病变,以下说法正确的是
   A. GTR 治疗下颌磨牙Ⅲ度根分叉病变可取得良好的疗效

B. 系统性、局部性的不利因素对 GTR 疗效影响不大
C. 应根据 Glickman 分度指导临床选择根分叉病变的治疗方法
D. GTR 治疗上颌磨牙 / 前磨牙Ⅲ度根分叉病变的证据仅来自个别病例报告,临床效果不能预测
E. GTR 治疗若采用可吸收膜,则后期基本不需要进行二次手术

(15~17 题共用题干)
患者,女,25 岁。因左下种植体咬物不适。检查:36 种植体 PD=4mm,牙龈红肿明显,余牙全口口腔卫生差,牙龈红肿,BOP(+)。

15. 为明确诊断,最好增加的检查项目是
A. 咬合检查　B. 邻牙情况
C. 叩诊　D. X 线检查
E. 探诊

16. 若 X 线片结果显示 36 种植体平台到骨结合区域的距离 =2mm,考虑诊断为
A. 植体周健康
B. 植体周黏膜炎
C. 植体周炎
D. 植体周脓肿
E. 植体龈炎
F. 植体周软组织缺损

17. 暂时**不需要**进行的治疗是
A. 塑料器械或钛刮治器清除种植体周围菌斑牙石
B. 可以使用超声清除种植体周围牙石
C. 使用漱口水
D. 使用喷砂去除菌斑
E. 使用激光控制感染
F. 切除性手术

(18~20 题共用题干)
患者,男,72 岁。左侧舌部、下唇及颊黏膜溃疡,颊部及颏部皮肤发红起疱 2 天。口腔检查:左侧舌部、下唇及颊黏膜广泛充血糜烂,右侧黏膜未见病损。左颊部及颏部皮肤发红,可见密集成簇的疱疹。

18. 本病的诊断是
A. 带状疱疹　B. 单纯疱疹
C. 多形红斑　D. 天疱疮
E. 类天疱疮

19. 本病常伴发的综合征是
A. Ramsay-Hunt 综合征
B. Reiter's 综合征
C. Lyell 综合征
D. Steven-Johnson 综合征
E. Plummer-Hunter 综合征

20. 本病常见的后遗症是
A. 面瘫　B. 后遗神经痛
C. 遗留瘢痕　D. 患侧麻木
E. 烧灼痛

(21~22 题共用题干)
患者,男,56 岁。左舌腹见 2cm 左右鲜红色病损,光滑发亮,质软,边界清楚。病损内散在白色斑点,红白相间。无症状。病理活检结果显示上皮不全角化,上皮萎缩,钉突增大伸长,结缔组织乳头内的毛细血管明显扩张。

21. 诊断可能为
A. 舌炎
B. 红斑
C. 糜烂型扁平苔藓
D. 多形性红斑
E. 盘状红斑狼疮

22. 关于该病临床处理,下列**不正确**的是
A. 早期诊断早期治疗
B. 一旦确诊后,须立即作根治术
C. 癌变率高,应予以重视
D. 冷冻治疗较手术切除等更为可靠
E. 保守治疗更需谨慎并密切随访

(23~25 题共用题干)

患儿,女,12 岁。父母陪同医院就诊,主诉多颗牙齿未萌、且不齐,患儿身材较矮小,头大,眼距宽,鼻梁塌陷,双肩下垂。口腔卫生较差,口内恒牙仅见 16、26、36、46、31、32、41、42 萌出,余恒牙未萌,71、72、81、82 牙存。

23. 该患儿首先应考虑的诊断是
    A. 佝偻病
    B. 外胚叶发育不全综合征
    C. 低磷酸酯酶症
    D. 成骨不全症
    E. 锁骨颅骨发育不全综合征

24. 下列选项可作为确诊的依据的是
    A. 影像学检查显示普遍性骨密度减低
    B. 生化检查显示维生素 D 缺乏
    C. 胸片提示锁骨缺如
    D. 血清 ALP 水平低下
    E. 外周血白细胞数目减少

25. 关于其发病机制,可能为
    A. PITX2 和 FOXC1 基因突变而引起
    B. 外胚叶发育不全综合征基因,该基因突变引起
    C. 缺乏Ⅺ因子导致的常染色体隐性遗传
    D. 第 21 号染色体组型多了一条染色体
    E. RUNX2 基因突变而引起

(26~28 题共用题干)

患儿,男,7 岁。全身体健,诉下前牙长出"双排牙"求治。口腔检查:71、81 牙松动Ⅰ度,31、41 牙位于牙列舌侧;余牙(-)。

26. 该患儿最可能的诊断为
    A. 额外牙
    B. 牙齿数目异常
    C. 乳牙滞留
    D. 乳牙排列不齐
    E. 牙齿形态异常

27. 下列<u>不属于</u>引起上述诊断原因的是
    A. 继承恒牙向前庭方向运动不充分
    B. 继承恒牙萌出方向异常
    C. 继承恒牙萌出无力
    D. 全身因素
    E. 71、81 牙根非典型性吸收

28. 针对该诊断的治疗方案为
    A. 拔除 71、81 牙
    B. 拔除 31、41 牙
    C. 观察,等待乳牙自行脱落
    D. 拔除下颌切牙后佩戴矫治器
    E. 拔除 71、81 牙后佩戴矫治器

(29~31 题共用题干)

为了切实贯彻落实国家《健康口腔行动方案》,2019 年口腔医院对辖区幼儿园 4 岁儿童进行口腔健康状况检查发现,乳牙患龋率高达 65%、龋均为 3.5,决定对 4 岁儿童进行龋病的综合干预,制定了切实可行的项目实施方案。

29. 为使社会各界较快知晓该项目,采取的口腔健康教育方法是
    A. 社区活动　　B. 大众传媒
    C. 小型讨论会　　D. 个别交谈
    E. 学生讲座

30. 选择的最可行的防龋方法是
    A. 饮水加氟　　B. 窝沟封闭
    C. 含氟凝胶　　D. 含氟涂料
    E. ART 技术

31. 对该项目的可接受性进行评价的方法是
    A. 影响评价　　B. 过程评价
    C. 结果评价　　D. 效率评价
    E. 管理评价

(32~34 题共用题干)

为了解某学校 13~15 岁学生的口腔状况,某市研究团队进行了为期 3 年的研究计划,每年 3 月,某市人员会派遣 3 名检查人员去该地区进行口腔检查。

32. 为了解该学校 13~15 岁学生的龋病流行特征,下列评价指标中**不正确**的是
    A. 龋均及患龋率
    B. 龋补充填比及 DMFT
    C. DMFT 及 SiC 指数
    D. ICDAS 指数及 CFI 指数
    E. ICDAS 指数及患龋率

33. 研究分别调查了 13、14、15 岁三个年龄学生的口腔状况。为了保证样本抽样质量,同时节省时间和人力,研究团队拟采用分层抽样方法。下列关于抽样方法的说法,**不正确**的是
    A. 抽样样本必须有很好的代表性,遵循随机化原则
    B. 样本必须足够大,较大的样本可以减少抽样误差
    C. 除分层抽样方法,常用的抽样方法还有系统抽样、整群抽样等
    D. 调查样本标准误越低,抽样样本就要越大
    E. 在一个研究中有时采用多种抽样方法相结合

34. 调查结果中,发现除了龋病外,学生们口内可见氟牙症、牙外伤、错𬌗畸形等其他口腔疾病。下列关于其他主要口腔疾病中流行特征的说法,**不正确**的是
    A. 轻度氟牙症病损覆盖面积不超过牙面的 50%
    B. 氟牙症恒牙中影响最严重的是磨牙
    C. 牙外伤上颌中切牙最多
    D. 龋齿可使错𬌗畸形患病率升高
    E. WHO 的牙外伤分类中记录代码 4 为牙外伤露髓

(35~38 题共用题干)

患者,男,17 岁。因上前牙边缘变黑要求治疗。检查:11、21 近中面有一长椭圆形黄褐色区,探诊质软,冷测(-),窝洞内冷测有明显激发痛,刺激去除后激发痛立即消失。叩诊无不适,无松动,X 线片示 11、21 近中邻面低密度影近髓,根尖周未见明显异常。

35. 该患者诊断为
    A. 11、21 深龋
    B. 11、21 慢性牙髓炎
    C. 11、21 急性牙髓炎
    D. 11、21 可复性牙髓炎
    E. 11、21 慢性根尖周炎

36. 患者要求对患牙进行治疗,其治疗方案为
    A. 11、21 直接盖髓术
    B. 11、21 根管治疗术
    C. 11、21 试行垫底充填术,若露髓改行根管治疗术
    D. 11、21 直接树脂充填
    E. 11、21 活髓切断术

37. 该患者治疗后出现自发痛不能缓解,原因可能是
    A. 备洞中的物理刺激
    B. 小的穿髓孔未能及时发现
    C. 充填物过高
    D. 充填体在龈缘形成悬突
    E. 充填方法不当

38. 若患者术后五年复诊诊断为继发龋,原因可能是
    A. 充填材料调制不当
    B. 对牙髓状态判断错误
    C. 患者口腔卫生不佳

D. 充填物早接触
E. 备洞时未去净龋坏组织

(39~42 题共用题干)

患者,女,20 岁。3 天来右下后牙阵发性疼痛,冷热刺激加重疼痛,夜晚因剧痛难眠而就诊,1 年前有过类似疼痛,未做处理。检查:右下后牙𬌗面龋洞,探及穿髓点,探诊剧痛,咬合痛。

39. 最可能的诊断是
A. 慢性牙髓炎
B. 慢性牙髓炎急性发作
C. 慢性根尖周炎急性发作
D. 残髓炎
E. 冠周炎

40. 最好采取的治疗是
A. 拔除　B. 干髓术
C. 牙髓塑化治疗　D. 根管治疗
E. 直接盖髓术

41. 如果临床检查还发现右上后牙有深而穿髓的龋洞,探诊也发生剧痛,应使用什么方法进一步判断急性疼痛的牙来自上颌还是下颌
A. 牙髓温度测试
B. 牙髓电活力测验
C. X 线检查
D. 局部麻醉法
E. 根据患者自诉为下牙痛

42. 若使用该法治疗患牙,为判断治疗的难度及可行性,应考虑的因素<u>不包括</u>
A. 患者的心理状态
B. 患者的健康情况
C. 患牙情况
D. 患者的职业
E. 患者的依从性

(43~46 题共用题干)

患者,男,28 岁。左下后牙咬合痛 1 个月。左下后牙进食时有疼痛不适,咀嚼硬物时疼痛加重,无自发性疼痛、无夜间痛。检查:36 牙面磨耗明显,牙本质暴露,探无明显反应,叩痛(+),无松动,冷热测无反应;37 远中𬌗面深龋洞,内有大量食物残渣,探诊酸软,未及穿髓孔,无叩痛,无松动,温度测试一过性敏感。X 线片显示 36 髓腔影像不清,近远中根尖周各有一小面积透射影;37 冠部透射影近髓,髓腔影像可见,根尖周未见明显异常。

43. 主诉牙诊断为
A. 36 牙本质敏感症
B. 36 慢性根尖周炎
C. 37 深龋
D. 37 可复性牙髓炎
E. 37 慢性牙髓炎

44. 主诉牙的治疗方案是
A. 脱敏治疗　B. 充填治疗
C. 安抚治疗　D. 根管治疗
E. 根尖手术

45. 对主诉牙的疗效评定,以下说法中正确的是
A. 评估观察期为术后 6 个月
B. CBCT 是评定疗效的金标准
C. 无症状或体征、咬合轻度不适符合临床成功标准
D. X 线片显示根尖周透射区无明显变化可评定为治疗失败
E. X 线片显示根充严密恰填、根尖周透射区缩小可评定为治疗成功

46. 温度测试的牙位顺序应为
A. 27、37、26、36　B. 47、37、46、36
C. 35、36、37　D. 46、36、47、37
E. 26、36、27、37

(47~50题共用题干)

患者,女,20岁。主诉:前牙牙缝变大1年。检查:上切牙松动、移位。双侧上下第一磨牙松动Ⅱ度。

47. 若初步印象为侵袭性牙周炎,最实用、简便的一项辅助检查是
A. 中性多形核白细胞趋化
B. 家族史询问
C. 龈下菌斑涂片
D. 全身系统病检查
E. X片检查

48. 如果全身抗菌药物治疗,最佳选择是
A. 螺旋霉素+四环素
B. 甲硝唑+阿莫西林
C. 螺旋霉素+阿莫西林
D. 螺旋霉素+红霉素
E. 牙周宁

49. 若患者除题干所示牙受累,其余牙也出现广泛邻面附着丧失,若明确诊断,还需了解的信息**不包括**
A. 是否有严重的错𬌗畸形
B. 是否接受过不正规的正畸治疗
C. 是否接受过反复的牙周基础治疗
D. 有无食物嵌塞
E. 有无伴随的全身疾病

50. 若诊断为侵袭性牙周炎,患者目前应做的处理**不包括**
A. 菌斑控制
B. 洁治
C. 刮治
D. 全身使用抗菌药物
E. 松牙固定

(51~54题共用题干)

患者,男,45岁。近两年来全口牙反复肿胀,曾作多次治疗。近一周来牙龈肿胀明显,检查全口龈红肿,触之出血。36、37、46、47牙周袋超5mm,压之溢脓。X线片显示全口牙槽骨有不同程度吸收。自述平时容易感到疲乏,多饮多食多尿。

51. 询问病史时注意
A. 出血史　B. 家族史
C. 是否有糖尿病　D. 传染病史
E. 药物过敏史

52. 需要做的检查是
A. 血象　B. 血糖
C. B超　D. 肝功能
E. 胸透

53. 若已经确诊,则应当采取的治疗
A. 控制血糖,牙周局部治疗
B. 服用抗生素,全身局部治疗
C. 全身用抗生素
D. 服用抗生素,控制血糖
E. 牙周治疗

54. 治疗过程中**不正确**的是
A. 治疗尽量安排在上午进行
B. 治疗时间尽量缩短
C. 尽量采用非手术治疗
D. 控制感染
E. 维护期为4~6个月

(55~58题共用题干)

患者,女,32岁。半年来觉下唇内侧、双颊黏膜烧灼不适,诉上述部位偶发水疱,不久溃破,疼痛明显。

55. 若检查发现成簇针尖大小水疱,以下治疗方法**不正确**的是
A. 局部涂抗病毒药
B. 支持疗法
C. 消毒防腐类漱口水
D. 口服抗生素
E. 肌注免疫增强剂

56. 若检查发现下唇唇红透明水疱,周缘围绕白色斑纹、小丘疹,有助于进一步确诊的是
A. 探针试验
B. 指(趾)甲病损
C. 询问患者药敏史
D. 真菌涂片
E. 针刺反应

57. 若患者诉长水疱前有低热史,水疱很快破溃成大面积糜烂,但未经处理2周可自愈;同时口腔检查发现黏膜广泛充血水肿,大面积糜烂伴厚假膜,易出血;检查双臂皮肤发现圆形红斑。考虑诊断印象首先是
A. 多形红斑
B. 疱疹性口炎
C. 疱疹型复发性阿弗他溃疡
D. 寻常型天疱疮
E. 接触性口炎

58. 以下带有"疱"字的口腔黏膜病中预后最差的是
A. 复发性唇疱疹
B. 寻常型天疱疮
C. 瘢痕性类天疱疮
D. 类天疱疮样扁平苔藓
E. 线状IgA大疱性皮肤病

(59~62题共用题干)

患者,男,40岁。因上唇右侧反复起疱就诊。患者诉每次感冒口服"抗感冒药"后上唇右侧起疱。口腔检查:上唇右侧可见一局限性充血发红区,其间有糜烂结痂面,与皮肤交界处可见色素沉着。

59. 对该病例,应重点采集的病史是
A. 有无药物过敏史
B. 患者体质情况
C. 家族史
D. 不洁性接触史
E. 口腔卫生状况

60. 结合病史和病损特点,最可能的诊断是
A. 唇疱疹
B. 慢性盘状红斑狼疮
C. 固定性药疹
D. 结核性溃疡
E. 慢性唇炎

61. 若此患者在感冒时未服用药物,仍出现上唇右侧起淡黄小水疱,灼热感,水疱可破裂遗留融合糜烂面。则考虑诊断印象首先是
A. 唇疱疹
B. 慢性盘状红斑狼疮
C. 固定性药疹
D. 结核性溃疡
E. 慢性唇炎

62. 对该病例采用的首要治疗措施正确的是
A. 局部使用抗真菌药物
B. 口服抗病毒药物
C. 停用"该抗感冒药",避免再次接触
D. 口服免疫增强剂
E. 口服维生素类

(63~66题共用题干)

患者,男,52岁。诉口腔大面积糜烂伴咽部不适。检查:全口广泛性糜烂,双颊见鲜红色创面,牙龈缘呈弥散性红斑,Nikolsky征(+),探针试验(+)。

63. 根据患者临床表现,考虑诊断印象是
A. 寻常型天疱疮
B. 多形红斑
C. 良性黏膜类天疱疮
D. 副肿瘤性天疱疮
E. 剥脱性龈炎

64. 患者既往病史：咳嗽3月余，曾诊断为“支气管炎”给予治疗，效果不佳。为了明确诊断患者还需要检查
A. 血常规
B. 肺部CT
C. 腹部B超
D. 胃镜
E. 结核分枝杆菌筛查

65. 患者外院检查高度怀疑肿瘤占位性病变，故明确诊断
A. 寻常型天疱疮
B. 多形红斑
C. 良性黏膜类天疱疮
D. 副肿瘤性天疱疮
E. 剥脱性龈炎

66. 故以下**不符合**患者的治疗方案的是
A. 胸外科会诊
B. 局部用药治疗
C. 全身支持治疗
D. 皮肤科会诊
E. 保守治疗，密切观察

(67~70题共用题干)

患儿，女，7岁。左下后牙疼痛1天。检查：75、84、85残根，颊侧牙龈瘘管，74牙远中面、合面龋坏，叩痛(±)，冷热刺激痛(+)。36、46牙部分萌出，远中部分牙龈覆盖。

67. 为帮助诊断，该患儿需要进行的辅助检查是
A. 牙髓电活力测验
B. 牙髓温度测验
C. 龋活跃性检测
D. CBCT
E. 全口牙位曲面体层X线片

68. 若辅助检查显示75、84、85牙牙根吸收1/2，根周暗影，74牙冠部低密度影像及髓，根周及根分歧下未见明显骨质破坏影像；主诉牙可能的诊断及治疗方法是
A. 74牙深龋，充填术
B. 74牙深龋，直接盖髓术
C. 74牙牙髓炎，根管治疗术
D. 84牙牙髓炎，间接盖髓术
E. 85牙尖周炎，拔除

69. 75、84、85牙的治疗方法是
A. 75、84、85牙观察，暂不处理
B. 75、84、85牙拔除，待36、46牙完全萌出后再佩戴间隙保持器
C. 75、84、85牙拔除，等待继承恒牙萌出
D. 75、84、85牙拔除，佩戴间隙保持器
E. 口服消炎药

70. 完成上述治疗后适合该患儿的间隙保持器是
A. 舌弓式间隙保持器
B. Nance弓式间隙保持器
C. 可摘式间隙保持器
D. 丝圈式间隙保持器
E. 远中导板式间隙保持器

四、案例分析题

【案例一】患者，女，29岁。右上后牙咬物不适半年。检查：16远船深龋，叩痛(+)，无探痛，无松动，牙龈正常，17金属全冠修复，无叩痛，无探痛，无松动。

第1问：采集病史时，关于全身系统的描述，**不正确**的是
A. 全身健康状况影响牙髓病和根尖周病的发生、发展及预后
B. 对于女性患者，应特别询问是否怀孕或是否在月经期
C. 传染病史的询问有助于事先采取必要的防护措施

D. 用药史的了解可以避免重复用药或发生药物间的拮抗作用
E. 是主诉的扩展
F. 不需要询问精神和心理病史

第2问:下列关于临床检查方法的描述,**不正确**的是
A. 牙髓状态对牙髓病和根尖周病的诊断非常重要,临床上经常需要通过牙髓活力测验来判断牙髓的状态
B. 牙髓温度测验分为冷刺激法和热刺激法
C. 患牙有金属烤瓷全冠时可以考虑电测活力
D. 如果两颗可疑痛源牙分别位于上、下颌,正确的方法是对下颌牙进行有效的局部麻醉,来判断引起疼痛的患牙
E. X线片可以显示三维图像,准确地反映根尖骨质破坏的量
F. 评估牙髓状态不能只靠一种检测方法来做出诊断,需要综合多种方法的结果

第3问:若拟用牙胶棒加热法对患者右上后牙行热诊法,注意事项**不包括**
A. 为避免牙胶粘于牙面应使牙面保持湿润
B. 装有心脏起搏器的患者不应做此检查
C. 在牙面上停留的时间不应超过5秒钟
D. 将牙胶棒的一端于酒精灯上烤软时,注意控制温度,防止烫伤患者
E. 牙胶棒加热的一端置于被测牙的唇(颊)或舌(腭)面的中1/3处
F. 若热诊时引起患牙剧烈疼痛,应立即给予冷刺激以缓解患者的症状

第4问:牙髓电活力测验前的准备包括
A. 仔细阅读产品说明书,熟悉仪器的性能及其具体操作方法
B. 测验前应先向患者说明测验的目的,取得患者的同意和配合
C. 隔湿患牙
D. 先拍摄X线片
E. 在牙髓电活力测验仪的测验探头上涂一层导电剂
F. 若牙颈部有结石存在,须洁治干净

[提示] X线片示主诉牙远中根尖可见0.5cm×0.5cm透射区,界限不清。
第5问:主诉牙应诊断为
A. 继发龋 B. 急性牙髓炎
C. 慢性牙髓炎 D. 慢性牙周炎
E. 急性根尖周炎 F. 慢性根尖周炎

第6问:若选用CBCT作为辅助检查,则下列关于CBCT的说法正确的是
A. 17金属修复体不会引起伪影
B. 可辨认根尖片不能显示的16早期根尖周病变
C. 可观察16根尖周骨质破坏的程度和范围
D. 可清晰了解16与上颌窦的关系
E. 若考虑为根尖周炎的患牙,应常规行CBCT检查
F. CBCT的辐射剂量比根尖片低

【案例二】患者,女,30岁。定期口腔检查。检查:36有轻度叩诊不适,冠部充填体,牙龈正常。患者诉数年前该牙已行根管治疗。X线片显示36三根管内白色高密度影,均未至根尖部。去除原充填物后,用小号锉探查根管,发现近中有根管遗漏。
第1问:行根管再治疗时发现根管已形成台阶,下列处理技术正确的是
A. 预备扩大根管口,大量冲洗液冲洗
B. 用小号锉(10#,8#,6#)
C. 采用新的直根管锉,不预弯,旋转预备
D. 尽量向尖端方向用力,以寻找通路

E. 使用EDTA
F. 根管锉锉尖抵至台阶部位用力将其锉开

第2问:临床操作中为发现遗漏根管,下列方法正确的是
A. 多角度摄X线片
B. 用超声工作尖沿髓室底暗线寻找
C. DG-16探针或根管口锉探查根管口
D. 根管长度测量仪加以确诊
E. 对于根管在中下1/3分开时,利用显微镜可能观察到分开的根管口
F. 插入诊断丝拍片加以确诊

第3问:关于冠部入口的建立,以下说法正确的是
A. 有银汞合金或树脂充填的患牙,应将所有的充填体及其周围可能存在的继发龋去除干净
B. 如果冠部的充填物边缘密合,为保护剩余牙体组织,则不必去除原充填物
C. 如果存在冠桥,应根据具体情况选择保留或去除全冠
D. 修复体去除,减少开髓过程中髓室侧穿或底穿的危险
E. 患牙存在桩核,应考虑建立冠部和根管入口的难度和风险
F. 必要时可选择显微根尖外科手术治疗。如果要保留冠部修复体,开髓洞形尽量小

第4问:遗漏根管在预备过程中,出现根管阻塞的原因包括
A. 器械使用手法不当,将碎屑推向根尖导致阻塞根管
B. 在器械换号的过程中,未充分冲洗根管
C. 在预备过程中,未按顺序使用扩锉器械
D. 工作长度标记不准确
E. 旋转使用的器械,旋转幅度过大
F. 出现了器械分离

【案例三】患者,男,18岁。30分钟前受车祸,致前牙外伤。口腔检查:11牙冠1/3折断,牙髓未暴露;21牙冠折断,牙髓暴露;22无冠折,牙齿有移位;12牙齿完全脱位。
第1问:除以上检查外,患者还应作的检查有
A. 探诊　　B. 叩诊
C. 松动度　　D. 龈沟液检查
E. 牙周袋探查　　F. 牙髓活力测验
G. X线检查　　H. 咬合力检查

第2问:若11检查无松动,X线片未显示根折,处理方法为
A. 不治疗　　B. 定期观察
C. 复位　　D. 固定
E. 调殆　　F. 护髓治疗
G. 充填治疗　　H. 活髓切断
I. 根管治疗

第3问:若21检查无松动,X线片未显示根折,处理方法为
A. 不治疗　　B. 复位
C. 固定　　D. 调殆
E. 脱敏治疗　　F. 护髓治疗
G. 充填治疗　　H. 活髓切断
I. 根管治疗

第4问:若22检查显示牙冠变短,X线片显示牙根尖与牙槽窝的间隙消失,处理方法为
A. 不治疗　　B. 复位
C. 固定　　D. 调殆
E. 脱敏治疗　　F. 护髓治疗
G. 充填治疗　　H. 活髓切断
I. 根管治疗

第 5 问:若 22 检查显示根尖 1/3 折,处理方法为

A. 不治疗　　B. 定期观察
C. 复位　　D. 固定
E. 调𬌗　　F. 护髓治疗
G. 充填治疗　　H. 活髓切断
I. 根管治疗

第 6 问:12 的处理方法为

A. 不治疗
B. 义齿修复
C. 种植修复
D. 再植后根管治疗
E. 根管治疗后再植
F. 复位
G. 固定
H. 调𬌗
I. 3 周后根管治疗
J. 即刻根管治疗
K. 定期观察

【案例四】患者,女,25 岁。下前牙松动移位 1 年,曾在外院治疗但效果不明显。否认全身病史及家族史。检查:全口卫生情况一般,菌斑(+),牙石(+),色素(-),牙龈稍暗红,BOP(+)百分比为 79%,下前牙牙龈退缩明显,全口探诊深度 5~8mm,31、41 牙松动Ⅲ度,32、42 牙松动Ⅱ度,16 牙根分叉病变Ⅱ度;前牙深覆𬌗;无失牙。

第 1 问:该患者目前必需的检查及治疗包括

A. 放射学检查
B. 咬合关系检查
C. 制定牙周系统性治疗计划
D. 拔除松动牙
E. 16 牙牙髓电活力测验
F. 药敏试验

第 2 问:该患者拍片后发现,全口牙吸收最重位点在下前牙区,31、41 牙牙槽骨吸收至根尖。按照 2018 年国际牙周病学新分类,对该患者诊断正确的是

A. 牙周炎Ⅱ期 B 级
B. 牙周炎Ⅱ期 C 级
C. 牙周炎Ⅲ期 B 级
D. 牙周炎Ⅲ期 C 级
E. 牙周炎Ⅳ期 B 级
F. 牙周炎Ⅰ期 C 级
G. 牙周炎Ⅴ期 C 级

第 3 问:该患者还需要的治疗包括

A. 全口龈上洁治 + 抛光
B. 全口龈下刮治
C. 全口喷砂
D. 拔除 31、41 松动牙
E. 调𬌗
F. 16 牙即刻行翻瓣术

第 4 问:该患者此次就诊完成基础治疗后未规律复诊,2 年后再次就诊发现 16 牙牙龈红肿,探诊出血,根分叉病变Ⅲ度,松动Ⅱ度。X 线片示 16 牙根尖暗影且与近中牙槽骨吸收贯通,远中牙槽骨吸收至根中部。以下说法正确的是

A. 16 牙无保留价值
B. 16 牙可能发生了牙周牙髓联合病变
C. 应进一步检查 16 牙牙周探诊深度及电活力
D. 16 牙根尖暗影不可能是由于牙周病变造成的
E. 不建议手术治疗
F. 16 牙可能需要同时行牙周治疗和根管治疗

【案例五】患者,男,40 岁。否认系统性疾病及吸烟史,因右下后牙冷热刺激剧痛 3 天就诊,患者 1 个月前于外院拔除右下阻生 8。

第 1 问:检查时需注意的方面包括

A. 右下 8 拔牙创愈合情况

B. 右下 67 的牙周状况
C. 右下 67 是否存在龋坏
D. 右下 67 的牙髓活力
E. 需要进行 X-ray 辅助检查
F. 检查 7 远中牙龈的厚度
G. 检查角化龈宽度及前庭沟深度

[提示]检查发现右下 8 拔牙创口愈合良好,右下 7 远中探及深龋至龈下 3mm,叩痛(+/-),松动Ⅰ度,牙髓活力热测验有剧烈激发痛且持续 1 分钟;牙周探诊发现右下 7 远中有 7~8mm 深牙周袋,BI=4,其余牙齿 PD=3~5mm,牙龈退缩 2~3mm,BI=2~3,X-ray 示 7 远中深龋及髓,未见明显根尖周阴影,7 远中牙槽骨角形吸收为根长 1/2,其余牙齿牙槽骨水平吸收为根长 1/3。
第 2 问:该患者的诊断为
A. 右下 7 深龋
B. 右下 7 急性牙髓炎
C. 右下 7 急性根尖周炎
D. 右下 8 干槽症
E. 牙周炎(stageⅡ,grade B)
F. 右下 7 牙根纵裂

第 3 问:患者所需进行的治疗包括
A. 右下 7 根管治疗后树脂充填
B. 右下 7 根管治疗后玻璃离子暂时充填
C. 右下 7 根管治疗后直接行桩冠修复
D. 右下 7 远中行牙冠延长术
E. 右下 7 远中行引导组织再生术
F. 全口行牙周基础治疗

第 4 问:此时患者若考虑进行牙周手术治疗,以下说法正确的是
A. 采用 7 远中楔形瓣切除术
B. 7 远中若有 3 壁骨内袋可考虑行 GTR 术
C. 采用 7 远中 U 形瓣术
D. 7 远中行 GTR 术需考虑龋坏边缘是否侵犯术后牙槽嵴顶上方附着组织,植入材料不宜过多
E. 牙龈尽量保持原有厚度有利于 GTR 术成功
F. 若采用 GTR 术,术后 1 周可拆线

第 5 问:患者术后 2 周,已拆除缝线,以下治疗方案正确的是
A. 行全瓷冠修复右下 7
B. 行暂时冠修复右下 7
C. 进行牙周探诊观察 7 远中牙周袋是否已消除
D. 指导患者使用牙刷清洁患牙
E. 右下 7 松动Ⅱ度,告知患者手术效果差建议拔除患牙
F. 进行 X-ray 检查观察 GTR 术后成骨效果

【案例六】患者,女,25 岁。因右下后牙牙龈退缩就诊牙周科。检查:46 种植体,颊侧牙龈退缩 4mm,稍红肿,BOP(+),PD=4mm。
第 1 问:为确定牙槽骨吸收情况,应增加的检查项目是
A. 咬合检查
B. 牙髓冷热活力测验
C. 牙髓电活力测验
D. X 线检查
E. 染色检查
F. 颞下颌关节检查

第 2 问:考虑诊断为
A. 植体周健康
B. 植体周黏膜炎
C. 植体周炎
D. 植体周脓肿
E. 植体龈炎
F. 植体周软硬组织缺损

第 3 问:其病因可能是
A. 牙周病史
B. 骨开裂

C. 种植体位置不正
D. 软组织薄
E. 过重负载
F. 创伤性拔牙过程

第 4 问:患者需进行治疗,包括
A. 超声去除菌斑、牙石
B. 使用喷砂去除菌斑
C. 使用氯己定含漱
D. 膜龈手术
E. 再生性手术
F. 拔出种植体

【案例七】患者,男性,35 岁。蓄电池厂工人,因牙龈缘发黑就诊。于 2014 年来常感头痛、头晕、失眠、记忆力减退、全身乏力、关节酸痛、食欲不振,近两年来上述症状加重,并出现经常性脐周、下腹部无固定的绞痛,用手压腹部可使其缓解,于 2018 年入院。查体:神志清楚,一般情况尚可,体温 37.2℃,脉搏 72 次 /min,呼吸 20 次 /min,血压 120/70mmHg,心肺功能正常,肝脾不大,腹软,脐周有轻微压痛,无反跳痛,四肢痛触觉未见异常,未引出病理反射,血、尿常规正常;肝功能、心电图正常。胸部 X 线片未见异常改变。专科检查:牙龈边缘形成蓝黑色的铅色素沉着带,左侧颊黏膜可见棕黑色色素沉着斑。

第 1 问:根据患者的临床表现,可能诊断为
A. 砷中毒　　B. 铅中毒
C. 铋中毒　　D. 汞中毒
E. 银中毒　　F. 金中毒

第 2 问:以下疾病中<u>不会</u>出现腹绞痛的是
A. 胃溃疡　　B. 阑尾炎
C. 肠梗阻　　D. 癌瘤
E. 汞中毒　　F. 局部肠炎

第 3 问:为明确诊断,还应做的临床检查是
A. 组织病理检查　　B. 血常规检查
C. 血铅、尿铅测定　　D. 血汞、尿汞
E. 血清铁测定　　F. 血清钠测定

第 4 问:常用于治疗该病的药物<u>不包括</u>
A. 依地酸二钠钙　　B. 喷替酸钠钙
C. 二巯丁二钠　　D. 葡萄糖酸钙
E. 阿托品　　F. 氯化钠

【案例八】患者,男,42 岁。口腔腭部红色肿块二十多天。初起时为小结节,后发展为肿块,无明显疼痛。近一个月来不明原因反复发热,体重减轻,有过冶游史。临床检查发现软腭左侧有一直径为 1.5cm 的褐色肿块,质地中等,无压痛。右颈部及腹股沟触及肿大淋巴结。实验室检查:白细胞计数降低(2 900 个 /μl),CD4⁺T 淋巴细胞明显减少(<100 个 /μl),胸部 CT 检查提示双肺叶内多个小结节影,沿支气管血管束分布,结节影周围可见程度不一的磨玻璃样密度影。

第 1 问:为了明确病因应做的检查有
A. 血常规检查
B. 血清反应素环状卡片状试验
C. 血清 HIV 抗体检查
D. 口腔念珠菌检测
E. 醋酸白试验
F. 免疫功能检查
G. 过敏原筛查
H. 病理活检

第 2 问:最可能与该患者口内及肺部病损有关的病原体是
A. HSV-1　　B. MCV
C. HPV-6　　D. VZV
E. HIV-1　　F. HHV-8

第 3 问:该患者口腔病损最可能的诊断是
A. 树胶肿　　B. 乳头状瘤
C. 黑色素细胞痣　　D. 丛状血管瘤

E. 卡波西肉瘤　　F. 黑色素瘤
G. 鳞状细胞癌

第 4 问:下列本病的首选治疗措施包括
A. 抗反转录病毒治疗
B. 化疗
C. 局部切除
D. 放疗
E. 激素治疗
F. 基因治疗

【案例九】患儿,男,3 岁。主诉“上前牙疼痛 3 天”就诊,检查见 51 大范围龋坏,松动Ⅱ度,牙龈肿胀,口腔内其他牙齿多颗存在深大龋洞,dt12。

第 1 问:在问诊过程中需要了解的信息包括
A. 孩子的口腔清洁习惯
B. 孩子的进食习惯
C. 孩子在幼儿园和小朋友相处的情况
D. 孩子饮用饮料的情况
E. 孩子监护人的口腔卫生习惯
F. 患儿既往口腔治疗情况

第 2 问:患儿家长要求本次就诊治疗主诉牙,可能需要采取的行为管理方式包括
A. 分散注意力
B. 语音语调控制
C. 笑气 - 氧气吸入镇静
D. 保护性固定
E. 正强化
F. TSD

第 3 问:对该患儿应进行的检查和治疗计划包括
A. 口腔清洁指导　　B. 饮食习惯分析
C. 定期复查　　D. 观察
E. 根尖片检查　　F. 龋易感性分析

第 4 问:急症处理后家长决定全麻下治疗全口龋坏牙,对患儿的病史采集及术前检查应包括
A. 患儿全身病史
B. 既往药敏史
C. 龋坏牙检查
D. 呼吸道状况评估
E. 开口度、开口型检查
F. 血液实验室检查
G. 胸部及相关牙齿 X 线检查

【案例十】患儿,男,8 岁。由父母陪同,要求常规口腔检查。患儿双眼距宽,两眼角上斜,面中部发育不良。父母述患儿诊断为唐氏综合征。

第 1 问:患儿可能的发病机制为
A. 缺乏Ⅺ因子导致的常染色体隐性遗传
B. 感染 HIV 病毒而发病
C. 外胚叶发育不全综合征基因,该基因突变引起
D. RUNX2 基因突变而引起
E. 第 21 号染色体组型多了一条染色体
F. PITX2 和 FOXC1 基因突变而引起

第 2 问:就诊过程中,患儿最有可能的就诊行为正确的是
A. 表现热情,自行上诊椅,主动配合检查
B. 沉默少语,医患不易沟通
C. 行动缓慢,无法自行上常规诊椅配合检查
D. 检查过程中对快速移动器械容易惊恐
E. 明白医师的所有操作
F. 对发出声音较大的器械容易惊恐

第 3 问:下列关于唐氏综合征患者口腔表现的描述中,正确的是
A. 牙周病发生率高
B. 牙齿萌出时间延迟
C. 可见巨舌症

D. 错殆畸形发生率高
E. 龋齿发生率高
F. 常伴伸舌习惯

第4问:下列关于口腔治疗措施的描述中正确的是
A. 对牙列拥挤的患者可考虑选择性拔除乳牙或恒牙
B. 积极主动治疗牙周病
C. 患者通常智力低下不能进行正畸治疗
D. 牙周外科手术愈合延迟时可使用抗菌药物
E. 使用复合树脂修复畸形舌侧窝
F. 对于不能主动配合的患儿建议直接束缚治疗

【案例十一】患儿,女,13岁。在操场运动时不慎摔倒,上前牙外伤后3小时就诊,神志清楚,无恶心呕吐症状。临床检查示患儿上前牙区牙龈肿胀出血,11牙冠唇侧龈上2mm处有一近远中向横折线,唇侧已松动下垂,腭侧仍与根面相连,牙髓暴露;21牙冠近远中向冠斜折,穿髓孔大,探痛明显,叩诊不适。
第1问:该患儿初步临床诊断为
A. 11简单冠根折;21复杂冠折
B. 11简单冠根折;21简单冠折
C. 11复杂冠根折;21复杂冠折
D. 11复杂冠根折;21简单冠折
E. 11复杂冠折;21简单冠折
F. 11复杂冠折;21复杂冠根折

第2问:进一步临床检查显示11腭侧折断至牙槽嵴顶,21折断至髓腔,11、21牙根发育完成,未见明显根折影像,11首诊最佳处理
A. 11拔除
B. 11拔除断端后树脂充填
C. 11拔除断端后根管治疗
D. 11拔除断端后玻璃离子修复
E. 11复位固定
F. 11断冠粘接

第3问:21最佳处理为
A. 21直接盖髓术
B. 21活髓切断术
C. 21树脂修复
D. 21根管治疗术
E. 21根尖诱导成形术
F. 21间接盖髓术

第4问:进行这种治疗成功的关键是
A. 保证患儿无痛　B. 保持无菌操作
C. 彻底止血　D. 盖髓剂的选择
E. 彻底拔髓　F. 彻底冲洗

【案例十二】患儿,女,5岁4个月。诉右上颌后牙自发痛、夜间痛3日。口腔检查见54残冠,松动Ⅱ度,龈红肿,见瘘管。55咬合面大面积龋,探痛(+),叩痛(+),无松动,龈正常。16未萌。X线片示54龋坏及髓,牙根部分吸收,根分叉及根尖暗影,暗影累及14牙胚。55龋坏近髓,根尖未见明显异常。15牙胚存,牙囊完整。
第1问:根据检查,该患儿右上后牙的诊断为
A. 54、55慢性牙髓炎
B. 54慢性根尖周炎,55慢性牙髓炎
C. 54慢性根尖周炎,55可复性牙髓炎
D. 54、55慢性根尖周炎
E. 54慢性牙髓炎,55急性牙髓炎
F. 54慢性牙髓炎,55慢性根尖周炎

第2问:根据诊断,54最合适的治疗方法为
A. 根管治疗后复合树脂充填修复
B. 根管治疗后预成冠修复

C. 拔除 54
D. 拔除 54 后行间隙保持器修复
E. 活髓切断后预成冠修复
F. 定期观察

第 3 问:根据诊断,55 最合适的治疗方法为
A. 根管治疗后复合树脂充填修复
B. 根管治疗后预成冠修复
C. 拔除 55
D. 55 间接盖髓后树脂修复
E. 活髓切断后预成冠修复
F. 定期观察

第 4 问:若 54 因无法保留而拔除,拔除后注意事项应是
A. 咬紧止血棉卷 30 分钟,2 小时后进食
B. 防止儿童不自主咬唇、颊等黏膜
C. 2 小时内勿进食,24 小时内勿漱口
D. 48 小时内勿刷牙
E. 24 小时后刷牙
F. 拔牙后进食温软偏凉食物

【案例十三】某市位于沿海适氟区,近 10 年龋齿患病水平呈上升趋势,社区口腔预防保健工作的方案如下。
第 1 问:针对妊娠期妇女首选的口腔预防措施是
A. 例行牙颌 X 线检查
B. 义齿修复
C. 矫治牙列不齐
D. 口腔卫生措施和健康教育
E. 避免重体力劳动
F. 龋齿充填

第 2 问:针对学龄前儿童首选的口腔预防措施是
A. 含氟牙膏刷牙
B. 窝沟封闭
C. 洗牙
D. 使用含氟漱口水
E. 龋齿充填
F. 非创伤性修复治疗

第 3 问:针对学龄儿童首选的口腔预防措施是
A. 用保健牙刷认真刷牙
B. 牙周洁治和认真刷牙
C. 窝沟封闭和牙周洁治
D. 窝沟封闭和含氟牙膏刷牙
E. 含氟牙膏刷牙和氟水漱口
F. 有效刷牙和牙周洁治

【案例十四】某市研究团队对社区 35~44 岁共 100 位住户进行了为期两年的口腔健康检查。2018 年检查,发现其中患龋病者 40 人,龋失补牙数为:D=250,M=100,F=50。龋失补牙面数为:D=400,M=200,F=100。100 颗牙可见牙龈退缩,根面暴露,其中暴露的根面中有 30 颗可探及龋坏。2019 年再对这 200 人进行检查,发现新增 20 人有龋损。同时发现在两年内,简化口腔卫生指数、菌斑指数无明显变化。
第 1 问:下列关于龋病的流行病学特征说法<u>不正确</u>的是
A. 2018 年患龋率为 40%
B. 2018 年龋均为 2.5
C. 2018 年龋面均为 7.0
D. 2018 年龋补充填比为 20%
E. 2019 年龋病发病率为 20%
F. 龋病患病率和发病率都可用于描述龋病的流行病学特征

第 2 问:2018 年该人群的 DF-Root 为
A. 0.1　　B. 0.2
C. 0.3　　D. 0.4
E. 0.5　　F. 1.0

第3问:2018年该人群的龋均分别属于的等级是

A. 很低　　B. 低
C. 中　　D. 较高
E. 高　　F. 很高

第4问:某医院拟开展一次社区口腔健康调查,检查受检者的牙龈炎症状况,以下更适合用于记录的是

A. Q-H菌斑指数　　B. GI
C. OHI-S　　D. CPI
E. PlI　　F. SiC

答案及解析

一、单选题

1. E 窝沟龋限指磨牙、前磨牙咬合面、磨牙颊面沟和上颌前牙舌面的龋损，上颌前牙切角缺损不属于窝沟龋。
2. A 窝沟发生龋损的特点为首先在窝沟侧壁产生损害，最后扩散至基底。龋损并非沿着任意方向发展，龋损早期釉质表面仅有颜色的改变(脱矿)，并无形态破坏。
3. E 龋病的诊断方法为视诊、探诊、温度测验，辅助检查(X线)。
4. A 浅龋鉴别诊断包括釉质钙化不全、釉质发育不全和氟牙症。牙釉质钙化不全亦表现有白垩状损害，表面光洁，同时白垩状损害可出现在牙面任何部位，浅龋有一定的好发部位。牙釉质发育不全是牙发育过程中，成釉器的某一部分受到损害所致，可造成牙釉质表面不同程度的实质性缺陷，甚至牙冠缺损。牙釉质发育不全时也有变黄或变褐的情况，但探诊时损害局部硬而光滑，病变呈对称性，这些特征均有别于浅龋。氟牙症受损牙面呈白垩色至深褐色，患牙为对称性分布，地区流行情况是与浅龋相鉴别的重要参考因素。
5. A 根管细小或根管口堵塞时，可先用扩孔钻将根管口稍扩大，但忌用裂钻以免形成台阶。对于根管狭窄、钙化或根管内异物的病例，可用EDTA等螯合剂来处理，氯仿仅用于根管再处理时溶解牙胶。凡旋转使用的器械，如根管锉，旋转幅度不宜过大。根管冲洗时针头必须是宽松地放在根管内，切忌将针头卡紧并加压注入，否则会影响冲洗药物回流，并易将根管内残留物质和冲洗液推出根尖孔。
6. E 当患牙达到下列条件时可进行根管充填：①已经过严格的根管预备和消毒：根管被制备成良好的形态且根管内的感染物质已被彻底清理是根管充填的基本条件。②患牙无疼痛或其他不适：患牙有明显叩痛或其他不适，通常提示炎症或感染的存在。在炎症或感染未控制时进行充填，可导致术后症状加重，增加治疗失败的风险。③暂封材料完整：暂封材料的破损或移位常常意味着根管再次受到污染。④根管无异味、无明显渗出物：干燥的根管有利于根管充填材料与根管壁的紧密粘接。如果根管内存在渗出物，则提示根尖周组织处于急性炎症期或有根尖囊肿。根管内异味或恶臭提示根管或根尖周处于较严重的感染状态。⑤根管充填必须在严格隔湿条件下进行：严格隔湿对于成功的根管治疗非常重要，可以减少口腔微生物进入根管。

   窦道的存在并不是根管充填的绝对禁忌证。在初诊时通过根管预备和消毒处理，大多数窦道可愈合，此时可以完成根管充填。但是当窦道仍未完全愈合时，只要符合上述条件，仍可进行根管充填。细菌培养在实际中比较烦琐。而且不需要此也可做出判断，临床上不以此为根管充填时机的标准。
7. A 药物治疗的适应证有：恒牙釉质早期龋，尚未形成龋洞者，特别是位于易清洁的平滑面，如颊、舌面龋；乳前牙邻面浅龋及乳磨牙面广泛性浅龋，1年内将被恒牙替换；静止龋，如面点隙龋损，由于咬合磨耗，将点隙磨掉，呈一浅碟状，将使龋损环境消失。

8. C 牙周韧带主纤维分为5组:牙槽嵴纤维、横纤维、斜纤维、根间纤维、根尖纤维,其中数量最多、力量最强的一组纤维是斜纤维。
9. D 用显微镜观察经过传统根面平整患牙的牙根,往往能发现仍有大量的沉积物存在,放大系统允许医师精确制备平整的硬组织面和精确的软组织表面,使它们可以结合在一起,有助于创面愈合和牙周重建。
10. C 牙周组织的牙龈结缔组织及牙周膜中都含有大量血管,细菌侵入时会产生较强的炎症防御反应,且越隔纤维和血管能再生,以保持组织的防御能力。而种植体周围结缔组织内只有少量血管,炎症反应较弱,环状胶原纤维束及种植体与骨床之间没有血管,无防御能力。一旦细菌入侵突破上皮屏障,即可直达骨面,因此种植体周围组织破坏进展较快,但组织内炎症浸润较轻。
11. E 凡由于不正常的或过大的𬌗力因素,使正常的牙周组织受到损伤,即可引发原发性𬌗创伤。同时若由于牙周炎等原因,使牙周组织本身支持力不足,不能胜任正常或过大的咬合力,使牙周组织进一步损伤为继发性𬌗创伤。创伤性咬合原因包括食物嵌塞,而修复体邻面接触点恢复不良会造成食物嵌塞。而牙龈增生不影响牙齿咬合关系。
12. A ①牙冠延长术:切除部分牙龈以及适量的修整牙槽嵴顶,延长临床牙冠,暴露断端;牙槽嵴顶至断端的理想距离为3mm。术后约3~6个月修复;②正畸:冠向牵引患牙,一种方法是快速牵引牙移动而保持牙槽骨水平稳定,然后行龈上纤维环切术暴露断端,再行修复;另一种方法是缓慢牵引患牙同时引导牙槽骨上升到合适的水平,再行牙冠延长术。改良型冠延长术:当牙齿折断至龈下3mm以上。
13. C 生物反馈是借助设备帮助使用者通过意识来控制自身生理活动,从而改善生理活动紊乱状态的行为治疗技术,目前在改善慢性疼痛、调节情绪和身体状态方面的效果较为确切,而灼口综合征患者常伴随有焦虑、抑郁、失眠等精神症状,故可选生物反馈辅助治疗。
14. D 本病多见于青壮年。可发生于任何部位,但好发于暴露及摩擦的部位,如面额部皮肤。皮损呈乳白色,大小不一,形状不定。进展期时,脱色斑向正常皮肤移行,并有同形反应,即压力、摩擦、外伤后可形成继发性白癜风。在稳定期,脱色斑停止发展,边界清晰,边缘有色素沉着环。
15. E
16. B 接盖髓术的适应证为:①外伤、去龋制洞造成的牙髓新鲜暴露点为针尖大小;②无明显症状或症状轻微的深龋露髓。
17. D 本题考查牙膏的成分与作用。牙膏中的胶粘剂可以防止膏体在贮存期间固体与液体成分分离,保持均质性,常用有机亲水胶体,如羧甲基纤维素钠。
18. E 无填料的封闭剂咀嚼后很容易被磨平,所以不需调𬌗,封闭后咬合不高的话也不需要调𬌗,只有含填料的封闭剂咬合高的话才需要调𬌗。
19. B 社区口腔医疗服务以家庭为单位,而口腔临床医疗服务以个人为单位。
20. C 本题考察ICDAS指数的基本特征。ICDAS指数(International Caries Detection and Assessment System,ICDAS)是一种基于视诊的龋病检测和分级系统,可以检测龋病从早期到晚期各个阶段的病损情况,对牙当前的患龋情况进行等级评分。与传统的龋病评估指标相比,ICDAS有其优势,体现为:①牙的检查可具体到每个牙面,因此使用该系统可以对某种特定龋病类型进行评估;②龋的阶段界定足够细化,能体现出龋病变化发展过程;③逻辑清晰,便于理解;④国际上较为接受,推广度较高。但也存在检查过程烦琐,耗时长,早期龋损与牙釉质发育缺陷的鉴别存在一定难度等缺点。根据龋损发展的严重程度,ICDAS 将龋病编码为 0~6,共 7 个等级。

21. B　患牙远中面充填体完好,与右下第二磨牙接触不良,无叩痛,无松动,右下第一、二磨牙间龈乳头红肿,证明龋齿充填后出现邻面接触不良,此时需要去除原充填体后重新充填,恢复正常邻接关系。

22. E　深龋治疗前首先要判明牙本质 - 牙髓复合体的反映情况,牙本质 - 牙髓复合体的状态对于患牙预后和治疗方案的选择至关重要。

23. C　龋齿去腐过程中需要注意无痛操作,减速钻磨,保护牙髓并去净腐质。

24. D　接触点恢复不良可引起充填后咬合痛而非充填物脱落,未严格隔湿、垫底物太厚、发生继发龋、充填材料比例不当均可导致充填材料脱落。

25. B　急性牙髓炎患牙,主要是通过穿通髓腔,解除其压力而缓解疼痛,牙髓失活剂的选择与封药后疼痛无密切关联。未穿通髓腔、开髓后引流不充分、或封"三聚甲醛"时强行加压,均将导致髓腔高压,引起疼痛。封"三聚甲醛"时不慎使之移位,未与牙髓创面充分接触,患牙仍处于急性炎症状态,亦将导致疼痛的持续或加重。

26. C　患者有自发痛、阵发性疼痛、夜间痛,并有半年的发作史,考虑 35 慢性牙髓炎急性发作。根据患者的主诉,除题干中的检查外,首选冷热诊检查,观察能否诱发患牙特征性疼痛,以明确诊断。

27. A　原发性慢性肾上腺皮质功能减退症又称 Addison 病,常由肾上腺结核、白血病或全身真菌感染等引起肾上腺皮质激素分泌不足,刺激腺垂体分泌促肾上腺皮质激素增多,进而最终导致黑激素增加而引起的疾病。全身皮肤弥漫性色素沉着,呈青铜色、褐色或黑褐色;口腔黏膜色素沉着好发于唇红、颊、牙龈、舌缘等,表现为大小不一的点状、片状的蓝黑色或暗棕色色素沉着。

28. A　"黏膜粗糙感""进食刺激痛""环状白纹伴充血",均为扁平苔藓的典型临床表现。因此,最可能的诊断是扁平苔藓。

29. C　患儿 6 个月,用抗生素治疗 1 周后发现上下唇黏膜白色凝乳状的斑片,临床初步诊断为急性假膜性念珠菌病,应该首先选择真菌涂片检查。

30. D　二期梅毒最常见的口腔损害为黏膜斑,可发生于口腔黏膜任何部位,常见于舌、腭部,损害为灰白色、光亮而微隆的斑块,圆形或椭圆形,直径 3~10mm,边界清楚。一般无自觉症状。确诊梅毒需同时符合临床表现和两类梅毒血清学试验(非梅毒螺旋体抗原血清试验、梅毒螺旋体抗原血清试验)均为阳性。

31. D　结合病史及临床表现应考虑为寻常型天疱疮。寻常型天疱疮是一种累及皮肤 - 黏膜甚至危及生命的严重的慢性自身免疫性大疱性疾病,以慢性迁延的皮肤 - 黏膜松弛性薄壁大疱为特点。口腔损害均好发于易受摩擦的部位,如上腭、颊、牙龈处。基本的损害为松弛性薄壁大疱,疱易破溃,留下鲜红糜烂面。尼氏征(+),探针试验(+)。

32. B　从题干可看出,患牙的诊断为年轻恒牙深龋,应采取尽量保髓的治疗方案。能够保存全髓的情况尽量保存全部牙髓。

33. D　A 选项的 Riga-Fede 病专指发生于儿童舌腹的创伤性溃疡,E 选项的 Bednar 溃疡也是指婴儿上腭黏膜的创伤性溃疡,单纯性龈炎发生的前提是牙面菌斑堆积,尚未萌出的54牙部位青紫质软包块提示萌出性囊肿。

二、多选题

1. ABCD 预防根管预备时根中1/3穿孔的方法有:①选择具有弹性的根管预备器械;②湿润情况下进行根备;③牙胶的软化去除;④桩道形成时不要过度磨除牙本质。
2. ABD 上颌中切牙:单根管,根管的方向与牙根相一致,根管直,呈锥形,唇腭径宽,髓室与根管无明显界限,一般在10岁时根尖形成,从横断面看,根管在牙颈部类似三角形,向根尖孔方向逐渐变圆。根管多在根尖1/3偏向唇侧或远中,此区约24%有侧支根管,切端到根尖的长度平均约为22.5mm,根管比例为1∶1.25。
3. ABCD 临床上常用的龋病非手术治疗有药物治疗、再矿化治疗、预防性树脂充填、浸润治疗。充填治疗属于手术治疗的方法。
4. ABCD 主要愈合方式有牙周膜愈合、骨性粘连、炎症性吸收。在骨性粘连中,牙根的牙骨质和牙本质被吸收并又骨质所代替,发生置换性吸收,从而使牙根与牙槽骨紧密相连。置换性吸收发生在受伤后6~8周,可呈暂时性,也可呈进行性,直至牙齿脱落。
5. ABCDE 咬合创伤和解剖与活髓牙的牙根纵裂有关,过度根管预备、根充过大压力、根管桩道预备与根管治疗后牙根纵裂有关。
6. ABCDE 促进菌斑性龈病/牙周炎的局部牙齿因素有牙解剖因素、牙修复体/矫治器、根折裂、牙颈部吸收和牙骨质撕裂。
7. ABCD 牙龈乳头退缩,牙周支持组织降低,龈外展隙增大,在进食时由于唇、颊、舌的运动可将食物压入牙间隙,为水平型食物嵌塞产生的原因。其余为垂直型食物嵌塞的原因。
8. BE 根柱是指牙根尚未分叉的部分,其长度为从釉牙骨质界至两根分开处的距离,根柱越短越易发生根分叉病变;Ⅰ度根分叉病变可探及根分叉病变外形,但尚不能水平探入分叉内;由于受投照角度、组织影像重叠以及骨质破坏形态复杂等影响,X线片所见的病变总是比临床实际要轻些,例如在上颌磨牙颊侧根分叉区的病变常因与腭根重叠而不被显示。
9. ACE 进针与出针的距离:适当的距离应该为组织厚度的1~1.5倍;进针点和出针点到切口的距离应该保持一致,缝合的间距也应该与这个距离一致。
10. ABCD 口腔黏膜广泛性糜烂,表面渗出多,形成厚的假膜,有剧烈疼痛,皮肤有红斑出现。根据以上临床表现,应考虑为多形红斑。外阴有糜烂渗出,说明发生了多窍性损害。
11. ABE ABE描述均为白色角化病与白斑的区别,而CD描述未有此种说法。
12. ABDE 血友病儿童乳牙正常脱落时,可自行止血。
13. ABCD 长期咬下唇不良习惯,使下唇处于上下前牙之间,对上前牙产生唇侧力量,下前牙产生舌侧力量,导致上前牙唇侧倾斜,下前牙舌侧倾斜,同时会导致下颌后缩,深覆盖。咬上唇习惯会导致反𬌗。
14. BCDE 社区口腔医疗计划的实施环节包括组建组织机构,培训工作人员,配备设备及材料,以及控制质量。
15. ABDE 本题考查错𬌗畸形的相关知识。错𬌗畸形在男女性别之间无显著差异,男女均可患病。因此正确答案为ABDE。

三、共用题干单选题

1. B　根管再治疗的适应证:①根管治疗后出现疼痛、肿胀、窦道、叩痛和压痛等症状。经评估通过根管再治疗能够提高根管治疗的质量,该类病例应首选根管再治疗;②由根管感染所引起的根尖周病损未愈合并扩大的根管治疗牙;③由根管感染所引发根尖周新病损的根管治疗牙;④根管治疗后 4~5 年根尖周病损仍持续存在的根管治疗牙;⑤根管治疗牙旧的修复体出现破损和裂隙,唾液进入根管系统超过 30 天,尽管原根充质量好,但在重新进行冠修复前需根管再治疗;⑥根管欠填的患牙,尽管无根管治疗后疾病临床症状和体征,在做新的修复体前应考虑根管再治疗。
2. C　在采用根尖定位仪测量的初始阶段,锉针周围被牙胶等根充物包绕,不能形成回路,无电流信号产生。因此在临床测定根管工作长度时,如果根尖定位仪无测定信号出现,则提示锉针还在根管充填材料内;一旦出现信号,提示锉针已经超出充填材料并通过根尖孔或根管侧穿部位与牙周组织接触形成了电流回路。
3. E　氢氧化钙对粪肠球菌无杀菌作用,而氯己定对该菌具有强的杀菌作用,因此可以将氢氧化钙用氯己定调拌成糊剂,然后用螺旋针输送入根管内。
4. D　下颌磨牙开髓的正确位置应选择在中央窝偏颊侧约 1mm 处;就近远中径而言,应选择在近远中径中点偏近中;近中壁和远中壁均应斜向近中;开髓洞形应呈方形;开髓部位基本在牙冠面的近中区内。
5. B　此病例诊断为 37 急性化脓性根尖周炎,为感染根管。对感染根管清创,既要去除髓腔内的有形物质,更要去净或有效处理根管壁和复杂小管系统内的细菌生物膜。次氯酸钠可起到清理根管、溶解坏死组织、润滑根管壁和杀菌等作用,推荐使用浓度范围为 0.5%~5.25%,浓度越高,溶解组织的能力越强,此病例应首选 5.25% 次氯酸钠进行根管冲洗。
6. B　根管在接近根尖时有一个狭窄的部位,是牙本质牙骨质界,即生理学根尖孔,距离解剖性根尖孔 0.5~1mm,这个部位是髓腔预备的终止点,也是根管充填的终止点。
7. E　龋病诊断时首先要判断牙髓 - 牙本质复合体的反应进而判断牙髓状态,进而进一步指导疾病诊断和决定治疗方案的选择。
8. C　龋坏部位缺乏釉质,复合树脂粘接修复效果较差,宜采用玻璃离子体修复根面部分、复合树脂粘接技术修复邻面及殆面其他部分的三明治修复技术。大量的体外试验和临床研究证实,在位于根面部分的Ⅱ类洞修复中,开放式三明治技术对龈壁处的边缘封闭显著好于封闭式,故选择 C。
9. C　根据患者牙肿痛“2 天”,16 牙颊侧牙龈局限性隆起,波动感,可初步诊断为 16 牙局部的脓肿反应,在根据患者无龋坏,有深牙周袋的临床症状可以排除牙槽脓肿,并将诊断细化为牙周脓肿。
10. B　牙周脓肿的感染主要来源为牙周袋,牙槽脓肿的感染主要来源于牙髓病或者根尖周病变。考点为二者的鉴别诊断。
11. E　考查急性牙周脓肿的临床特征及与牙龈脓肿的区别要点。急性牙周脓肿发病突然,患者常有牙周病史,并可探及深牙周袋,在患牙的唇颊侧或舌腭侧牙龈形成椭圆形或半球状的肿胀突起。牙龈发红、水肿,表面光亮。脓肿的早期,炎症浸润广泛,使组织张力较大,疼痛较明显,可有搏动性疼痛;因牙周膜水肿而使患牙有“浮起感”,叩痛、松动明显。脓肿的后期,脓液局限,脓肿表面较软,扪诊可有波动感,疼痛稍减轻,此时轻压牙龈可有脓液自袋内流出,或脓肿自行从表面破溃,肿胀消退。牙周脓肿与牙龈脓肿的鉴别,牙龈脓肿仅局限于龈乳头及龈缘,呈局限性肿胀,无牙周炎的病史,无牙周袋,X 线片无牙槽骨吸收。

12. B 牙周手术治疗的时机应在基础治疗后,判断是否具有牙周手术适应证。

13. C

14. D GTR 对Ⅲ度根分叉病变的治疗效果不确定;应根据 Hamp 分度进行临床决策;GTR 采用可吸收膜不需要二次手术取出屏障膜,但由于植入材料不能 100% 完全转化为自身骨组织,往往会形成残留的骨内袋缺损区域,需要二次手术进行牙槽骨修正以达到完全消除病损。

15. D 术后每年都应拍 X 线片(根尖片或全口牙位曲面体层 X 线片)。并在出现种植体周炎症状时,及时拍片,以检查种植体周围骨吸收水平及骨结合情为况。

16. B 植体周黏膜炎诊断标准:①种植体周围黏膜色形质的改变:色红色、组织肿胀,质地柔软;②探诊后黏膜出血(线或滴)和 / 或溢脓;③探测深度 PD 比基线增加;④种植体周围无骨丧失,即植体周骨丧失与初期愈合时相比骨丧失 <2mm。

17. F 植体周黏膜炎是一种种植体周围软组织的可逆性炎症,去除菌斑可以恢复到植体周围健康状态。

18. A 患者左侧舌部、下唇及颊黏膜广泛充血糜烂,右侧黏膜未见病损。左颊部及颏部皮肤发红,可见密集成簇的疱疹。是带状疱疹典型的临床表现。

19. A 带状疱疹病毒入侵膝状神经节可出现外耳道或鼓膜疱疹,膝状神经节受累同时侵犯面神经的运动和感觉神经纤维时,表现为面瘫、耳痛及外耳道疱疹三联症,称为 Ramsay-Hunt 综合征,又称带状疱疹膝状神经节综合征。

20. B 带状疱疹常伴有神经痛,但多在皮肤黏膜病损完全消退后 1 个月内消失,少数患者可持续 1 个月以上,称为带状疱疹后遗神经痛,常见于老年患者,可能存在半年甚至更长。

21. B 根据患者口腔黏膜表现检查及活检病理结果,初步诊断为均质型红斑。

22. D 红斑恶变倾向大,且有些已可能是癌。不宜保守治疗,因此一旦确诊后,须立即作根治术。手术切除较冷冻治疗等更为可靠。

23. E 头大囟门延迟闭合,面骨小眼距宽;双肩下垂;出牙或脱牙不正常,迟萌或乳牙滞留等这些均为锁骨颅骨发育不全综合征典型临床表现,应高度怀疑。

24. C 锁骨颅骨发育不全综合征患者胸片可提示锁骨缺如或缺损。

25. E 锁骨颅骨发育不全综合征为 RUNX2 基因,主要为转录因子 Runx2/Cbfal 基因的错义突变、无义突变、剪切突变及其核苷酸序列在染色体上易位。

26. C 患儿 7 岁,71、81 牙到达替换时期尚未脱落,继承恒牙于舌侧萌出,诊断为乳牙滞留。

27. C

28. A 乳牙滞留的处理应及时拔除滞留乳牙,观察继承恒牙的萌出方向,并不宜立即行矫治。

29. B 大众传媒覆盖面大,能够较快地吸引公众注意力,使之集中到有待解决的口腔健康问题上来。

30. D 对于 6 岁以下有患龋风险的儿童,建议使用含 5% 氟化物的含氟涂料。饮水加氟属于全身用氟,需经公共卫生行政批准,不适合于该幼儿园进行。窝沟封闭主要针对窝沟龋进行预防。6岁以下儿童应用含氟凝胶有误吞危险。ART技术是一种针对龋坏组织的充填性治疗技术,不属于预防龋病的方法。

31. B　该项目是一个健康促进项目。口腔健康促进的评价分为过程评价、影响评价与结果评价。其中,过程评价是评估可接受性的一种方法,评估一项口腔健康促进的适合性与平等性。

32. D　本题考查描述龋病的流行特征的指标,其他口腔常见疾病流行特征及口腔健康状况调查的相关知识。CFI指数是社区氟牙症指数,是用来描述氟牙症流行特征的指标。

33. D　调查样本标准误越高及精确度越高,抽样样本就要越大。

34. B　氟牙症中,恒牙影响最严重的的在Moller等的调查报告中为前磨牙,Murray等的结果为上颌中切牙。磨牙不是受累最严重的牙位。

35. A　11、21深龋洞,牙面冷测正常,窝洞内冷测有明显激发痛,但刺激去除后激发痛立即消失,X线检查11、21近中邻面低密度影近髓,根尖周未见明显异常,符合深龋诊断特点。

36. C　11、21深龋,治疗方案首选试行垫底充填术,若露髓改行根管治疗术,符合深龋治疗原则。

37. B　治疗后近期出现自发痛的原因为:对牙髓状况判断错误、小的穿髓孔未能发现、充填材料的慢性刺激、洞底较多龋坏物质等,因此本题选择B。备洞过程的物理刺激会导致患牙出现激发痛,但无自发痛。充填物过高常出现术后咬合痛。充填体在龈缘形成悬突,可致菌斑沉积,且压迫牙龈,造成牙龈发炎、出血、疼痛,该疼痛可定位。充填方法不当导致充填体折断、脱落。

38. E　充填后继发龋的发生原因为:①备洞时未去净龋坏组织;②洞壁有无基釉;③窝洞边缘在滞留区内或在深的窝沟处;④填材料与洞壁界面间的微渗漏;⑤充填体羽状边缘,因此本题选择E。充填材料调制不当容易导致充填体折断、脱落。对牙髓状态判断错误,充填术后出现自发痛、温度刺激诱发或加重疼痛。充填物早接触常出现术后咬合痛。患者口腔卫生不佳,菌斑容易堆积,造成牙龈发炎、出血、疼痛,该疼痛可定位。

39. B　患者具有类似疼痛病史,属慢性过程。自发性阵发性痛,夜间痛,温度刺激加重疼痛,符合牙髓炎特征,而根尖周炎无温度刺激加重疼痛。慢性牙髓炎和残髓炎一般不发生剧烈的自发痛。诊断为慢性牙髓炎急性发作。

40. D　一旦诊断为牙髓炎或者根尖周炎,最佳的处理方案均为根管治疗术。

41. D　当其他诊断方法对两颗可疑患牙不能作出最后鉴别,且两颗牙分别位于上、下颌或该两颗牙均在上颌但不相邻时,采用选择性麻醉可确诊患牙。可先对上颌牙进行有效的局麻,若疼痛消失,则该上颌牙为痛源牙;若疼痛仍存在,则下颌可疑牙为痛源牙。

42. D　治疗牙髓病和根尖周病前,应全面分析病例,了解患者状态及患牙状态,明確治疗的必要性和可行性,选择有效的治疗方法。其中患者状态包括其心理状态和生理状态。

43. B　患者主诉为咬合痛,36牙髓活力测验无反应版叩痛和根尖周透射影,诊断为36慢性根尖周炎。

44. D　根管治疗术是治疗根尖周炎的首选方法。

45. D　关于疗效评估观察时间,世界卫生组织(WHO)建议观察期为术后2年,1年以内的疗效为初步观察,2~3年或更长时间的观察比较准确。为了保证疗效评价的准确性,疗效评定标准必须至少包括症状、临床检查和X线片表现。疗效标准应在全面检查评估的基础上遵循简单易掌握、重复性好的原则,具体如下:

成功:无症状和体征、有完整的咬合关系且咬合功能正常、X线片显示根充严密恰填、尖周透射区消失、牙周膜间隙正常、硬板完整;或无症状和体征,咬合功能良好,X线片显示根尖周透射区缩小,密度增加。

失败:无症状和体征、咬合有轻度不适,X线片显示根尖周透射区变化不大;或有较明显症状和体征,不能行使正常咀嚼功能、X线片显示根尖周透射区变大或原来根尖周无异常牙出现透射区。

46. B 主诉牙为36。温度测验的顺序应先测对照牙,再测可疑牙。一般选择同颌同名牙最佳,对颌同名牙次之,如果同名牙丧失或有病变,可选同名牙邻牙中与其萌出时间接近、体积相当的。为避免测试时冰条融化对远中牙的影响,同一象限内通常先测远中再测近中牙位。

47. E 牙周破坏程度与年龄不相称,即年龄在35岁以下和有重度牙周破坏,常是侵袭性牙周炎诊断的重要指征。应重点检查切牙及第一磨牙邻面,并拍摄X线片,咬合翼片有助于发现早期病变。有条件时,作微生物学检查发现伴放线聚集杆菌,或检查中性粒细胞有趋化和吞噬功能的异常,有助于本病的诊断,但不是诊断所必需的。

48. B 甲硝唑:是目前治疗厌氧菌感染的首选药物,对牙周病有很好疗效。阿莫西林:为半合成的广谱抗生素,与甲硝唑合用治疗侵袭性牙周炎疗效好,还可用于急性牙周脓肿切开引流后的辅助治疗。

49. C 广泛型侵袭性牙周炎的诊断需排除重度慢性牙周炎,需先排除一些明显的局部和全身因素。

50. E 是否需要进行松牙固定需在牙周基础治疗炎症控制后,评估患牙功能及𬌗创伤情况决定。

51. C 从题干给出的临床表现可以看出该患者有严重牙周炎,且根据患者多饮多食多尿等症状,高度怀疑患者患糖尿病。

52. B 考虑患者患糖尿病,为明确诊断应检查血糖。

53. A 已经确诊为糖尿病,则应当先控制血糖,再行牙周基础治疗。

54. E 糖尿病患者因抗感染能力差,应在急性感染期和重度感染时给抗生素以控制感染,为了防止低血糖反应的发生,应当安排好治疗时间,尽量将时间安排在上午早饭后和服降糖药后,治疗时间尽可能缩短,控制在2小时内,维护期缩短至1~3个月,加强日常护理。

55. D 结合病史和检查可下复发性疱疹性口炎的临床诊断,病情较轻者可局用抗病毒药,氯已定、复方硼砂等消毒杀菌类药物有效,病情重者保证卧床休息、饮水量、体液平衡支持疗法,复发频繁而严重者可用免疫调节剂。此为病毒感染,无继发细菌感染,口服抗生素无效。

56. B 疱型口腔扁平苔藓可表现为黏膜上白色条纹环绕透明或半透明水疱,而唇红黏膜基底层水肿易导致水疱发生,指(趾)甲病损可帮助确诊OLP。

57. A 多形红斑是突发的急性炎症,有自限性,可有复发史,口腔典型表现为黏膜广泛充血,大面积糜烂,表面渗出多,疼痛剧烈;皮损表现为对称分布红斑、丘疹,可帮助确诊。疱疹性口炎、疱疹型复发性阿弗他溃疡无皮损,病损特征也不符。寻常型天疱疮无自限性。

58. B　寻常型天疱疮是天疱疮中预后最差的一类,治疗目的在于控制新发、促进愈合、防止继发感染,类天疱疮预后好于天疱疮。类天疱疮样扁平苔藓糖皮质激素治疗有效,线状 IgA 大疱性皮肤病氨苯砜治疗有效。

59. A　本病例强调感冒用药后引起唇部起疱,因此高度提示为药物过敏引起。应重点采集药物过敏史。

60. C　因每次发病部位固定,因此选择固定性药疹。

61. A　若未用药,感冒时仍起黄色小水疱,且可破溃融合。考虑单纯疱疹感染所致。

62. C　首要治疗措施应为避免过敏原。

63. A　全口广泛性糜烂,Nikolsky 征(+),探针试验(+)初步判断寻常型天疱疮。

64. B　结合病史:咳嗽 3 月余,诊断为"支气管炎",不能排除肺部病变,需考虑福副肿瘤性天疱疮的可能性,故需进行肺部 CT 检查。

65. D　结合患者临床表现和肿瘤病变可明确诊断。

66. E　已明确诊断,应该多学科会诊决定下一步方案,而不是保守观察,贻误病情。

67. E　牙髓电活力测验及牙髓温度测验无法准确反映乳牙的牙髓状态,且患儿年龄小,无法准确表达,在临床上很少使用。对于该病例,医生最想知道患牙的龋坏深度,牙根状态,继承恒牙发育情况,因口内患牙较多拍摄全口牙位曲面体层 X 线片就可以获得该信息,不需要拍摄 CBCT,增加辐射量及检查费用。龋病活跃性检测并非该患儿首诊当日需要进行的检查。

68. C　患儿以左下后牙疼痛就诊,典型的牙髓炎表现。75、84、85 牙残根,牙龈瘘管,一般不会出现自发痛及夜间痛。74 牙有龋坏,有自发痛、冷热刺激痛和叩痛,符合牙髓炎的临床表现。对于乳牙牙髓炎宜采用根管治疗术。

69. D　75、84、85 牙残根,牙龈瘘管,无法治疗及修复,需要拔除。患儿仅有 7 岁,离继承恒牙萌出还有约 4 年时间,且 36、46 牙正在萌出,需要佩戴间隙保持器。

70. C　75、84、85 牙拔除,需要佩戴间隙保持器维持双侧间隙,适用于下颌多数牙缺失的间隙保持器为舌弓式和可摘式间隙保持器,但该患儿 36、46 牙远中未完全萌出,无法佩戴舌弓式间隙保持器。

四、案例分析题

【案例一】

第 1 问:EF　病史采集包括主诉、现病史、全身病史,全身病史并不是主诉的扩展。全身病史包括系统疾病史、传染病史、药物过敏史和精神病史,全身健康状况影响牙髓病和根尖周病的发生、发展及预后。

第 2 问:CDE　如果两颗可疑痛源牙分别位于上、下颌,正确的方法是对上颌牙进行有效的局部麻醉,来判断引起疼痛的患牙。X 线片不能准确地反映根尖骨质破坏的量,且只能显示三维物体的二维图像。

第 3 问:AB　装有心脏起搏器的患者不应做牙髓电活力测验,但是可以做牙髓温度测验。

第 4 问:ABCE　牙髓电活力测验前无须拍摄 X 线片。

第 5 问:F　影像学结果结合患者长期右上后牙咬物病史,及检查发现 16 远殆深龋,有叩痛,可诊断为慢性根尖周炎。

第 6 问:BCD CBCT 不能去除金属修复体引起的伪影,其检查费用和辐射量与根尖片相比较高,且临床医师须接受 CBCT 检查培训后才可正确读片,因此,CBCT 不作为临床的常规检查,仅当根尖片不能提供所需要的诊疗信息时,才建议行 CBCT 检查。

【案例二】

第 1 问:ABE 疏通台阶需要预弯根管锉,避免向尖端方向以及向台阶部位用力。

第 2 问:ABCDEF

第 3 问:ACDEF

第 4 问:ABCDF 根管预备过程中,出现根管阻塞的原因:器械使用手法不当,将碎屑推向根尖导致阻塞根管;在器械换号的过程中,未充分冲洗根管;在预备过程中,未按顺序使用扩锉器械;工作长度标记不准确。旋转使用的器械,旋转幅度过大可能导致器械分离。

【案例三】

第 1 问:ABCG 探诊、叩诊、松动度检查牙折患牙的基本情况。对于外伤牙,当时一般不做牙髓活力测验。X 线检查用于检查是否根折。

第 2 问:BEFG 11 牙为简单冠折表现,未露髓。不需要复位及固定,可予以调整锐利边缘,调𬌗。保护牙髓治疗后复合树脂修复,定期复查牙髓情况。

第 3 问:DI 21 为冠折露髓患牙,对于牙根发育完成的露髓患牙应做根管治疗。

第 4 问:BCDI 22 牙为牙嵌入性脱位表现,予以局麻下复位固定。嵌入性脱位牙髓坏死概率 96%,一般在复位 2 周后行根管治疗。

第 5 问:BCDE 根尖 1/3 折断应复位固定后,定期观察牙髓活力变化。

第 6 问:DFGHIK 患者 12 为根尖发育完全的全脱位牙,离体时间短,固定术后 3~4 周行根管治疗。

【案例四】

第 1 问:ABCE 松动度不是指导拔牙的充分指征,尚需结合患者牙槽骨吸收情况、炎症急慢性情况等分析;药敏试验不是必需的。

第 2 问:D 根据患者"无失牙,31、41 牙松动Ⅲ度,16 牙根分叉病变Ⅱ度","31、41 牙牙槽骨吸收至根尖"符合牙周炎Ⅲ期诊断,又由于患者骨丧失 / 年龄(%)大于 1(%),破坏程度超过生物膜沉积量等可知患者处于牙周炎 C 级,即快速进展期。

第 3 问:ABDE AB 为牙周基础治疗基本内容,结合口内检查"31、41 牙松动Ⅲ度"、全景片"31、41 牙牙槽骨吸收至根尖",可知 31、41 牙无保留价值,应拔除;患者存在咬合创伤,可适当调𬌗。

第 4 问:BCF 根据题意可知,16 牙可能发生了牙周牙髓联合病变,需要进一步进行牙周探诊及电活力测验;16 牙牙髓病变是深牙周袋来源可能性大,牙周牙髓联合病变治疗难度大,需同时行牙周和根管治疗。

【案例五】

第 1 问:ABCDE 阻生智齿通常会造成 7 远中的龈下深龋,疼痛症状往往在拔牙后加重,因此除了关注 8 的拔牙创口是否有感染外,还应注意牙体硬组织的疾患及牙髓活力。

第 2 问:BE 右下 7 探及深龋,并且牙髓活力热测验有剧烈激发痛,指向急性牙髓炎。X-ray 未发现根尖阴影,且患牙无明显叩痛和松动,排除急性根尖周炎;患者有深牙周袋和牙槽骨吸收,符合牙周炎诊断。

第 3 问:BDEF 右下 7 远中缺损至龈下 3mm,且牙周炎症并未控制,不宜进行树脂充填或直接行桩冠修复,应进行牙周手术消除炎症再择期修复。提示:患者已完善右下 7 根管治疗,无叩痛,无松动,远中玻璃离子充填物仍位于龈下 3mm,远中 PD=7mm,BI=3~4,远中牙龈厚度 3~4mm,角化龈宽度约 2mm。

第 4 问:BCD 由于患者角化龈宽度只有 2mm,不宜采用远中楔形瓣切除角化牙龈,可采用 U 形瓣设计保留角化牙龈;且患者牙龈较厚,需行半厚瓣切除深部过厚的牙龈组织;由于远中牙体存在龈下缺损,行 GTR 时植入骨替代材料不宜过多,以免造成牙槽嵴顶上方附着组织刺激。GTR 术后应 2 周后逐渐拆线,牙龈过厚容易造成术后深牙周袋。

第 5 问:BD 牙周手术后永久修复应等待 6~8 周或更长时间,待牙周组织稳定后,而该患者行 GTR 术,牙槽骨改建时间需 3 个月乃至更长。术后 2 周不宜进行牙周探诊;术后牙齿暂时性松动度增加不代表手术失败。术后 2 周复查 X-ray 仅能观察到骨充填材料在缺损区域的充填,并不代表成骨效果。

【案例六】

第 1 问:D 术后每年都应拍 X 线片(根尖片或全口牙位曲面体层 X 线片)。并在出现种植体周炎症状时,及时拍片,以检查种植体周围骨吸收水平及骨结合情况。若骨丧失破坏极为迅速时,可采用 CBCT 确定病损部位。

第 2 问:F 植体周软硬组织缺损指在牙齿缺失后的愈合过程中,牙槽突 / 牙槽嵴骨量减少,表现为软硬组织的缺损。

第 3 问:ABCDEF 植体植入前的硬组织缺陷病因及相关因素:牙齿拔除或缺失后的骨改建,往往造成牙槽突 / 牙槽嵴吸收,造成软硬组织的缺损。暴露在以下因素会加重位点缺损:牙周支持组织的丧失;牙髓感染;牙根纵裂;薄颊骨板;牙在牙弓中的位置不理想;创伤性的拔牙过程;外伤;上颌窦气化;药物;影响骨形成及代谢的全身性疾病,如成骨不全等。

植体植入后的硬组织缺陷病因及相关因素:颌骨本身存在的结构缺陷,研究显示骨开裂和骨开窗在颌骨中的发生率分别为 4.1% 和 9.0%;植体植入的位置欠佳;植体周炎;过重负载;植体周围软组织的厚度;响骨形成及代谢的全身性疾病等。

植体植入前的软组织缺陷病因及相关因素:牙齿拔除或缺失后的改建;牙周支持组织的丧失;影响骨形成及代谢的全身性疾病等。

植体植入后的软组织缺陷病因及相关因素:种植体位置不正、颊骨缺乏、软组织薄、邻牙附着状态及手术创伤。有研究显示植体周角化黏膜宽度较窄(<2mm)在 5 年后更容易发生颊侧软组织退缩。

第 4 问:ABCDE 在对软组织缺损进行治疗时,通过手术以期获得理想软组织轮廓及远期稳定角化龈增量。再生性手术的治疗原则是在彻底去除菌斑,控制感染,消除种植体周袋的基础上,尽量恢复种植体周围原有的骨量,诱导骨再生。

【案例七】

第 1 问:B 金属性色素沉着多见于职业暴露者,蓄电池加工过程中,会产生铅及其化合物,长期接触会导致慢性铅中毒,表现为牙龈边缘形成蓝黑色的铅线,唇、舌、颊黏膜可见棕黑色色素沉着斑。可能出现的全身症状包括:神经衰弱,多发性神经病,头晕,头痛,恶心呕吐,食欲不振,腹隐痛,便秘,贫血等。

第 2 问:E 铅中毒、胃溃疡、癌瘤、阑尾炎、肠梗阻、肠穿孔、肠套叠、局部肠炎、腹膜炎、急性肠溃疡等疾病可出现腹绞痛。汞中毒时可能出现恶心、呕吐等消化道症状,无腹绞痛。

第 3 问:C 血铅、尿铅的测定有助于铅中毒的诊断,当血铅 >1.2μmol/L,尿铅 >0.39μmol/L 可诊断。

第 4 问:F 依地酸二钠钙、喷替酸钠钙、二巯丁二钠等可用于驱铅治疗。当铅绞痛发作时,可静脉注射 10% 葡萄糖酸钙 10~20ml 或皮下注射 0.5ml 阿托品,以缓解疼痛。

【案例八】

第 1 问:CH 根据患者口腔表现及全身症状,初步判断其感染 HIV 风险较大,需进行血清 HIV 抗体检查。为明确其口腔病损是否为卡波西肉瘤,需进行病理活检确诊。

第 2 问:F Kaposi 肉瘤是 HIV 感染中最常见的口腔恶性肿瘤,艾滋病合并肺部卡波西肉瘤患者胸部 CT 表现为双肺各叶多发结节影和斑片状实变影。Kaposi 肉瘤的发生与卡波西肉瘤相关疱疹病毒(KSHV)有关,该病毒也称为人类疱疹病毒 8 型(HHV-8)。

第 3 问:E Kaposi 肉瘤在口腔中好发于腭部和牙龈,其发展阶段分为斑块期和结节期,呈单个或多个褐色或紫色的斑块或结节,初期病变平伏,逐渐发展高出黏膜,可有分叶、溃烂或出血。

第 4 问:AB 晚期皮肤、口腔、内脏或淋巴结艾滋病相关 Kaposi 肉瘤患者的首选初治方案是抗逆转录病毒治疗(ART)和临床试验或化疗(首选脂质体阿霉素)。对于无法参与临床试验或化疗的患者,放疗可与 ART 一起使用。

【案例九】

第 1 问:ABDEF 对重度低龄儿童龋患儿病史询问应详细了解其口腔卫生习惯及饮食习惯,同时询问既往口腔治疗情况,以评估患儿就诊时可能的反应及需要采取的措施。

第 2 问:ABDEF 3 岁儿童可能不能配合门诊治疗,可能需保护性固定,但在治疗过程中仍应与尽量与患儿进行沟通,诱导其逐渐接受并适应口腔治疗。笑气 - 氧气吸入镇静需要患儿有一定的配合能力,一般适用于 4 岁以上患儿。

第 3 问:ABCEF 患儿为 SECC 患儿,应详细了解患儿的饮食习惯及口腔卫生习惯,进行龋易感性分析,给予患儿有针对性的口腔卫生指导及饮食建议,定期复查评估治疗效果,对发现的新问题给予及时处理,并且在复查时给予患儿口腔健康指导和必要的预防措施。在治疗过程中需对严重的可能累及牙髓的龋齿进行必要的根尖片检查。

第 4 问:ABCDEFG 在进行全身麻醉下口腔治疗前应对患儿进行详细的病史采集,包括全身病史及口腔病史,同时进行全面的术前检查,包括口腔检查和全身检查,如血、尿相关实验室检查及相关 X 线检查。

【案例十】

第 1 问:E 唐氏综合征病因为第 21 号染色体组型多了一条染色体即 47 条染色体。

第 2 问:BCDF 主要考察唐氏综合征患儿的就诊行为模式,患儿多为智力低下,发育迟缓可表现为沉默胆小,不易主动配合以及理解治疗程序;部分患儿可伴肥胖,驼背,脑瘫等问题不宜主动上诊疗椅进行检查。

第 3 问:ABCDF 唐氏综合征患者龋病发生率较低,可能与牙齿的萌出时间延迟有关。

第 4 问:ABDE 唐氏综合征患者易患二尖瓣脱垂等先天性心脏病、上呼吸道缩窄、乙型病毒性肝炎和白血病等,因此不建议束缚治疗;错𬌗畸形发生率,配合的患者正常进行正畸治疗,牙列拥挤性可选择性拔除乳牙或恒牙;90%~96% 的患者发生严重、早发、动态进展的牙周病,应积极主动治疗,手术愈合延迟时使用抗菌药物。

【案例十一】

第 1 问:C　该患儿 11 临床表现为典型的复杂冠根折临床表现,21 冠折露髓即复杂冠根折。

第 2 问:C　由于患儿年龄较小,故应尽量保留 11 牙根,防止牙槽骨吸收为成年后冠修复带来困难,另外复杂冠根折的断冠粘接术适用于折断线位于牙槽嵴顶以上者,该患儿腭侧折断至牙槽嵴顶,断冠粘接操作困难且后期效果较差,故排除 EF。

第 3 问:B　21 冠折露髓,排除 CF,直接盖髓术不易成功;此时行活髓切断术后期成功率更高。

第 4 问:B　活髓切断术重点是清除感染牙髓,保留正常牙髓,一定要保证保留的牙髓无感染,在操作过程中注意无菌操作。

【案例十二】

第 1 问:B　结合临床检查和影像学检查,54 有瘘管,根分叉及根尖暗影,是典型的根尖周炎表现;55 龋坏近髓,有自发痛和夜间痛 3 日,诊断为慢性牙髓炎。

第 2 问:D　54 松动Ⅱ度,暗影累及下方恒牙胚,是乳牙拔除术的适应证,患儿年龄较小,16 未萌,故应制作间隙保持器维持间隙,以利于 16 正常萌出。

第 3 问:B　55 龋坏近髓,根尖未见明显异常。15 牙胚存,牙囊完整。诊断为慢性根尖周炎,乳牙根尖周炎治疗方法为根管治疗;由于 55 牙冠大面积龋坏,患儿距离患牙尚有一段时间,故预成冠修复更有利于患牙的保存。

第 4 问:ABCEF　拔牙后应向家长、患儿说明注意事项,嘱患儿咬紧创口上的止血棉卷,30 分钟后吐去,尽可能咽下口内唾液,2 小时内勿进食,24 小时内不可漱口,近日勿用创口处咀嚼,要保持良好的口腔卫生,建议术后一周复查,不适随诊。由于对象是儿童,应告之勿因好奇或异样感而以手指触摸伤口,以免感染。对注射麻醉的儿童,尤应防止儿童不自主地咬唇、颊等暂时麻木的黏膜而造成不必要的创伤。

【案例十三】

第 1 问:D　妊娠期妇女的口腔预防措施主要是维护自我口腔卫生,通过口腔健康教育使其获得基本的儿童口腔保健知识。

第 2 问:A　含氟牙膏具有明确的防龋效果,在学龄前儿童中推荐的最主要口腔预防措施是使用含氟牙膏刷牙。

第 3 问:D　窝沟封闭和局部用氟可以最大程度预防学龄儿童恒牙龋病,因此,在学龄儿童的口腔预防措施中首推窝沟封闭和使用含氟牙膏刷牙。

【案例十四】

第 1 问:B　本题考查龋病流行病学相关指标的概念和计算。龋均 = 龋、失、补牙数之和 / 受检人数。2018 年龋均为(250+100+50)/100=4.0。

第 2 问:D　本题考查龋病流行病学相关指标的计算。根面龋补指数(DF-Root)=30+10/100=0.4。

第 3 问:B　本题考查 35~44 岁年龄组龋病流行程度的评价标准,此年龄段龋均为 4.0,查表可知属于很低等级。

第4问:B 本题考查各种指数英语代称的掌握程度及每个指数所代表的意义。GI,牙龈指数,该指数不考虑有无牙周袋及牙周袋深度,只观察牙龈情况,检查牙龈颜色和质的改变以及出血倾向。

附录二　口腔内科学模拟试卷(正高级)

一、多选题

1. 深龋的检查重点<u>不包括</u>
   A. 叩诊的反应　　B. 龋坏的部位
   C. 龋洞的深度　　D. 探有无穿髓孔
   E. 洞内温度测验

2. 下列间接盖髓的适应证中,正确的是
   A. 深龋
   B. 深龋引起的可复性牙髓炎
   C. 活髓牙全冠牙体预备后
   D. 深龋洞,夜间偶有隐痛
   E. 外伤冠折未露髓

3. 下列关于牙源性和非牙源性疼痛的鉴别诊断,正确的是
   A. 首先考虑牙源性疼痛
   B. 对不能分辨来源的疼痛,采取对可疑患牙的试验性治疗
   C. 应收集完整的疼痛史,结合检查,再下诊断
   D. 疼痛包括心理因素和生理因素
   E. 软组织的疼痛也可牵涉到牙齿

4. 下列关于急性根尖周脓肿和牙周脓肿的鉴别,正确的是
   A. 急性根尖周脓肿可追问及牙体牙髓病史,牙周脓肿常伴有长期牙周病史
   B. 急性根尖周脓肿比较靠近根尖部,牙周脓肿靠近牙龈缘
   C. 急性根尖周脓肿叩诊疼痛相对牙周脓肿较轻
   D. 急性根尖周脓肿患牙牙髓多无活力,牙周脓肿患牙大多有活力
   E. 急性根尖周脓肿患牙痊愈后,松动度会减轻;牙周脓肿的患牙消肿后仍很松动

5. 理想的根尖倒充填材料应具有的特点包括
   A. 良好封闭性
   B. 良好生物相容性
   C. 不溶于组织液
   D. X 线阻射
   E. 不引起组织变色

6. 复合树脂充填修复预备Ⅲ类洞时,下列情况下可直接从唇侧进入
   A. 龋损发生于唇面
   B. 牙排列不齐,舌侧进入困难
   C. 邻面龋损延伸到唇面
   D. 原修复体位于唇面,需要再修复
   E. 龋损同时累及唇面和舌面

7. 关于磨牙根管治疗后的修复,说法正确的是
   A. 磨牙所受的咀嚼负荷最大,抗力是磨牙修复中必须考虑的方面
   B. 对 MOD 洞形修复体的设计要注意对牙尖的保护,选择覆盖牙尖的修复方式
   C. 高嵌体不能提供足够抗力
   D. 用树脂直接粘接进行后牙覆盖牙尖的修复,利用髓腔固位,也可以获得良好的临床效果

E. 对于根管治疗后牙体组织破坏严重的磨牙，当髓腔和各种辅助固位形不能够提供足够的核固位力时，修复是应使用桩核，一般为桩核加全冠修复

8. 关于牙颈部外吸收，下列说法正确的有
A. 通常发生在受累牙的牙颈部区域
B. 晚期可能会累及牙髓组织
C. 病因不明
D. 最常见的受累牙是上颌中切牙
E. 具有特异性的X线表现

9. 下列因素会改变宿主对菌斑反应的是
A. 激素水平　B. 单纯性牙龈肥大
C. 系统疾病　D. 营养
E. 吸烟

10. 尽早拔除无保留价值的重度牙周炎患牙的意义在于
A. 消除微生物聚集
B. 有利于邻牙彻底治疗
C. 避免牙槽骨继续吸收
D. 避免反复发生牙周脓肿
E. 避免患者因为牙齿松动导致偏侧咀嚼

11. 牙周感染影响全身疾病的可能机制
A. 直接感染
B. 细菌进入血液循环扩散
C. 细菌引起机体免疫反应
D. 细菌产物引起机体免疫反应
E. 菌血症

12. 植体周软组织缺损进行治疗时，想要获得理想软组织轮廓及远期稳定角化龈增量可以采取的手术是
A. 根向复位瓣术
B. 游离龈移植术
C. 侧向转位瓣术
D. 上皮下结缔组织移植术
E. 隧道成形术

13. 牙周病导致缺失牙骨量不足，若行种植，可考虑的骨增量手术包括
A. 引导骨再生手术
B. 上颌窦底提升术
C. 下牙槽神经解剖移位术
D. 垂直牵张成骨术
E. 骨劈开 / 牙槽嵴扩张术

14. 关于对骨内袋缺损进行引导组织再生术治疗，以下说法正确的是
A. 牙齿松动度影响GTR的疗效，对松动牙术前进行松牙固定可取得更好疗效
B. GTR疗效并不优于单纯牙周翻瓣清创
C. 采用牙周微创手术联合EMD，能减少手术创伤，取得比常规翻瓣GTR术更好的效果
D. 使用rhPDGF-BB+β-TCP进行引导组织再生，仍然需要覆盖屏障膜隔绝上皮细胞的长入
E. 骨内袋深度≥3mm，骨壁倾斜角度≤25°者治疗效果较好

15. 患者，女，24岁。主诉：近1个月全口牙龈肿胀增生，牙龈质地松软，易出血。其可能的诊断为
A. 妊娠期龈炎　B. 牙龈纤维瘤病
C. 慢性龈炎　D. 白血病
E. 浆细胞性龈炎

16. 超声洁牙操作中正确的是
A. 开动电源后先调节功率旋钮
B. 对厚而硬的牙石用大功率
C. 细小牙石及烟斑用小功率
D. 将工作头停留在一点上振动
E. 工作头以短垂直水平动作洁牙石

17. 诊断口腔念珠菌病常用的实验室检查是
A. 真菌涂片检查
B. 组织病理检查
C. 唾液真菌培养
D. 血液真菌培养
E. 血清抗体检测

18. 患者,男,43岁。因口腔水疱、溃烂7天就诊。患者7天前咽喉疼痛、牙龈肿痛,自行服药后,口腔出现多个水疱,疱易破溃形成大面积糜烂。可能诊断为以下疾病
A. 多形红斑
B. 复发性阿弗他溃疡
C. 药敏性口炎
D. 疱疹性龈口炎
E. 类天疱疮

19. 白斑是癌前损害,下列是白斑的典型镜下表现的是
A. 过度正角化或过度不全角化
B. 粒层明显
C. 棘层松解
D. 上皮异常增生
E. 黏膜下层炎症细胞浸润

20. 目前WG的诊断标准采用1990年美国风湿病学会(ACR)分类标准,符合2条或2条以上时可诊断为WG,三要标准包括
A. 胸部X线片异常
B. 病理性肉芽肿性炎性改变
C. 血常规异常
D. 尿沉渣异常
E. 鼻或口腔炎症

21. 临床表现为萎缩性舌炎的疾病是
A. 缺铁性贫血
B. 巨幼细胞贫血
C. 维生素 B_2 缺乏症
D. 烟酸缺乏症
E. 干燥综合征
F. 白塞病

22. 患者,男,50岁。因口腔大面积糜烂5个月就诊。口腔检查:口腔大面积糜烂,双侧翼下颌韧带、软腭见鲜红色创面,尼氏征(+),探针试验(+)。考虑可能诊断为
A. 慢性盘状红斑狼疮
B. 口腔扁平苔藓
C. 口腔白念珠菌病
D. 大疱性疾病
E. 天疱疮

23. 患者,女,56岁。上下颌牙龈糜烂1年,用药一直未愈合。检查全口牙龈红肿伴轻度糜烂,右上颌前庭沟黏膜充血糜烂,Nikolsky征(–),探针试验(–)。考虑诊断印象是
A. 寻常型天疱疮
B. 良性黏膜类天疱疮
C. 大疱性疾病
D. 多形红斑
E. 疱疮性口炎

24. 关于不同年龄阶段儿童检查与治疗计划的描述,正确的是
A. 婴儿在长出第一颗乳牙后就应接受口腔专科检查,最迟不超过12个月龄
B. 新生儿和6个月以内的婴儿口腔黏膜好发疱疹性龈口炎
C. 6~12岁儿童进行口腔检查时应注意鉴别暂时性错颌
D. 12岁以上患儿如果还有未萌出的恒牙,则应对可疑部位进行X线检查

E. 3岁以内儿童如有吮指习惯,应尽早破除

25. 下列行为管理方式可以由儿童口腔医生来独立完成的是
A. TSD
B. 口服药物镇静
C. 全身麻醉
D. 保护性固定
E. 笑气镇静

26. 下列关于血友病儿童口腔治疗原则的描述,正确的是
A. 行下颌阻滞或上牙槽阻滞,凝血因子浓度应达到40%水平
B. 可以在局麻下行活髓切断术或牙髓摘除术
C. 为避免出血即便乳牙正常脱落也需要凝血因子治疗
D. 血友病患者可以行洁治术
E. 血友病患者可以行正畸治疗

27. 患儿,男,8岁。6个月前诊断为低磷酸酯酶症,关于其临床表现的描述可能正确的是
A. 牛牙样牙
B. 乳牙早失
C. 牙骨质发育不全
D. 颅内压增高性突眼
E. 腿骨畸形

28. 年轻恒牙龋充填治疗中不宜用的间接盖髓材料是
A. 氢氧化钙糊剂
B. 磷酸锌水门汀
C. 玻璃离子水门汀
D. 光固化氢氧化钙制剂
E. Vitapex糊剂

29. 下列关于咬合诱导的表述正确的是
A. 可减少恒牙列期的矫治时间和难度
B. 可减少外科正畸的可能性
C. 可减少对语言及咀嚼功能的损害
D. 有利于儿童身心健康发育
E. 儿童一旦出现咬合异常应尽早干预

30. 可以作为氟化钠牙膏摩擦剂的成分是
A. 碳酸钙　　B. 二氧化硅
C. 磷酸钙　　D. 丙烯酸塑料
E. 焦磷酸钙

31. 窝沟封闭剂的保留率表现为
A. 下颌牙较上颌牙高
B. 恒牙较乳牙高
C. 前磨牙较磨牙高
D. 左侧牙较右侧高
E. 殆面窝沟较颊舌沟高

32. 儿童使用1 000ppm含氟牙膏刷牙时的用量应该是
A. 儿童一出生就应该用含氟牙膏
B. 儿童出生6个月以前可以不用含氟牙膏
C. 1~3岁儿童每次不能超过米粒大小
D. 4~6岁儿童每次不能超过“豌豆”大小
E. 7岁以上儿童每次用量与成人相同

33. 控制感染的具体方法包括
A. 患者口腔健康检查与评估
B. 患者和医务人员的防护
C. 环境的防护
D. 口腔器械设备的消毒与灭菌
E. 医疗废物处理

34. 口腔患者以下行为不恰当的是
A. 将拔除的牙带回家
B. 将摘下的义齿放在装有水的杯子里

C. 将医生口腔检查用的一次性探针带回家使用
D. 佩戴护目镜
E. 自带头帽覆盖头托

35. 为了解某市5岁儿童的患龋情况,某医院组织开展了一次全市范围内的口腔健康检查。检查发现5岁儿童患龋率高达71%。以下与患龋率相关的因素为
A. 口腔公共保健服务水平
B. 饮水氟浓度
C. 摄入糖的加工形式
D. 父母是龋易感者
E. 刷牙频率

二、案例分析题

【案例一】患者,女,16岁。2周来右上后牙遇冷热过敏,检查发现右上6近中深龋,探之未穿髓,病变组织颜色较浅,易剔除。
第1问:诊断前应该判明的主要问题是
A. 龋洞的大小
B. 龋坏组织的多少
C. 龋洞的位置
D. 腐质颜色的深浅
E. 牙髓-牙本质复合体的反应
F. 有无咬合创伤

第2问:这种龋齿称为
A. 慢性龋　B. 干性龋
C. 静止龋　D. 继发龋
E. 急性龋　F. 窝沟龋

第3问:作诊断时应与之鉴别的主要疾病是
A. 急性牙髓炎
B. 牙本质过敏
C. 慢性闭锁性牙髓炎
D. 慢性溃疡性牙髓炎
E. 牙隐裂
F. 色素沉着

第4问:作鉴别诊断时,比较有价值的检查方法是
A. X线检查　B. 冷热测
C. 探诊　D. 咬诊
E. 叩诊　F. 电测

【案例二】某山村8岁儿童,口腔健康检查发现第一恒磨牙均有浅中龋,决定采用非创伤性修复(ART)治疗。
第1问:ART充填效果,正确的是
A. 充填效果高于银汞合金
B. 儿童与成年人修复效果有显著差异
C. 医生与护士操作修复效果有显著差异
D. 面充填保留率低于其他面
E. 单面洞的保留率低于复面洞
F. 充填效果高于树脂充填

第2问:ART的优点<u>不包括</u>
A. 不需要电源
B. 控制交叉感染方法简单
C. 患者易接受
D. 集龋病治疗和预防于一体
E. 充填后不会产生充填微漏
F. 充填后美观程度高

第3问:ART修复后,患者<u>不能</u>用修复的牙咀嚼的时间是
A. 修复后即可咀嚼
B. 修复后30分钟内
C. 修复后60分钟内
D. 修复后12小时内
E. 修复后24小时内
F. 修复后48小时内

第4问:若6岁患儿第一恒磨牙窝沟着色且能卡住探针,应该采取的治疗是
A. 窝沟封闭
B. ART
C. 局部涂氟

D. 口腔健康教育
E. 预防性树脂充填
F. 银汞充填术

第5问:以下情况适合进行窝沟封闭的是
A. 殆面的较深的窝沟
B. 远中被龈瓣覆盖
C. 自洁作用好
D. 牙尚未完全萌出
E. 患儿不能配合操作
F. 六龄齿萌出到咬合高度

【案例三】患者,女,37岁。根管治疗一年后复查。检查:45咬合面充填体完全脱落,叩诊不适,冷热刺激不敏感,牙龈无红肿。
第1问:拍摄X线片,提示已行根管治疗,但效果不佳的是
A. 根管内高密度充填影,根尖周阴影并无减小
B. 根管内高密度充填影,根尖周阴影范围缩小
C. 根管内无充填影,根尖周阴影并无减小
D. 根管内无充填影,根尖周阴影范围扩大
E. 髓腔内高密度充填影像,根尖周阴影范围扩大
F. 髓腔内高密度充填影像,根尖无阴影

第2问:若根管治疗后出现新的根尖周透射影或根尖周阴影扩大,应注意的鉴别诊断<u>**不包括**</u>
A. 感染根管所引起的慢性根尖周炎
B. 根尖外感染
C. 根尖周真性囊肿
D. 异物反应
E. 根尖周瘢痕
F. 根尖周袋状囊肿

第3问:对于常规根管治疗后疾病的治疗,以下说法<u>**错误**</u>的是
A. 追踪观察和对病情的评估
B. 进行根管再治疗
C. 根尖外科手术治疗
D. 全冠修复
E. 拔牙
F. 复合树脂充填治疗

第4问:经过评估,拟行根管再治疗,再治疗过程中根管充填致密,充填材料与根管壁间无缝隙,可采用的处理牙胶的方法<u>**不包括**</u>
A. 溶剂软化牙胶 B. 加热软化牙胶
C. 超声清除牙胶 D. 手用器械去除
E. 机用器械去除 F. 分层逐步去除

【案例四】患者,女,55岁。左下后牙咬物疼痛1周。患者1周前因左下大牙咀嚼疼痛于外院开髓,其后症状一直无明显改善,今来我院就诊。检查:36殆面开髓孔,探无明显反应,叩痛(+),无松动,冷热测无反应,根尖区黏膜充血压痛,X线片显示开髓影像达髓腔,髓室有钙化影像,近远中根管细小,远中根尖周膜间隙增宽,近中根尖周未见明显异常。
第1问:患牙疼痛无缓解最可能的原因是
A. 髓腔高压未缓解
B. 牙髓失活不全
C. 残髓炎
D. 髓石
E. 根管钙化
F. 根尖周炎

第2问:根管预备时首选的冲洗液有
A. 3%次氯酸钠 B. 30%过氧化氢
C. 0.2%氯己定 D. 1%EDTA
E. 生理盐水 F. MTAD
G. QMix

第3问:在根管治疗时,以下正确的选项是
A. 显微镜下,钙化根管内的修复性和继发性牙本质色泽较亮,呈淡黄色

B. 显微镜放大 3~8 倍以辨识细小的根管
C. 显微镜下用超声工作尖去除髓石后寻找根管口
D. 髓室底的颜色较周围牙本质浅
E. 氯己定与次氯酸钠交替冲洗可有效抑菌
F. 显微镜下引导机用器械切削牙本质，能有效避免根管偏移和根管壁穿孔的发生

第 4 问：若因根管钙化未能疏通近中根管的根尖部分，应选择的治疗方案是
A. 完成根管治疗后观察
B. 完成根管治疗后行近中根显微根尖手术
C. 完成远中根管治疗，近中根行截根术
D. 完成远中根管治疗，行牙半切术
E. 拔除患牙
F. 根尖区切开引流

【案例五】患者，男，28 岁。3 周前因外伤致上前牙折断，已在外院行根管治疗。口腔检查见 11 牙冠横折，断面位于龈上 1~2mm，根管口暂封，叩诊无不适。
第 1 问：还应做的检查<u>不包括</u>
A. 牙周探诊
B. 松动度检查
C. 咬合关系检查
D. 拍摄根尖片，观察根管治疗情况
E. 牙髓电活力测验
F. 菌斑检查

第 2 问：牙外伤伴牙周膜挤压伤者，根管治疗后进行桩冠修复的最短时间为
A. 3 天　　B. 1 周
C. 2 周　　D. 3 周
E. 1 个月　　F. 无症状时

第 3 问：该患者可行的最佳修复是
A. 树脂美容修复
B. 金属桩 + 金属烤瓷冠
C. 树脂核 + 树脂冠
D. 树脂核 + 全瓷冠
E. 金属桩 + 全瓷冠
F. 纤维桩 + 全瓷冠

第 4 问：关于根管桩进入根管的长度和直径，下列叙述**错误**的是
A. 桩的长度应该是牙根长的 3/4
B. 根尖方需要保留 5mm 的牙胶材料，桩与剩余牙胶之间不能有间隙
C. 桩的长度位于牙槽嵴顶下方 4mm 以上
D. 磨牙的桩，从髓室底开始，长度不宜超过 7mm
E. 越粗的桩牙齿越不容易折断
F. 上前牙的桩直径应为 1.1~1.5mm

【案例六】患者，女，12 岁。因“右下后牙疼痛不适 1 个月”就诊。口腔检查：45 畸形中央尖穿髓，探诊无不适，叩痛(+)，无松动，牙龈无红肿。X 线片示 45 牙周膜增宽，硬骨板不连续，根尖孔呈喇叭口状。
第 1 问：适合该牙的治疗方案有
A. 根尖屏障术　　B. 根尖诱导成形术
C. 根管治疗术　　D. 牙髓血运重建术
E. 根尖外科手术　　F. 牙髓切断术

第 2 问：根尖诱导成形术主要依赖的干细胞有
A. 根尖部残留的生活牙髓
B. 根尖周牙周膜细胞
C. 根尖周组织的上皮根鞘
D. 根尖周成骨细胞
E. 根尖部的牙乳头
F. 根尖周骨细胞

第 3 问：根据患者情况，决定采取牙髓血运重建术。牙髓血运重建术操作中应注意
A. 定期复诊

B. 根管消毒 3 周左右
C. 用力刺伤根尖部,诱导出血
D. 重视根管的化学预备,尽量避免机械预备
E. 根管内出血要求达釉牙骨质界下 2~3mm
F. 血凝块上一般覆盖三氧化矿物盐聚合物 MTA 封闭

第 4 问:拟采用根管内封三联抗生素糊剂进行根管消毒,常用的三联抗生素是
A. 环丙沙星　　B. 头孢丙烯
C. 红霉素　　D. 甲硝唑
E. 米诺环素　　F. 克林霉素
G. 庆大霉素

第 5 问:牙髓血运重建术治疗完成后,随访应注意的是
A. 有无疼痛
B. 有无软组织肿胀
C. 有无窦道或窦道是否消失
D. 牙髓温度测验
E. 牙髓电活力测验
F. 牙髓激光多普勒血流仪器测试牙髓活力的血流情况和血氧饱和度
G. X 线片观察根尖区病变是否愈合
H. X 线片观察根管壁是否增厚
I. X 线片观察牙根是否增长

【案例七】患者,男,45 岁。主诉刷牙时牙龈出血,口腔有异味半年。双侧后牙及下前牙轻度松动,伴有咬合痛。
第 1 问:主要应该进行的检查是
A. 探诊
B. 食物嵌塞
C. 邻面龋坏
D. X 线检查
E. 牙髓电活力测验
F. 牙体透照
G. 咬合检查

第 2 问:若全口口腔卫生差,DI,CI 平均 2.5,探诊深度平均 4~5mm。主要致病菌为
A. 伴放线放线杆菌
B. 牙龈类杆菌
C. 乳酸杆菌
D. 变形链球菌
E. 嗜二氧化碳噬纤维菌
F. 福赛拟杆菌

第 3 问:早期基础治疗包括
A. 菌斑控制
B. 彻底清除龈上龈下牙石
C. 纠正不良习惯
D. 手术切除深牙周袋
E. 正畸治疗解决局部菌斑滞留因素
F. 拔除预后不良松动牙
G. 咬合调整

第 4 问:若基础治疗 1 个月后复诊,右下第一磨牙颊侧根分叉病变Ⅲ度,牙龈略有退缩,附着龈较窄,探诊出血。为解决该问题,可选择的手术为
A. 牙龈切除术
B. 翻瓣术
C. 根向复位瓣术
D. 引导组织再生术
E. 牙周袋内壁刮治术
F. 隧道成形术

第 5 问:若基础治疗 1 个月后左下第一磨牙颊侧根分叉病变Ⅱ度,牙无松动,牙龈高度正常。针对该患牙,首选
A. 牙龈切除术
B. 翻瓣术
C. 根向复位瓣术
D. 引导组织再生术
E. 牙周袋内壁刮治术
F. 隧道成形术

【案例八】患者,男,25岁。1年来牙龈逐渐肿大。检查发现:全口牙龈乳头及龈缘肿,上下前牙明显。龈乳头球状突起,前牙牙龈呈分叶状质地坚硬,略有弹性,呈粉红色,不出血,无疼痛,龈沟加深,有菌斑,无分泌,上中切牙部分冠折断,已做根管治疗。

第1问:采集病史重点了解的是

A. 出血史　　B. 家族史
C. 癫痫史　　D. 是否戴过矫治器
E. 药物过敏史　　F. 近期用药史
G. 不良习惯

第2问:为进一步确诊,尚需的检查包括

A. 血常规
B. X线检查
C. 探查附着丧失情况
D. 菌斑涂片检查
E. 𬌗关系
F. 组织病理检查

第3问:患者上唇过短,前牙深覆盖。在治疗中,采取的措施包括

A. 停止长期服用的药物
B. 手术切除增生牙龈
C. 深刮治
D. 局部加强用药
E. 控制菌斑
F. 唇肌训练,夜间戴前庭盾

第4问:若患者有用药史,最有可能服用的药物为

A. 苯妥英钠　　B. 环孢菌素
C. 免疫抑制剂　　D. 硝苯地平
E. 维拉帕米　　F. 阿司匹林

【案例九】患者,男,40岁。右下后牙牙龈突发搏动性疼痛,牙龈出血。口腔异味。有长期大量吸烟史。口腔检查:右下67颊侧牙龈发红、水肿、光亮,有深牙周袋,有波动感,叩痛(++),松动Ⅰ度,CI=3,牙体无缺损。

第1问:可能诊断为

A. 急性牙髓炎
B. 急性牙周脓肿
C. 急性根尖周炎
D. 急性龈乳头炎
E. 急性坏死溃疡性龈炎
F. 牙周牙髓联合病变

第2问:为明确诊断,需要做的辅助检查是

A. X线检查　　B. 牙体透照法
C. 牙髓活力测验　　D. 龈沟液检查
E. 咬合检查　　F. 病原微生物检查

第3问:若牙髓活力测验正常。全口其余牙BOP(+),有不同程度附着丧失。引起疼痛的主要病因可能是

A. 急性坏死溃疡性牙周炎
B. 急性牙周脓肿
C. 急性根尖周炎
D. 急性龈乳头炎
E. 急性坏死溃疡性龈炎
F. 急性牙龈脓肿

第4问:此时该做的应急处理是

A. 切开排脓
B. 开髓引流
C. 根管引流
D. 面部冷敷,服用抗生素
E. 脓腔冲洗
F. 仅服用抗生素

【案例十】患者,女,45岁。主诉刷牙出血,右上后牙松动1年,加重2个月。16松动Ⅲ度,PD=8~10mm。

第1问:X线片16牙槽骨已吸收至根尖,拔除后行种植修复,需满足的条件是

A. 全口菌斑指数<20%,且全口BOP<25%,余留牙PD<5mm

B. 进行口腔卫生宣教,患者能够保持良好的口腔卫生
C. 拔牙 1 周以后
D. 即刻种植
E. 全口菌斑指数<30%,且全口 BOP<30%,余留牙 PD<5mm
F. 全口菌斑指数<20%,且全口 BOP<25%,余留牙 PD<6mm

第 2 问:种植前 X 线检查,需重点关注的是
A. 剩余牙槽骨骨量
B. 剩余牙槽骨骨密度
C. 拔牙创愈合情况
D. 与上颌窦底是否相通
E. 下牙槽神经的走向
F. 邻牙根尖周是否有阴影

第 3 问:若患者骨量不足,可以考虑的手术或方法包括
A. 引导骨再生手术
B. 上颌窦底内提升术
C. 上颌窦底外提升术
D. 下牙槽神经解剖移位术
E. 垂直牵张成骨术
F. 短种植体

第 4 问:种植后,种植体支持治疗注意的要点有
A. 复诊时对种植体的清洁必须使用特殊的器械
B. 抛光时应采用蘸上浮石粉、二氧化锡或种植体专用的抛光膏的橡皮杯
C. 可使用普通的金属刮治器
D. 在基台的表面用轻柔的、连续的压力抛光
E. 日常使用的抗菌漱口水不得含有酸性的氟化物
F. 当种植体暴露于口腔后,医师必须磨除暴露的螺纹,患者必须采用电动牙刷、漱口水、冲牙器、纱线样的牙线、抗牙石的牙膏等清洁种植体和天然牙

【案例十一】患者,女,30 岁。主诉为上前牙牙龈退缩,要求治疗改善美观。

第 1 问:检查时需要注意的内容是
A. 咬合状态
B. 牙龈是否有炎症水肿
C. 牙根面是否有缺损
D. 牙龈退缩的程度
E. 角化龈的宽度
F. 前庭沟的深度
G. 牙根的长度
H. 牙槽骨吸收程度

[提示] 患者上颌 13-23 多个牙的牙龈退缩为 Miller Ⅱ类,且角化龈充足。

第 2 问:若考虑进行牙根覆盖,以下说法正确的是
A. 若前庭沟深度不足,可单纯采用冠向复位瓣术
B. 可采用上皮下结缔组织移植术
C. 可采用引导组织再生术
D. 可采用游离龈移植术
E. 可采用脱细胞真皮基质移植物和冠向复位瓣术
F. 并非牙根覆盖手术适宜病例

第 3 问:关于游离龈移植术,以下说法正确的是
A. 腭侧取瓣时 15 号刀片的刃部可以完全进入组织
B. 对于移植物需求量大的病例可以从双侧腭部分别取游离牙龈瓣,并采用"Strip technique"
C. 腭部创口可以不用处理让其自然愈合
D. 受植区的血凝块有利于移植组织的存活

E. 第2~3天时开始有血管长入移植组织内并与残存的部分毛细血管吻合
F. 若处理得当,移植组织不会发生收缩
G. 局麻时注意勿将麻药注入受植区

第4问:若患者不希望造成腭部创口,进行多个前牙裸露牙根覆盖治疗应选择的术式是
A. 若牙龈厚度适当、前庭沟深度适当,可单纯采用冠向复位瓣术
B. 可采用引导组织再生术
C. 可采用ADMG+CAF术式
D. 可采用EMD+CAF术式
E. 可采用侧向转位瓣术
F. 可采用基于ADMG的隧道术

【案例十二】患者,女,42岁。因面部红斑、四肢关节疼痛伴对光敏感,于2016年8月在当地医院就诊,给予药物治疗后病情好转;其间病情反复,并未按医嘱规则服用药物。2018年10月,患者出现口腔及全身皮肤出现水疱、大疱伴轻度瘙痒,曾至多家大医院就诊,给予药物冲击治疗后水疱控制可,但当药物减量后水疱再次出现;患者遂于2019年10月至我院就诊。既往体健,家族中无类似疾病患者。体格检查:一般情况可,体温37.8℃,心、肺、腹部无异常。皮肤科检查:胸背、四肢可见大小不等的糜烂面,大部分已结痂,背部可见多处水疱。口腔黏膜科检查:双侧颊黏膜处可见多处鲜红糜烂面。实验室及辅助检查:血常规中白细胞5.7×10^9/L,红细胞2.3×10^{12}/L,血红蛋白95g/L,抗核抗体(ANA)阳性,滴度1∶320,抗双链(ds)-DNA抗体(+),抗可浸出核抗原(ENA)抗体、抗Sm抗体、抗SS-A(Ro)抗体、抗SS-B(La)抗体均阴性,血沉83mm/1h(正常值<20mm/1h,以下同),白蛋白27.9g/L(35~50g/L),C-反应蛋白6.2mg/L(<1mg/L),IgG:6.80g/L(8~16g/L),C3:0.63g/L(0.75~1.20g/L),C4:0.072g/L(0.15~0.35g/L)。尿常规及肾功能均正常。水疱穿刺液培养未见细菌及真菌生长。

第1问:2016年时当地医院给予患者的诊断可能为是
A. 多形性日光疹
B. 结节性多动脉炎
C. 系统性红斑狼疮
D. 溶血性贫血
E. 多形红斑
F. Laugier-hunziker综合征

第2问:2019年时你接诊该患者,那么你认为最需要进行的辅助检查有
A. 尼氏征检查　　B. 针刺实验
C. 病理组织检查　　D. 免疫荧光检查
E. 骨髓象检查　　F. 过敏原检查

第3问:经过检查发现该患者探针试验(+),并可见棘细胞层间IgG、C3呈网状沉积且抗基膜IgG阳性,抗棘细胞桥粒IgG阳性。对于该疾病你认为下列最合适的诊断是
A. SLE伴类天疱疮
B. SLE伴寻常型天疱疮
C. 大疱性SLE
D. 类天疱疮
E. 寻常型天疱疮
F. 增殖型天疱疮

第4问:若上述诊断成立,那么导致该患者的病因主要是
A. 营养不良　　B. 过敏体质
C. 自身免疫因素　　D. 内分泌因素
E. 遗传因素　　F. 感染因素

【案例十三】患者,男,50岁。主诉:左舌侧缘发现白色均质斑块约2个月。现病史:患者于2个月前发现左舌侧缘的白色均质斑块,素无不适。至我科就诊。检查:左舌侧

缘的白色均质斑块,斑块稍高于周围黏膜,边界清楚,质软。

第 1 问:为确定诊断和制定下一步治疗手段,还需补充询问的内容包括

A. 吸烟史　　B. 槟榔咀嚼史
C. 全身系统疾病史　　D. 遗传病史
E. 内分泌情况　　F. 心理状态

第 2 问:本病最可能的诊断是

A. 扁平苔藓
B. 白斑
C. 口腔黏膜下纤维性变
D. 盘状红斑狼疮
E. 白色水肿
F. 白色角化症

第 3 问:会增加该患者癌变风险的情况是

A. 念珠菌感染
B. HPV 感染者
C. 病损位于舌缘
D. 病损面积大于 $200mm^2$
E. 病程较长
F. 伴有上皮重度异常增生

第 4 问:该患者确诊后,该病的治疗原则是

A. 卫生宣教、消除局部刺激因素、监测和预防癌变
B. 避免日光直射,调整身心健康,合理饮食
C. 加强身体锻炼,合理作息
D. 卫生宣教,合理作息,合理饮食
E. 全身运用糖皮质激素治疗,辅以合理作息和饮食
F. 以手术切除为主

【案例十四】患者,女,76 岁。因"胸闷、憋气 7 天"至医院治疗。既往有高血压 3 级,冠心病病史 10 余年,平时规律服用苯磺酸氨氯地平片,间断服用阿司匹林、呋塞米、螺内酯,否认食物、药物过敏史。给予赖诺普利片(起始剂量 5mg,每晚 1 次)、阿司匹林肠溶片(0.1g,每日 1 次)、氢氯噻嗪片(50mg,每日 1 次)治疗。患者第 1 次服用赖诺普利片 30 分钟后,出现眼睑、下唇肿胀,继而发展至喉部水肿,表现为喉咙紧缩感、呼吸不畅、憋闷。

第 1 问:结合病史及损害特点,考虑该病的诊断印象

A. 药物过敏性口炎
B. 接触性口炎
C. 荨麻疹
D. 血管神经性水肿
E. 天疱疮
F. 盘状红斑狼疮

第 2 问:下列<u>不属于</u>该病特点的是

A. 急性发病
B. 好发部位为头面部疏松结缔组织处,上唇多见
C. 局限性水肿,界限不清,扪之质韧有弹性,无波动感
D. 有复发性
E. 病变消失迅速,不留痕迹
F. 病因多为牙源性细菌感染或其他口腔感染病灶

第 3 问:以下疾病需要与该病进行鉴别诊断的是

A. 颌面部蜂窝织炎　　B. 荨麻疹
C. 药物过敏性口炎　　D. 接触性口炎
E. 类天疱疮　　F. 肉芽肿性唇炎

第 4 问:如果患者已经诊断为"血管神经性水肿",那么下列治疗<u>不需要</u>的是

A. 口服抗生素
B. 口服氯雷他定
C. 轻者给予泼尼松治疗
D. 重者给予氢化可的松治疗

E. 局部曲安奈德注射
F. 呼吸窘迫者给予肾上腺素皮下注射

【案例十五】患儿,男,3 岁。全口多数牙逐渐变色、崩解求治。病史:患儿足月顺产,母乳喂养至 1 岁,2 岁左右开始刷牙,主要是孩子自己刷,喜甜食和果汁,有含着奶瓶入睡习惯;1 年多以来全口多数牙逐渐出现变色、崩解,未有过牙痛病史。口内情况上颌 54–64 牙重度龋坏,55,65 殆面深窝沟,未探及明显龋坏;右下第二乳磨殆面远中沟裂中等深度龋,双侧下颌第一乳磨牙大面积龋,82 牙远中、唇面中等深度龋,口内照见图附录 2-1、图附录 2-2。影像学检查见上下颌第一乳磨牙龋坏近髓,未见任何根尖周病变及根分歧病变。

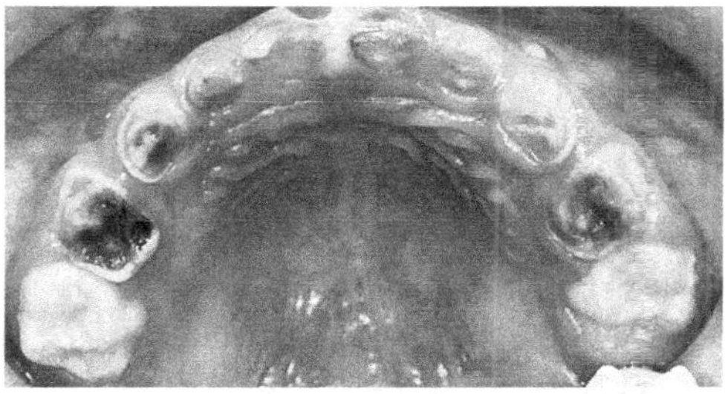

图附录 2-1　口内照(1)

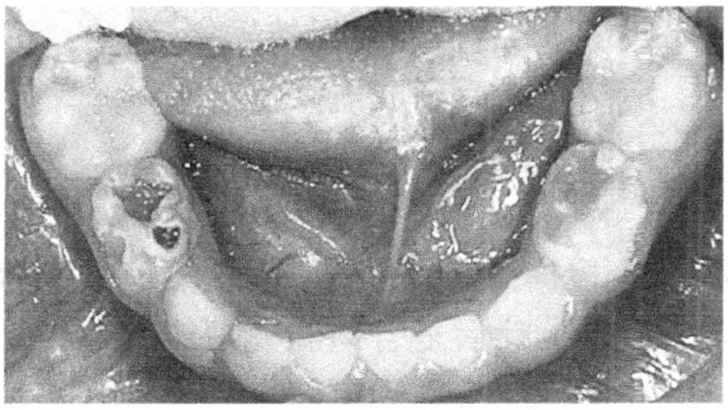

图附录 2-2　口内照(2)

第 1 问:该患儿病损的主要因素包括
A. 喜果汁
B. 含着奶瓶入睡
C. 不良的口腔卫生习惯
D. 母乳喂养
E. 喜甜食
F. 足月顺产
G. 牙发育不良

第 2 问:针对该患儿的情况,应采取的防治措施包括
A. 指导家长为孩子采取正确的刷牙方式和时间
B. 使用牙线
C. 上颌第二乳磨牙窝沟封闭
D. 定期全口涂氟
E. 尽快治疗所有龋坏牙
F. 第一乳磨牙 SSC 修复
G. 使用电动牙刷

第 3 问:在常规门诊治疗时,左下第一乳磨牙最佳的治疗方案是
A. 去净腐质后玻璃离子水门汀充填 + 金属预成冠修复
B. 去净腐质后光固化复合树脂充填修复
C. 去净腐质后氢氧化钙 + 玻璃离子水门汀 + 光固化复合树脂充填修复
D. 根管治疗后行金属预成冠修复
E. Hall 技术行金属预成冠修复
F. 牙髓切断术后行光固化复合树脂修复
G. 去净腐质后玻璃离子水门汀充填

第 4 问:若患儿可配合常规治疗,右下颌第二乳磨殆面的窝沟龋最佳的治疗措施是
A. 窝沟封闭术
B. 预防性树脂充填术
C. 玻璃离子水门汀充填
D. 清洁牙面后涂氟
E. 光固化复合树脂充填
F. 渗透修复术
G. 金属预成冠修复术

第 5 问:对低龄儿童进行牙病综合治疗时为保证医疗安全、避免齿科恐惧的产生,可采取的行为管理方式包括

A. Tell-Show-Do B. 语音语调控制
C. 正性强化 D. 惩罚
E. 药物镇静 F. 全身麻醉
G. 训诫

【案例十六】患儿,男,7岁。"小下巴"1年求治。检查:面部左右对称,侧面型为凸面型,下颌后缩,上前牙唇侧倾斜,下前牙舌侧倾斜,深覆盖。问及有口腔不良习惯。

第1问:造成该患儿错殆畸形的口腔不良习惯可能是
A. 吮指 B. 吐舌
C. 咬下唇 D. 咬上唇
E. 口呼吸 F. 夜磨牙

第2问:若家长诉该患儿有上前牙包下唇习惯,适用于破除该患儿口腔不良习惯的方法是
A. 说教法
B. 前庭盾
C. 唇挡
D. 带腭珠的上颌固定矫治器
E. 上颌扩弓矫治器
F. 下唇涂苦味剂

第3问:若要对患儿的下颌后缩类型进行准确诊断,需要进行的辅助检查是
A. 殆翼片
B. 全口牙位曲面体层X线片
C. 头颅定位侧位片
D. CBCT
E. 根尖片
F. 头颅定位正位片

第4问:若根据上述检查证实患儿上前牙唇侧倾斜,上颌骨发育正常,下颌骨发育不足,可采用的矫治器是
A. 上颌螺旋弓扩大器扩宽牙弓,双曲唇弓内收前牙
B. 前庭盾
C. 斜导
D. Activator
E. Twin-block
F. FRⅢ

【案例十七】患儿,女,5岁4个月。诉右上颌后牙自发痛、夜间痛3日。口腔检查见:54残冠,松动Ⅱ度,龈红肿,见瘘管。55殆面大面积龋,探痛(+),叩痛(+),无松动,龈正常。16未萌。X线片示54龋坏及髓,牙根部分吸收,根分叉及根尖暗影,暗影累及14牙胚。55龋坏近髓,根尖未见明显异常。15牙胚存,牙囊完整。

第1问:根据检查,该患儿右上后牙的诊断为
A. 54、55慢性牙髓炎
B. 54慢性根尖周炎,55慢性牙髓炎
C. 54慢性根尖周炎,55可复性牙髓炎
D. 54、55慢性根尖周炎
E. 54慢性牙髓炎,55急性牙髓炎
F. 54慢性牙髓炎,55慢性根尖周炎

第2问:根据诊断,54最合适的治疗方法为
A. 根管治疗后复合树脂充填修复
B. 根管治疗后预成冠修复
C. 拔除54
D. 拔除54后行间隙保持器修复
E. 活髓切断后预成冠修复
F. 定期观察

第3问:根据诊断,55最合适的治疗方法为
A. 根管治疗后复合树脂充填修复
B. 根管治疗后预成冠修复
C. 拔除55
D. 55间接盖髓后树脂修复
E. 活髓切断后预成冠修复
F. 定期观察

第4问:若54因无法保留而拔除,拔除后注意事项应是

A. 咬紧止血棉卷30分钟,2小时后进食
B. 防止儿童不自主咬唇、颊等黏膜
C. 2小时内勿进食,24小时内勿漱口
D. 48小时内勿刷牙
E. 24小时后刷牙
F. 拔牙后进食温软偏凉食物

【案例十八】患儿,男,8岁。主诉"多颗牙齿龋坏"就诊,患儿患有脑性瘫痪,伴智力障碍,交流困难,检查可见口内多颗牙齿深大龋洞。
第1问:脑性瘫痪儿童常伴有的临床表现有
A. 智力障碍
B. 癫痫
C. 感觉或功能障碍
D. 言语障碍
E. 关节痉挛
F. 心脏疾病

第2问:对该患儿进行病史采集时应包括
A. 是否有曾经有过疼痛史的患牙,及疼痛性质
B. 患儿平时饮食情况及刷牙情况
C. 是否曾有癫痫发作及发作时间和频率
D. 既往是否曾进行过口腔治疗及治疗方式
E. 患儿目前是否服用药物及药物种类
F. 是否曾有牙外伤史

第3问:对该患儿进行口腔治疗时最适宜的行为管理方式是
A. TSD
B. 正强化
C. 口服药物镇静
D. 笑气—氧气吸入镇静
E. 全身麻醉
F. 保护性固定

第4问:对该患儿制定的治疗计划应包括
A. 口腔清洁指导　B. 饮食习惯分析
C. 定期复查　D. 观察
E. 医患沟通　F. 错㬊畸形矫治

【案例十九】患儿,女,7岁。乳牙龋较多,已充填。六龄牙已萌出,医生诊断16㬊面中龋,采用龋非创伤性充填(ART)治疗该牙。
第1问:该儿童16㬊面龋洞开口小,医生用于扩大窝洞口的器械是
A. 探针　B. 镊子
C. 挖匙　D. 斧形器
E. 雕刻刀　F. 调拌刀

第2问:充填该患牙窝洞所用的材料是
A. 35%磷酸　B. 玻璃离子
C. 氟化亚锡　D. 复合树脂
E. 聚丙烯酸　F. 窝沟封闭剂

第3问:充填操作中需要涂凡士林的步骤是在
A. 清洁窝洞时
B. 充填后1小时
C. 备洞扩大洞口时
D. 调整到正常咬合前后
E. 充填材料置入窝洞前
F. 治疗完成患者漱口以后

第4问:治疗完成后应嘱患儿<u>**不能**</u>进食的时长是
A. 20分钟　B. 30分钟
C. 40分钟　D. 50分钟
E. 60分钟　F. 120分钟

【案例二十】某社区医院口腔科医生到某小学与校领导和卫生老师一起研究学校口腔保健计划,就准备开展的口腔保健工作达成共识。
第1问:在制订学校口腔保健计划时,首先要进行社区诊断,社区诊断的目的<u>**不包括**</u>
A. 了解小学生的口腔健康状况

B. 确定小学生的主要口腔健康问题
C. 确定小学生的主要口腔健康问题的优先顺序
D. 分析存在这些主要口腔健康问题的影响因素
E. 挖掘学校或社区的口腔卫生服务资源
F. 获得广泛的关注和资源支持

第 2 问:大家一致认为学校儿童口腔保健的主要措施是
A. 加强营养改善伙食
B. 定期全身健康检查
C. 预防学校意外伤害
D. 氟防龋和窝沟封闭
E. 预防肠道传染病
F. 有效刷牙和使用含氟牙膏

第 3 问:制定社区口腔卫生服务计划的目标时应遵循的原则,**错误**的是
A. 可实现性　B. 可测量性
C. 实践性　D. 挑战性
E. 便利性　F. 可定量的

第 4 问:在对这项学校口腔保健计划进行评价时,需要考虑的方面包括
A. 适量程度　B. 足够程度
C. 进度　D. 效率
E. 效果　F. 影响

答案及解析

一、多选题

1. ABCE　深龋的检查应注意探明是否有穿髓孔。因为龋达牙本质深层时,病原刺激物可以通过牙本质小管刺激牙髓组织,而且不表现任何临床症状。因此检查深龋时,探明是否有穿髓孔和牙髓的情况是重要的,其他选项不具有特异性。
2. ABCE　深龋患牙,夜间偶有隐痛即有自发痛,说明深龋已发展为不可复性牙髓炎,需做牙髓治疗。
3. ACDE　疼痛是生理因素和心理因素混合的结果。颌面部的疼痛,除了考虑牙髓炎,也可能是与牙齿邻近的软硬组织的疾病或者系统性疾病引起。面对牙痛患者,临床医师应建立正确的诊断思路。收集完整的疼痛史,一定要正确运用检查手段,首先从牙源性痛的角度,尤其从牙髓源性角度考虑,综合分析所有的临床信息,最终做出正确的诊断。不能定位或分辨疼痛性质时,临床上应采取的策略是“等等看”,切忌在诊断不明的情况下,对可疑患牙盲目开始不可逆的侵入性牙髓治疗。
4. ABDE　急性根尖周脓肿叩诊疼痛明显,牙周脓肿叩痛相对较轻。
5. ABCD　理想的倒充填材料应具有以下特点:①有良好的封闭性,可防止病原微生物及其毒素渗漏至根尖周组织;②无毒,无致癌性;③形态稳定,不溶于组织液;④易操作;⑤X线阻射;⑥有良好的生物相容性等。不引起组织变色并不是根尖倒充填的必备条件。
6. ABCD　复合树脂充填修复预备Ⅲ类洞时,下列情况下可直接从唇侧进入:龋损发生于唇面;牙排列不齐,舌侧进入困难;邻面龋损延伸到唇面;原修复体位于唇面,需要再修复。如果龋损同时累及唇面和舌面,选择便于器械操作的牙面进入。
7. ABDE　高嵌体覆盖整个殆面,覆盖后牙牙尖,能够保护剩余牙体,有良好的抗力。
8. ABCD　牙颈部外吸收通常发生在受累牙的牙颈部区域,初始累及牙周膜、牙槽骨及牙本质。到晚期可能会累及牙髓组织。其病因不明。最常见的受累牙是上颌中切牙。X线表现没有特异性。
9. ACDE　激素水平、某些系统疾病、营养、吸烟均是会改变宿主对菌斑反应的因素。而单纯性牙龈肥大不会影响宿主反应。
10. ABCDE　尽早拔除无保留价值的重度牙周炎患牙有利于消除微生物聚集,有利于邻牙彻底治疗,避免牙槽骨继续吸收,避免反复发生牙周脓肿,避免患者因牙齿松动导致偏侧咀嚼。
11. ABCDE　牙周炎影响全身疾病的可能机制有通过呼吸道消化道等传播途径直接感染,细菌进入血液循环扩散,暂时性菌血症的发生,牙周细菌及其产物引起机体的免疫反应和炎症等。
12. BCD
13. ABCDE　牙周炎患者中常常伴有颊舌向(唇腭向)骨量不足和垂直向骨量不足,使种植治疗更加复杂,主要可通过以下骨增量手术进行种植前处理:①引导骨再生手术;②上颌窦底提升术;③下牙槽神经解剖移位术。除了上述三种骨增量技术外,目前还有骨劈开/牙槽嵴扩张术、垂直牵张成骨术、外置式植骨术等。

14. ACE　对于骨内袋治疗,GTR疗效优于单纯的牙周翻瓣刮治;rhPDGF-BB+β-TCP进行引导组织再生术不需要覆盖屏障膜。

15. ACDE　ACDE四种疾病中均可能出现牙龈肿胀增生,牙龈脆弱出血的症状,而牙龈纤维瘤病表现为全口牙龈增生,但牙龈颜色正常,质地坚韧,不易出血。

16. ABCE　单纯超声洁牙禁止将工作头停留在一点上振动,以免损伤牙面。开动电源后先调节功率旋钮,功率的大小应根据牙石的厚薄而定,工作头的动作短而轻,可采用垂直、水平或斜向动作洁牙石。

17. ABC　口腔黏膜的念珠菌感染一般是浅真菌感染,急性假膜型念珠菌病等常用的实验室检查方法是:真菌涂片检查和唾液真菌培养。慢性增殖型念珠菌病常用组织病理检查。

18. CD　药敏性口炎,患者可于用药后在口腔黏膜出现单个或多个大小不等的水疱,水疱易破裂,故该病可能诊断为药敏性口炎。疱疹性口炎的发病部位多累及口唇或接近口唇处,少数也可发生于牙龈和硬腭。前驱期,患者可有病损区刺激痛、灼痛等症状。随后出现水疱,水疱可持续24小时,然后破烂,糜烂,最终结痂,故该病也可能诊断为疱疹性口炎。

19. ABD　ABD为白斑典型病理表现,CE是扁平苔藓的典型临床表现,在白斑中一般不会出现。

20. ABDE　目前WG的诊断标准采用1990年美国风湿病学会(ACR)分类标准,符合以下2条或2条以上时可诊断为WG,诊断的敏感性和特异性分别为88.2%和92.0%:①鼻或口腔炎症:痛性或无痛性口腔溃疡;脓性或血性鼻腔分泌物。②胸部X线片异常:胸部X线片示结节、固定浸润病灶或空洞。③尿沉渣异常:镜下血尿(红细胞>5,高倍视野)或出现红细胞管型。④病理性肉芽肿性炎性改变:动脉壁或动脉周围,或血管(动脉或微动脉)外区域有中性粒细胞浸润形成肉芽肿性炎性改变。

21. ABCDE　萎缩性舌炎是舌背黏膜的萎缩性改变,由于丝状乳头、菌状乳头萎缩,导致舌光滑色红。该病常由全身疾病引起,主要原因是营养缺乏(例如铁、叶酸、烟酸、维生素B_2、维生素B_{12}等)造成的贫血,还包括干燥综合征、真菌感染、肝硬化、卵巢功能减退等。

22. DE　根据患者病史及临床表现应考虑为大疱性疾病。天疱疮是一种累及皮肤-黏膜甚至危及生命的严重的慢性自身免疫性大疱性疾病,以慢性迁延的皮肤-黏膜松弛性薄壁大疱为特点。口腔损害均好发于易受摩擦的部位,如上腭、颊、牙龈处。基本的损害为松弛性薄壁大疱,疱易破溃,留下鲜红糜烂面。尼氏征(+),探针试验(+)。

23. BC　根据患者临床表现及Nikolsky征(-),探针试验(-),考虑诊断为良性黏膜类天疱疮及大疱性疾病。寻常型天疱疮Nikolsky征(+)。

24. ACD　新生儿和6个月以内的婴儿口腔黏膜好发的疾病为假膜型念珠菌口炎;3岁以内的婴幼儿由于心理和生理上的需求常常有各种吮咬习惯,不必强行破除。但是如果持续到3岁以后,则属于口腔不良习惯,可以导致不同的错颌畸形。

25. ABDE　全身麻醉下口腔治疗必须有麻醉医生的参与。

26. ABDE　血友病儿童乳牙正常脱落时,可自行止血。

27. BCDE 低磷酸酯酶症是一种罕见的遗传性疾病,其特点为骨骼和牙齿矿化不全。骨骼矿化不全可造成腿骨畸形,颅缝过早融合,导致颅内压增高性突眼和脑损伤。牙根牙骨质形成不全是口腔主要表现,亦可造成乳牙早失。牛牙样牙属于牙齿形态异常,非低磷酸酯酶症的表现。

28. ABE 玻璃离子水门汀和光固化氢氧化钙制剂均可作为年轻恒牙深龋去腐后的间接盖髓材料,A、E 选项的糊剂无法承受其上的充填材料,不能作为间接盖髓材料,磷酸锌水门汀对牙髓刺激太强,同样不适合作为年轻恒牙的间接盖髓材料。

29. ABCD 在牙齿发育时期,利用自身的生长发育趋势,对一切可能影响正常咬合关系建立的因素进行干预,同时对已出现的阻碍正常咬合建立的因素进行早期治疗,以诱导正常咬合关系的建立。可以减少恒牙期的矫治时间和难度,减少外科正畸的可能性,减少对语言及咀嚼功能的损害,有利于儿童身心健康发育。但并非一旦出现咬合异常就需要干预,与患儿的咬合发育趋势、年龄、配合程度均相关。

30. BDE 本题考查含氟牙膏摩擦剂的选择。氟化钠可牙膏中的碳酸钙、磷酸钙发生反应,使氟离子失去活性,因此,含氟化钠牙膏不能使用碳酸钙或磷酸钙做摩擦剂。可选用丙烯酸塑料或焦磷酸钙、二氧化硅作为含氟化钠牙膏的摩擦剂。

31. ABCE 由于下颌牙和前磨牙在操作时的视野较好,恒牙𬌗面点隙窝沟较乳牙深,𬌗面点隙窝沟深于颊舌沟,所以这些部位封闭的效果较好。

32. BCDE 儿童牙齿一旦萌出就可以使用含氟牙膏保护,并且需要根据儿童的年龄调整含氟牙膏的用量。上述答案中除 A 不正确外,其他根据年龄调整的牙膏用量都是正确的,因为牙齿没有萌出无法局部用氟。

33. BCDE 控制感染的具体方法不仅要对患者进行口腔健康检查和评估,更应该对患者进行全面的健康检查和评估,其次要做好患者和医务人员的防护、环境的防护、口腔器械设备的消毒与灭菌、以及医疗废物处理。

34. AC 患者拔除的牙、医生口腔检查用的一次性探针都是医疗废物,让患者带回家,有可能造成医学污染,对环境造成污染,是不恰当的。

35. ABCDE 龋病是一种多因素疾病,各种因素从个体、家庭、社会经济环境不同层面直接或间接影响龋病的发生和发展。社会经济因素决定了为大众提供公共保健服务的程度,包括口腔公共保健服务。人体氟的主要来源是饮水,患龋率一般与水氟浓度呈负相关。水氟浓度在 0.6~0.8mg/L 时,龋均及患龋率最低。糖的摄入量、摄入频率及糖加工的形式与龋病有密切关系。父亲或母亲如果是龋病易感者,他们的子女常常也是龋病易感者。个人的口腔卫生习惯对龋病的发生发展有一定的影响。

二、案例分析题

【案例一】

第 1 问:E 龋病诊断时首先要判断牙髓 - 牙本质复合体的反应进而判断牙髓状态,进而进一步指导疾病诊断和决定治疗方案的选择。

第 2 问:E 急性龋进展较快,好发于年轻患者,病变组织颜色浅,质软,易剔除。

第 3 问:C 慢性闭锁性牙髓炎有时主观症状不明显,易与深龋混淆诊断,鉴别诊断时尤其需要注意。

第 4 问:B 慢性闭锁性牙髓炎有时症状不明显,与其混淆,冷热测为关键鉴别要点,深龋冷热测牙面无持续性痛,而慢性牙髓炎牙面冷热测则疼痛持续。

【案例二】

第1问:D ART充填效果略低于银汞合金充填,儿童与成年人修复效果没有显著性差异,医生与护士操作修复效果也没有显著性差异,单面洞的保留率高于复面洞,面充填保留率低于其他面,充填效果低于树脂充填。

第2问:EF 玻璃离子在反应的过程中体积收缩,产生微漏,即便在所有操作都很标准的情况下仍难避免,ART充填后美观程度低于树脂充填术。

第3问:C ART修复后60分钟内患者不能用修复的牙咀嚼。

第4问:A 6岁患儿第一磨牙初萌,初萌第一恒磨牙深窝沟可疑龋应该采用窝沟封闭术预防龋齿。

第5问:AF 殆面的较深的窝沟窝或者窝沟可疑龋应该采用窝沟封闭术预防龋齿,六龄齿萌出到咬合高度时适宜进行窝沟封闭。

【案例三】

第1问:A 根管治疗后根管内有高密度充填影像,治疗后一年根尖周阴影并无减小提示效果不佳。

第2问:E 对于根管治疗后出现新的根尖周透射影或透射影扩大,且新发生病变与根管治疗相关时,应注意以下鉴别诊断:①感染根管所引起的急性根尖周炎;②感染根管所引起的急性根尖周脓肿;③感染根管所引起的慢性根尖周炎急性发作;④感染根管所引起的慢性根尖周炎急性发作形成脓肿;⑤感染根管所引起的慢性根尖周炎;⑥感染根管所引起的慢性根尖周脓肿;⑦感染根管所引起的面部蜂窝组织炎;⑧根尖外感染;⑨根尖周袋状囊肿;⑩根尖周真性囊肿;⑪异物反应。

第3问:DF 对于根管治疗后疾病的治疗,目前主要存在以下四种治疗方案:①追踪观察和对病情的评估;②进行根管再治疗;③根尖外科手术治疗;④拔牙。

第4问:C 对于充填致密的根管,首先利用加热或溶剂软化牙胶,然后器械进入材料内分段分层逐步去除牙胶。

【案例四】

第1问:F 患牙咀嚼疼痛、叩痛、根尖区黏膜充血压痛以及影像学可见根尖周膜间隙增宽均为根尖周炎的表现。

第2问:AFG 患牙诊断根尖周炎,为感染根管,次氯酸钠具有良好的抗感染作用。研究表明,使用由多西环素、枸橼酸和聚山梨醇酯-80组成的MTAD作为终末根管冲洗,可以有效地去除根管机械预备过程中在根管壁形成的玷污层。由乙二胺四乙酸(EDTA)、氯己定和表面活性剂组成的根管冲洗剂QMix,其具有良好的生物相容性,不仅能够有效去除玷污层,且抗菌作用持久。选项中过氧化氢、氯己定和EDTA溶液的浓度均不正确。

第3问:CF 显微镜下,钙化根管内的修复性和继发性牙本质色泽较暗,呈黑色或褐色。高倍放大时通常可见细小的根管,而3~8倍属于低倍放大,常用于定位、观察术野,去骨,倒预备及缝合等。显微镜下使用超声工作尖去除髓石后方能彻底暴露髓底,寻找根管口。髓室底的颜色较周围牙本质深。氯己定与次氯酸钠不可直接交替使用,会产生红色的结晶沉淀物氯苯胺,具有毒性及致癌性,可使牙本质小管的通透性明显下降并影响根管系统的封闭。显微镜下使用机动器械能提高治疗精确性,减少并发症的发生。

第 4 问:A 钙化根管疏通失败时,如果根尖周没有明显的炎症征象,可在完成根管治疗后定期复查,如出现根尖周骨质破坏,方进行显微根尖外科治疗。

【案例五】

第 1 问:EF 患牙于外院已行根管治疗无须再做牙髓电活力测验。

第 2 问:B 患者牙外伤伴牙周膜损伤,根管治疗后,牙周组织损伤恢复一般需要 1 周左右。

第 3 问:F 患牙为前牙区,不仅考虑抗力和固位因素,同时要兼顾美观。颈部保留的硬组织量较少,难以应对来自舌侧的剪切力,需要桩核加全冠修复。树脂核要求剩余牙体组织要有足够的量以容纳和支持核材料。边缘至少要有 2.0mm 以上的剩余牙体组织,核材料与剩余牙组织要形成足够的粘接界面。

第 4 问:EF 理想的桩直径应为根径的 1/3,若直径过大,去除了部分牙本质,反而增加根折的可能,上前牙的桩直径应为 1.5~2.5mm,下前牙的桩直径为 1.1~1.5mm,上下后牙均为 1.4~2.7mm。

【案例六】

第 1 问:BD 45 牙由畸形中央尖引起的牙髓坏死,且该牙牙根发育未完成。根尖诱导成形术是传统的治疗年轻恒牙牙髓严重病变或根尖周炎症的年轻恒牙,用药物诱导根尖部的牙髓和根尖周组织形成硬组织。牙髓血运重建术是在根管内诱导出血形成以血凝块为主的天然支架并提供丰富的生长因子,诱导干细胞分化为成牙本质细胞和成骨细胞等,从而促使牙髓再生和牙根继续发育。与传统的根尖诱导成形术相比,牙髓血运重建具有诱导患牙牙根继续发育、根尖孔闭合以及根管壁增厚的优势,主要适用于根尖未发育完全的年轻恒牙。

第 2 问:ACE 根尖诱导成形术依赖的干细胞有根尖部残留的生活牙髓、根尖周组织的上皮根鞘、根尖部的牙乳头。

第 3 问:ABDEF 纸尖干燥根管,用根管锉(如使用 K 锉可预弯尖端)或根管探针超出根尖孔 2mm,引导根尖出血,使血液进入根管内。血凝块形成后覆盖三氧化矿物盐聚合物 MTA 封闭。

第 4 问:ADE

第 5 问:ABCDEFGHI 在完成血运重建治疗后 3、6 及 12 个月以及之后 5 年每年追踪复查 1 次。随访追踪包括临床和影像学检查。以上 A、B、C、D、E、F、G、H、I 均为随访内容。

【案例七】

第 1 问:ADG 题干信息:中年男性,慢性病程,刷牙出血,口腔异味。提示信息:牙松动,咬合痛。初步诊断为慢性牙周炎。为明确诊断,应进行牙周组织检查和辅助检查,相关选项为 A、D、G。

第 2 问:ABF 根据提示:口腔卫生差,探针深度平均 4~5mm。进一步支持慢性牙周炎的诊断,本题考查慢性牙周炎相关细菌。

第 3 问:ABCFG 选项均为慢性牙周炎的治疗措施,仔细阅读提问为“早期基础治疗”,故排除 D、E。

第 4 问:CF 提示信息:右下第一磨牙颊侧根分叉病变Ⅲ度,牙龈略有退缩,附着龈较窄,探诊出血。下颌磨牙根分叉病变Ⅲ度,可选择隧道成形术以暴露根分叉利于患者用牙缝刷清洁。附着龈较窄,可选择根向复位瓣术以保存附着龈宽度。

第 5 问:D 提示信息:右下第一磨牙颊侧根分叉病变Ⅱ度,牙无松动,牙龈高度正常。是引导组织再生术的适应证。

【案例八】

第1问:BCFG 青年男性慢性牙龈肿大的可能原因有增生性龈炎、药物性牙龈增生等,此外还要怀疑有无侵袭性牙周炎。采集病史时注意针对这几个疾病的特点进行。

第2问:BCD 接上一题,通过近期用药史可以排除或诊断药物性牙龈增生,进一步的检查主要为鉴别增生性龈炎和侵袭性牙周炎,有无进行性骨吸收和附着丧失是牙周炎诊断的关键,而伴放线放线杆菌是侵袭性牙周炎的优势菌,阳性率为90%~100%,故菌斑涂片检查也可以协助诊断。

第3问:BEF 提示信息为增生性龈炎的诱发因素,治疗主要是去除一切局部刺激因素,控制菌斑,以及对不易消退的纤维增生部分牙龈施行手术,恢复其生理外形。

第4问:A 根据患者的临床特征,应是服用的抗癫痫药物苯妥英钠。

【案例九】

第1问:BCF 题干信息:现病史和检查见右下67颊侧牙龈发红、水肿、光亮,有深牙周袋,有波动感,叩痛(++),松动度,牙石指数3。支持急性牙周脓肿的诊断。但牙体无明轻度缺损,伴有咬合痛。无明显龋病病损并不能完全排除牙髓病变及根尖周病变的可能。

第2问:ACE 为鉴别牙周脓肿和根尖周脓肿,首先应检查牙髓活力有无,并通过X线片观察有无牙槽骨嵴破坏或根尖周骨质破坏。此外,因患牙有明显的叩痛和松动,如脓肿为牙周来源,应检查有无殆创伤。

第3问:B 牙髓活力测验正常可排除根尖周脓肿的可能,再通过“全口其余牙BOP(+),有不同程度附着丧失”,判断主诉症状的来源为急性牙周脓肿。

第4问:ADE 第3问的正确答案是第4问答案的基础,对急性口内脓肿,都要行切开引流并全身给予抗生素;如诊断为急性根尖周脓肿则还要通过髓腔引流。

【案例十】

第1问:AB 种植体植入,患者必须满足:①牙周炎患者在接受种植前需达到:全口菌斑指数<20%,且全口BOP<25%,余留牙的探诊深度≤5mm。研究发现,种植前余留牙PD≥5mm的牙周袋会显著增加患种植体周炎的风险。②必须进行口腔卫生宣教,使患者能够保持良好的口腔卫生;③拔牙后3个月左右牙槽骨修复重建完成,一般情况下种植时机为拔牙3月以后。总之,在种植体植入前消除牙周炎症并建立高标准的菌斑控制,是成功种植治疗的最终决定性因素。

第2问:ABCDF 采用根尖片、全口牙位曲面体层X线片、锥形束CT检查,评价缺牙区牙槽骨量、密度、位置等,并确定邻近重要的解剖结构,以确牙槽骨骨量是否足以放置种植体,并有助于种植计划的制定。观察邻牙是否有根尖周炎症,避免发生逆行性植体周炎。排除E答案并不是因为种植前不需要关注下牙槽神经的走行,而是因为案例题干给出的患牙为16牙。

第3问:ABCEF 牙周炎患者中常常伴有颊舌向(唇腭向)骨量不足和垂直向骨量不足,使种植治疗更加复杂,主要可通过以下骨增量手术进行种植前处理:①引导骨再生手术;②上颌窦底提升术;③下牙槽神经解剖移位术,还有骨劈开/牙槽嵴扩张术、垂直牵张成骨术、外置式植骨术等。此题患者骨量不足的牙位为16,因此排除D。

第4问:ABE 种植体的维护程序大致与天然牙相同,但需注意以下几点:①患者在清洁天然牙的同时,应确保种植体的菌斑控制。②种植体的清洁必须使用特殊的器械,如塑料的工作尖或特殊处理的镀金的刮治器。不得使用普通的金属刮治器,否则会损伤种植体的表面。③抛光时应采用蘸上浮石粉、二氧化锡或种植体专用的抛光膏的橡皮杯,在基台的表面用轻柔的、间断的压力抛光。④抗菌漱口水不得含有酸性的氟化物,否则会损伤钛金属的表面。

【案例十一】

第1问:ABCDEFGH

第2问:BE 前庭沟深度不足不适宜单纯采用冠向复位瓣术;引导组织再生术对牙根覆盖效果不理想;游离龈移植术不适宜单独用于前牙牙根覆盖,美观效果差。

第3问:BEG 15号刀片的刃部不要完全进入组织,以防损伤深部血管;受植区的血凝块不利于移植组织存活,应仔细去除;移植物均有不同程度的收缩,很难完全避免。

第4问:ACDF 引导组织再生术治疗牙龈退缩效果不及其他术式;侧向转位瓣术不适宜治疗多个牙的牙龈退缩。

【案例十二】

第1问:C 根据美国风湿病协会1982年修订的系统性红斑狼疮(SLE)诊断标准,2016年时患者面部具有红斑、四肢关节疼痛,2019年实验室检查示血清ANA阳性、抗ds-DNA抗体阳性,因此该患者2016年时最有可能的诊断即为SLE。

第2问:ACD 本例患者皮肤黏膜上又出现水疱、大疱、糜烂等,应进一步排除天疱疮及类天疱疮疾病,应行尼氏征检查、探针试验、病理组织及免疫荧光检查。

第3问:B 综合免疫荧光检查及探针试验(+),可初步诊断为SLE伴寻常型天疱疮成立。

第4问:C 系统性红斑狼疮是一种多发于青年女性的累及多脏器的自身免疫性炎症性结缔组织病;天疱疮是一种累及皮肤-黏膜甚至危及生命的严重的慢性自身免疫性大疱性疾病。

【案例十三】

第1问:ABCDEF 口腔黏膜疾病的发生与吸烟、咀嚼槟榔、全身状况、遗传、内分泌、心理状态等因素有关。

第2问:B

第3问:ABCDEF

第4问:A 白斑的治疗原则是卫生宣教、消除局部刺激因素、监测和预防癌变,其余答案均有误。

【案例十四】

第1问:D 血管神经性水肿为一种急性局部超敏反应型的黏膜皮肤水肿,属于Ⅰ型超敏反应性疾病。

第2问:F 血管神经性水肿发作和消退均较迅速。上唇最为多见,上唇肥厚,有瓦楞状沟,色泽淡红,如为深部组织水肿则色泽正常。扪肿胀区有弹性质略韧,无压痛及波动感。症状体征可在数小时或1~2日内消退,不遗留痕迹,但易复发。

第3问:A 血管神经性水肿主要与颌面部蜂窝织炎相鉴别。

第4问:A 该病的全身治疗:包括可用抗组胺类药如氯雷他定,糖皮质激素,轻者给予泼尼松,重者给予氢化可的松;局部治疗:可选用注射剂,如泼尼松龙注射液、曲安奈德注射液、复方倍他米松注射液等。呼吸窘迫患者应立即接受0.5毫升肾上腺素(1∶1 000)皮下注射或更好的肌肉注射治疗。

【案例十五】

第1问:ABCE 果汁和甜食均为高糖食物,3岁的儿童自己刷牙无法有效清洁牙齿,含着奶瓶入睡为ECC的高危因素,故A、B、C、E选项均为主要致病因素。D、F选项应为保护性因素,G选项在题干和图片中均未见。

第2问:ABCDEF 通过口腔卫生宣教教会家长为孩子进行有效刷牙、使用牙线是有效的家庭牙科护理方式,窝沟封闭可有效预防尚未龋坏的第二乳磨牙窝沟龋,活跃性龋坏的及时治疗可终止龋病、恢复患儿的咀嚼功能、有效降低患儿龋风险。只要有效刷牙,手动牙刷和电动牙刷均可,不是必需。

第3问:E 从图示可见左下颌第一乳磨牙多个面广泛性龋坏,达牙本质层,题干表述为无临床症状和影像学改变,考虑患儿年龄幼小,在常规门诊治疗时应尽量缩短口内操作时间,尽量采取无创操作,以终止龋病、恢复牙体外形、保护健康牙面为目的Hall技术后行金属预成冠是最佳治疗方式。

第4问:B 儿童在可配合常规门诊治疗时,预防性树脂充填术是对高龋风险儿童治疗窝沟龋的最佳方式。

第5问:ABCEF 考虑低龄儿童特殊的生理心理特点,惩罚和训诫不是合适的牙科行为管理方式。其他均为儿童口腔治疗中可采用的行为管理方式。

【案例十六】

第1问:ACE 吮指习惯,手指含在上下牙弓之间,牙受力而引起上前牙前突形成深覆盖。吮指动作有压下颌向后的作用,可形成远中错𬌗畸形。咬下唇增加了推上前牙向唇侧及下前牙向舌侧的压力,妨碍下牙弓及下颌向前发育,前牙形成深覆盖,深覆𬌗,上前牙前突,下颌后缩。口呼吸患儿为了扩大鼻咽通道,经常将头抬起前伸,下颌被牵引向下,下颌下垂,久之可发展为下颌后缩畸形。

第2问:ABCF 对于咬下唇不良习惯的患儿可以在下唇涂苦味剂或经常提醒患儿,但对于不配合患儿效果较差。也可使用前庭盾、唇挡使唇与牙隔离,防止吮吸。

第3问:C 拍摄头颅定位侧位片进行头影测量,获得代表上下颌骨发育的数据,根据数据判断该患儿是上颌骨发育过大、下颌骨发育不足或下颌骨位置后缩。

第4问:ABCDE 斜导,Activator,Twin-block可引导下颌前伸,刺激下颌发育。前庭盾可用于内收上前牙,同时阻隔唇部与下颌接触,破除唇部施加在下颌向后的压力。上颌螺旋弓扩大器扩宽牙弓产生间隙,双曲唇弓内收前牙。FRⅢ用于矫治反颌。

【案例十七】

第1问:B 结合临床检查和影像学检查,54有瘘管,根分叉及根尖暗影,是典型的根尖周炎表现;55龋坏近髓,有自发痛和夜间痛3日,诊断为慢性牙髓炎。

第2问:D 54松动Ⅱ度,暗影累及下方恒牙胚,是乳牙拔除术的适应证,患儿年龄较小,16未萌,故应制作间隙保持器维持间隙,以利于16正常萌出。

第3问:B 55龋坏近髓,根尖未见明显异常。15牙胚存,牙囊完整。诊断为慢性根尖周炎,乳牙根尖周炎治疗方法为根管治疗;由于55牙冠大面积龋坏,患儿距离患牙尚有一段时间,故预成冠修复更有利于患牙的保存。

第4问:ABCEF　拔牙后应向家长、患儿说明注意事项,嘱患儿咬紧创口上的止血棉卷,30分钟后吐去,尽可能咽下口内唾液,2小时内勿进食,24小时内不可漱口,近日勿用创口处咀嚼,要保持良好的口腔卫生,建议术后一周复查,不适随诊。由于对象是儿童,应告之勿因好奇或异样感而以手指触摸伤口,以免感染。对注射麻醉的儿童,尤应防止儿童不自主地咬唇、颊等暂时麻木的黏膜而造成不必要的创伤。

【案例十八】

第1问:ABCDE　脑性瘫痪通常是指在出生前到出生后一个月内由各种原因引起的非进行性脑损伤或脑发育异常所导致的中枢性运动障碍,心脏疾病不是常见的伴随疾病。

第2问:ABCDEF　对患儿在进行病史采集时除相关口腔疾病的病史外还应关注患儿的相关全身疾病的病史采集,用药情况等。

第3问:E　脑性瘫痪伴智力障碍患儿,交流困难,治疗复杂,为全身麻醉下口腔治疗的适应证。

第4问:ABCE　对于伴随全身疾病的患儿的口腔疾病,应积极治疗,不能因此产生推诿心理。但此患儿伴随智力障碍,交流困难,错𬌗畸形矫治无法实施。

【案例十九】

第1问:D　本题考查ART技术的基本操作。龋洞开口小,应该使用斧形器扩大入口,洞口扩大便于挖匙进入以去除腐质,其他器械均不合适。

第2问:B　ART的充填材料是有粘接性、耐压和耐磨性能较好地新型玻璃离子材料。聚丙烯酸为处理剂,作用是清洁窝洞,促进玻璃离子材料与牙面的化学性粘接。35%磷酸是窝沟封闭中使用的酸蚀剂。氟化亚锡为一种防龋的氟化物。复合树脂是传统的龋洞充填材料,不是ART专用的充填材料。

第3问:D　涂布凡士林的目的是隔绝玻璃离子充填材料与手指或牙齿的接触,防止玻璃离子与其他物质的粘连;以及防止玻璃离子在干燥前过早与唾液接触。因此,在充填材料置入窝洞前和已经充填后1小时并不需要涂一层凡士林。

第4问:E　材料充填完成后,应该让患者漱口并嘱患者1小时内不要进食。

【案例二十】

第1问:A　通过社区调查获得小学生的口腔健康状况,才能够进行社区诊断,因此,选项A是社区调查的内容,是社区诊断的基础而非目的。其他各选项都是社区诊断的目的。

第2问:DF　有效控制牙菌斑是龋病预防的关键,窝沟封闭和局部用氟可以最大程度地预防学龄儿童恒牙龋病,因此,在学龄儿童的口腔预防措施中首推有效刷牙,使用含氟牙膏,进行窝沟封闭和氟防龋。

第3问:EF　制订社区口腔卫生服务计划的目标时应遵循的原则包括可实现性,可测量性,实践性以及挑战性,但不能是便利性。目标可以是定量的也可以是定性的。

第4问:BCDEF　对社区口腔卫生服务项目的评价内容要包括6个方面,适宜程度,足够程度,进度,效率,效果以及影响。

68